GRUNDZÜGE

EINER

ALLGEMEINEN PATHOLOGIE DES GEFÄSS-SYSTEMS.

VORLESUNGEN,

GEHALTEN AN DER K. UNIVERSITÄT WARSCHAU

VON

S. M. LUKJANOW,

O. Ö. PROFESSOR DER ALLGEMEINEN PATHOLOGIE.

LEIPZIG,

VERLAG VON VEIT & COMP.

1894.

GRUNDZÜGE

EINER

ALLGEMEINEN PATHOLOGIE DES GEFÄSS-SYSTEMS.

VORLESUNGEN,

GEHALTEN AN DER K. UNIVERSITÄT WARSCHAU

VON

S. M. LUKJANOW,

O. Ö. PROFESSOR DER ALLGEMEINEN PATHOLOGIE.

LEIPZIG,

VERLAG VON VEIT & COMP.

1894.

Druck von Metzger & Wittig in Leipzig.

CARL LUDWIG

GEWIDMET.

„Alle Naturwissenschaften, die Physik, die Chemie, die Physiologie u. a., haben mit der Beobachtung begonnen und sind von ihr zum Versuche fortgeschritten, in zahlreichen Fällen mit dem vollständigsten Erfolge gekrönt, in anderen aber auch noch weit vom Ziele entfernt. Dieses letztere gilt vor Allem von der Wissenschaft, welche sich mit den Erscheinungen des lebendigen Leibes beschäftigt. Wenn die Einsicht, welche uns die Physiologie von den Vorgängen im lebendigen Organismus verschafft hat, noch weiter als wir wünschen zurücksteht gegen diejenige, welche wir durch die Physik und Chemie vom Walten der Kräfte in der unbelebten Natur gewonnen, so liegt dieses zumeist darin begründet, weil die letzteren Wissenschaften früher als die erstere an die Stelle der Beobachtung den Versuch zu setzen vermochten."

C. Ludwig.

„. . . Ainsi en est-il de la médecine. Riche des faits acquis à l'hôpital, elle peut maintenant le quitter pour aller dans le laboratoire. En prenant la forme de médecine physiologique expérimentale, elle devient science pure . . .

Vous le voyez, messieurs, je ne viens point vous dire: la médecine scientifique expérimentale est une science constituée que je vais vous enseigner. Je désire seulement vous prouver qu'elle existera. . . ."

Cl. Bernard.

„La médecine antique tenait compte du milieu extérieur et faisait jouer un grand rôle au froid, au chaud, au sec, à l'humidité. Nous devons, dans la médecine moderne, transporter le même point de vue dans le milieu intérieur et y pénétrer à l'aide de l'expérimentation, afin de remonter au mécanisme intérieur des phénomènes physiologiques et pathologiques."

Cl. Bernard.

Vorwort zur russischen Ausgabe.

Gleich den etwa vor zwei Jahren erschienenen „Grundzügen einer allgemeinen Pathologie der Zelle", stellt die nachfolgende Reihe von Vorlesungen einen Theil meines Universitätscursus über allgemeine Pathologie dar. Auch dieser Abschnitt besitzt genügende Selbständigkeit, um ganz unabhängig von allem Uebrigen veröffentlicht zu werden.

Indem ich meinen Vorträgen wissenschaftliche Ergebnisse verschiedener Herkunft zu Grunde legte, war ich bemüht, dem eigentlich allgemeinpathologischen Stoffe die erste Stelle einzuräumen. Besondere Aufmerksamkeit wurde aus naheliegenden Gründen demjenigen zugewandt, was als mehr oder weniger festgestellt erscheint und als Grundlage für eine weitere fruchtbringende Entwickelung betrachtet werden kann. Auch diesmal habe ich nicht unterlassen, am Schlusse die Litteratur zusammenzustellen, was nicht ohne Nutzen sein dürfte. Ausser meinen eigenen litterarischen Erhebungen sind dabei verschiedene, einzelnen Abschnitten der Physiologie und Pathologie des Gefässsystems gewidmete Monographien berücksichtigt worden. Beispielsweise seien nur die Arbeiten von M. v. Frey, Hayem, v. Kries, v. Limbeck, Tschirjew, Wierjuschsky und Gabritschewsky genannt.

Ich kann nicht umhin, der unermüdlichen Mitarbeiterschaft der Herren Grosglik, Dzierżawski, Okintschitz, Popiel, Raum, Sanotzky, Sobański, Spanbock, Schereschewsky und Steinhaus zu gedenken, die in dem von mir geleiteten Laboratorium ihren wissenschaftlichen Studien oblagen; nebst den Ergebnissen eigener Untersuchungen haben die Arbeiten der genannten Herren mir die Beurtheilung der vorhandenen Daten nicht unwesentlich erleichtert.

Ich bedauere herzlich, dass die dem Leser vorgelegte Arbeit so weit von der vollen Verwirklichung derjenigen Anforderungen entfernt ist, die ich an mich gestellt habe. Indessen wage ich zu hoffen, dass trotz der Mängel dieser Vorlesungsreihe den leitenden Ideen, welche meiner Meinung nach die wissenschaftliche Bedeutung der allgemeinen Pathologie des Gefässsystems bestimmen, Anerkennung nicht versagt werden wird.

Warschau, den 23. März 1893.

K. Universität, Pathologisches Laboratorium.

S. M. Lukjanow.

Vorwort zur deutschen Ausgabe.

Dem im Vorworte zur russischen Ausgabe Gesagten möchte ich noch Folgendes hinzufügen.

Indem ich Denjenigen, die mit ihrem wohlwollenden Urtheil die erste Reihe meiner Vorlesungen beehrt haben, den tief empfundenen Dank abstatte, erlaube ich mir die Versicherung auszusprechen, dass mich dasselbe nicht irregeführt hat: ich bin mir der Schwierigkeiten wohl bewusst, mit denen der Vortrag über allgemeine Pathologie, als einer experimentellen Disciplin, zu kämpfen hat. Ich würde mich glücklich schätzen, sollte die vorliegende Reihe von Vorlesungen, die ich zwecks leichterer Zugänglichkeit hiermit auch in deutscher Sprache veröffentliche, zum Mindesten nicht für unnützlich angesehen werden.

Bei der deutschen Ausgabe haben mich auch diesmal die Herren J. Raum und J. Steinhaus unterstützt. Ihres treuen Beistandes werde ich stets dankbar gedenken.

Warschau, den 12. November 1893.

K. Universität, Pathologisches Laboratorium.

S. M. Lukjanow.

Inhalt.

Seite

Erste Vorlesung. Allgemeine Pathologie des Blut- und Lymphsystems. — Veränderungen in der Herzthätigkeit unter pathologischen Verhältnissen. — Arhythmie oder Asystolie. — Störungen des Herzrhythmus 1

Zweite Vorlesung. Störungen in der Energie und im Charakter der Herzcontractionen. — Functionelle Dissociationen des Herzens. — Bedeutung des Coronarkreislaufes 16

Dritte Vorlesung. Die Herzfehler. — Die mit den Herzfehlern zusammenhängenden Störungen der Herzthätigkeit und des gesammten Blutkreislaufes 35

Vierte Vorlesung. Die Lehre vom pathologischen Arterienpulse . . . 52

Fünfte Vorlesung. Pathologische Veränderungen der Gefässwände. — Elasticitäts- und Contractilitätsverhältnisse in den Blutgefässen unter krankhaften Bedingungen 69

Sechste Vorlesung. Die localen Kreislaufsstörungen. — Die locale Blutfülle. — Die active Hyperaemie 84

Siebente Vorlesung. Die passive Hyperaemie. — Die locale Blutleere. — Die Ischaemie 99

Achte Vorlesung. Die Thrombose 115

Neunte Vorlesung. Die Embolie. — Der Infarct 133

Zehnte Vorlesung. Die Blutung 151

Elfte Vorlesung. Die verschiedenen Formen der Vollblütigkeit. — Die wahre Blütfülle. — Die Transfusion des Blutes 167

Zwölfte Vorlesung. Die hydrämische Plethora 185

Dreizehnte Vorlesung. Die verschiedenen Formen der Blutarmuth. — Die wahre Blutarmuth. — Die Hydraemie. — Die Eindickung des Blutes 204

Vierzehnte Vorlesung. Die pathologischen Veränderungen der rothen Blutkörperchen 223

Fünfzehnte Vorlesung. Die pathologischen Veränderungen der weissen Blutkörperchen. — Allgemein-pathologische Bemerkungen über die Blutplättchen 242

Sechzehnte Vorlesung. Die pathologischen Veränderungen des Blutplasmas. — Die Blutparasiten 262

Siebzehnte Vorlesung. Allgemeine Pathologie des Lymphkreislaufes. — Die pathologische Transsudation. — Die Eigenschaften der pathologischen Transsudate 280

Achtzehnte Vorlesung. Die verschiedenen Formen pathologischer Transsudation. — Mechanische und kachektische Oedeme und Hydropsien. — Die sonstigen Formen der wassersüchtigen Zustände 300

Neunzehnte Vorlesung. Die Thrombose und die Embolie der Lymphgefässe. — Die Lymphorrhagie. — Sonstige Abweichungen im Lymphgefässsystem und in der Lymphe. — Allgemein-pathologische Bedeutung der Lymphdrüsen, der Milz und einiger anderen Organe 318

Zwanzigste Vorlesung. Regeneration des Blutes und der Blutgefässe unter pathologischen Verhältnissen. — Regeneration der Lymphe und der Lymphgefässe in pathologischen Fällen. — Allgemeine Bemerkungen über das Gefässsystem; Schluss 338

Anmerkungen 357

Erste Vorlesung.

Allgemeine Pathologie des Blut- und Lymphsystems. — Veränderungen in der Herzthätigkeit unter pathologischen Verhältnissen. — Arhythmie oder Asystolie. — Störungen des Herzrhythmus.

M. H.! Die Hauptaufgabe der allgemeinen Pathologie des Kreislaufes besteht in Ergründung allgemeiner Formen functioneller Störungen des Blut- und Lymphsystems. Auch in diesem Theile allgemeiner Pathologie kümmern wir uns weniger um die morphologischen Verhältnisse, als um genaue Bestimmung mechanischer Bedingungen, unter welchen eine Störung zu Stande kommt. Die allgemeine Pathologie des Gefässsystems könnte demnach pathologische Physiologie desselben genannt werden.

Die Thatsachen, welche unseren Betrachtungen als Grundlage dienen, sind verschiedenen Ursprungs: wir benutzen einerseits die in Laboratorien durch Versuche an Thieren und Menschen gewonnenen Daten, andererseits die klinischen und pathologisch-anatomischen Befunde. Bei Beurtheilung des gestörten Spieles der im Gefässsystem thätigen Mechanismen sind wir selbstverständlich recht oft auf normale Anatomie und normale Physiologie angewiesen; sofern man den krankhaften Veränderungen des Blutes selbst Rechnung zu tragen hat, können auch verschiedene physiologisch-, resp. pathologisch-chemische Untersuchungen in höherem oder geringerem Maasse von Belang sein. Die nähere Bekanntschaft mit physiologischen Vorgängen hat ganz besonderen Werth, da — was vorausgeschickt werden muss — das Gefässsystem, wie gross die äusserlichen Unterschiede zwischen krankhaften und normalen Erscheinungen auch sein mögen, unter pathologischen Lebensbedingungen durch keine durchaus neuen Potenzen bereichert wird. Die Grundthatsachen, die zum Aufbau der allgemeinen Pathologie des Gefässsystems herangezogen werden, schöpfen wir jedenfalls aus den bezüglichen experimentellen Untersuchungen, welche in möglichst einwandfreier Weise angestellt worden sind und wissenschaftliche Beweiskraft besitzen. Die auf klinischem oder pathologisch-anatomischem Wege gesammelten Beobachtungen können aus leicht begreiflichen Gründen nur die Bedeutung von Hilfsmitteln haben. Freilich regen dieselben häufig zur Aufstellung neuer allgemein-pathologischer Fragen an und ersetzen das Experiment, welches am Menschen mitunter kaum ausführbar ist; es wäre aber ein Irrthum, daraus schliessen zu wollen, die allgemeine Pathologie des Gefässsystems sei nur berufen, der Klinik und pathologischen Anatomie Dienste zu leisten. Der allgemeine Pathologe ist berechtigt, ja sogar verpflichtet, sein Werk möglichst unabhängig und selbständig zu betreiben: schon R. VIRCHOW hat gelehrt, dass pathologische Physiologie für die medicinischen Wissenschaften die höchste Instanz darstellt. Uebrigens tragen die klinischen Thatsachen keineswegs den Charakter von Zufälligkeit oder Willkür: sie sind demgemäss als unerschöpfliche Fundgrube nicht allein klinischer, sondern auch allgemein-pathologischer Forschung anzusehen.

In dieser Reihe von Vorlesungen will ich Sie mit den wichtigsten Erscheinungen bekannt machen, welche das krankhafte Leben des Gefässsystems kennzeichnen. Zuerst werden wir die allgemeinen Formen functioneller Störungen im Gebiete des Blutkreislaufes und darauf diejenigen des Lymphsystems besprechen. Die allgemeine Pathologie des Blutgefässsystems ist es am zweckmässigsten, mit den Störungen in der Thätigkeit des Herzens, dieses centralen Organs für Blutbewegung, zu beginnen.

Durchmustern wir verschiedene Fälle der gestörten Herzthätigkeit, so bemerken wir vor Allem darunter zwei Hauptarten: in den einen Fällen erscheint die Herzaction in Bezug auf das ganze Organ verändert, in den anderen wird unsere Aufmerksamkeit vorwiegend von einzelnen Theilen des Herzens in Anspruch genommen. Functionelle Störungen ersterer Art nennen wir im Allgemeinen Arhythmie oder Asystolie, diejenigen der zweiten fassen wir unter dem Begriff functioneller Dissociation des Herzens zusammen. Bei natürlichen Verhältnissen können die einen Störungen von den anderen begleitet werden; dies soll uns übrigens nicht abhalten, die erwähnte Eintheilung bestehen zu lassen, da wir ja auch sonst gewohnt sind, der Theorie oder Praxis zu Liebe, dasjenige zu zergliedern, was in lebender Wirklichkeit als Ganzes und Einheitliches dasteht.

Wenn wir die Anzeichen der Arhythmie oder Asystolie näher ins Auge fassen, gelangen wir ferner zur Ueberzeugung, dass die Thätigkeit des Herzens, *in toto* genommen, nach drei Richtungen hin von der Norm abweichen kann: entweder mit Hinsicht auf den Rhythmus, oder mit Hinsicht auf die Energie, oder aber mit Hinsicht auf den Charakter.

Wie bekannt, zeigen die normalen Herzcontractionen einen bestimmten Rhythmus, welcher je nach Thierspecies, Lebensalter, Geschlecht, Temperatur des Körpers und der Umgebung, Nahrungsaufnahme, psychischen Zuständen u. s. w. variirt (s. Tafeln von H. Vierordt). Die eingehende Prüfung dieser Factoren lassen wir bei Seite; es sei nur hervorgehoben, dass bei einem erwachsenen gesunden Menschen die Zahl der mit gewisser Regelmässigkeit aufeinanderfolgenden Herzcontractionen zwischen 60 und 80 in der Minute schwankt (Albrecht v. Haller). Als Mittel kann die Zahl angenommen werden, welche aus den sorgfältigen Beobachtungen Volkmannn's, Quetelet u. A. resultirt, und zwar 70 Contractionen in der Minute. Nun taucht die Frage auf: Wie verändert sich der Herzrhythmus unter pathologischen Bedingungen?

Schon *a priori* kann gesagt werden, dass die krankhaften Störungen des Herzrhythmus entweder durch Zunahme oder Abnahme der Schlagzahl zum Ausdrucke gelangen werden; es ist ebenfalls klar, dass die Aufeinanderfolge der Herzcontractionen verschiedenen Abweichungen unterliegen muss. Sowohl das Experiment, als auch die Klinik bestätigen in der That unsere Voraussetzungen.

Eine abnorm hohe Zahl der Herzschläge, was wir Tachycardie (Gerhardt) nennen wollen, wird erstens bei verschiedenen fieberhaften Erkrankungen beobachtet, welche am häufigsten durch die in den Körper eingedrungenen Infectionsstoffe, resp. Bacterien, hervorgerufen werden. Seit lange ist es schon bekannt, dass die Temperaturerhöhung des Körpers, die ein charakteristisches Merkmal des Fiebers bildet, mit Zunahme der Herzfrequenz einhergeht. Auf eine grosse Reihe von Beobachtungen gestützt, hat Liebermeister die Wechselbeziehung zwischen Körpertemperatur und Zahl der Herzcontractionen in folgender empirischer Formel ausgedrückt: $p = 80 + 8\,(t - 37)$, wo mit p die Zahl der Herzschläge in der Minute, mit t aber die Temperatur des fiebernden Körpers ($C.$) bezeichnet wird. Inwiefern diese Formel zu befriedigen vermag, ist leicht an einem Beispiele zu erläutern. Gesetzt, die Temperatur beträgt beim Kranken 42° C., so berechnen wir aus unserer Formel $p = 120$. Die unmittelbare Beobachtung ergiebt, dass im Mittel die Zahl der Herzcontractionen, d. h. der Werth p, sich bei Kranken mit obiger Temperatur auf 121·7 in der Minute beläuft. Eine grössere Uebereinstimmung liesse sich schwerlich verlangen. Die angeführte Formel kann auch zur Berechnung des Werthes t dienen, sobald uns p bekannt ist $\left(t = \frac{p + 216}{8}\right)$.

Die altherkömmliche Weise, aus der Pulszahl über die Körpertemperatur zu urtheilen, dürfte demnach nicht unbegründet sein. Leider wird das Abhängigkeitsverhältniss der Werthe p und t nicht selten durch Nebeneinflüsse gestört. So rufen nach S. P. Botkin die fieberhaften Affectionen bei an Basedow'scher Krankheit Leidenden keine weitere Zunahme des ohnehin ungemein häufigen Herzschlages; im Gegentheil pflegt unter genannten Umständen die Herzfrequenz, gegen die Erwartung, abzunehmen. Es wird auch über Fälle berichtet, wo bei Fiebernden die Herzcontractionen, statt zuzunehmen, seltener werden. So hat z. B. Jürgensen bei Pneumonie der Greise 30 Herzschläge in der Minute beobachtet, während das Thermometer 39° C. angab. Solche Incongruenzen kommen jedenfalls nicht allzuoft vor. Im Kindesalter kann das Ansteigen des Herzschlages selbst bei verhältnissmässig niedriger Temperatur ein bedeutendes sein. Dies hängt mit dem Umstande zusammen, dass im Kindesalter die Herzcontractionen schon normaler Weise viel häufiger sind, als beim Erwachsenen.

Indem wir die Bezeichnung Tachycardie im weitesten Sinne des Wortes gebrauchen, bemerken wir zweitens, dass den tachycardischen Erscheinungen der Kliniker und der allgemeine Pathologe bei motorischen Herzneurosen begegnet, als deren typisches Beispiel die bereits erwähnte Basedow'sche Krankheit gelten mag. Bei diesen Neurosen steigt die Zahl der Herzschläge mitunter dermaassen an, dass die einfache manuelle Untersuchung des Spitzenstosses nicht mehr genügt. So hat z. B. Payne-Cotton auf instrumentellem Wege bei einem Kranken annähernd 240 Contractionen in der Minute festgestellt.

Eine Beschleunigung des Herzschlages wird drittens bei demjenigen Kräfteverfall beobachtet, von welchem die rasche Entfieberung begleitet wird und den wir Collaps nennen. Diese Erscheinung trifft man häufig während der Krise bei *Febris recurrens.*

Viertens sei auf Geschwülste am Halse hingewiesen, die in unmittelbarer Nähe der Vagusstämme zu liegen kommen (Riegel, Hayem, Guttmann u. A.). Die Schlagzahl nimmt in diesen Fällen nur dann zu, wenn die Leitungsfähigkeit der besagten Nerven gelitten hat. Es verdient bemerkt zu werden, dass die Aufhebung der tonischen Erregung schon eines der beiden *Nn. vagi* tachycardische Veränderungen beim Menschen hervorzurufen im Stande ist.

Fünftens nimmt die Herzfrequenz zu, sobald die Kreislaufshindernisse gewisse Höhe überstiegen haben. Die Bedeutung dieses Factors tritt besonders deutlich dann hervor, wenn wir mit erkranktem Herzen zu thun haben, dessen Nerven- und Muskelenergie gesunken ist. Das Häufigerwerden des Herzschlages kommt um so leichter zu

Stande, je schneller die Circulationshindernisse ihr Maximum erreichen.

Sechstens sind die Schmerzempfindungen zu nennen, bei denen gleichfalls die Zahl der Herzcontractionen ab und zu die Norm überschreitet. Als Beispiel können hier die Beobachtungen von Martin und Mauer dienen, welche eine Zunahme der Schlagzahl während der Geburtswehe festgestellt haben.

Siebentens ist die Steigerung der Herzfrequenz als Begleiterscheinung maniakalischer Zustände anzusehen. Uebrigens sind die Abweichungen im Herzrhythmus bei Psychosen keineswegs regelmässig (Ragosin u. A.).

Achtens haben wir der Herzgifte zu gedenken, deren eingehendes Studium Aufgabe der Pharmakologie ist. Als Beispiel sei Atropin genannt, das in mittleren Gaben deutliche Frequenzsteigerung des Herzschlages bewirkt, u. s. w.

Aus vorliegender Aufzählung ist ersichtlich, dass es sehr viele Zustände giebt, wo der Herzschlag eine Zunahme erfährt. Angesichts der Mannigfaltigkeit dieser Fälle ist es kaum möglich, Tachycardie auf eine einheitliche Ursache zu beziehen. Es muss auch festgehalten werden, dass mit Veränderungen des Rhythmus gewöhnlich auch andere Abweichungen in der Herzthätigkeit Hand in Hand gehen, von denen aber weiter unten die Rede sein wird. Indem wir vorläufig von dem Entstehungsmechanismus der tachycardischen Erscheinungen absehen, wollen wir nun diejenigen Fälle in Betracht ziehen, in welchen der Herzrhythmus im entgegengesetzten Sinne Veränderungen erleidet, d. h. wo die Schlagzahl pro Zeiteinheit gesunken ist. Derartige Fälle werden wir im Nachfolgenden mit dem gemeinschaftlichen Namen: Bradycardie oder Bradysphyxie (Grob, Riegel) bezeichnen.

Das Seltenerwerden des Herzschlages wird erstens bei einigen Erkrankungen des Centralnervensystems constatirt, wobei das verlängerte Mark mitafficirt erscheint. Hierher gehören die Initialperioden der Basilarmeningitis (bei Kindern sinkt p von 120 auf 60 Schläge und darunter [Huguenin]), die Apoplexien, Geschwülste u. s. w.

Man berichtet zweitens über Abnahme der Schlagfrequenz bei degenerativen Zuständen des Herzmuskels. Von einigen älteren Beobachtern wird versichert, dass dabei die Zahl der Herzschläge sich bis auf acht in der Minute reducirt (vgl. Eichhorst). Des Oefteren stossen wir freilich bei Degenerationen des Herzmuskels auch auf entgegengesetzte Verhältnisse.

Drittens werden Herzcontractionen seltener bei erheblicher und plötzlicher Abnahme der Circulationshindernisse. Dieser Erscheinung begegnen wir z. B. bei grossen Aderlässen, bei Entleerung pathologischer Flüssigkeiten aus der Bauch- und Brustfellhöhle u. s. w. Dies gilt vor Allem für erkrankte Herzen; nachträglich werde ich Sie noch einmal auf die Art und Weise aufmerksam machen, wie das gesunde Herz auf rasch erfolgende und ausgiebige Schwankungen des Blutdruckes antwortet.

Viertens werden die Herzcontractionen seltener nach kritischem Temperaturabfall bei Fiebernden, also in der epikritischen Periode oder in der Reconvalescenz. Diese Frequenzabnahme fällt dann besonders auf, wenn man die kritische Zunahme der Schlagzahl berücksichtigt, welche am stärksten beim Collaps ausgeprägt erscheint, von dem nicht selten die Krisen begleitet werden. Bradycardie hat man am häufigsten in der Reconvalescenz nach Pneumonie beobachtet; darauf folgen Abdominaltyphus, Erysipel, acuter Gelenkrheumatismus (Riegel).

Fünftens sei der Einfluss einiger Gifte hervorgehoben, die bald zufällig, bald zu therapeutischen Zwecken in den Körper eingeführt werden. Als Beispiel nennen wir hier Digitalis: in gewisser Menge eingenommen, hat dieselbe das Seltenerwerden des Herzrhythmus zur Folge. Bemerkenswerth ist es, dass das erkrankte Herz des Menschen selbst auf geringe Gaben Digitalis in obiger Weise reagirt. Grössere Dosen dieses Mittels rufen, wie bekannt, entgegengesetzten Effect hervor, d. h. Frequenzzunahme des Herzschlages. Auch wird die Bradycardie bei chronischer Bleivergiftung und chronischem Alcoholismus notirt.

Sechstens müssen wir die Wirkung der innerhalb des Organismus gebildeten Gifte anführen. Auf den ersten Plan sind hier die Fälle von Gelbsucht (*Icterus*) zu stellen, wobei die Gallenbestandtheile, die keinen freien Abfluss in den Darmkanal finden, ins Blut übergehen. Die Zahl der Herzcontractionen sinkt hier auf 40 in der Minute; Frerichs berichtet sogar über Fälle, in denen das Herz sich nur 20 Mal in der Minute zusammenzog. Auch derjenigen Bradycardie, der wir bei vielen Magenkrankheiten begegnen (Krebs, Magengeschwür, Magenerweiterung u. s. w.), sei Erwähnung gethan. Es ist sehr wahrscheinlich, dass wir unter diesen Umständen mit Reflexerscheinungen zu rechnen haben. Uebrigens sind auch andere Factoren kaum gänzlich auszuschliessen. Wir wissen in der That, dass bei Störungen des normalen Verdauungsprocesses im Magen-Darmkanal giftig wirkende Stoffe gebildet werden, die eine Art Autointoxication bedingen. Auch sei bemerkt, dass bei Verdauungsstörungen Tachycardie beobachtet wurde (Preisendörfer, Ott u. A.).

Siebentens sieht man brachycardische Veränderungen im Zusammenhange mit Störungen des Gaswechsels, resp. bei asphyctischen Zuständen auftreten.

Achtens sei daran erinnert, dass das Seltenerwerden des Herzrhythmus auch bei verschiedenen melancholischen Zuständen u. s. w. beschrieben wird (Griesinger).

Diese nichts weniger als erschöpfende und nur das Wesentlichste enthaltende Aufzählung wollen wir nicht weiter fortsetzen. Wir sind wohl berechtigt, hier dasselbe zu sagen, was über Tachycardie im Allgemeinen bemerkt wurde. Die bradycardischen Veränderungen gehören offenbar zu den recht häufigen functionellen Störungen und ihr Entstehungsmechanismus darf keineswegs als ein einheitlicher betrachtet werden.

Bis jetzt war nur von den Abweichungen in der Schlagfrequenz die Rede — die Veränderungen in der Aufeinanderfolge der Herzschläge sind absichtlich unberührt geblieben. Unsere Vorstellung von den rhythmischen Störungen wäre indessen unvollständig, hätten wir diese Seite der Sache aus den Augen gelassen.

Die Schlagfolge des Herzens erfährt in vielfacher Weise krankhafte Störungen: mitunter sieht man den Herzrhythmus ansteigen oder sinken, ohne dass die Aufeinanderfolge durch gleiche Zeitintervalle von einander getrennter Herzschläge gelitten hätte; ab und zu werden aber diese Intervalle ungleich. Fälle letzterer Art lassen sich ihrerseits folgendermaassen eintheilen: die Intervalle zwischen einzelnen Contractionen verändern sich bald regellos, bald mit gewisser Regelmässigkeit (es kommt z. B. vor, dass bei einer bestimmten Veränderung der Gesammtzahl der Herzschläge in der Minute die Contractionen des Herzens gruppenweise zu je 2, 3 und mehr ausgelöst werden; Intervalle zwischen den einzelnen Gliedern einer Gruppe erscheinen dabei viel kleiner, als diejenigen, welche die Endglieder der angrenzenden Gruppen von einander scheiden). Das Gesagte werden wir noch in der Lehre vom pathologischen Pulse ergänzen.

Da uns die Eigenthümlichkeiten des pathologischen Herzrhythmus nunmehr geläufig sind, so versuchen wir, auf den Entstehungsmechanismus desselben näher einzugehen. Dieses Vorhaben lässt sich nur insofern verwirklichen, als die experimentelle Methode, durch welche die verwickelten pathologischen Vorgänge zerlegt werden, anwendbar ist. Ich halte für angezeigt, einige Worte auch über die Untersuchungsmittel zu sagen, deren sich die allgemeine Pathologie zu diesen Zwecken bedient. Uebrigens werden wir uns mit nur wenigen Hinweisen begnügen können, da die in Rede stehenden Verfahren im Grossen und Ganzen dieselben sind, wie in der Physiologie (Cyon, Gscheidlen,

Langendorff, Fredericq u. A.). Doch vergesse man nicht, dass an der Hand der besagten Methodik nicht allein die Eigenschaften des Herzrhythmus, sondern auch viele andere Seiten der Herzthätigkeit zu erforschen sind.

Die Herzcontractionen können sowohl am isolirten, als auch an dem im Zusammenhange mit dem Körper belassenen Organ experimentell untersucht werden. Besonders leicht ausführbar ist die Isolirung des Herzens bei Kaltblütern, z. B. beim Frosche. Die Contractionen des ausgeschnittenen Froschherzens werden auf rotirender Trommel mittels verschiedenartig angebrachter Hebelarme registrirt (Marey u. A.); auch fällt es nicht schwer, ein kleines Manometer (Cyon) dem isolirten Froschherzen anzupassen, wie das am Kronecker'schen, William'schen u. a. Apparaten zu sehen ist. Die Isolirung des Herzens bei Warmblütern ist schon mit viel grösseren Schwierigkeiten verknüpft, deren gänzliche Ueberwindung für gewöhnlich unerreichbar ist. Die experimentelle Physiologie verfügt indessen über sehr werthvolle Versuche in dieser Richtung, welche in der Zukunft auch der Pathologie grossen Nutzen zu bringen versprechen (Donaldson, Pawlow und Tschistowitsch). Was die nichtausgeschnittenen Herzen betrifft, so wird ihre Untersuchung auf zweifache Weise bewerkstelligt: entweder bleibt die Brustwand unversehrt, oder aber ihr mittlerer Theil wird abgetragen (wobei die Unterbindung der *Aa. intercostales* und *mammariae* nothwendig wird). Ist das Herz nicht frei gelegt, so unterliegt der Registrirung nur der Spitzenstoss, wozu man verschiedene Apparate ersonnen hat, denen die Marey'sche Luftkapsel zu Grunde liegt. Diese Apparate tragen den gemeinschaftlichen Namen Cardiographen (es seien hier vor Allem die Constructionen von Marey, Burdon-Sanderson, Brondgeest, Maurice & Mathieu und Grunmach verzeichnet); die mit ihrer Hilfe aufgezeichneten Curven heissen Cardiogramme. Mit dem Studium des Spitzenstosses haben sich in den letzteren Jahren auch die Kliniker recht viel beschäftigt, und zwar ganz besonders von da ab, als Landois durch zahlreiche Untersuchungen die Bedeutung einzelner Elemente, aus denen die Curve des Spitzenstosses besteht, etwas näher präcisirt hat. Leider führt die Beurtheilung der Cardiogramme sehr oft zum Missverständniss: dieselben sind daher nur mit grosser Vorsicht zu gebrauchen (M. v. Frey). Viel mehr Sicherheit gewährt die Untersuchung des freigelegten Herzens. Die Blosslegung des Herzens beim Kaninchen ist auch ohne Eröffnung der Pleurahöhlen möglich, so dass künstliche Respiration unnöthig wird. Nach Baxt können die Wandungen des geöffneten Herzbeutels mit den Rändern der Brustwunde vernäht werden, wodurch wir dem Zurücksinken des

Herzens in den Brustraum vorbeugen. In der Regel sind viel eingreifendere Verletzungen indessen nicht zu umgehen; bei Eröffnung der Pleurahöhlen ist selbstverständlich künstliche Athmung angezeigt. Nachdem wir uns den Weg zum Herzen gebahnt haben, verfahren wir weiter je nach Bedarf: mitunter vereinigt man den Schreibapparat mit der Pericardialhöhle; andere Male bringt man Hebelarme mit verschiedenen Herzabschnitten in derselben Weise in Berührung, wie das an isolirten Herzen zu geschehen pflegt; manchmal wiederum werden Canülen z. B. in die Herzohre versenkt; bisweilen fixiren wir an die Herzwand kleine Häkchen, die durch Fäden mit Marey'schen Trommeln (François-Frank, Dobroklonsky) in Verbindung stehen, u. s. w. Graphisch können wir ausser dem Spitzenstosse auch den Blutdruck im Herzen und in den Gefässen darstellen. Von unserem Standpunkte aus verdient die von Chauveau ausgearbeitete Methode, welche die Druckveränderungen in mehreren Abschnitten des Herzinneren gleichzeitig zu verfolgen gestattet, ganz besondere Aufmerksamkeit. Die manometrische Aufzeichnung des in Blutgefässen herrschenden Druckes giebt nur bedingte Aufschlüsse über die Herzthätigkeit; es sei hinzugefügt, dass die Eigenthümlichkeiten des Herzrhythmus viel besser durch das Fick'sche Manometer wiedergegeben werden, als durch das gewöhnliche Quecksilbermanometer.

Werfen wir einen Blick auf die genannten Veränderungen des Herzrhythmus zurück, so überzeugen wir uns, dass bei ihrem Auftreten, wenigstens zum Theile, dieselben Factoren mitwirken, welche schon normaler Weise die Schlagzahl und Schlagfolge des Herzens zu modificiren im Stande sind; es leuchtet auch ein, dass diese Factoren nicht nur in einer Kategorie von Fällen, sondern in mehreren ihren Einfluss zur Geltung bringen können. Mithin wäre es überflüssig, den Mechanismus der betreffenden Herzstörungen für jede Art derselben im Einzelnen zu besprechen; eine zusammenfassende Schilderung dürfte vielmehr genügen.

Zunächst sei auf das Vorhandensein besonderer Nervenvorrichtungen hingewiesen, mittels deren die Schlagzahl des Herzens nach beiden Richtungen hin verändert wird. Die Ermittelung dieser Apparate hat den Physiologen viel Zeit und Mühe gekostet; man ist schliesslich dahinter gekommen, dass es eine selbstständige cardiorhythmische Innervation giebt. In den Vagusstämmen befinden sich bekanntlich Fasern, die die Herzfrequenz herabsetzen, resp. die Herzcontractionen hemmen; diese Fasern gehören eigentlich dem *N. Willisii* (beim Menschen allerdings nur theilweise; vgl. Edinger). Auch wissen wir, dass die dem Sympathicus zugetheilten *Nn. accelerantes* eine Frequenzzunahme und

Beschleunigung der Herzschläge herbeiführen (die entsprechenden Fasern gelangen aus dem Rückenmark durch die *Rami communicantes* der unteren Hals- und der sechs oberen Dorsalnerven). Die Centren der genannten Nervenapparate befinden sich im verlängerten Marke; man nimmt gewöhnlich an, das Centrum der Hemmungsnerven verharre in einer Art tonischer Erregung. Gleiches gilt nach den Versuchen von Timofejew auch für die *Nn. accelerantes.* Die verschiedenen Einflüsse, von denen *Nn. vagi* und *Nn. accelerantes*, resp. ihre Centren, getroffen werden, vermögen offenbar auch unter pathologischen Bedingungen diese oder jene Veränderung des Herzrhythmus hervorzurufen. Von diesem Gesichtspunkte aus werden uns die Störungen des Herzrhythmus bei Meningitis, bei Geschwülsten am Halse u. s. w. leicht verständlich. Nach den Beobachtungen von Heinricius ist der hemmende Effect der Vagi auch bei neugeborenen Thieren feststellbar. Fernere Untersuchungen werden zeigen, ob das Ueberwiegen des frequenten Herzschlages bei Kindern mit der mangelhaften tonischen Erregung der Vagi in Zusammenhang zu bringen ist.

Von den intracardialen Ganglien haben wir wenig zu sagen, da dieser Theil der Lehre von der Herzinnervation nunmehr eine Krise durchmacht. His und Romberg lassen im Herzen nur sympathische Ganglien mit sensibler Function zu; ihrer Ansicht nach arbeitet das Herz automatisch, von der Nervenerregung unabhängig.

Weiter ist zu beachten, dass das Herz gegenüber den Temperaturschwankungen überhaupt sehr empfindlich ist: beim Steigen der Temperatur (bis zur gewissen Grenze) wird der Herzschlag frequenter, und umgekehrt. Auf diesen Umstand hat bereits Descartes (1644) aufmerksam gemacht; er fand, dass beim Aal, sobald die Temperatur ansteigt, die Herzcontractionen öfter werden. Nach Landois ist das Pericard weniger empfindlich, als das Endocard. Einen ganz besonderen Einfluss besitzt die Temperatur des Blutes, welches die Kranzarterien passirt (Martin). Es braucht kaum gesagt zu werden, dass die fragliche Einwirkung abnorm hoher Wärmegrade auch an denjenigen tachycardischen Veränderungen betheiligt ist, die beim Fieber zur Beobachtung kommen.

Drittens sind uns verschiedene Reflexerscheinungen bekannt, die sich so oft am Herzen abspielen. Gar nicht selten finden wir z. B. Störungen im Herzrhythmus bei Leber-, Nieren-, Geschlechtskranken u. s. w., wiewohl am Herzen keine sinnfälligen anatomischen Veränderungen nachweisbar sind. Auf ähnliche Erscheinungen stossen wir auch bei Affectionen anderer Körpertheile, wie der Nasenschleimhaut, worauf man erst unlängst aufmerksam gemacht wurde (Hack, Fränkel,

François-Franck). Der hier bestehende Zusammenhang der Erscheinungen ist am einfachsten durch Reflex zu erklären. Zahlreiche an Thieren angestellte Versuche (Cl. Bernard, Montegazza, François-Franck, Simanowsky u. v. A.) lassen darüber keinen Zweifel aufkommen. Bei schwachen Schmerzempfindungen nimmt die Schlagzahl des Herzens gewöhnlich zu, bei stärkeren sinkt sie. Dieses bezieht sich auf Erregung peripherischer sensibler Nerven. Aehnliche Wirkung kommt auch der Gallenblase und den Nierenbecken zu. Die Entstehungweise dieses Reflexes anlangend, so liegt dieselbe keineswegs immer auf der Hand: ausser einer direkten Uebertragung der Erregung von den centripetalen (sensiblen) Nerven auf die centrifugalen (hemmenden und beschleunigenden) Herzbahnen nach Art des einfachen Reflexes, ist ein viel complicirterer Vorgang möglich, und zwar auf dem Wege der Druckschwankungen im Gefässsystem (Hering und Kratschmer, Knoll u. A.).

Das erkrankte Herz, dessen Nerven- und Muskelapparat aus dem physiologischen Gleichgewicht gekommen ist, finden wir für reflectorische Einwirkungen jedweder Art in hohem Maasse zugänglich. Es befremdet uns daher keineswegs, dass ein und derselbe peripherische Reiz, der anfangs durch relativ unbedeutende rhythmische Veränderungen beantwortet wird, bei längerer Dauer solche Abweichungen im Herzrhythmus hervorrufen kann, die das Leben des Kranken bedrohen. Wem ist z. B. das traurige Schicksal der an Gallensteinkolik Leidenden nicht bekannt? Jeder neue Anfall wird vom Herzen immer schlechter und schlechter vertragen; schliesslich genügt schon ein verhältnissmässig kurz dauernder Schmerzparoxismus, um den Kranken zu tödten. Man merke sich dabei, dass wiederholte Schmerzerregungen schon allein die Ernährung des Herzens zu schädigen vermögen, wie das u. A. auch durch experimentelle Untersuchungen dargethan wurde (Simanowsky).

Am vierten Platze stellen wir die Schwankungen des Blutdruckes. Es kann wohl gesagt werden, dass Druckänderungen im Gefässsystem auf den Herzrhythmus zurückwirken, und zwar bald im Sinne einer Beschleunigung, bald im Sinne einer Verlangsamung. Dass an der Verschiedenheit der Ergebnisse in erster Linie die Versuchsanordnung Schuld trägt, versteht sich von selbst: das Herz, vom Einflusse des Centralnervensystems befreit, reagirt auf Schwankungen des Blutdruckes in anderer Weise, als das Herz, dessen Nervenverbindungen intact bleiben (Tschirjew). Die Sachlage ist im Allgemeinen folgendermaassen zu formuliren: beim raschen Ansteigen des Gefässdruckes werden sowohl die hemmenden (*Nn. vagi*), als auch die beschleunigenden Apparate

(*Nn. accelerantes*) erregt; je nach dem, was Ueberhand gewinnt, bekommen wir als Endresultat entweder Abnahme oder Zunahme der Herzfrequenz. Solange die Erregbarkeit der Hemmungsvorrichtungen eine genügende ist, überwiegen dieselben, was sich durch Verminderung der Schlagzahl kund giebt; hat aber die Erregbarkeit der Hemmungsvorrichtungen abgenommen, so tritt Prävalenz der Beschleunigungsapparate ein, worauf die Steigerung des Herzrhythmus zu beziehen ist. Um den Einfluss der Drucksteigerung auf den Herzrhythmus zu illustriren, werde ich Zahlen anführen, welche Spanbok in einem seiner Versuche gewonnen hat. Der Genannte führte durch die linke Subclavia in die Brustaorta den mit einem Schlauche versehenen Katheter ein. Beim Aufblasen des Schlauches wurde das Lumen der Aorta vollständig geschlossen; der Blutdruck ist mittels des Ludwig'schen Kymographions registrirt worden. Folgende Werthe hat Spanbok für den Blutdruck (D) und den Herzrhythmus (P) ermittelt:

Aorta frei: D — 150 ^{mm} *Hg*; P — 186 pro 1′;

Aorta 5′ lang geschlossen: D — 182 — 194 ^{mm} *Hg*; P — 126 — 120 pro 1′;

Aorta wiederum 5′ lang geöffnet: D — 140 ^{mm} *Hg*; P — 188 pro 1′;

Aorta zum zweiten Mal 5′ lang geschlossen: D — 230 ^{mm} *Hg*; P — 136 pro 1′;

Aorta 10′ lang geöffnet: D — 130 ^{mm} *Hg*; P — 268 pro 1′;

Aorta zum dritten Mal 5′ lang geschlossen: D — 200 — 230 ^{mm} *Hg*; P — 136 — 160 pro 1′;

Aorta 5′ lang geöffnet: D — 134 — 176 ^{mm} *Hg*; P — 240 — 204 pro 1′.

Wir sehen also, dass bei jedem raschen Ansteigen des Blutdruckes in den Gefässen sich die Zahl der Herzcontractionen beim Hunde deutlich vermindert; es sei noch erwähnt, dass in dem geschilderten Versuche das Herz von den extracardial gelegenen Nervenapparaten nicht isolirt war. Neben diesen sind noch andere Versuche zu stellen, die ich an blossgelegten Herzen verschiedener Warmblüter ausgeführt habe, wobei die *Aorta ascendens* durch eine Klemmpincette comprimirt wurde. Die Versuchsanordnung war recht mannigfaltig: ich habe z. B. die *Nn. vagi* durchschnitten u. s. w. Es zeigte sich, dass die maximale Belastung des Herzens mit Zunahme der Schlagfrequenz einhergeht, was am deutlichsten bei Durchschneidung der *Nn. vagi* zu Tage tritt. Uebrigens schlägt diese Beschleunigung ziemlich bald in Frequenzabnahme um; gegen Schluss des Versuches verändert sich das Volumen des *ad maximum* ausgedehnten Herzens so unbedeutend, dass es schwer wird, über die Zahl der Contractionen sich ein Urtheil zu verschaffen.

Daraus folgt, dass selbst ein frisches Herz, je nach dem Grade der Druckzunahme in den Gefässen, auf verschiedene Weise reagiren kann. Bei bedeutendem und jähem Absinken des Blutdruckes wird gewöhnlich Beschleunigung des Herzrhythmus notirt. Das Gesagte lässt sich auch am Herzen des Menschen bestätigen. In pathologischen Fällen werden die Verhältnisse allerdings in grösserem oder geringerem Maasse verändert und so zu sagen verzerrt, weil das erkrankte Herz des Menschen nicht mit dem frischen Herzen des Thieres, an dem man die Beobachtung soeben begonnen hat, sondern mit dem durch langdauernden Versuch ermüdeten Herzen zu vergleichen ist. Auf Zunahme des Blutdruckes antwortet das erkrankte Herz nicht mit Verlangsamung, sondern am häufigsten mit Beschleunigung seines Rhythmus; werden die Hindernisse im Gefässsystem abnorm klein, so beobachtet man in der Regel Frequenzabnahme des Herzschlages und keine Beschleunigung desselben. Auch die sphygmographische Untersuchung der bezüglichen Kranken liefert viele interessante Einzelheiten (Schapiro).

Zu den recht wichtigen den Herzrhythmus bestimmenden Factoren ist fünftens der Zustand des Herzmuskels selbst und der Nervenapparate zu rechnen, welche in ihm und in seiner nächsten Umgebung gelegen sind. Dieses Thema betreffende Untersuchungen sind nicht zahlreich genug; die Aehnlichkeit mit den Skeletmuskeln, mit deren Entartungszuständen sich die Neuropathologen sehr viel beschäftigt haben und über deren functionelle Störungen wir manche wichtige Angaben besitzen, zwingt uns zur Annahme, dass der Herzmuskel, welcher einer Degeneration anheimgefallen ist, in seiner Thätigkeit auch rhythmische Störungen erfahren wird. Dass in der Entartung des Nervensystems des Herzens zur Veränderung seines Rhythmus Gründe wohl gegeben sind, braucht nicht erst bewiesen zu werden. Man lasse aber nicht ausser Acht, dass hier ebenfalls ein sehr complicirter Mechanismus vorliegt: werden z. B. die sensiblen Vorrichtungen afficirt, so kommt die rhythmische Störung reflectorisch zu Stande, u. s. w.

Sechstens mache ich Sie auf verschiedene toxische Einwirkungen aufmerksam, die den Muskel- und Nerventheil des Herzens treffen. Es sind dabei die zahlreichen Herzgifte zu nennen, welche in Kliniken und Laboratorien so häufig gebraucht werden. Ferner sind hierher die innerhalb des Körpers erzeugten schädlichen Substanzen zu rechnen, die bei Autointoxicationen zur Wirkung gelangen. In letzterer Hinsicht sollen vor Allem die Untersuchungen in Betracht gezogen werden, die die Giftigkeit der gallensauren Salze und der

Gallenpigmente darthun (Röhrig, Huppert, Feltz und Ritter, Obolensky, Kremarsky, Bouchard u. A.). Je vollständiger unsere Kenntnisse über Leukomaine werden und je klarer die Bedeutung des gegenseitigen Austausches der von verschiedenen Organen gebildeten Produkte vor uns liegt (Brown-Séquard), desto weniger Ursache haben wir zu glauben, dass die Gelbsucht mit ihrem Einflusse auf das Herz ein einzig dastehendes Beispiel sei. Ich bin der Ansicht, dass viele Störungen des Herzrhythmus bei Kranken ohne jegliche Affection des Gefässsystems sehr oft durch Selbstvergiftung erzeugt werden. Auf diesen Umstand ist ganz besonderer Nachdruck zu legen, um dem mit Hinweisen auf Reflex getriebenen Missbrauche zu steuern. Die Bedeutung der Intoxication darf auch bei ansteckenden Krankheiten nicht bestritten werden. Wie unerschütterlich die Lehre von der Einwirkung der Temperaturschwankungen auf den Herzrhythmus dastehen mag, so wäre es immerhin unbegründet, anzunehmen, dass diesen Kranken eigenthümliche tachycardische Veränderungen einzig und allein mit hoher Temperatur in Beziehung stehen. Es unterliegt keinem Zweifel, dass bei einem und demselben hohen Thermometerstande die Beschleunigung des Herzrhythmus bei verschiedenen Infectionen eine verschiedene ist. Es sei nur an Scharlach erinnert, bei dem das Fieber mit einer ausserordentlich hohen Schlagfrequenz des Herzens verläuft.

Gar nicht einfach erscheint siebentens die Frage bezüglich der asphyctischen Zustände (vgl. Konow und Stenbeck). An dieser Stelle unserer Uebersicht wollen wir uns indessen nicht lange aufhalten, da es viel zweckmässiger ist, die hierher gehörenden Einzelheiten in der allgemeinen Pathologie der Athmung abzuhandeln. Es genüge der Hinweis, dass bei schnell eintretender Asphyxie theils Erregung der Vasomotoren, theils die der hemmenden Nerven des Herzens, theils Veränderung in der Ernährung des Herzmuskels stattfindet.

Die psychischen Functionen sind vorzugsweise an die Grosshirnrinde, resp. an das Grosshirn im Allgemeinen gebunden. Man sieht daher leicht ein, dass auch die maniakalischen und melancholischen Zustände, bei denen, wie oben erwähnt, Veränderungen des Herzrhythmus vorhanden sind, als functionelle Störungen in dem soeben besprochenen Gebiete aufzufassen sind. Wenn wir nun achtens an die Frage nach den Ursachen der rhythmischen Abweichungen in der Herzthätigkeit bei verschiedenen psychischen Störungen herantreten, so müssen wir offenbar bei dem Einflusse der Grosshirnrinde auf die Thätigkeit des Herzens und des Gefässsystems zunächst stehen bleiben. In Anbetracht des Gesagten ist nicht zu leugnen, dass die Untersuchungen von W. Danilewsky, Bochefontaine, Balogh, Eckhard, Bechterew, Tscherewkow u. A. sowohl für den Pathologen, als auch für den Physiologen gleiche Bedeutung besitzen. W. Danilewsky reizte das Facialis-Centrum der Hirnrinde und fand ein Ansteigen des Blutdruckes in den Gefässen; die Schlagfrequenz wurde anfangs grösser, und nachher pflegte sie zu sinken (Aehnliches ist bei Reizung der *cauda corporis striati* und der angrenzenden weissen Substanz erzielt worden). Bochefontaine unterwarf electrischer Reizung die Rindenbezirke, welche motorische Centren für Extremitäten beherbergen; zum Versuche dienten curarisirte Hunde. Er beobachtete dabei Druckschwankungen im Gefässsystem und Abweichungen in der Herzfrequenz (übrigens ohne deutliche Wechselbeziehung zwischen der Drucksteigerung und der Schlagzahl). Nach den Untersuchungen von Balogh, der verschiedene Punkte der Rinde bei Hunden reizte, kann von der letzteren aus nicht nur Beschleunigung, sondern auch Verlangsamung des Pulses ausgelöst werden. Den Eckhard'schen, an Kaninchen angestellten Untersuchungen entnehmen wir Folgendes: die rhythmischen Veränderungen, die in der Gehirnrinde ihren Ursprung nehmen, werden nur bei stärkerer Reizung erhalten, bei welcher auch ausgedehnte Bewegungen der Skeletmuskeln zur Wahrnehmung gelangen. Durchschneidung der *Nn. vagi* beseitigt den Einfluss aufs Herz; die Veränderungen des Blutdruckes bleiben aber dabei bestehen. Bechterew fand, dass bei Reizung der motorischen Zone die Herzcontractionen nicht nur bei Zunahme, sondern auch bei Abnahme des Druckes frequenter werden. Tscherewkow vertritt auf Grund seiner an Hunden und Kaninchen ausgeführen Experimente die Meinung, dass die Erregung der Hemisphäre nur durch Vermittlung des gegenüberliegenden *N. vagus* in die Herzthätigkeit eingreift. Die obigen Daten sind freilich zur vollständigen Erklärung der bei Psychosen beobachteten Herzstörungen (Ziehen) nicht ausreichend; bemerkenswerth ist es nur, dass die experimentelle Forschung bereits die Bahn aufgezeichnet hat, auf der sich dieses Ziel erreichen lässt.

Bezüglich der rhythmischen Veränderungen, welche Theilerscheinung des Collapses, der epikritischen Periode bei Fieberkrankheiten u. s. w. sind, wollen wir uns sehr kurz fassen: der Entstehungsmechanismus dieser Störungen reducirt sich in letzter Linie zu denselben Factoren, die schon früher genannt wurden und die ihre Einwirkung sowohl einzeln, als auch gewissermaassen *in summa* entfalten können. Nahezu dasselbe ist über die verschiedenen mehr nebensächlichen Abweichungen zu sagen, die wir aber nicht näher berühren werden.

Zum Schlusse müssen wir noch Eins hervorheben. Die Störungen des Herzrhythmus, bei denen nicht allein die Zahl der Herzcontractionen, sondern auch die Schlagfolge abnorm sind, setzen eine tiefe Veränderung in der Innervation und in der Ernährung des Herzens voraus. Die experimentelle Physiologie hat längst dargethan, dass unter manchen Bedingungen die Herzcontractionen gruppenweise ausgelöst werden (Luciani, Rossbach). Leider erscheint der Mechanismus dieser interessanten Erscheinungen noch immer in tiefes Dunkel gehüllt. Umsomehr muss dies bedauert werden, als die periodisch aussetzenden Contractionen bei Fettleibigen mit Mastherz mitunter Jahre lang bestehen können. Es ist also dabei ein gewisser Grad physiologischen Gleichgewichtes möglich; auch ersehen wir daraus, dass mit dem Hinweise auf tiefe Störung der Innervation und Ernährung die Sache nicht abgethan wird. Nach Kisch kommt übrigens die Arhythmie bei Fettherz seltener vor, als man es anzunehmen geneigt wäre (8 % aller Fälle).

Zweite Vorlesung.

Störungen in der Energie und im Charakter der Herzcontractionen. — Functionelle Dissociationen des Herzens. — Bedeutung des Coronarkreislaufes.

M. H.! Es ist bereits gesagt worden, dass unter pathologischen Bedingungen die Contractionen des *in toto* genommenen Herzens nicht allein mit Hinsicht auf den Rhythmus, sondern auch bezüglich ihrer Energie und ihres Charakters Veränderungen erfahren. Die erste Hälfte dieser Vorlesung will ich nun einer kurzen Besprechung der Fälle widmen, in welchen Energie und Charakter des Herzschlages von der Norm abweichen.

Zunächst sind einige physiologischen Daten vorzuführen. Es wurde behauptet, dass beim Menschen während jeder Systole im Mittel 180 g Blut in das Aortensystem hineingeworfen werden, und dass der Aortendruck sich auf 200 mm *Hg* beläuft. Angenommen, die von der rechten Kammer geleistete Arbeit beträgt $^1/_3$ derjenigen des linken Ventrikels, so ist es nicht schwer, die Gesammtarbeit der beiden Herzhälften für beliebige Zeiteinheit zu berechnen. Man glaubte, keinen grossen Fehler zu begehen, indem man die tägliche Arbeit des Herzens auf 62208 Kilogrammmeter schätzte. Für die richtige Beurtheilung dieses Werthes ist der Umstand wichtig, dass die achtstündige Muskelarbeit eines Durchschnittsarbeiters annähernd 200 000 Kilogrammmeter ausmacht (H. Vierordt).

Uebrigens soll die Herzarbeit nach neueren Erhebungen nicht so gross sein. Nach ZUNTZ beträgt die Arbeit des Herzens mit 20000 Kilogrammmeter etwa $^1/_{15}$ der gesammten täglichen Arbeit (vgl. auch TIGERSTEDT).

Die Energie der Herzcontractionen verändert sich krankhafter Weise nach zwei Richtungen hin: sie kann entweder steigen oder sinken. Diese beiden Arten von Abweichungen sind sowohl vom theoretischen, als auch vom praktischen Standpunkte gleich beachtenswerth.

Steigerung der Herzenergie, resp. Hyperkinese des Herzens findet man ziemlich häufig bei denselben Zuständen, in welchen die Schlagzahl vermehrt erscheint. So pflegt man z. B. bei fieberhaften Erkrankungen, und zwar in initialen und mittleren Stadien derselben, neben Frequenzzunahme auch das Ansteigen der Herzenergie zu beobachten (ZADEK; vgl. übrigens KUHE-WIEGANDT und HUCHARD). Auch bei Maniakalischen ist bei gleichzeitiger Tachycardie die Energie des Herzens nicht selten gehoben. Nicht immer aber ist es dem so: es sind Fälle möglich, wo die Herzcontractionen kräftiger werden, ohne dass sich deutlich ausgesprochene Störungen im Herzrhythmus nachweisen lassen; denkbar sind auch solche Fälle, in denen die Zunahme der Schlagfrequenz mit dem Absinken der Herzenergie Hand in Hand geht. Vor Allem ist hier auf die primären und secundären Hypertrophien des Herzens hinzuweisen. Je weniger diese Hypertrophien durch Entartungsvorgänge im Herzmuskel complicirt werden, um so prägnanter tritt uns die von rhythmischen Veränderungen freie Steigerung der Herzenergie entgegen. Ferner haben wir verschiedene Arten des nervösen Herzklopfens zu nennen, von dem die Kranken so oft beunruhigt werden, wobei sie die ungewöhnlich kräftigen Herzcontractionen als unregelmässige Schlagfolge auffassen. Eine aufmerksame klinische Untersuchung klärt übrigens den wahren Sachverhalt auf; schon lange sind die Kliniker auch darauf aufmerksam geworden, dass die Steigerung der Herzenergie von Kranken oft gar nicht empfunden wird (SCHROETTER). Erscheinungen, die die Herzthätigkeit beim Collaps charakterisiren, lassen ebenfalls keinen Zweifel aufkommen: wie gross dabei die Beschleunigung des Herzrhythmus auch sein mag, von einer Steigerung der Herzarbeit kann hier nicht geredet werden.

Das umgekehrte Verhältniss, d. h. die Verminderung der Herzenergie oder Hypokinese des Herzens, wird am häufigsten an Kranken beobachtet, die irgend ein schweres Herzleiden überstanden haben. Auf diese Weise stellt die Hypokinese des Herzens einen Alltagsbefund bei denjenigen vor, die seit Langem mit den Folgen pathologischer Veränderungen des Klappenapparates zu kämpfen haben. Mithin ist bei verschiedenen Herzfehlern die Hypokinese ein für Compensationsstörung charakteristisches Symptom. Die pathologisch-anatomische Untersuchung lehrt, dass der Herzmuskel sich nun im Zustande dieser oder jener (z. B. fettiger) Degeneration befindet. Die Abnahme der Herzenergie ist ferner als eine der gefährlichsten Begleiterscheinungen vieler Synkopearten anzusehen. In Anbetracht der Leichtigkeit, mit welcher die degenerativen und entzündlichen Processe bei fieberhaften Infectionskrankheiten im Herzmuskel Platz greifen (rücksichtlich der Schlunddiphtherie sei nur auf Schemm hingewiesen; auch möchte ich Hayem und E. Romberg nicht unerwähnt lassen), und der starken Erschöpfung, welche sich gleichzeitig des ganzen Nerven- und Muskelsystems bemächtigt, sind hypokinetische Störungen gegen das Ende der genannten Krankheiten schon im Voraus zu erwarten. Die Wirklichkeit rechtfertigt unsere Erwartungen: es dürfte wohl keinem Arzte entgangen sein, dass nach protrahirtem Fieber die Herzarbeit noch lange Zeit gesunken erscheint. Wie über den Zusammenhang zwischen Tachycardie und Hyperkinese, lässt sich auch in diesen Fällen sagen, dass Hypokinese mitunter an die Bradycardie gebunden ist. In dieser Beziehung sind die bei manchen Entartungen beobachteten Störungen der Herzthätigkeit ganz besonders lehrreich. Es befremdet uns keineswegs, wenn dabei von allgemeiner Insufficienz des Herzens gesprochen wird. Man würde indessen irren, wollte man ähnliche Beobachtungen allzusehr verallgemeinern. Es unterliegt keinem Zweifel, dass hypokinetische Störungen ganz unabhängig von Bradycardie vorkommen können und auch thätsächlich vorkommen. Von diesem Gesichtspunkte aus verdient wiederum das nervöse Herzklopfen eine besondere Aufmerksamkeit. Nicht selten wird der Arzt bei Kranken, die davon heimgesucht werden, durch Incongruenz zwischen den subjectiven und den objectiven Befunden betroffen — die Patienten klagen über Unruhe, welche ihnen die übermässige Arbeit des Herzens bereitet, die Untersuchung zeigt aber, dass der Rhythmus fast normal geblieben, und dass der Spitzenstoss auffallend geschwächt ist. Viele interessante Angaben sind über diesen Gegenstand z. B. bei Sée zu finden.

Alle die soeben erörterten Störungen der Herzenergie sind keineswegs als nur dem Menschen eigen zu betrachten. Zum Theil kann man sie bei Thieren künstlich erzeugen, zum Theil aber gelangen sie nicht selten in thierärztlichen Kliniken zur Beobachtung. Doch schliesse man daraus nicht, dass die Erklärung der Hyperkinese und der Hypokinese des Herzens eine allzu leichte Aufgabe wäre. Am schwierigsten ist es, den Mechanismus festzustellen, welcher den von rhythmischen Abweichungen unabhängigen hyperkinetischen und hypokinetischen Veränderungen zu

Grunde liegt. Bis vor Kurzem drehten sich alle Erklärungsversuche um die Ernährungsverhältnisse im Herzmuskel und um die Störungen cardiorhythmischer Innervation. Glücklicher Weise hat die Nervenphysiologie in den letzten Jahren zahlreiche wichtige Eroberungen gemacht, welche die Lösung unserer Aufgabe wesentlich zu fördern geeignet sind. Ich habe die Lehre von der cardiotonischen Innervation im Sinne.

Zunächst sei an die Methoden erinnert, welche zur Lösung der uns beschäftigenden Fragen herangezogen werden. Abgesehen von den manometrischen Untersuchungen, deren wir in der ersten Vorlesung gedacht haben, und von der graphischen Darstellung der Volumveränderungen des Herzens, von denen ebenfalls Erwähnung gethan wurde, ist an dieser Stelle Einiges über den Apparat zu berichten, mit welchem C. Ludwig die physiologische Technik unlängst bereichert hat. Dieses Instrument stellt eine neue Modification seiner sogenannten Stromuhr dar (Stolnikow, Pawlow). Auch hier haben wir mit zwei Gefässen zu thun, die abwechselnd ihre Rolle tauschen. Nach Unterbindung der Seitenzweige gelangt das Aortenblut durch ein besonderes System von Röhren in das eine der besagten Gefässe, während der Weg zum anderen mittels Elektromagneten versperrt wird. Bei genügender Füllung des Gefässes mit Blut erfolgt Schliessung des galvanischen Stromes, welche die Lageveränderung des Elektromagneten bewirkt. Jetzt geht das Blut aus dem ersten Gefässe durch das System von Röhren in die Drosselader und ins Herz zurück. Inzwischen wird das zweite Gefäss zur Aufnahme neuer Blutportion bereit gestellt, u. s. w. Kennen wir das Volum der Gefässe, die Zahl der Herzcontractionen und die zur Füllung der Gefässe nöthige Zeit, so ist es leicht auszurechnen, welche Menge Blut von der linken Herzkammer bei jeder Systole in die Aorta hineingeworfen wird. Der Ludwig'sche Apparat kann begreiflicher Weise nur an grösseren Thieren (Hunden) angewendet werden. Eine andere Vorrichtung hat vor Kurzem Tigerstedt benutzt; dieselbe passt nur für Kaninchen. Haben wir die Schwankungen der Herzenergie beim Menschen zu studiren, so sind wir auf weniger directe Verfahren angewiesen. Grosse Dienste erweist schon das aufmerksame Betrachten der Cardiogramme; noch mehr Einsicht gewinnen wir, wenn wir sphygmographische und sphygmomanometrische Untersuchungen zu Hilfe nehmen, welche sowohl über die Art der Pulswelle, als auch über den Gefässdruck zu urtheilen gestatten. Die Sphygmogramme werden übrigens noch in der Lehre vom pathologischen Pulse abzuhandeln sein; gleichfalls werden wir vom Blutdrucke noch eingehender sprechen müssen. Angesichts dessen will ich mich mit der Bemerkung begnügen, dass die Instrumente von Marey und v. Basch, die auch bei Klinikern Anerkennung gefunden haben, als die vollkommensten gelten.

Die von Coats, Gaskell, Heidenhain, François-Franck, Pawlow u. A. an Kalt- und Warmblütern gemachten Beobachtungen haben dargethan, dass es eine specielle Innervation giebt, welche die Energie der Herzcontractionen beherrscht, und zwar ohne den Rhythmus zu beeinflussen. Es gelang in erster Linie der Nachweis, dass beim Frosche vom Vagus aus nicht allein Zunahme und Abnahme der Schlagfrequenz, sondern auch das Ansteigen und das Absinken der Herzenergie zu erzielen ist; alle diese Veränderungen können unabhängig von einander auftreten. Ferner wurde erwiesen, dass am Herzen warmblütiger Thiere sich Aehnliches erreichen lässt. Den grössten Werth besitzen für uns die von Pawlow an Hunden und Katzen angestellten Untersuchungen, nicht allein deshalb, weil der Uebergang von diesen Thieren zum Menschen ein minder schroffer ist, als von den Fröschen, sondern auch aus dem Grunde, weil in den Versuchen Pawlow's die cardiotonischen, vom Rhythmus unabhängigen nervösen Einflüsse besonders klar zur Aeusserung kommen. Die Versuchsanordnung hat Pawlow verschiedenartig variirt: bald wurden die Vagusstämme am Halse, bald aber die von ihnen in der Höhe der unteren Halsganglien abgehenden Nervenzweige gereizt; die Energie der Herzarbeit wurde theils nach den Cardiogrammen, theils nach den manometrischen Daten (Fick'sches Manometer), theils aber nach den mittels obiger Aortenaiche gezeichneten Curven beurtheilt. Pawlow giebt das Vorhandensein von vier centrifugalen Herznerven zu: einem beschleunigenden, einem verzögernden, einem verstärkenden und einem schwächenden. Am besten sind die drei ersteren erforscht worden. Wegen der Neuheit und Wichtigkeit der hierher gehörenden Beobachtungen werde ich etwas eingehender den verstärkenden Nerven besprechen.

Einige Worte über die anatomische Lage der in Rede stehenden Nerven werden wohl nicht unnützlich sein. Alle Zweige, welche vom Vagus im Gebiete des unteren Halsganglion und ein wenig abwärts von dem letzteren abgehen, theilen sich nach Pawlow in zwei Gruppen — die äussere und die innere. Wir unterscheiden vor Allem die oberen inneren Aeste (ein bis drei an der Zahl), welche recht fein sind und sich bald in den Wandungen der am nächsten gelegenen grossen Arterienstämme verlieren. 1 bis $1\,^1/_2$ cm unterhalb des Ganglion zweigen sich in der Regel zwei mächtige Nervenstränge ab — *N. laryngeus inf.* und der sog. cardiale Hauptzweig, welcher hinter der oberen Hohlvene zu liegen kommt, das Pericardium durchbohrt, parallel der aufsteigenden Aorta verläuft und die Lungenarterie kreuzt, mit welcher er durch lockeres Bindegewebe in Verbindung steht. Auf der aufsteigenden Aorta liegend, erscheint der cardiale Hauptzweig entweder in Gestalt eines aus sehr dünnen Aestchen zusammengesetzten Fächers, oder aber in Gestalt von zwei bis drei ziemlich dicken Stämmchen; die Aestchen des Hauptzweiges dringen unter die Pulmonalarterie, indem sie den Ursprungstheil derselben von der Innenseite her umfassen, und gelangen so an die Basis der linken und rechten Herzkammer, in die Nähe der vorderen Längsfurche, wo sie sich an der vorderen Wand der Herzkammern vertheilen; einige Zweige können mit Leichtigkeit bis in die untere Hälfte des Herzens verfolgt werden. Unterhalb der soeben geschilderten dicken Stränge nehmen zwei bis drei Stämmchen von geringerem Durchmesser ihren Anfang. Von der äusseren Seite bemerkt man gleichfalls zwei mächtige Stränge: der eine kommt vom Halsganglion (der obere Zweig der *Ansa Vieussenii*) und der andere entspringt $1\,^1/_2$ bis 2 cm darunter (der untere Zweig dieser Schleife). Unterhalb derselben geht je ein Bündel dünner Aestchen ab. Dies ist das Wesentlichste in Bezug auf die Verzweigungsverhältnisse; in einzelnen Fällen sind verschiedene Varietäten möglich. Die physiologischen Effecte, welche bei Reizung peripherischer Enden der genannten Zweige erzielt werden, sind auch nicht immer absolut einsinnig, da ein und dasselbe Stämmchen Fasern verschiedenen Charakters zu enthalten pflegt. Bemerkenswerth ist indessen der Umstand, dass der mächtigste innere Zweig in der Regel die Energie der Herzcontractionen hebt. Die beschleunigenden Impulse werden vorwiegend von den äusseren Zweigen vermittelt. Was die Abstammung der verstärkenden Fasern anbetrifft, so ist nach Pawlow Folgendes zu berücksichtigen. Beim Hunde verläuft der Vagus bis zum unteren sympathischen Halsganglion (etwa in der Höhe der oberen Brustapertur) mit dem Sympathicus zu einem Strange vereinigt. Nach abwärts von diesem Ganglion trennt sich der Sympathicus vom Vagus ab und bildet zwei Stämmchen, welche zur *Ansa Vieussenii* werden; nachdem die letzteren mit dem *Ganglion stellatum* in Verbindung getreten sind, setzt er sich weiter als Brustsympathicus fort. Dem oben Gesagten gemäss entsendet der Vagus, vom unteren Ganglion ab, eine Menge von Zweigen. Die hemmenden Fasern schlagen vom centralen Nervensystem zum Herzen einen nahezu geraden Weg ein — nämlich innerhalb der Vagi, die beschleunigenden aber treten aus der *Medulla oblongata* durch das Rückenmark in den Brustsympathicus ein; indem sie darauf die *Ansa Vieussenii* passiren, gelangen sie auf diesem Umwege in die Endverzweigungen der Herznerven, und zwar in die bereits genannten äusseren Zweige. Einschlägige Versuche zeigten, dass die *Ansa Vieussenii* sowohl beschleunigende, als auch verstärkende Fasern führt. Daher sind wir berechtigt zu sagen, dass die verstärkenden Fasern das Herz durch die *Ansa Vieussenii* erreichen; nur in sehr seltenen Fällen sind die verstärkenden Fasern im Stamme der Vagi enthalten.

Bei Reizung des peripherischen Stumpfes seiner verstärkenden Zweige mittels der Inductionsströme beobachtete Pawlow eine erhebliche Verstärkung der Herzcontractionen, während das mit der Arterie verbundene Manometer Steigerung des Blutdruckes ohne gleichzeitige Veränderungen im Herzrhythmus verzeichnete. Mit Hilfe des Fick'schen Apparates hat Pawlow bei Reizung des verstärkenden Nerven neben einer allgemeinen Steigerung des mittleren Blutdruckes ein Anwachsen jedes einzelnen Herzschlages nachgewiesen. Die Ludwig'sche Stromaiche hat gezeigt, dass durch die Reizung des verstärkenden Astes eine Zunahme sowohl des Blutvolumens, welches jeder einzelnen Herzcontraction entspricht, als auch der mittleren während einer Secunde ausgeworfenen Blutmenge bewirkt wird. Es sei hier noch hinzugefügt, dass die Reizwirkung des verstärkenden Nerven am geschwächten Herzen weit augenfälliger ist, als an dem ohnehin stark schlagenden, da das Herz in letzterem Falle seiner maximalen Leistung näher steht.

Worauf der Mechanismus der cardiotonischen Innervation beruht, ist mit Sicherheit nicht zu sagen. Pawlow neigt zur Annahme, dass der verstärkende Nerv die Erweiterung der Coronargefässe, der schwächende aber eine Verengerung derselben vermittelt. Angesichts dieser Annahme erlangen die Versuche, welche den Coronarkreislauf betreffen, eine nicht zu vernachlässigende Bedeutung. Nach der Meinung von M. v. Frey gehen stets mit den Veränderungen der Schlagzahl diejenigen der Energie der Herzcontractionen einher; umgekehrt sind die Abweichungen in der Energie der Contractionen, ohne Störungen des Rhythmus und der Herzfüllung, nur bei Verkürzung der Systolenzeit möglich. Viele werthvolle Daten über die Steigerung der Herzarbeit und über die Beziehung zwischen den Schwankungen des Rhythmus und denen des Nutzeffectes der Herzarbeit finden wir auch bei v. Basch. Auf diese rein physiologischen Einzelheiten werden wir uns übrigens nicht einlassen.

Dem Obigen nach ist es als naheliegend zu betrachten, dass die Hyperkinese und die Hypokinese des Herzens ihren Ursprung nicht allein in den Ernährungsstörungen des Herzmuskels, als solchen, sondern auch in Störungen der cardiotonischen Innervation haben können. Dem Kliniker und dem Pathologen wird hiermit ein grösserer Spielraum für die Beurtheilung entsprechender pathologischer Erscheinungen geschaffen.

Nunmehr haben wir noch eine dritte Kategorie von Störungen kennen zu lernen, nämlich diejenigen im Charakter der Herzcontractionen. Hierher gehört Alles, was mit Veränderung der zeitlichen Verhältnisse zwischen den Elementen einer einzelnen Herzrevolution im Zusammenhange steht. Angenommen, wir hätten n Herzcontractionen in der Minute, die regelmässig aufeinander folgen. Es ist aus der Physiologie bekannt, dass der Zeitwerth $1/n$ auf die Phasen der Systole und Diastole, welche eine Herzrevolution ausmachen, in ziemlich verschiedener Weise vertheilt wird. Man darf im Allgemeinen sagen, dass bei seltenen Herzcontractionen die Kammersystole verhältnissmässig langsamer, bei frequenten aber rascher abläuft. Wie dem auch sei, die Dauer der Diastole ist grösseren Schwankungen unterworfen, als diejenige der Systole. Unter normalen Verhältnissen schlägt das Herz eines erwachsenen Menschen in drei Tempi: das erste Drittel der ganzen Herzrevolution nimmt der erste Ton in Anspruch, das zweite Drittel — eine kurze Pause mit dem zweiten Ton, das letzte Drittel — eine längere Pause, welche den zweiten Ton der einen Contraction von dem ersten Tone der nächstfolgenden scheidet. Von den pathologischen Erscheinungen, welche sich auf den Charakter der Herzcontractionen beziehen, wollen wir nur die Embryocardie hervorheben, worüber Huchard mehrere Beobachtungen veröffentlicht hat. Ueber ähnliche Befunde haben die Kliniker auch früher schon berichtet (Stokes u. A.). Bei Embryocardie erscheint der Charakter der Herzcontractionen mit demjenigen beim Foetus identisch: der Herzschlag geschieht nämlich in zwei Tempi; daneben besteht Tachycardie. Beide Töne sind von gleicher Stärke und gleichem Timbre; die Differenz zwischen beiden Pausen gleicht sich aus. Man bekommt auf diese Weise eine Schlagfolge, die an das Tick-Tack der Uhr oder des Metronompendels erinnert, welches z. B. auf 160 und mehr Schläge pro Minute gestellt wurde. Man glaube aber nicht, dass die geschilderten Veränderungen im Charakter der Herzcontractionen nothwendig mit Tachycardie verbunden seien: mitunter erfährt der Herzrhythmus eine Frequenzzunahme bis auf 280 Schläge in der Minute, und dennoch fehlt Embryocardie. Erwachsene zeigen pathologische Embryocardie bei Infectionskrankheiten, z. B. bei Abdominaltyphus, bei chronischen Herzkrankheiten, bei manchen Vergiftungen u. s. w. Gillet behauptet, dass die Prognose bei hochgradiger und beständiger Embryocardie eine sehr ungünstige ist.

Welche Ursachen sind denn geeignet, Veränderungen im Charakter der Herzcontractionen hervorzurufen? Denkbar ist es, dass auch die Lösung dieser Frage in der Herzinnervation zu suchen sei. Bei dieser Gelegenheit will ich Sie auf die Versuche von Baxt verweisen, welcher fand, dass durch Reizung der *Nn. accelerantes* nicht allein Frequenzzunahme der Herzcontractionen, sondern auch Acceleration derselben (resp. Abkürzung der Systolen) bedingt wird. Uebrigens ist nicht ausser Acht zu lassen, dass Baxt in seinen Versuchen die *Ansa Vieussenii* gereizt hat, welche als ein rein beschleunigender Nerv angesehen wurde. Die Versuche von Pawlow haben, wie bekannt, ergeben, dass in der *Ansa Vieussenii* auch verstärkende Fasern vorhanden sind. Es sei dem wie ihm wolle, recht wahrscheinlich ist es, dass die Physiologie der Herzinnervation, welche die cardiorhythmischen und cardiotonischen Einwirkungen bereits nachgewiesen, noch einen Schritt vorwärts zu machen hat, um den Einfluss des Nervensystems auf den Charakter der Herzcontractionen ins Klare zu bringen. Was speciell die Embryocardie anlangt, so müssen wir uns vorläufig mit Vermuthungen allein begnügen. Huchard vertritt die Ansicht, dass hier die Abschwächung des Herzmuskels und die Abnahme des Blutdruckes in den Gefässen maassgebend sind, in Folge dessen es den Anschein gewinnt, als hätte das Herz sein normales Steuer eingebüsst und „*à la dérive*“ zu arbeiten begonnen. In der That ist es uns bekannt, dass das Herz sich um so häufiger zusammenzieht, je unbedeutender die peripherischen Hindernisse sind (das Marey'sche Gesetz). Dass dergleichen Erklärung noch in manchem Punkte unzulänglich ist, ergiebt sich übrigens von selbst.

In den Vorgängen der Arhythmie und Asystolie giebt es, wie Sie sehen, Vieles, das recht verwickelt erscheint. Einen noch complicirteren Mechanismus müssen wir bei denjenigen Erscheinungen voraussetzen, die wir im Allgemeinen unter dem Namen functioneller Dissociation des Herzens zusammenfassen werden.

Die klinischen Beobachtungen ebnen schon seit lange den Boden für die allgemein-pathologische Lehre von den functionellen Dissociationen des Herzens, welche erst vor wenigen Jahren zum Gegenstande experimenteller Untersuchung geworden sind. Ich gedenke, nur die wesentlichsten klinischen Daten vorzutragen, da es weder in meiner Absicht liegt, noch die Möglichkeit vorhanden ist, die bezügliche klinische Literatur vollständig zu erschöpfen.

S. P. Botkin hat gezeigt, dass sowohl bei Neurosen, als auch bei verschiedenen organischen Fehlern des Herzens Erscheinungen zur Beobachtung gelangen, welche angethan sind zu beweisen, dass das Herz nicht immer als Ganzes in seiner Thätigkeit gestört wird, sondern dass nur einzelne Theile desselben leiden können, d. h. dass die Functionstörung sich nicht auf das ganze Herz, sondern nur auf seine einzelnen Theile erstreckt.

An den Kranken, welche an Stenocardie leiden, die sich durch ungemein quälende, mehr oder weniger plötzlich und periodisch auftretende Schmerzempfindungen in der Herzgegend auszeichnet, hat S. P. Botkin constatirt, dass die Herzdimensionen veränderlich erscheinen: ausserhalb des Anfalls, also während der freien Intervalle, kann die Grösse des Herzens ganz normal sein, innerhalb des Anfalls aber nimmt dieselbe erheblich zu. So wird das eine Mal der Querdurchmesser der Herzdämpfung vergrössert, was einer Erweiterung der rechten Kammer entspricht, das andere Mal ist Vergrösserung des linken Vorhofes zu beobachten, während die rechte Kammer entweder normal bleibt, oder sich nur unwesentlich distendirt; es gelangen, wenn auch selten, Fälle zur Wahrnehmung, in denen der Längsdurchmesser des Herzens nach unten und links eine Zunahme erfahren hat, woraus man auf eine Vergrösserung der linken Kammer zu schliessen pflegt. Diese Veränderungen der Herzdimensionen unterscheiden sich augenfällig von den dauerhaften Vergrösserungen dieses oder jenes Herzabschnittes in Folge von Hypertrophie, welche z. B. durch Herzfehler bedingt wird. Die letztgenannten Hypertrophien, mit oder ohne Dilatation der Herzhöhlen, entwickeln sich langsam und allmählich und bleiben bis zum Tode bestehen, während die Vergrösserungen des Herzens, die von besagter Distension abhängen, ebenso schnell und plötzlich auftreten, als auch schwinden.

Analoges wird bei dem *Morbus Basedowii* (von Manchen Graves'sche Krankheit genannt) notirt, die als typische motorische Neurose des Herzens, wie Stenocardie als typische sensible Neurose desselben, zu gelten hat. In diesem Falle treten auf den ersten Plan die vorübergehenden Vergrösserungen des linken Ventrikels. Es müssen hier, wie bei Stenocardie, periodische Störungen zugegeben werden, die zur Schwächung der Muskulatur des entsprechenden Herzabschnittes führen.

Es ist noch hervorzuheben, dass functionelle Dissociationen auch bei stabilen, mit den Herzfehlern zusammenhängenden Veränderungen der Herzmaasse mit im Spiele sind. Bei Untersuchung der Kranken mit Stenose des linken *Ostium venosum* überzeugte sich S. P. Botkin von dem Vorhandensein eines besonderen postsystolischen Geräusches, das neben anderen Geräuschen sich bemerken lässt. Er glaubt, dass bei Stenose des *Ostium venosum sin.* der linke Vorhof, da er auf bedeutende Hindernisse bei Entleerung seines Inhaltes stösst, nicht im Stande ist, all sein Blut in die linke Kammer auf einmal zu befördern die Zusammenziehung des Ventrikels findet statt, noch bevor sich der linke Vorhof, dessen Räumung erst im nächsten Momente und zwar durch eine Ergänzungscontraction erfolgt, seines Blutes entledigt. Auf diese Weise entfallen auf eine Contraction der Kammer zwei Contractionen des Vorhofes. Damit erklärt sich die Entstehung des postsystolischen Geräusches.

Besondere Aufmerksamkeit haben auf sich diejenigen functionellen Dissociationen des Herzens gezogen, die unter dem Namen heterochronischer Hemisystolien bekannt sind. Wir verstehen darunter eine ungleichzeitige Zusammenziehung beider Kammern. Einer der ersten, welcher diese Art Hemisystolie beobachtete, war Charcelay; darauf haben die in Rede stehende Erscheinung Leyden u. v. A. von klinischer Seite studirt. Untersucht man die einschlägigen klinischen Fälle mittels der Schreibapparate, so findet man bei dem asynchronischen Arterien- und Venenpulse einen doppelten asynchronischen Herzstoss, was im Zusammenhange mit der ungleichzeitigen Contraction der beiden Kammern stehen soll. Leyden hat heterochronische Hemisystolie bei Stenose des *Ostium aortae* und Insufficienz der Atrioventricularklappen, die wahrscheinlich durch Stenose des rechten *Ostium venosum* complicirt war, gesehen. Manche Beobachter sind übrigens der Leyden'schen Deutung mit Misstrauen begegnet (nach Bozzolo ist die ungleichzeitige Contraction der Kammern, angesichts der eigenartigen Anordnung der Herzmuskulatur, ein *„absurdum incredibile“*). Dies zeigt uns, dass die klinischen Daten allein nicht ausreichen: es kommt das Bedürfniss zum Vorschein, die Untersuchung an entblösstem Herzen anzustellen, um sich unmittelbar von der Möglichkeit einer heterochronischen Hemisystolie zu überzeugen und sich über die Entstehungsbedingungen derselben zu orientiren. Die rein anatomische Analyse kann diese Frage ebenfalls nicht lösen: die äusserst verwickelte Anordnung der Muskelfasern, aus denen die Herzwand zusammengesetzt ist, gestattet uns nicht, ein Schema der Herzbewegung, von der unmittelbaren Beobachtung unabhängig, zu entwerfen (C. Ludwig). Es ist leicht einzusehen, warum die von Unverricht neulich veröffentlichte Beobachtung, die ihn von *Systolia alternans* zu sprechen veranlasste (es contrahirt sich dabei vorwiegend bald die rechte Kammer, bald die linke), von Einigen nur mit verschiedenen Einschränkungen aufgenommen wird (Riegel).

Minder zahlreich waren die Einwände bezüglich der sog. intermittirenden Hemisystolie, bei welcher sich bald die beiden Kammern synchronisch zusammenziehen, bald nur der rechte Ventrikel allein thätig ist. Zwei derartige Beobachtungen sind von Leyden veröffentlicht worden. In beiden Fällen war Insufficienz der *Valvula bicuspidalis* mit Hypertrophie und Dilatation der rechten Kammer vorhanden; ausserdem lag in einem von denselben auch Insufficienz der *Valvula tricuspidalis* vor. Diese Hemisystolie suchte LEYDEN in nachstehender Weise zu erklären. In Folge von Insufficienz der *Valvula bicuspidalis* gelangt ein Theil des Blutes aus der linken Kammer, bei Contraction derselben, in den linken Vorhof und von da in die Lungenvenen. Diese negative Blutwelle stösst in den Lungengefässen mit der aus der rechten Kammer gehenden positiven Welle zusammen, wodurch eine Störung im kleinen Kreislaufe bedingt wird. Soll diese Störung vermieden werden, so hat jede Kammer für sich zu arbeiten, d. h. es müssen sich die Ventrikel nicht synchronisch zusammenziehen. Einen lehrreichen Fall dieser Art hat MALBRANC beschrieben. Seine Patientin litt an Insufficienz sowohl der Bicuspidalis, als auch der Tricuspidalis. Auf dem Cardiogramm erblicken wir einen regelmässigen Wechsel der Curven, die den einzelnen Herzcontractionen entsprechen. Diese Curven sind bald mit zwei Zacken versehen, welche dem Verschlusse der Semilunarklappen der Aorta und der Pulmonalis ihren Ursprung verdanken, bald nur mit einer Zacke, die dem Verschlusse der Pulmonalisklappen gehört. Aus leicht verständlichen Gründen war bei der MALBRANC'schen Kranken auch der Venenpuls zu sehen, welcher entweder zugleich mit dem arteriellen, oder allein hervortrat.

Die erwähnten Daten rechtfertigen zur Genüge die Aufstellung einer besonderen Gruppe functioneller Dissociationen. Was ist nun experimentellerseits über diese Störungen zu sagen?

Versuche, die betreffenden Fragen auf experimentellem Wege ihrer Lösung entgegenzuführen, sind noch nicht besonders zahlreich. Ich werde mich zunächst bei denjenigen Untersuchungen aufhalten, welche vor einigen Jahren von mir an den Coronargefässen angestellt wurden. Meine Befunde stehen mit den Resultaten einiger früheren Beobachter im Einklang, die übrigens ein anderes Ziel als ich verfolgt hatten. Nachher werde ich auf spätere Untersuchungen hinweisen, die das Vorhandensein derjenigen functionellen Dissociationen bestätigen, welche durch die Einwirkungen auf die Kranzgefässe sich hervorrufen lassen, und die eine gewisse Betheiligung des Nervensystems bei obigen Störungen andeuten.

Schon seit lange ist man auf die eigenthümliche Vertheilung der Coronargefässe des Herzens aufmerksam geworden. Beim Menschen und den höheren Thieren gehen bekanntlich aus der Aorta zwei Kranzarterien hervor, die linke und die rechte. Die linke Kranzarterie giebt drei Zweige ab: den einen, welcher nach abwärts in der vorderen

Längsfurche des Herzens verläuft; den zweiten, der im *Sulcus atrioventricularis* zu liegen kommt und an der hinteren Oberfläche des Herzens in die hintere Längsfurche übergeht, und den dritten, welcher in das Septum eindringt. Die rechte Coronararterie verläuft in der Querfurche nach rechts und versorgt nebst der rechten Kammer auch den rechten Vorhof. Da ausser den capillären keine anderen Anastomosen zwischen beiden Coronararterien existiren (Hyrtl, Henle), so beziehen beide Herzhälften ihre Nahrung aus verschiedenen Quellen. Es ist übrigens nicht zu vergessen, dass von dem vorderen Längszweige der linken Coronararterie einige Aestchen nicht allein zur linken Kammer abgehen, sondern auch zu dem *Conus arteriosus dexter*, d. h. zu einem bestimmten Abschnitte der rechten Kammer. In Folge dieser Gefässvertheilung wird die linke Herzhälfte ausschliesslich von der linken Coronararterie gespeist, die rechte aber — von den beiden, wiewohl für die rechte Herzhälfte die rechte Coronararterie von überwiegender Bedeutung ist. Es entsteht die Frage: ist partielle Veränderung der Herzfunction durch Störung des Kreislaufes in einzelnen Coronarzweigen zu bewirken? Könnten typische Formen functioneller Dissociationen auf experimentellem Wege erhalten werden, so wäre damit auch ihr Mechanismus des Näheren bestimmt. Untersuchungen, welche sich auf den Coronarkreislauf als solchen beziehen, sind ziemlich zahlreich (Erichsen, Panum, Schiff, v. Bezold, Cohnheim und Schulthess-Rechberg u. A.), aber bei den meisten Autoren vermissen wir eine systematische Uebersicht der sich im Herzen abspielenden Störungen, sofern dies die functionellen Dissociationen betrifft. Es waren offenbar Versuche nöthig, welche vor Allem darauf abzielten, die partiellen Functionsstörungen des Herzens dem Verständniss näher zu bringen.

Um entsprechende Beobachtungen zu ermöglichen, entblösst man das Herz, wobei selbstverständlich künstliche Athmung einzuleiten ist. Darauf sucht man zu den Coronargefässen zu gelangen, welche mittels einer kleinen Schieberpincette oder mittels Ligatur geschlossen werden. Der Unterbindung ist Vorzug zu geben, da neben den Coronargefässen auch Nerven verlaufen, deren Quetschung beim Gebrauch der Pincette nicht gut zu vermeiden ist. Es muss übrigens eingeräumt werden, dass beim Isoliren der Gefässe behufs Durchführung einer Ligatur das schlagende Herz oder eins seiner Gefässe oft verletzt werden, weshalb der Versuch mit der Schieberpincette harmloser erscheint. Wie dem auch sei, beide Verfahren liefern uns grösstentheils annähernd dieselben Resultate. Es wird wohl nicht überflüssig sein, zu betonen, wie nervenreich die Oberfläche des Herzens ist. Wooldridge empfiehlt dieselbe mit reiner Carbolsäure zu behandeln, um die Nerven dem

Auge zugänglich zu machen. An der Hand dieses Verfahrens überzeugen wir uns in der That, dass an der Herzoberfläche eine ganze Menge Nervenfasern verläuft, die sich nach Einwirkung der Carbolsäure als weisse Fäden darstellen.

Betrachten wir das Herz bei Compression oder Unterbindung seiner Coronargefässe, so constatiren wir, dass in Folge dieses Eingriffes sich nicht allein Störungen entwickeln, die das ganze Organ umfassen, sondern auch rein locale, die nur einzelne Theile des Herzens betreffen. Für den typischen Versuch ist derjenige Fall anzusehen, wo die Pincette auf den vorderen Längszweig der *Arteria coronaria sinistra*, und zwar auf den obersten Abschnitt derselben, angelegt wird. Dabei erhalten wir zunächst eine Veränderung im Rhythmus, die das ganze Herz in Anspruch nimmt; diese Erscheinung tritt am deutlichsten hervor, wenn das Herz dem Einflusse des extracardialen Nervensystems zuförderst entzogen wurde. Gewöhnlich findet Frequenzabnahme der Herzcontractionen, d. h. eine Verzögerung des Herzrhythmus, statt. Darauf beginnt sich die linke Kammer seltener zu contrahiren, als die rechte — man bekommt eine Art kurzdauernder heterochronischer Hemisystolie; schliesslich hört die linke Kammer gänzlich zu schlagen auf, während sich die rechte weiter zusammenzieht. Der Abweichungen im Rhythmus der Kammern ungeachtet arbeiten die Vorhöfe in erster Zeit wie früher; doch bricht der Augenblick ein, wo sich der linke Ventrikel nicht mehr isochron mit dem rechten contrahirt. Darauf entstehen regelmässige oder unregelmässige peristaltische Bewegungen, die sich in völlig getrenntes und regelloses Flimmern einzelner Fibrillen auflösen. Ein solches *Delirium cordis* tritt in der Regel zuerst in den Ventrikeln auf, doch greift nachher die Peristaltik auch auf die Vorhöfe, resp. die Herzohre über. Gegen das Ende kommt Alles zur Ruhe, wobei deutlich zu bemerken ist, dass die regelmässigen oder unregelmässigen Zusammenziehungen am längsten in den Vorhöfen erhalten bleiben. Sehr auffallend ist die Erweiterung des linken Vorhofes zu einer Zeit, wo die beiden Kammern im functionellen Sinne getrennt sind. Entfernt man die Pincette oder die Ligatur, so kann die Herzthätigkeit, zumal bei jugendlichen Thieren und am leichtesten bei Kaninchen, wiederhergestellt werden. Nach fibrillären Contractionen erholt sich das Herz ausserordentlich schwer. Die Ursache liegt hauptsächlich darin, dass fibrilläre Contractionen, selbst nach Lüftung der Pincette, nicht fähig sind, das Blut in die Aorta, d. h. in die nunmehr freigewordenen Coronararterien, zu befördern.

Es sei ferner hinzugefügt, dass ausser der allgemeinen Functionsstörung des linken Ventrikels, unter genannten Bedingungen, auch eine partielle beobachtet wird: derjenige Theil der Wand der linken Kammer, welcher blutleer geworden ist und livid erscheint, verhält sich der Zusammenziehung gegenüber passiv; bei Systole der linken Kammer wird dieser Abschnitt der letzteren vorgewölbt.

Den Verschluss der rechten Coronararterie pflegt das Herz länger zu vertragen, da für den Coronarkreislauf, welcher der Ernährung des Herzmuskels und seiner Nervenapparate vorsteht, die Function des linken Ventrikels von grösserer Tragweite ist, als diejenige des rechten.

Noch ein bemerkenswerther Befund ist beim Verschluss der rechten Coronararterie zu verzeichnen: da kleine Zweige der *A. coronaria sinistra* den *Conus arteriosus dexter* erreichen, so bewahrt der dem erwähnten *Conus* entsprechende Theil des rechten Herzventrikels, trotz des Verschlusses der rechten Coronararterie, seine Activität viel länger, als der übrige Theil, den man *Ventriculus dexter proprius* nennt. Daraus wird uns die Entstehung derjenigen Erscheinung klar, die man Pseudoasynchronismus der Herzkammern nennen könnte (die systolische Volumverkleinerung des linken Ventrikels neben systolischer Ausbäuchung des *Ventriculus dexter proprius,* bei Verschluss der rechten Coronararterie); sie darf nicht mit der wahren asynchronischen Hemisystolie zusammengeworfen werden. — Auf Compression der kleinen Zweige antwortet das Herz viel schwächer — wenigstens in der nächsten Zeit nach der Operation.

Die Versuche mit dem Verschlusse der Coronargefässe sind sowohl an Hunden, als auch an Kaninchen und Katzen angestellt worden. Aus den Einzelheiten der Versuche ist zu ersehen, dass die Dissociationen entweder in der Längsrichtung zu Stande kommen, wenn das normale Verhältniss zwischen der rechten und der linken Herzhälfte leidet, oder in Querrichtung, wenn dies mit dem oberen und dem unteren Herzabschnitte, d. h. mit dem Vorhofe und der Kammer, geschieht. Es ist ebenfalls nicht schwer zu constatiren, dass die Dissociationen entweder rhythmische sind, wenn die Energie des Herzens fast unverändert bleibt und nur die Schlagzahl und die Schlagfolge eine Abweichung von der Norm zeigen, oder aber dynamische, wenn die Energie der Contractionen und der Charakter derselben eine Aenderung erfahren.

Die verschiedenen Dissociationen combiniren sich sowohl untereinander, als auch mit manchen Arten der Arhythmie. So gewahrt man bei Compression des vorderen Zweiges der linken Kranzarterie in den ersten Phasen des Versuchs eine allgemeine Störung des Rhythmus (im Sinne einer Frequenzabnahme), doch nachträglich nehmen die Abweichungen einen partiellen Charakter an: ein gewisser Abschnitt des linken Ventrikels verändert sich mit Hinsicht auf die Energie seiner Contractionen, geht sogar in passiven Zustand über, obgleich die rhythmische Trennung beider Kammern dabei noch fehlt. Ausser der directen Beobachtung kann man sich von der Anwesenheit der besagten partiellen Störung auch mittels des Froschschenkels mit freipräparirtem *N. ischiadicus* überzeugen. Der Versuch wird folgendermaassen angeordnet: den *N. ischiadicus* legt man auf das Herz mit unterbundenem vorderen Aste der linken Coronararterie; berührt der Nerv den activen Theil des Muskels, so bekommen wir bei jeder Systole eine secundäre Zuckung des Froschschenkels, berührt er aber den passiven Abschnitt, *resp.* den blutleeren, so findet keine Zuckung statt.

Indem wir vorläufig die Frage nach dem Mechanismus derjenigen functionellen Dissociationen, welche bei gestörtem Coronarkreislaufe entstehen, bei Seite lassen, wollen wir uns an die Schilderung anderer Verfahren heranthun, die zur künstlichen Erzeugung functioneller Herzdissociationen dienen können.

Zunächst sei daran erinnert, dass in gewissen Perioden der Erstickung mitunter Hemisystolie auftritt. Am auffälligsten ist dies bei curarisirten Kaninchen mit durchschnittenen Vagi zu sehen. Die Hemisystolie hat dabei einen ganz speciellen Charakter — anfangs zieht sich die linke Kammer zusammen, nachher die rechte, darauf wiederum die linke, u. s. w. Diese Erscheinung dauert manchmal einige Minuten; fibrilläre Contractionen fehlen meistenstheils. Beachtenswerth ist es, dass bei Kaninchen die allgemeine Asphyxie gar nicht so selten auch die Vorhöfe von den Kammern in rhythmischer Beziehung trennt; wir hatten oft die Vorhöfe sich zwei- bis viermal öfter als die Kammern contrahiren sehen; ebenfalls nicht selten erscheinen hier die Contractionen der Herzohre heterochron. Nach Hofmokl lässt sich unter dem Einflusse der Asphyxie noch ein anderes Bild erhalten: die rechte Kammer beginnt seinen Schlag zu verdoppeln — auf eine Contraction des linken Ventrikels kommen zwei Zusammenziehungen des rechten. Ferner verweisen wir auf die Experimente mit Anlegung einer Klemme aufs Herz in der Querrichtung. Die Klemme kommt an der Grenze zwischen dem Vorhofe und der Kammer zu liegen und bezweckt die Entleerung der Vorhöfe zu verhindern; man sucht dabei die grossen Stämme der Kranzarterien zu schonen. Es stellte sich heraus, dass eine solche Absperrung die Coordination zwischen den Vorhöfen und Kammern aufzulösen vermag: die ersteren beginnen sich öfter zu contrahiren, als die letzteren (unter Anderem gehören hierher die Beobachtungen von Gaskell).

Es steht also fest, dass die Herzthätigkeit unter dergleichen Umständen partielle Störungen erfährt. Fassen wir die Versuche mit dem Verschlusse der Coronargefässe ins Auge, und denken wir uns in die Entstehungsbedingungen der bezüglichen functionellen Dissociationen hinein, so sind wir wohl in der Lage, die Vermuthung auszusprechen, dass diese Erscheinungen sich von einer Verarmung der Gewebselemente des Herzens an Sauerstoff (und an Nährmaterial im Allgemeinen) und von einer gleichzeitigen Bereicherung mit Kohlensäure (und anderen vielleicht noch schädlicheren Producten) ableiten lassen. Begreiflicher Weise sind hier scharf begrenzte Abschnitte des Herzmuskels gemeint, die dem Gebiete der comprimirten oder unterbundenen Gefässe gehören; ausserdem liegt es nahe, dass die verderblichen Folgen der Blutleere nicht allein den Herzmuskel treffen, sondern auch die in ihm enthaltenen Nervenapparate.

Nun wollen wir einige Daten über die Betheiligung der extracardialen Nervenapparate an den Dissociationen des Herzens anführen. Manchmal werden bei Reizung des *N. vagus* nur die Ventrikelcontractionen seltener, so dass auf zwei oder drei Zusammenziehungen der Vorhöfe eine einzige Contraction der Kammern entfällt; allerdings kommt auch umgekehrtes Verhältniss vor. Ausserdem existiren laut einiger Beobachtungen besondere Nervenästchen, bei deren centrifugaler Reizung nur einzelne Herzabschnitte afficirt werden. So beseitigt nach Pawlow Reizung des verstärkenden Nerven die Dissociation zwischen Vorhöfen und Kammern, welche durch Reizung der beschleunigenden Aeste hervorgerufen wurde. Aehnliche Resultate hat auch Dobroklonsky, der die Untersuchungen Pawlow's weiter führte, erhalten. Er reizte Nervenästchen, welche sich vom Vagus und von der *Ansa Vieussenii* abzweigen und zum Herzen gehen; die functionellen Störungen einzelner Herzhöhlen wurden mittels des Marey'schen Polygraphen registrirt. Es liegt nicht in meiner Absicht, alle Versuche von Dobroklonsky hier aufzuzählen, in denen ihm der Nachweis gelang, dass durch Reizung der Nerven mannigfaltige rhythmische und dynamische Dissociationen zwischen Vorhöfen und Ventrikeln zu bewirken sind; nur eine seiner Thesen möchte ich näher erörtern, und zwar diejenige, die die Betheiligung des Nervensystems an den functionellen Dissociationen am besten illustrirt. Den Beobachtungen von Dobroklonsky nach werden bei Reizung mancher Herzzweige die Contractionen in einer schwer zu schildernden Weise verändert: es ziehen sich bald die Vorhöfe zusammen, ohne entsprechende Contraction der Kammern, bald umgekehrt haben wir eine Zusammenziehung der Kammern vor uns, während die Vorhöfe unthätig bleiben; zu gleicher Zeit erweist sich die rhythmische und dynamische Association der Kammern gestört. Diese Erscheinung währt so lange, als der Nerv gereizt wird, und selbst überdauert die Reizung; nachher kehrt Alles zur Norm wieder. Auf solche Versuche gestützt, neigt DOBROKLONSKY zur Annahme, dass es eine specielle Innervation für die Vorhöfe und für die Ventrikel, resp. für einzelne Herztheile giebt (ähnliche Ansicht haben bereits früher NUËL, SOLTMANN, ANREP u. A. vertreten).

Bei Beurtheilung der den obigen analogen Versuche kann uns die grosse Aehnlichkeit nicht entgehen zwischen der Wirkung, welche durch die Reizung der besagten Nervenstämmchen hervorgerufen wird, und derjenigen, welche nach dem Verschlusse der Coronargefässe auftritt. Unwillkürlich erhebt sich der Gedanke, dass alle Dissociationen, von denen bei den Versuchen mit Reizung der Nerven die Rede war, sich ganz ebenso unter Betheiligung der Herzgefässe entwickeln, wie durch Vermittlung derselben die cardiotonischen Nervenapparate ihren Einfluss ausüben (PAWLOW). Auch von dieser Seite verspricht also das Studium des Coronarkreislaufes recht fruchtbar zu werden.

Dass die harmonische Thätigkeit einzelner Herzabschnitte in directer Abhängigkeit von Nervenapparaten steht, wird gleichfalls von KRONECKER und SCHMEY behauptet, die nachzuweisen suchten, dass Verletzung einer bestimmten Stelle an der unteren Grenze des oberen Drittels des Ventrikelseptums fibrilläre Contractionen in beiden Kammern zur Folge hat; letztere werden nachträglich gelähmt, während sich die Vorhöfe weiter contrahiren. Bei Reizung des Vagus tritt Stillstand der Vorhöfe ein. KRONECKER und SCHMEY vermuthen, dass an genannter Stelle ein eigenartiges Nervencentrum gelagert sei, welches die Arbeit verschiedener Herzabschnitte coordinirt. Die Versuche dieser Forscher beziehen sich auf Hunde und Kaninchen (bei letzteren sind allerdings die Resultate weniger constant). FENOGLIO und DROGOUL sprechen sich dahin aus, dass wenigstens ein Theil der Erscheinungen, die nach Verschluss der Kranzarterien zur Wahrnehmung gelangen, mit Affection des KRONECKER'schen Centrums im Zusammenhange stehen dürfte. MAC WILLIAM bemühte sich übrigens darzuthun, dass die fibrillären Contractionen auch an einzelnen Stückchen des Herzmuskels durch verschiedene Insulte zu erhalten sind. Diese fibrillären Zusammenziehungen besitzen die Fähigkeit, sich von einem Theilchen auf das andere durch kleine Muskelbrücken fortzupflanzen. Wir haben offenbar keinen Grund, uns hier auf das KRONECKER'sche Centrum zu beziehen — es scheint Alles auf Ueberreizung des Herzmuskels zu beruhen. — Es sei noch des Einflusses der Elektricität auf das Herz der Warmblüter gedacht: reizen wir die entblösste Oberfläche des Herzens (am zweckmässigsten beim Hunde) mittels starker Inductionsströme (auch mittels constanter), so entstehen leicht fibrilläre Contractionen, wonach häufig sich das Herz nicht mehr erholt, sondern definitiv zu schlagen aufhört (C. Ludwig und Hoffa, Laffont). Was das menschliche Herz anbetrifft, so sind die Angaben zum Theile einander widersprechend, was in den Unterschieden der Versuchsanordnung genügende Erklärung findet (v. Ziemssen und Herbst, Aptekmann u. A.). Die Versuche an Thieren sollen uns jedoch als Warnung dienen vor zu leichtfertiger Elektrisirung des Herzens beim Menschen.

Bekanntlich ist das Herz der Thiere, welche lange Zeit Schmerzen zu erleiden hatten, für alle ungünstigen Einflüsse äusserst empfindlich: ein solches Herz wird auch bei Störung des Coronarkreislaufes verhältnissmässig bald gelähmt. Die klinische Bedeutung dieser Thatsache ist nicht zu bezweifeln.

Zur Zahl der Beobachter, welche auf die functionellen Dissociationen grosses Gewicht legen, müssen auch Knoll und v. Openchowski gerechnet werden. Ersterer weist besonders auf übermässige Zunahme des Blutdruckes im grossen Kreislaufe hin und auf Schwächung des linken Ventrikels in Folge aussergewöhnlicher Hindernisse, die er zu überwinden hat. Anfangs erscheint jede zweite Contraction der linken Kammer abgeschwächt, bis es zum vollständigen Ausfall der entsprechenden Systole kommt, was indessen den rechten Ventrikel nicht hindert, seine Arbeit fortzusetzen; nur bei starker Blutstockung wird auch die Function der rechten Herzhälfte beeinträchtigt. Knoll hat gleichfalls interessante Untersuchungen über die Wirkung des Helleboreins auf das Kaninchenherz angestellt. In derselben pharmakologischen Richtung hat v. Openchowski gearbeitet und auf Grund systematischer Untersuchungen der Digitalisgruppe die Ueberzeugung davongetragen, dass einige Herzgifte nur deshalb nutzenbringend sind, weil sie die beiden Herzhälften nicht in gleichem Maasse treffen. Dabei erörtert v. Openchowski die Rolle des Coronarkreislaufes, von welchem auch in diesen Fällen der Mechanismus der Erscheinungen abgeleitet wird.

Die heutige Vorlesung abschliessend, will ich einige Worte den chronischen Affectionen der Coronargefässe widmen. Sowohl vom pathologisch-anatomischen, als auch vom experimentellen Standpunkte aus kann man als feststehend betrachten, dass Verengerung der Coronargefässe (z. B. bei Sclerose derselben) von schweren Ernährungsstörungen des Herzmuskels (Atrophie, Degeneration und Nekrose der Muskelelemente; üppige Wucherung des Bindegewebes) begleitet wird. Diejenigen, welche sich mit diesen vorwiegend pathologisch-anatomischen Fragen näher bekannt zu machen wünschen, verweise ich auf die Arbeiten von HUBER, J. HOFMANN, KOLSTER, P. WIECZOREK u. A. Besonders lehrreich sind die Untersuchungen von KOLSTER, der bei Hunden einen kleinen Zweig des vorderen Astes der linken Coronararterie ligirte (wobei er sich den Zutritt zum Herzen durch Resection einer oder mehrerer Rippen verschaffte) und die Thiere am Leben liess; es ergab sich, dass mit der Zeit der blutleere Theil des Herzmuskels der Degeneration anheimfällt, welche von Veränderungen regenerativen Charakters und von Bildung einer Bindegewebsnarbe abgelöst wird. Wir sehen also, dass die Unterbindung kleiner Zweige nicht unbedingt nothwendig den Tod des Thieres nach sich zieht. All dem Gesagten ist nur noch hinzuzufügen, dass in letzten Jahren das Interesse der Kliniker für die Coronargefässe bedeutend gewachsen ist (ROSENBACH, SÉE; vgl. auch die neulich erschienene experimentelle Arbeit von BETTELHEIM).

Dritte Vorlesung.

Die Herzfehler. — Die mit den Herzfehlern zusammenhängenden Störungen der Herzthätigkeit und des gesammten Blutkreislaufes.

M. H.! Wir haben bereits mehr als einmal Gelegenheit gehabt, auf die Herzfehler hinzuweisen. Pathologische Erscheinungen, welche hierher gehören, sind so wichtig und eigenartig, dass es unmöglich wäre, sich mit flüchtigen Angaben allein zu begnügen: die genannten Störungen haben wir vielmehr, zur besonderen Gruppe vereinigt, einer systematischen Analyse zu unterwerfen. Insofern diese Aufgabe die Grenzen der allgemeinen Pathologie nicht überschreitet, soll sie in dieser Vorlesung erfüllt werden.

Als wesentliches Kennzeichen der Herzfehler (*Vitia cordis*) erscheint die Störung normaler Verhältnisse im Gebiete der Ostien und Klappen des Herzens. Wenn es auch vom allgemeinen Standpunkte aus statthaft wäre, sämmtliche Störungen der normalen Verhältnisse in obigen Theilen Herzfehler zu nennen, so nöthigt uns nichtsdestoweniger der klinische und pathologisch-anatomische Brauch, nur in denjenigen Fällen von Herzfehlern zu reden, wo wir eine bestimmte anatomische Veränderung von dauerhaftem Charakter vor uns haben. Es ist wohl zwecklos, gegen diesen Brauch zu kämpfen, da die Abweichungen in der Herzthätigkeit, welche den Herzfehlern eigen sind, nur beim Vorhandensein anatomisch nachweisbarer Störungen ihre volle Entwickelung erreichen. Doch vergesse man nicht, dass auch unabhängig von den groben anatomischen Veränderungen Abweichungen in der Grösse der Herzostien und in dem Spiele der Herklappen vorkommen können.

Es lassen sich zwei Kategorien von eigentlichen Herzfehlern aufstellen: einerseits unterscheiden wir Stenose der Ostien, andererseits aber — Insufficienz der Klappen. Der Sinn des ersten Terminus ist vollkommen klar — offenbar versteht man darunter Verengerung der Herzöffnungen; was den zweiten anbetrifft, so ist damit die Schlussunfähigkeit der erkrankten Klappen gemeint. Zur ersteren Kategorie gehören auch Zustände, in welchen dieses oder jenes Herzostium weniger durch Schrumpfung des Oeffnungsringes, als durch anatomische Deformation der Klappen verengert erscheint; ebenso sind zur zweiten Kategorie auch Fälle zu zählen, in welchen die normalen Verhältnisse zwischen den gesunden Klappen und krankhaft erweiterten Herzöffnungen aufgehoben werden. Je nach dem Sitze des Leidens giebt es verschiedene Arten von Stenose und Insufficienz. So sprechen wir von Verengerung der linken venösen Herzöffnung, von Verengerung der Aortenmündung, von Schlussunfähigkeit der halbmondförmigen Aortenklappen u. s. w. Die eingehendere Schilderung aller dieser Herzfehler gehört ins Gebiet der speciellen Pathologie des Herzens; wir werden nur diejenigen Thatsachen näher ins Auge fassen, welche in allgemein-pathologischer Hinsicht von Belang sind. Daten, die sich auf normale Verhältnisse beziehen und für den Pathologen von Nutzen sein können, findet man bei Hesse, M. v. Frey u. A. verzeichnet.

Lassen wir die Fälle bei Seite, wo die Klappen in Folge dieser oder jener Abweichung in der embryonalen Entwickelung, resp. in Folge mangelhafter Entwickelung verändert sind, so darf mit Sicherheit behauptet werden, dass in letzter Instanz die typischen Herzfehler, sowohl die angeborenen, wie auch die erworbenen, durch verschiedene Arten der Endocarditis ins Leben gerufen werden. Die Entzündung im Gebiete der inneren Herzauskleidung, Endocarditis genannt, wird gegenwärtig von der Mehrzahl der Pathologen und Kliniker als bacterielle Krankheit betrachtet. Es lässt sich sicherlich nicht läugnen, dass Bilder, die an Endocarditis erinnern, auch ohne Invasion der Bacterien zu Stande kommen; es ist indessen zu betonen, dass vom klinischen Gesichtspunkte aus kaum fehlerhaft wäre, bei allen primären Endocarditiden die Krankheitsursache in der Infection zu suchen (E. Ziegler). Zu Gunsten einer solchen Anschauung sprechen zahlreiche experimentelle Untersuchungen, aus denen hervorgeht, dass in der That Endocarditiserscheinungen im Zusammenhange mit Bacterien stehen können. Ich will mich hier auf die Arbeiten von

WEICHSELBAUM, WYSSOKOWITSCH, FRAENKEL, SAENGER, BONOME, KLEBS, HIRSCHBERG, STERN, NETTER, ZIEGLER, FOUREUR, ROSENBACH, RIBBERT, ORTH u. A. berufen. Eine detaillirte Kritik aller Befunde, die man sowohl bei pathologisch-anatomischen, als auch bei experimentellen Studien gesammelt hat, würde uns zu weit führen. Wir werden uns daher mit der Bemerkung begnügen, dass es unmöglich ist, eine einzige bestimmte Bacterienart für Endocarditis verantwortlich zu machen: Endocarditis ist keine bacteritische Einheit. Die Forscher, welche sich mit der Aetiologie der genannten Krankheit befasst haben, weisen auf folgende Bacterien hin: *Staphylococcus pyogenes aureus, Streptococcus pyogenes, Diplococcus pneumoniae, Staphylococcus pyogenes albus, Bacillus pyogenes foetidus.* Es wurde allerdings versucht, auch solche Bacterienformen ausfindig zu machen, die als specifische Ursache der Endocarditis zu gelten hätten und bei anderen Erkrankungen fehlen würden (hierher rechnet man z. B. die von WEICHSELBAUM beschriebenen *Micrococcus endocarditidis rugatus, Micrococcus endocarditidis capsulatus, Bacillus endocarditidis griseus* u. s. w.); allein nach Aussage maassgebender pathologischer Anatomen ist der Antheil der soeben angeführten Bacterien noch nicht genügend klar gelegt. Die Bedeutung der von CORNIL u. A. bei Endocarditis der Tuberculösen nachgewiesenen Tuberkelbacillen bleibt ebenfalls fraglich. Gegen die einheitliche bacteritische Aetiologie spricht auch die Thatsache, dass nicht selten in einem und demselben Falle von Endocarditis zugleich mehrere Bacterienarten angetroffen werden.

Vorgänge, die durch Bacterien eingeleitet werden und zur Endocarditis führen, beruhen auf Nekrose mit Ablagerung thrombotischer Massen von wechselnder Zusammensetzung und auf reactiver Entzündung mit nachträglicher Umwandlung der Entzündungsproducte, worüber Sie in den Vorlesungen über pathologische Anatomie des Näheren unterrichtet werden (über die Veränderungen in den Herzganglien vgl. KUSNETZOW). Je nach Art der Auflagerungen und Ausbreitung der Zerstörungsprocesse unterscheiden die pathologischen Anatomen verschiedene Formen der Endocarditis, wie z. B. *Endocarditis verrucosa, villosa, polyposa, ulcerosa* u. s. w. Zur Klärung weiterer Auseinandersetzungen sei ferner bemerkt, dass Endocarditis sowohl Verengerung der Oeffnungsringe und Perforation der Ventilsegel, als auch Schrumpfung der Papillarmuskeln und Verkürzung der *Chordae tendineae* bedingen kann. Es leuchtet ein, dass dabei der intra- und extracardiale Kreislauf mehr oder weniger tiefe Störungen erleiden muss.

Nicht selten äussert die in gewissen Herzabschnitten localisirte Endocarditis Neigung zum Weiterschreiten, in Folge dessen das gesammte klinische Bild, welches einem Herzfehler entspricht, durch Hinzukommen eines anderen gewisse Umänderung erfährt. Das gegenseitige anatomische Verhältniss der Theile ist dabei von entscheidender Bedeutung, da es die Verbreitung des krankhaften Processes *per continuitatem* und *per contiguitatem* bestimmt. Besonders häufig sieht man nach vorausgegangener Erkrankung der Semilunarklappen der Aorta die Bicuspidalis befallen. Die ersteren befinden sich, wie bekannt, in sehr enger Beziehung mit dem einen Segel der Bicuspidalis. Im rechten Herzen ist das Verhältniss zwischen der Tricuspidalis und den Klappen der Lungenarterie ein anderes; aus diesem Grunde vermissen wir hier einen ähnlichen Zusammenhang zwischen der Erkrankung der halbmondförmigen Klappen und dem entsprechenden atrioventricularen Ventile. Die Bedeutung anatomischer Thatsachen tritt noch in anderer Richtung zu Tage. Es wird angegeben, dass in den normaler Weise gefässlosen Klappen der Aorta und der Lungenarterie die Endocarditis anders abläuft, als im Gebiete der Bicuspidalis und Tricuspidalis, deren einzelne Abschnitte mit Gefässen versehen sind. In diesem Sinne verdienen neben den Untersuchungen von Coën auch diejenigen von Darier erwähnt zu werden. Uebrigens muss nicht ausser Acht gelassen werden, dass nach den Beobachtungen des Letztgenannten unter pathologischen Verhältnissen nicht allein in der Bicuspidalis, sondern auch in den Semilunarklappen der Aorta Gefässe (mittels Injection) nachgewiesen werden.

Bei stürmisch verlaufender Endocarditis kann der Tod des Kranken recht frühzeitig erfolgen, so dass es zu consecutiven Veränderungen im Herzmuskel gar nicht kommt; in vielen Fällen entwickelt sich indessen Endocarditis schleichend, weder vom Arzte noch vom Kranken bemerkt. Das Bild des Herzfehlers entfaltet sich dabei erst nach längerer Frist, wir erhalten aber dafür ein vollständigeres Bild. Fälle letzterer Kategorie geben uns gerade die Möglichkeit, die Art und Weise zu verfolgen, in der die Herzfehler die Ernährung des Herzmuskels beeinträchtigen. Es steht seit lange fest, dass unter günstigen allgemeinen Bedingungen der Herzmuskel sich den Herzfehlern mit Leichtigkeit anpasst. Die pathologisch-anatomischen und klinischen Untersuchungen haben erbracht, dass die Herzabschnitte, die vor dem Orte der Läsion liegen, dilatirt und hypertrophirt werden, diejenigen aber, welche sich hinter derselben befinden, zusammenfallen und atrophiren. So wird z. B. bei Verengerung des Aortenostiums Hypertrophie der linken Kammer beobachtet; bei Schlussunfähigkeit der Bicuspidalis sind Bedingungen für Hypertrophie des linken Vorhofes mit nachträglicher Hypertrophie des rechten Ventrikels gegeben; ein ähnliches Bild wurde bei Verengerung des *Ostium venosum sinistrum* beschrieben, wobei die linke Kammer das Aussehen eines Appendix haben sollte. Diese Angabe, mit den Namen Bamberger's, Friedreich's, Oppolzer's u. A. verbunden, wird gegenwärtig von Lenhartz und M. Raumbach bestritten, die ein ziemlich grosses, gegen die traditionellen Ansichten sprechendes Material gesammelt haben. Der functionelle Sinn all dieser consecutiver Veränderungen unterliegt selbstverständlich keinem Zweifel: der hypertrophische Herzmuskel setzt den Organismus in den Stand, mit den Fehlern der Ostien und Klappen zurechtzukommen; der Kranke geht, wie sich die Kliniker auszudrücken pflegen, in den Zustand der Compensation über. Leider zeichnet sich die pathologische Hypertrophie, vor Allem aber die Hypertrophie des Herzens, durch geringe Stabilität aus: bald früher, bald später gesellen sich zur Hypertrophie des Herzens Erscheinungen von Degeneration und functioneller Erschöpfung seiner Nervenmuskelapparate hinzu. Es kann daher nicht Wunder nehmen, dass das Herz nunmehr in die Periode der gestörten Compensation eintritt. Bei entsprechender Behandlung wird die Compensation allerdings wiederhergestellt; doch je mehr die Ernährungsstörung der anatomischen Elemente um sich greift, um so hilfloser erscheint unsere Therapie. Auch bei idiopathischen Herzhypertrophien, die unabhängig von der Affection der Klappen und Ostien in Folge gewisser ungünstiger Einflüsse (Muskelanstrengungen, Alcoholismus u. s. w.) zur Entwickelung gelangen, kann der Kranke verhältnissmässig bald der Degeneration und anderen zur Insufficienz des Herzens führenden Veränderungen zum Opfer fallen (Krehl).

Den Mechanismus hypertrophischer Herzveränderungen sucht man an der Hand der allgemein bekannten Thatsache zu erklären, dass Muskeln, die stärker arbeiten und mehr Nährmaterial erhalten, leicht hypertrophisch werden. Der Herzmuskel besitzt die Fähigkeit, je nach Umständen sein Arbeitsquantum zu wechseln. Wenn die Physiologen dennoch behaupten, dass die Herzcontractionen maximal sind (Bowditch u. A.), so hat dies nur für das ausgeschnittene Herz Geltung; daraus lassen sich keine Schlüsse für das nicht ausgeschnittene Herz ableiten, welches bei verschiedener Füllung und bei verschiedenen Hindernissen zu arbeiten hat. Der Herzmuskel vermag innerhalb einer und derselben Zeit bald mehr, bald weniger Blut zu befördern und bald grössere, bald geringere Hindernisse zu überwinden. Sind die Nerven- und Muskelelemente des Herzens unversehrt, so führt jede Ueberfüllung seiner Höhlen, jede Vergrösserung der Hindernisse bei Entleerung derselben zunächst zur Steigerung der Contractionsenergie.

Arbeitet das Herz längere Zeit kräftiger, so hypertrophirt der Herzmuskel. Das experimentelle Studium der Herzthätigkeit drängt uns den Gedanken auf, dass das Herz seine Anpassungsfähigkeit nicht allein den Einflüssen des Centralnervensystems, sondern auch seinen eigenen Muskelelementen zu verdanken hat (M. v. FREY). Für die directe Compensation spricht unter Anderem die Thatsache, dass das Herz die vor der Systole entstehenden Hindernisse während derselben Systole überwinden kann; es bedarf, mit anderen Worten, die Anpassung viel weniger Zeit, als zur Auslösung eines Reflexactes nöthig ist. Bei Beurtheilung aller bezüglichen Fragen wäre es indessen nicht thunlich, sich über die extracardiale Innervation hinwegzusetzen. Wir verfügen über Daten, die sich zu Gunsten der Annahme auslegen lassen, dass die Ernährung des Herzens von trophischen Nerven abhängt. Ich habe hier die Untersuchungen von EICHHORST, ZANDER, WASSILIEW, FANTINO u. A. im Sinne. Zunächst wollen wir einige Worte den Versuchen von FANTINO widmen, welcher einen der Vagi bei Kaninchen und Meerschweinchen durchschnitt. Die betreffenden Thiere boten keine krankhaften Erscheinungen, verloren nicht an Gewicht u. s. w. Schon nach 48 Stunden waren im Herzmuskel und zwar ganz besonders in dem Ventrikelseptum, in den Papillarmuskeln und an der äusseren Herzoberfläche längs der Kranzgefässe gelbliche Flecken von ungleicher Grösse mit blossem Auge sichtbar. Bei mikroskopischer Untersuchung constatirte man Aufquellung der Elemente, Schwund der Streifung und körnige Eiweissentartung. 30 Tage nach der Operation erscheint der Herzmuskel ungewöhnlich resistent und weisslich; unter Mikroskop sieht man denselben von Zügen reifen Bindegewebes durchsetzt. *N. sympathicus* und *N. depressor* üben, nach den Versuchen von FANTINO, keinen trophischen Einfluss auf den Herzmuskel aus. Man darf annehmen, dass auch bei den Herzfehlern die Veränderungen in der Ernährung des Herzens, wenigstens zum Theile, mit diesen oder jenen nervösen Einflüssen im Zusammenhange stehen. Die Versuche von TIMOFEJEW sind ebenfalls erwähnenswerth; er hat beim Hunde anfangs den rechten Vagus (unterhalb der Abgangsstelle des *N. recurrens*) nebst seinen Herzzweigen durchschnitten und acht Tage später den linken Vagus am Halse durchtrennt. Es zeigte sich, dass der Tod hier in Folge der Herzschwäche eintrat, welche durch Degenerationsprocesse bedingt wurde. Es sei bei dieser Gelegenheit bemerkt, dass im Gebiete des *N. vagus* pathologisch-anatomische Veränderungen nicht selten angetroffen werden; so gewahrt man nach LEWIN am *Ganglion nodosum n. vagi* bei Herzfehlern chronische venöse Stauung, Extravasate, Dickenzunahme der äusseren Haut kleiner Gefässe, Verdickung der

Kapseln von Ganglienzellen und degenerative Umwandlungen der Zellen selbst.

Auf experimentellem Wege hat man die Entwickelung der Herzhypertrophien noch wenig verfolgt; ausserdem sind die bezüglichen Daten sehr ungenau, wegen der Schwierigkeiten, auf die man beim Vergleiche der Gewichte und Volumina der normalen und hypertrophischen Herzen stösst. Unsere Kenntnisse über Volumen und Gewicht verschiedener Organe bei Thieren sind überhaupt noch dürftig. Es ist daher nicht zu verwundern, dass selbst die Zeit, welcher die Herzhypertrophie zu ihrer Entwickelung bedarf, keineswegs genügend festgestellt ist; ebenso wenig wissen wir über die Bedingungen, welche das Eintreten der Hypertrophie begünstigen oder verhindern. Wie es dem auch sei, auf Grund klinischer Beobachtungen lässt sich behaupten, dass zur Entwickelung der Hypertrophie des Herzmuskels keine allzu lange Zeit nöthig ist. So demonstrirte Goodhardt das Herz eines 17jährigen Jünglings, der an endocarditischer Affection der Bicuspidalis während der Dauer eines Monats gelitten hat; das Gewicht des (früher normalen) Organs war auf das Doppelte angewachsen. Vor Kurzem befasste sich auch Timofejew mit einschlägigen Experimenten, die an Hunden angestellt wurden. Zunächst bestimmte man durch ziemlich ansehnliche Zahl von Messungen die Mittelwerthe für die Norm. Bei Thieren wurden die Aortenklappen und die Bicuspidalis beschädigt. Nach Ablauf einer gewissen Zeit tödtete man die Thiere. Es zeigte sich, dass bei normalem Verlaufe der Klappenfehler die Hypertrophie des Herzmuskels innerhalb 15—20 Tagen nach künstlicher Bildung des Defectes zur Entwickelung kommt. Gestützt auf manche Versuchsergebnisse, stellt Timofejew noch zwei Sätze auf: erstens scheint die Hypertrophie des Herzens durch Hungern keine bedeutende Verzögerung zu erfahren; zweitens hemmt die Erhöhung der Körpertemperatur (subcutane Einspritzung faulender Stoffe) die Entwickelung des genannten Processes sehr augenfällig.

Wenn wir von der Ausgleichung der Herzfehler sprechen, so dürfen wir uns nicht vorstellen, als ob dank der Hypertrophie alle normalen Bedingungen der Herzthätigkeit wiederhergestellt würden (einige Kliniker halten sogar daran fest, dass die Hypertrophie des Herzens bei organischen Fehlern desselben keine direct günstige Erscheinung ist [M. Peter]). Beim Studium der Cardiogramme sieht man leicht ein, dass sogar bei compensirten Fehlern die Herzthätigkeit von der Norm abweicht. Ohne mich auf das klinische Material weiter einzulassen, will ich das Gesagte nur an einem Beispiele erläutern. Bei Insufficienz der Bicuspidalis ist der Theil der Herzcurve, welcher der Contraction der Vorhöfe gehört, in der Regel sehr deutlich ausgedrückt, was durch verstärkte Arbeit des linken Vorhofes, der aus zwei Quellen mit Blut gefüllt wird, erklärbar ist; die Zacke, welche dem Schlusse der Aortenklappen entspricht, tritt wenig hervor, und zwar in Folge unbedeutender Tension im arteriellen Systeme; die Zacke, mittels welcher der Schluss der Pulmonalklappen zur Aeusserung kommt, erhebt sich umgekehrt viel merklicher, was mit Ueberfüllung des kleinen Blutkreislaufes zusammenhängen soll (Landois). Aus dem angeführten Beispiele ist ebenfalls ersichtlich, von wie grossem Werthe die Cardiogramme für das Verständniss pathologischer Herzthätigkeit sind. — Die klinische und pathologisch-anatomische Untersuchung liefert ferner Belege dafür, dass die Compensation nicht allein durch Hypertrophie des Herzens zu Wege gebracht wird: auch das Anpassungsvermögen gesunder Klappen spielt dabei eine grosse Rolle (Drasche).

Bei Kranken, welche mit diesem oder jenem Herzfehler behaftet sind, beobachten wir mannigfaltige Veränderungen im Rhythmus, in der Energie und im Charakter der Herzcontractionen; statt normaler Töne hört man nun Geräusche, welche für die Diagnose der Herzleiden so vielfach verwerthet werden (vgl. übrigens Fraentzel und Jürgensen). Es leuchtet ohne Weiteres ein, dass Abweichungen im Rhythmus u. s. w. durch dieselben Momente bestimmt werden, auf die wir in den vorausgegangenen Vorlesungen bereits hingewiesen haben. Eine allgemeine Charakteristik aller dieser Störungen zu geben ist unmöglich — sie sind sowohl vom Krankheitsstadium, als auch von verschiedenen einzelnen Bedingungen des gegebenen Falles abhängig. In das Gebiet der allgemeinen Pathologie fällt die Erörterung nur einer Hauptfrage: wie verändern sich bei Herzfehlern die allgemeinen Kreislaufsbedingungen?

Nach theoretischer Erwägung aller hierher gehörenden Möglichkeiten spricht sich Paschutin folgendermaassen aus: „Resumiren wir Alles, was über den Kreislauf im Körper bei Störungen der Klappen und Ostien der linken Herzhälfte gesagt wurde, so kommen wir bezüglich des eigentlich capillären Kreislaufes zu dem Schlusse, dass die Blutmenge, welche die gesammten Capillaren des Körpers in der Zeiteinheit passirt, kleiner als in der Norm ist, dass die Stromgeschwindigkeit bedeutend geringer ist, und zwar ganz besonders in den Capillaren des kleinen Kreislaufes; der Blutdruck in den Capillaren und das in ihnen enthaltene Blutquantum sind im grossen und kleinen Kreislaufe sehr verschieden — im grossen Kreislaufe steht der Blutdruck unter der Norm und die Capillaren sind blutarm, im kleinen Kreislaufe umgekehrt.“ Ganz ebenso erscheint bei Erkrankung der rechten Herzhälfte die Blutmenge, welche sich zur Zeit im kleinen Kreislaufe befindet, geringer; die Gefässe des grossen Kreislaufes, namentlich die Venen, sind dagegen überfüllt, während der arterielle Theil, in Folge von Blutmangel im linken Ventrikel, verhältnissmässig arm an Blut ist. Der wesentliche Unterschied zwischen den Fehlern dieser und jener Herzhälfte besteht darin, dass bei Fehlern der linken Hälfte genügende Quantität Blut in die rechte gelangen kann, bei Fehlern der rechten Herzhälfte aber die linke unumgänglich leidet.

Diese allgemeine Lösung der oben aufgestellen Frage lässt sich als Schema benutzen. Bei Formulirung der betreffenden Sätze werden freilich weder die Eigenschaften des Herzmuskels mit seinen Reservekräften, noch die vasomotorische Innervation, welche in so hohem Grade die mechanischen Bedingungen des Kreislaufes modificirt, noch viele andere Factoren berücksichtigt, deren Eingreifen für gewöhnlich nicht vorauszubestimmen ist. Das Gesagte erklärt uns die Mannigfaltigkeit klinischer Bilder und manche Widersprüche, denen wir eventuell beim Vergleich der klinischen und experimentellen Daten begegnen.

In letzterer Zeit suchte v. Basch den Veränderungen im Blutkreislaufe an der Hand seines recht brauchbaren Schemas, welches die Druckschwankungen in den Vorhöfen und in den Gefässen des grossen und kleinen Kreislaufes zu beurtheilen gestattet, näher zu treten; ausserdem werden durch dasselbe Schema die Veränderungen, welche sich in den Lungen abspielen, illustrirt. Die Ergebnisse v. Basch's, die in gutem Einklange mit den klinischen Befunden stehen, zeigen, wie gross die Zahl derjenigen Erscheinungen ist, die sich einfach auf mechanischem Wege reconstruiren lassen. Es ist allerdings nicht zu verkennen, dass kein Schema im Stande ist, mit aller Vollständigkeit diejenigen verwickelten Vorrichtungen wiederzugeben, über welche die lebende Natur verfügt. Hier möchte ich auch auf die werthvollen Studien Benno Lewy's hindeuten, der die näheren Bedingungen für die Compensirung der Klappenfehler des Herzens einer mathematischen Analyse unterworfen hat. Aus diesen Studien ergiebt sich Folgendes: „Jeder Klappenfehler des linken Herzens, welcher nicht zu hochgradig ist, kann durch Mehrarbeit des linken Herzens allein gedeckt werden. Bei den Stenosen erfolgt die Compensation durch Hypertrophie, bei den Insufficienzen durch Hypertrophie und Dilatation bestimmter Herzabschnitte. An der Herstellung der Compensation ist der rechte Ventrikel nur bei den Mitralfehlern betheiligt. Nur für die Arbeit des linken Vorhofes kann weitere Compensation durch die rechte Kammer bewirkt werden. Ist der linke Ventrikel für die ihm obliegende Arbeit zu schwach, so ist der Fehler nicht mehr compensirbar.“ Die Berechnungen zeigen ferner, dass die Stenosen eine weit geringere Mehrarbeit verursachen, als die Insufficienzen. Schreiten wir von den günstigeren Fällen zu den weniger günstigen fort, so bekommen wir folgende Reihenfolge der Prognose: Aorten-Stenose, Mitral-Stenose, Mitral-Insufficienz, Aorten-Insufficienz.

Bevor wir zur Uebersicht der Vivisectionsarbeiten übergehen, die zum Zwecke künstlicher Erzeugung der Herzfehler unternommen wurden, will ich einige Worte über die Störungen im Gebiete der Klappenapparate und der Ostien des Herzens sagen, die von grob anatomischen Veränderungen unabhängig sind. Die Abweichungen in der Thätigkeit der Klappen können zeitweise bei Functionsstörungen der Papillarmuskeln, in Folge schlaffer Contraction derselben, entstehen; die Segel entsprechender Klappen erscheinen dabei insufficient, da sie im Momente der Kammersystole in die Vorhöfe umgeschlagen werden (S. P. Botkin). Ebenso wird bei übermässiger Dilatation eines gewissen Herzabschnittes der Ring dieses oder jenes Ostiums stark gedehnt, so dass die gespannten Klappen nicht mehr ausreichen, um die Oeffnung abzuschliessen. Es sei hier noch daran erinnert, dass sowohl in manchen *Chordae tendineae,* als auch in den Segeln der *Valvula bicuspidalis* und *Valvula tricuspidalis* Muskelelemente enthalten sind (Oehl, Reid, Kürschner, Paladino u. A.). Wahrscheinlich ist es, dass das gestörte Spiel dieser Muskelelemente einige functionelle Veränderungen in den Klappen selbst hervorzurufen vermag. Der Zweck der angeführten Erwägungen ist zu zeigen, welcher Menge von Bedingungen man bei Beurtheilung der Störungen im Gebiete des intracardialen Kreislaufes Rechnung zu tragen hat, ganz vorzüglich aber bei Beurtheilung der vorübergehenden Abweichungen in der Thätigkeit der Klappenapparate des Herzens.

Die Herzfehler wurden hauptsächlich an Hunden und Kaninchen experimentell erzeugt. Das meiste Material ist bezüglich der künstlichen Insufficienz der Aortenventile gesammelt worden, da die technischen Schwierigkeiten hier am geringsten sind. Man geht dabei auf folgende Weise vor. Nach Freilegung der rechten Carotis unterbindet man dieselbe und führt in ihr centrales Stück eine feine, in der Regel aus Metall gearbeitete Sonde ein, die an ihrem Ende eine knopfförmige Verdickung trägt; beim vorsichtigen Vorschieben der Sonde erreichen wir tastend die halbmondförmigen Aortenklappen und suchen dieselben entweder zu durchbohren, oder auf irgend eine andere Art zu lädiren. Selbstverständlich wird die Operation in Narcose ausgeführt, da sonst die willkürlichen Bewegungen des Versuchsthieres zu unbeabsichtigten Verletzungen Anlass geben können. Haben wir mit Kaninchen zu thun, so ist auch eine biegsame Hartgummisonde brauchbar; dieselbe erwies mir manchmal bessere Dienste, als die Metallsonde. Um die Aortenmündung künstlich zu verengern, wird auf dem angegebenen Wege eine Bougie eingeführt. Man sieht wohl ein, dass Stenose, die man in diesen Fällen erhält, nur in mancher Hinsicht denjenigen Stenosen zur Seite gestellt werden darf, welche uns die Klinik bietet. Die operirten Thiere, mit verschiedenen Graden von Insufficienz der halbmondförmigen Klappen nunmehr behaftet, werden behufs weiterer Beobachtung am Leben erhalten. Auf analoge Weise lässt sich künstliche Schlussunfähigkeit der Bicuspidalis bewirken. Die entsprechende Operation führt man entweder mittels des Klebs'schen Valvulotoms, oder mittels Sonde, die am Ende mit einer scharfen Sichel ausgerüstet ist (Timofejew). Man wählt den günstigen Moment, wo die Aortenklappen geöffnet sind, und dringt mit dem Instrumente in die linke Herzkammer; indem man die Sonde nach allen Seiten hin bewegt, zerreisst man die *Chordae tendineae* und die Klappensegel. Auch nach dieser Operation kann das Thier am Leben bleiben. Ausser den genannten Verfahren, die neben Vorzügen gewisse Mängel aufweisen, stehen der experimentellen Pathologie noch einige andere zur Verfügung. So kann man sich unter Umständen des Verfahrens von Stricker bedienen, welches in letzterer Zeit von Bettelheim und Kauders mit Erfolg zur Anwendung gebracht wurde. Das Stricker'sche Verfahren beruht auf Einführung einer eigens dazu ersonnenen gefensterten Canüle durch den linken Vorhof in die linke Herzkammer. Diese Canüle hat v. Basch mit einem Obturator versehen, welcher gestattet, die Seitenöffnungen bald zu schliessen, bald zu öffnen. Die Canüle bedingt offenbar einen gewissen Grad von Stenose; entfernen wir den Obturator, so bekommen wir ein zusammengesetzteres Bild — der Stenose gesellt sich Insufficienz zu; die Grösse der letzteren wird vom Lumen der Canüle und der Weite ihrer Oeffnungen abhängen. Das Einbringen der Stricker'schen Canüle setzt Eröffnung der Brusthöhle, d. h. Einleitung der künstlichen Respiration, voraus; es ist klar, dass derartige Versuche acuten Verlauf haben müssen. Ausser der Untersuchung der Herzthätigkeit mittels Betastung der Spitzenstossgegend und mittels Auscultation, registrirt man in der Regel gleichzeitig auch den Blutdruck, wozu irgend ein Arterienstamm mit dem Kymographion verbunden wird. Führen wir den Versuch nach Stricker - v. Basch aus, so ist die Möglichkeit gegeben, den Blutdruck sowohl in einem Zweige der Pulmonalarterie, als auch im linken Vorhofe zu messen (in letzterem Falle gebraucht man nicht das Quecksilber-, sondern das Sodamanometer). Die soeben geschilderten

Hauptmethoden werden natürlich je nach den Zielen der Untersuchung modificirt.

Zu welchen Schlussfolgerungen berechtigt uns das Studium der künstlich erzeugten Herzfehler?

Zuförderst haben wir zu bemerken, dass bei artificiellen Herzfehlern viele Störungen auftreten, die auch dem Kliniker nicht fremd sind. So sehen wir, dass nach Verletzung der Taschenventile der Aorta der Puls sofort hüpfend wird — die Pulswelle erscheint hoch, das Ansteigen und Absinken geschieht sehr rasch, der Wellengipfel spitzt sich zu. Gleichzeitig wird ein lautes diastolisches Geräusch hörbar, welches beim Hunde an der Stelle des Spitzenstosses am schärfsten ausgedrückt ist. Beträgt die in der Klappe gesetzte Oeffnung weniger als etwa $^3/_4$ cm im Durchmesser, so nimmt man beim Hunde neben dem Geräusche einen Ton wahr; bei Anwesenheit grösserer Defecte, resp. bei höheren Graden von Insufficienz, schwindet der Ton gänzlich und statt seiner tritt ein langgezogenes gleichmässiges Geräusch; ist die Verletzung gering, so fehlt das Geräusch und der zweite Ton erscheint accentuirt. Diese Thatsachen beziehen sich auf Hunde, deren Körpergewicht zwischen 5050 und 23 800 g schwankt. Von Bedeutung ist es, dass das diastolische Geräusch an der Herzspitze recht unbeständig ist: setzen wir den Blutdruck, z. B. durch einen arteriellen Aderlass oder durch Continuitätstrennung des Rückenmarks, herab, so bekommen wir kein Geräusch mehr. Aehnlicher Erscheinung begegnet man auch dort, wo man mit einer Combination von Fehlern zu thun hat, welche zur Abnahme des Aortendruckes führt. Von diesem Gesichtspunkte aus ist das Schwinden des diastolischen Geräusches beim Hunde zu beachten, bei welchem unmittelbar nach Verletzung der halbmondförmigen Klappen der Aorta die Bicuspidalis beschädigt wird; dabei hört man nur den ersten Ton mit lautem Geräusch (Timofejew).

Es fragt sich ferner: wie verhält sich der Blutdruck bei artificiellen Herzfehlern? Die Versuche Rosenbach's an Hunden haben dargethan, dass selbst bei bedeutender Schlussunfähigkeit der halbmondförmigen Aortenklappen der Blutdruck in den Arterien des grossen Kreislaufes im Allgemeinen unverändert bleibt; der Blutdruck kann während der Operation etwas abnehmen, um sodann rasch die Norm zu erreichen. Zu ähnlichen Resultaten sind auch andere Forscher gelangt. So versichert z. B. Timofejew, dass nach Verletzung der Aortenklappen der Blutdruck um einige Millimeter *Hg* (meistentheils um 10—15) sinkt, auf dieser Höhe mehrere Secunden verharrt und darauf zur Norm wiederkehrt, mitunter aber dieselbe vorübergehend etwas übersteigt. Das Ergebniss wird allerdings um so vollkommener, je ruhiger sich das Versuchsthier verhält (Narcose). Etwas andere Befunde verzeichnet man bei Kaninchen. Nach den Versuchen von de Jager führt bei Kaninchen die Zerreissung der halbmondförmigen Aortenventile zu einer viel steileren und anhaltenderen Verminderung des Blutdruckes. Der besagte Unterschied zwischen zwei Thierarten verdient zweifellos betont zu werden, da er einiges Licht auf die Regulirung des Blutdruckes selbst wirft: man kann in der That nicht umhin, der Auffassung von de Jager, welcher die Hauptursache dieser Differenz in der verhältnissmässig grösseren Kraft des Hundeherzens erblickt, einen hohen Grad von Triftigkeit zuzuerkennen. Die von Rosenbach u. A. notirte Erscheinung veranlasst von Reservekräften des Herzens zu sprechen. Wir sind auch dann berechtigt, auf dieselben Rücksicht zu nehmen, wenn es sich um die Schwankungen des Blutdruckes bei Verschluss der Coronararterien handelt: es ist bekannt, dass vor Eintritt fibrillärer Zuckungen der Blutdruck bei Unterbindung des *Ramus descendens art. coronariae sin.* mitunter fast keine Veränderung erleidet, wiewohl ein Theil der Wand des linken Ventrikels vom Contractionsacte ausgeschlossen wird. Auch hier liegt die Vermuthung nahe, dass in manchen Fällen der Herzmuskel auf Steigerung der Arbeitswiderstände mit Vergrösserung seiner Contractionsenergie antwortet (über die Reserveenergie des Herzens und der Organe überhaupt vgl. Nothnagel). François-Franck war bestrebt, die Betheiligung der Muskelkräfte des Herzens an der Regulirung des Blutdruckes bei artificiellen Herzfehlern des Näheren zu bestimmen. Unter Anderem hat er an isolirtem Herzen der Schildkröte Versuche mit künstlichem Blutumlaufe angestellt und dabei gefunden, dass nach Zerreissung der Aortenklappen die Energie der Herzzusammenziehungen wächst. Aehnliche Resultate hat er gelegentlich der Versuche an physiologisch isolirtem Herzen des Hundes gewonnen. Daraus ist zu entnehmen, dass die Ausgleichung der Insufficienz mit Steigerung der Herzarbeit eng verbunden ist. Auf Grund einiger Ergänzungsversuche vertritt der genannte Forscher indessen die Meinung, dass beim Aufrechterhalten des normalen Blutdruckes auch die Verengerung peripherischer Gefässe von Einfluss ist. Für diese letztere Schlussfolgerung sind in den neuesten Versuchen Timofejew's keine Belege zu finden. Derselbe behauptet, dass an der raschen Ausgleichung des Blutdruckes die *Nn. vagi* keinen Antheil nehmen und dass selbst nach völliger Durchschneidung des Rückenmarkes (also bei Lähmung des vasomotorischen Systems) annähernd die früheren Ergebnisse erhalten werden; ferner berichtet Timofejew, dass an atropinisirten Thieren zweimal wiederholte Beschädigung der Aortenklappen keinen augenfälligen Einfluss auf die Höhe des Blutdruckes ausübt, obgleich das Atropin, wie bekannt, Erweiterung peripherischer Gefässe hervorruft und auf den Herzmuskel reizend einwirkt. Es muss demnach anerkannt werden, dass der ganze Vorgang auf verstärkter Muskelarbeit des Herzens beruht. Doch glaube man übrigens nicht, dass die erwähnte Unveränderlichkeit des Blutdruckes von Bestand sei: einige Thatsachen zeigen, dass bei künstlichen Herzfehlern der Blutdruck ziemlich stark (und zwar schon nach einigen Wochen) sinken kann (Timofejew). — Die Schwankungen des arteriellen Druckes im grossen Kreislaufe wurden ebenfalls bei künstlicher Stenose der Aortenmündung untersucht. Bemerkenswerth ist es, dass auch bei diesem Eingriffe der Blutdruck in den Gefässen des grossen Kreislaufes normale Werthe aufzuweisen vermag. Bei dieser Gelegenheit erinnert Paschutin an die Anschauung von Cl. Bernard, welcher lehrte, dass während der Kammersystole die halbmondförmigen Klappen unvollständig geöffnet werden. Das normale *Ostium aorticum* soll demnach so weit sein, dass die halbmondförmigen Klappen sich nur etwas vollständiger zu öffnen brauchen, damit für die Thätigkeit der linken Kammer durch die eingeführte Bougie kein nennenswerthes Hinderniss erwachse. — Die Thatsachen, welche sich auf die artificielle Schlussunfähigkeit der Bicuspidalis beziehen, haben im Allgemeinen ähnlichen Charakter: die vorübergehende Abnahme des Blutdruckes erweist sich hier ein wenig erheblicher und länger andauernd; sodann leuchtet ein, dass bei diesem Fehler die Bedingungen vermisst werden, die das Auftreten des schnellenden Pulses begünstigen, u. s. w. Es ist indessen nothwendig, die Versuche von Bettelheim und Kauders in Rück icht zu nehmen; die Genannten erzeugten Insufficienz der Bicuspidalis nach Stricker-v. Basch und studirten die Druckschwankungen im grossen und kleinen Kreislaufe. Beim Zusammenstellen der von Manometern, die mit der Carotis und mit einem der Pulmonaliszweige verbunden waren, angegebenen Werthe, fanden Bettelheim und Kauders, dass unter normalen Bedingungen sich die Druckhöhen in den erwähnten Gefässen wie 8·5 : 1 verhalten. Bei künstlicher Bicuspidalis-Insufficienz, die mittels obiger Canüle hervorgebracht wurde (wir haben bereits darauf hingewiesen, dass dabei auch Stenose vorhanden ist), sah man dieses Verhältniss bis auf 3·3 sinken. Wurde Canüle mit dem Obturator angewandt, resp. das linke *Ostium venosum* verengt, so konnte man ein unbedeutendes Absinken (annähernd bis zu 5·3) des besagten Verhältnisses constatiren. Solche Aenderungen des Verhältnisses zwischen den Druckhöhen im grossen und kleinen Kreislaufe werden dadurch bedingt, dass bei den aufgezählten Eingriffen eine Abnahme des Blutdruckes im grossen Kreislaufe und eine gleichzeitige Zunahme desselben im kleinen Kreislaufe stattfindet. Bei Schlussunfähigkeit der Bicuspidalis erfolgt im System des kleinen Kreislaufes absolute Steigerung des Blutdruckes, bei Verengerung des linken venösen Ostiums indessen — nur eine relative. Auf diejenigen Fälle gestützt, in denen entweder spontan, oder in Folge von Strychnineinspritzung das Verhältniss zwischen den Druckhöhen im grossen und kleinen Kreislaufe bei künstlich erzeugten Herzfehlern angewachsen war, ziehen Bettelheim und Kauders, indem sie dieses Ansteigen dem klinischen Begriffe von der Compensation der Herzfehler gleichstellen, den allgemeinen Schluss, dass der günstige Verlauf der Herzfehler, und zwar in Bezug auf den intracardialen Kreislauf, eine verstärkte Thätigkeit des linken Ventrikels voraussetzt.

Nunmehr haben wir uns diejenigen Daten zu vergegenwärtigen, in welchen sich das fernere Schicksal des mit artificiellen Fehlern behafteten Herzens abspiegelt. Die klinische Beobachtung lehrt bekanntlich, dass secundäre Veränderungen im Herzen bei Fehlern desselben in mannigfacher Weise zu verlaufen pflegen: zuweilen entwickelt sich Hypertrophie der entsprechenden Herztheile sehr rasch und verharrt lange Zeit auf gleicher Höhe, in anderen Fällen wiederum stösst die für den Kranken salutäre Hypertrophie auf allerhand Hindernisse, ja mitunter erweist sich die bereits erfolgte Compensation des Fehlers als nicht hinreichend stabil. Die pathologisch-anatomische Analyse allein ist nicht im Stande sämmtliche sich dabei aufdrängende Fragen zu lösen. Als Beispiel möge die von Krehl sehr sorgfältig ausgeführte Untersuchung von acht mit Fehlern behafteten Herzen dienen. Krehl fertigte aus allen Herzabschnitten mikroskopische Präparate an und fand durchgehends nicht nur das Endo- und das Pericard afficirt, sondern auch den Herzmuskel von Myocarditis (frische Infiltration und Bildung von Narbengewebe) befallen. Am stärksten erkrankt waren die Papillarmuskeln, die inneren Längsfasern und die äusseren Schichten der Vorder- und Seitenwand des linken Ventrikels. Das Schwinden der Muskelfasern in den betroffenen Theilen wird weniger durch Fettumwandlung, als durch einfache Atrophie bewerkstelligt. Die Art des Fehlers selbst ist für den Charakter der Herzmuskelaffection keineswegs maassgebend; es lässt sich nur sagen, dass je länger der Fehler besteht, um so umfangreicher die Veränderungen des Myocards sind. In einem Falle trat die Fettdegeneration merklicher hervor; das bezügliche Herz gehörte einer Kranken, die an Krebskachexie starb. Wie interessant auch alle die Thatsachen sein mögen, so sind sie doch nicht zahlreich genug, um daraus irgend welche Schlüsse über die die

Compensation fördernden und hemmenden Momente zu ziehen. Die pathologisch-anatomische Untersuchung, bei welcher in der Regel auf den Krankheitsverlauf relativ wenig Rücksicht genommen wird, ermöglicht nur allgemeine Schlussfolgerungen. Es dürfte dienlich sein, an dieser Stelle der Mittheilung von Andrew Clark zu gedenken, welcher innerhalb seiner 13jährigen Thätigkeit 684 Fälle chronischer Klappenerkrankungen beobachtete, die sich durch gar keine augenfällige Symptome manifestirt haben. Nach Andrew Clark giebt es Viele, die ihres alten Klappenfehlers ungeachtet thätige Lebensweise führen und im Wohlbefinden hohes Alter erreichen. Auch solche Symptome der Herzfehler, wie unverkennbare Störungen des Kreislaufes und der Athmung, werden sehr oft ausgeglichen, geschweige denn die Geräusche, welche mit der Zeit nicht selten spurlos verschwinden. Bei Nekropsie hätten wir sicherlich in vielen dergleichen Fällen Befunde zu verzeichnen, die mit den von Krehl angegebenen übereinstimmen würden — mit anderen Worten, die Sache hätte ohne gebührende Erklärung bleiben müssen. Auf diese Weise wird die Nothwendigkeit einer eingehenden experimentellen Beleuchtung derjenigen Factoren nahe gelegt, welche den Verlauf der Herzfehler zu beeinflussen geeignet sind. Die Arbeiten nach dieser Richtung hin sind bereits in Angriff genommen und es ist nur zu beklagen, dass die Früchte derselben nicht reichlich genug sind. Es sind vor Allem die Versuche Timofejew's heranzuziehen, welcher seine Hunde mit artificiellen Klappenfehlern auf längere oder kürzere Zeit am Leben zu erhalten suchte; er schnitt ihnen dabei einen der Vagi durch, vergiftete sie wiederholt mit Atropin oder mit Alkohol, comprimirte von Zeit zu Zeit die Bauchaorta derselben, zwang sie zu angestrengten Bewegungen. Von all' diesen Momenten war keine namhafte Wirkung zu sehen, nur Alkohol soll eine Art Compensationsstörung hervorgerufen haben. Vergiftete man den Hund, dem die Bicuspidalis und die halbmondförmigen Klappen der Aorta insufficient gemacht wurden, mit kleinen Dosen verdünnten Alkohols, so war die Störung in der Herzthätigkeit sehr bald wahrnehmbar: nach einer Woche trat Ungleichmässigkeit der Pulswelle ein und bald darauf wurden die Herzcontractionen intermittirend, wobei gleichzeitig die Herzerregbarkeit eine Zunahme erfuhr. Aehnlichen Erscheinungen ist man auch bei einem zweiten Hunde begegnet, bei dem Insufficienz der halbmondförmigen Aortenklappen vorhanden war und dem grosse Mengen Alkohol verabreicht wurden. Deutliche Störungen der Herzthätigkeit hoben hier noch früher an. Durch Controlversuche an Hunden mit gesunden Herzen war der Beweis zu liefern, dass sie die Alkoholvergiftung relativ besser vertragen.

Die Wichtigkeit ähnlicher Beobachtungen zu betonen würde kaum nöthig sein: wem ist es nicht bekannt, wie verbreitet der Alkoholmissbrauch ist?

Um unsere Betrachtungen über Herzfehler abzurunden, haben wir noch Einiges über die Betheiligung des Nervensystems zu berichten. Ich habe bereits Gelegenheit genommen, von den trophischen Einflüssen auf den Herzmuskel das Wichtigste anzuführen. Es fragt sich: dürfen wir specielle nervöse Einflüsse auf das Gewebe der Herzklappen annehmen? Ich erlaube mir diese Frage angesichts des Umstandes aufzuwerfen, dass die krankhaften Veränderungen der Herzklappen mitunter ausserordentlich dunkle Aetiologie zu besitzen scheinen, und zwar besonders dann, wenn man an der absoluten Richtigkeit des Satzes festhält, dass die nächste Ursache der Herzfehler stets in mykotischer Endocarditis liegt. In diesem Sinne belangreiche Thatsachen führt Teissier an, welcher meint, dass Herzfehler nervösen Ursprungs möglich sind. Die bezüglichen Fälle bringt er in zwei Kategorien unter. Zur ersten Kategorie gehören hauptsächlich die trophischen Veränderungen der Aortenklappen, wobei eine oder mehrere Oeffnungen in derselben entstehen. Dergleichen Befunden begegnen wir z. B. bei *Paralysis agitans*, bei Friedreich'scher Krankheit und bei *Tabes dorsalis*. Zur zweiten Kategorie rechnet Teissier die Herzerweiterungen, die von Schmerzen, intermittirendem Pulse, Geräuschen an der Herzbasis u. s. w. begleitet werden. Als Beispiel diene hier die Herzerkrankung, welche einige Monate nach Beginn der traumatischen Periarthritis der Halswirbel zur Entwickelung kam; legten sich die Erscheinungen der Rückenmarksreizung, so besserte sich nach und nach auch der Zustand des Herzens.

Das nähere Eingehen auf secundäre Störungen in verschiedenen anatomisch-physiologischen Systemen des Körpers gehört nicht in diese Reihe von Vorlesungen: es muss auf die übrigen Theile der allgemeinen Pathologie hingewiesen werden, wo die genannten Störungen zu erörtern sind. Sie werden nachträglich sehen, dass die Fehler des Herzens, und zwar ganz vorzüglich die nicht compensirten Fehler, zu Abweichungen im Gebiete der Athmungs-, der Excretions-, der Verdauungsorgane u. s. w. Veranlassung geben. Die Möglichkeit, ja die Nothwendigkeit dieser secundären Veränderungen wird Ihnen wohl auf Grund allgemein-physiologischer Daten bezüglich der Herzfunction einleuchtend sein.

Vierte Vorlesung.

Die Lehre vom pathologischen Arterienpulse.

M. H.! Die Störungen in der Herzthätigkeit, durch welche Ursachen auch immer sie bewirkt werden, üben auf den Gefässpuls nothwendiger Weise ihren Einfluss aus. Unter Puls verstehen wir bekanntlich periodische An- und Abschwellung der Blutgefässe, die durch Zusammenziehung des Herzens bedingt wird. Die Pulsation lässt sich nicht allein an Arterien, sondern auch an Capillaren und Venen beobachten. Die grösste Bedeutung hat für uns der Arterienpuls; wir wollen demnach unsere Aufmerksamkeit vor allen Dingen auf denselben richten. Schwankungen, welche der Durchmesser der Gefässe von den Herzcontractionen unabhängig erfährt, sind gesondert abzuhandeln.

Die Lehre vom Pulse, sowohl normalen, als auch pathologischen, hat eine sehr weit zurückgreifende und verwickelte Geschichte, da die Untersuchung des Pulses seit undenklichen Zeiten die Aerzte in hohem Maasse fesselte. Es wäre unmöglich, alle in dieser Beziehung gewonnenen Thatsachen in unseren Ueberblick aufzunehmen. In der heutigen Vorlesung werden wir, hergebrachter Weise, nur diejenigen Daten aufzählen, welche eine Domäne der allgemeinen Pathologie bilden.

Nicht ohne Erfolg wurde das Studium des Pulses schon von den Aerzten des Alterthums gepflegt (vgl. Baas u. A.). Zunächst ist wohl Herophilos aus Chalkedon (ca. 335—280 v. Ch.) zu nennen, dem z. B. der hüpfende Charakter des Pulses in manchen Erkrankungsfällen und seine Verschiedenheit nach Alter nicht entgangen sind. Recht genau beschreibt verschiedene Pulsformen Rufos von Ephesos (ca. 97 n. Ch.), welcher auch vom dicrotischen, unterdrückten, unzählbaren, unterbrochenen Pulse u. s. w. spricht. Die Schulen der Pneumatiker und Eklektiker bildeten die Lehre vom Pulse auf die spitzfindigste Weise aus. Viele Angaben der Alten haben ihre Bedeutung bis in die Gegenwart erhalten. Es muss allerdings zugegeben werden, dass die wissenschaftliche Ergründung der hierher gehörenden Erscheinungen den Aerzten des Alterthums unzugänglich war. Wie spät es zur instrumentellen und im Allgemeinen zur exacten Untersuchung des Pulses gekommen war, ist daraus ersichtlich, dass man erst in der zweiten Hälfte des XVI. Jahrhunderts den Puls mit der Uhr in der Hand zu zählen begann (Cusanus, 1565; die Erfindung der Taschenuhr wird Peter Hele zugeschrieben und fällt in das Jahr 1500). Den festen Boden, der auch jetzt als solcher erscheint, betrat die Lehre vom Pulse erst im laufenden Jahrhunderte, dank den Arbeiten verschiedener Physiologen (E. H. Weber, Volkmann, K. Vierordt, Donders, Marey, Landois, Grunmach, Hoorweg, v. Kries, M. v. Frey u. A.). Die physiologischen Befunde sind von den Klinikern bereitwillig acceptirt worden, die ihrerseits ein reiches Material über den Puls beim kranken Menschen gesammelt haben.

Zur instrumentellen Untersuchung des Pulses bedient man sich zahlreicher Sphygmoskope und Sphygmographen (das Wort σφυγμός wird von Hippokrates [460—377 v. Ch.] zur Bezeichnung des krankhaft erregten Pulses gebraucht). Die Curven, welche mit Hilfe der Sphygmographen erhalten werden, heissen Sphygmogramme. Indem ich die Apparate von Poiseuille und Chelius, als relativ veraltet, bei Seite lasse, nenne ich Ihnen die Systeme von Marey, Brondgeest, Landois, Dudgeon, C. Ludwig und M. v. Frey. Am gebräuchlichsten ist heutzutage das vielfach modificirte Instrument von Marey. In demselben finden wir entweder den Hebel mit der Feder, oder aber die Lufttrommel mit derselben combinirt. Im Apparate von Landois (Angiograph benannt) kann die Pelotte, welche man auf die pulsirende Stelle auflegt, mit verschiedenen Gewichten belastet werden; ausserdem ist daran eine Vorrichtung angebracht, die die geradlinige Bewegung der Schreibspitze ermöglicht. Die C. Ludwig'sche Modification ist deshalb beachtenswerth, weil hier sowohl das Ruhighalten derjenigen Extremität, an welcher der Puls aufgenommen wird, als auch die genaue Anpassung der Pelotte sichergestellt ist. Dieser Apparat ist hauptsächlich zum Gebrauch in Laboratorien bestimmt — die Curve selbst wird auf der Kymographiontrommel und nicht auf einer besonderen durch Uhrwerk des Sphygmographen bewegten Platte verzeichnet; übrigens lässt sich an dem genannten Apparate eine kleine Trommel zur Aufnahme der Curve anbringen (M. v. Frey). Sphygmogramme, welche mit Hilfe der aufgezählten Instrumente erhalten werden, stellen die sogenannten Druckpulse dar, weil die registrirte Bewegung der Arterienwände in letzterer Linie auf Schwankungen des Blutdruckes in den Gefässen beruht. Noch präciser werden die Druckpulse mittels elastischer Manometer oder Tonographen aufgezeichnet, die man mit dem Gefässlumen in unmittelbare Verbindung bringt. Von den Tonographen verdienen das Fick'sche und dasjenige von M. v. Frey erwähnt zu werden. Die von Tonographen gelieferten Curven nennt man Tonogramme.

Die Untersuchung des Pulses kann auch mittels der Plethysmographen bewerkstelligt werden. Hierher gehören Apparate, welche es gestatten, Volumschwankungen der Organe zu registriren. Die bezüglichen Curven werden Plethysmogramme genannt; es braucht kaum hinzugefügt zu werden, dass sie Volumpulse darstellen. Fehlen Nebeneinflüsse, die die Grösse der Organe ändern, so erfolgt mit dem Pulse synchronisch eine periodische An- und Abschwellung der Organe, welche von der bald grösseren, bald geringeren Blutfüllung der entsprechenden Gefässe abhängt. Bemerkenswerthe Bilder erhält man ferner mittels des Apparates von v. Kries, der eine Combination des Luftplethysmographen mit dem Brenner, welchem Leuchtgas ununterbrochen zugeleitet wird, in Anwendung brachte. Die Schwankungen der Flammenhöhe können auf photographischem Wege fixirt werden. Sie befinden sich in gewisser Beziehung mit den Veränderungen der Stromgeschwindigkeit, welche wiederum mit den Herzcontractionen verknüpft sind. Der Apparat von v. Kries trägt den Namen Tachograph und die bezüglichen Curven bezeichnet man als Tachogramme. Aus dem Gesagten folgt, dass Tachogramme die Strompulse veranschaulichen.

Bei Anwendung aller obigen Apparate muss festgehalten werden, dass vergleichbare und genaue Ergebnisse nur dann zu erzielen sind, wenn gewisse Regeln bezüglich der Versuchsanordnung stricte befolgt werden. Nicht selten, besonders in der Praxis, vernachlässigt man diesen Umstand — die gewonnenen Curven werden völlig unbrauchbar. Zur Erläuterung des Gesagten will ich die Veränderungen heranziehen, welche die Pulswelle in Folge einer grösseren oder geringeren Belastung des Gefässes durch den registrirenden Apparat erfährt. Je nach der Grösse der Belastung wird sowohl die Gestalt der Curve, als auch die zeitliche Entwickelung einzelner Theile derselben in verschiedenem Sinne verändert. So z. B. sehen wir die „Rückstosselevation" (Landois) bald verschwinden, bald auftreten; die Gesammthöhe der Curve nimmt bald zu, bald ab u. s. w. In welchem Maasse dies geeignet ist, den Beobachter irre zu führen, ist von selbst ersichtlich. Man vergesse auch nicht, dass, um den Vergleich verschiedenzeitiger Beobachtungen zu ermöglichen, es durchaus nöthig ist, Curven von einem und demselben Gefässe aufzuschreiben. Das Nebeneinanderstellen von Curven, die von verschiedenen Gefässen geliefert werden, wird begreiflicherweise damit nicht ausgeschlossen, nur berücksichtige man, dass schon unter normalen Bedingungen die Sphygmogramme ungleichnamiger Gefässe manche Eigenthümlichkeiten aufweisen.

Die normale Pulscurve ist Ihnen aus der Physiologie zur Genüge bekannt. Um die Auffassung der nachfolgenden Erörterungen zu erleichtern, scheint es mir aber angemessen zu sein, Sie an einige normalen Thatsachen zu erinnern; dabei werden wir hauptsächlich die Sphygmogramme im Auge behalten.

Nehmen wir mittels des Sphygmographen den Puls der Radialarterie beim gesunden Menschen auf, so bekommen wir eine wellenförmige Linie, welche den periodischen An- und Abschwellungen der Arterie entspricht. Jede einzelne Welle besteht aus der Ascensionslinie, dem Gipfel und der Descensionslinie. Die Ascensionslinie erscheint fast immer in Gestalt einer nahezu geraden Linie, die sich recht steil (fast senkrecht — bei mittlerer Geschwindigkeit der Schreibplatte) über die Abscisse erhebt. Zacken sind auf dieser Linie meistentheils nicht vorhanden. Der Gipfel, resp. der Hauptgipfel ist leicht abgerundet und nimmt verhältnissmässig wenig Platz in Anspruch. Die Descensionslinie unterscheidet sich von dem ansteigenden Schenkel durch viele Besonderheiten. Hier haben wir mit einer Linie zu thun, die allmählich zur Abscisse absinkt; ferner unterscheidet man an dieser Linie mehrere Zacken, oder secundäre Wellen. Am deutlichsten ausgesprochen ist die Zacke, welche etwa in der Mitte der Descensionslinie zu liegen kommt. Dieselbe könnte man dicrotische Erhebung oder grosse secundäre Welle (Nebenschlag von v. Kries) nennen. Sie ist auf Sphygmogrammen verhältnissmässig gut zu sehen, wiewohl sie sich in der Mehrzahl von Fällen mit dem Finger nicht herausfühlen lässt. Die übrigen Erhebungen sind etwas kleiner; die eine von denselben liegt gewöhnlich oberhalb, die andere unterhalb der dicrotischen Erhebung; übrigens sind sie auch auf Sphygmogrammen schwach ausgeprägt. Alle die besagten Erhebungen werden wir als kleine secundäre Wellen bezeichnen (Zwischenschläge und Nachschläge von v. Kries). Ab und zu finden wir auf der Ascensionslinie ebenfalls eine kleine Zacke (anacrotische Erhebung; Vorschlag von v. Kries).

Die allgemeinen Entstehungsbedingungen der Pulselevationen sind von der Physiologie genügend aufgeklärt worden (ausser den citirten Autoren sei noch Grashey angeführt). Auf Grund der Versuche mit elastischen Schläuchen, durch welche Flüssigkeit stossweise hindurchgetrieben wird, haben die Physiologen dargethan, dass auch bezüglich der Gefässe des thierischen Körpers die Strombewegung von der Wellenbewegung der Gefässwände und des flüssigen Inhalts selbst streng zu unterscheiden ist. Diese Bewegungen, ihrer Provenienz nach verschieden, besitzen auch verschiedene Geschwindigkeit: so beläuft sich die Stromgeschwindigkeit des Blutes in der Carotis bei mit Morphium vergiftetem (23 Kilo schwerem) Hunde auf 349—733 ^{mm}

in der Secunde (Dogiel), die Geschwindigkeit aber, mit welcher sich die Wellenbewegung fortpflanzt, auf 10 ^{m} pro Secunde (über den Einfluss verschiedener Factoren auf diesen Werth bei M. v. Frey nach). Wir besitzen einige Angaben auch über die betreffende Wellenlänge (ca. 3 ^{m}). Leider herrscht über alle übrigen Punkte viel weniger Klarheit. Selbst die Hauptelemente der Sphygmogramme werden nicht von Allen gleichsinnig gedeutet. Gegenwärtig ist auf diesem Gebiete überaus reges Leben zu constatiren. In dem Maasse als man sich in das Wesen der Erscheinungen vertieft, treten selbstverständlich immer neue Thatsachen und neue Schwierigkeiten zu Tage, welche früher nicht einmal geahnt wurden. Die Terminologie selbst erscheint dabei recht schwankend, was mit dem Mangel einer einheitlichen Deutung im Zusammenhange steht. Neue Untersuchungsverfahren — das Studium der Volum- und Strompulse — versprechen neues Licht auf die Lehre vom Pulse zu werfen; und doch kann man sich nicht verhehlen, dass der methodologischen Fortschritte ungeachtet viele Fragen immer noch Gegenstand der Controverse bleiben. Ich erlaube mir an dieser Stelle die treffenden Worte M. v. Frey's anzuführen, welche nicht allein die Aufgaben der Pulslehre, sondern auch diejenigen Schwierigkeiten illustriren, mit denen der Beobachter zu kämpfen hat: „Der Puls ist eine Art Resonanz des Arteriensystems auf die Anstösse, die es vom Herzen empfängt. Da das Instrument so viele Saiten hat, als es Arterien giebt, so wird der Accord ein sehr vielstimmiger; er ist ferner veränderlich, weil es von den Gefässnerven abhängt, wie hoch oder tief die einzelnen Saiten gestimmt sind. Gelingt es, den Zusammenklang zu enträthseln, so muss sich schliesslich aus jeder Pulscurve eine Vorstellung gewinnen lassen von der Vertheilung des Blutes im Körper, von der Wegsamkeit und Elasticität der Arterien nicht nur an der beobachteten Stelle, sondern über den ganzen Umfang des Gefässsystems."

Sowohl vom physiologischen, als auch vom allgemein-pathologischen Standpunkte aus ist es von grösster Wichtigkeit, die typischen Merkmale der Sphygmogramme klar zu legen. Welchen mechanischen Sinn haben nun alle diese secundären Erhebungen, auf die wir bei Betrachtung der Sphygmogramme stossen?

Die dicrotische Erhebung anlangend, so wird dieselbe nach Landois und seinen Anhängern durch den Rückstoss bedingt, weshalb dieselbe den Namen Rückstosselevation trägt. Die Systole der linken Kammer ruft in der Aorta eine centrifugal laufende Welle, welche sich rasch auf die Arterien fortpflanzt, letztere nacheinander dehnt und in den kleinsten ihrer Zweige schwindet; die Gefässe beginnen darauf zusammenzufallen, sobald in Folge des Klappenschlusses neue Blutportionen in die Aorta nicht mehr hineingeschleudert werden. Dabei hat die Flüssigkeitssäule in Folge von Elasticität und activer Contraction der Gefässwände einen Druck auszuhalten — das Blut muss diesem Drucke weichen. Bewegt sich dasselbe nach der Peripherie zu, so findet es nach LANDOIS nirgends Hindernisse, bewegt sich aber dasselbe nach dem Centrum hin, d. h. nach dem Herzen, so stösst es auf geschlossene halbmondförmige Klappen. Man bekommt auf diese Weise eine zweite centrifugale Welle, welche wiederum das ganze arterielle System durchläuft. Eben diese Welle giebt die Ursache für die dicrotische Erhebung ab. — Andere Forscher glauben die Ursache der dicrotischen Erhebung nicht ins Centrum, sondern in die Peripherie verlegen zu müssen. So beruht diese Erscheinung nach der Meinung von v. KRIES, M. v. FREY u. A. darauf, dass die primäre Welle von der Peripherie reflectirt wird; diese rückwärts laufende Welle stösst sodann auf die halbmondförmigen Klappen und löst die zweite centrifugale Welle aus, die vom Sphygmographen in Form dicrotischer Erhebung wiedergegeben wird.

Zur gehörigen Werthschätzung der dicrotischen Elevation unterlassen wir ferner nicht, auf manche dem vergleichenden Studium der Sphygmogramme und Tachogramme entnommenen Daten hinzuweisen (v. KRIES, M. v. FREY). Es zeigte sich erstens, dass der dicrotischen Erhebung im Sphygmogramm eine eben solche Erhebung im Tachogramm entspricht (dies bedeutet, dass dem Nebenschlage eine centrifugale Welle zu Grunde liegt); zweitens, dass zwischen dem Hauptgipfel und der dicrotischen Erhebung eine tiefe Einsenkung im Tachogramm vorhanden ist, welche im Sphygmogramm fehlt (dies bedeutet, dass der zweiten centrifugalen Welle eine rückwärtslaufende Welle vorausgeht); drittens, dass auch bei Versuchen mit dem Tonographen an Leichen jede Welle, die aus der Aorta kommt, in der Peripherie des arteriellen Systems ohne Zeichenänderung reflectirt wird (daraus wird gefolgert, dass die Gefässröhren nach der Peripherie hin gewissermaassen abgeschlossen sind). Bei Beurtheilung der Reflexionserscheinungen muss beachtet werden, dass dieselben hauptsächlich in den Capillaren zu Stande kommen; auch der Umstand ist nicht ohne Belang, dass das Blut keine homogene Flüssigkeit ist — im Blutplasma sind geformte Elemente suspendirt, deren Durchmesser sich nur wenig vom Durchmesser der Capillaren unterscheidet.

Ueber die kleinen secundären Wellen wird ebenfalls vielfach discutirt. Die Einen betrachten dieselben als Elasticitätserhebungen, welche von den Oscillationen abhängen, die beim Wechsel des Spannungszustandes der Gefässwände entstehen (LANDOIS). Die Anderen neigen auch in diesem Falle zur Theorie von den reflectirten Wellen, für deren Entstehung zahlreiche und mannigfache Bedingungen verantwortlich zu machen sind (GRASHEY, v. KRIES, M. v. FREY; das Bild wird obendrein durch Erscheinungen der Interferenz u. s. w. complicirt). Heutzutage würde es ungemein schwierig sein, zu entscheiden, wo die Wahrheit eigentlich liegt.

In der Monographie von LANDOIS finden wir eine Reihe allgemeiner Hinweise bezüglich der Momente, welche auf die Rückstoss- und Elasticitätselevationen von Einfluss sind. Es wird wohl von Nutzen sein, die wichtigsten factischen Angaben hier aufzuzählen, wenn wir auch nicht immer mit den theoretischen Erwägungen von LANDOIS einverstanden sind. So tritt dem genannten Forscher nach die Rückstosselevation um so später in Erscheinung, je länger die untersuchte Schlagader ist; sie ist um so niedriger, je weiter das untersuchte Arterienstück vom Herzen abliegt; die Deutlichkeit, mit welcher derartige Erhebung auf dem Sphygmogramm wiedergegeben wird, steht im geraden Verhältniss zur Kürze der primären Welle; die Rückstosselevation pflegt desto grösser zu sein, je geringer die Spannung in der Arterie ist, und — umgekehrt — desto geringer, je grösser die Spannung. Für die Elasticitätselevationen werden folgende Thesen aufgestellt: diese Erhebungen sitzen der Descensionslinie um so höher auf, je peripherischer (vom Herzen entfernter) die Arterie liegt; bei beschränktem Blutabflusse findet eine Verschiebung derselben nach oben statt, d. h. nach dem Hauptgipfel der Pulswelle hin; bei sehr geringer Arterienspannung fallen die Elasticitätselevationen weg; die Zahl derselben wächst mit der Zunahme der Arterienspannung; diese Zahl ist in verschiedenen Arterien des Körpers verschieden; büssen die Arterien ihre Dehnbarkeit ein, so werden die besprochenen Erhebungen ausgelöscht.

Entsprechend den Eigenschaften, welche sowohl von einzelnen Pulswellen als auch von ganzen Reihen derselben unter pathologischen Bedingungen geboten werden, unterscheidet man mehrere Arten des pathologischen Arterienpulses. Die klinische Terminologie ist hier ausserordentlich reich; es muss übrigens zugestanden werden, dass viele der klinischen Bezeichnungen entbehrlich sind (EICHWALD). Die allgemein-pathologische Classification ist darauf berechnet, alle typischen Formen in ein System zu fassen; allzu seltene und mehr zufällige Abweichungen werden von uns bei Seite gelassen.

Zu allererst wollen wir von denjenigen Pulsarten sprechen, deren typische Qualitäten schon bei Betrachtung einzelner Pulswellen in die

Augen fallen. Der Nachweis dieser oder jener Art des Pulses ist selbstredend nur dann von praktischer Bedeutung, sobald sich die fragliche Eigenthümlichkeit in einer ganzen Reihe der Pulswellen wiederholt; im theoretischen Sinne können aber auch diejenigen Fälle verwerthet werden, in denen gewisse Abweichungen von der Norm nur an wenigen Pulswellen, ja selbst an einer Welle auftreten.

Es sind zunächst der schnelle und der langsame Puls (*Pulsus celer, Pulsus tardus*) zu nennen. Der erstere wird durch eine rasche Dehnung der Arterienwände *ad maximum* und durch eine ebenso schnelle Zusammenziehung derselben gekennzeichnet. Der langsame Puls verhält sich umgekehrt. Auf Sphygmogrammen erscheint der Gipfel der Pulswelle bei typischem *Pulsus celer* stark zugespitzt, bei *Pulsus tardus* — abgestumpft („*plateau*" französischer Autoren). Die Celerität des Pulses wird umso deutlicher ausgeprägt, je kürzer die Herzcontraction dauert, je weniger der Blutabfluss aus den kleinen Arterien und Venen behindert wird, je schneller die Abschwellung der untersuchten Arterie durch Vermittelung ihres Muskelapparates und in Folge ihrer Elasticität zu Stande kommt. Daraus ist ersichtlich, dass auch umgekehrt der arterielle Puls um so langsamer wird, je mehr Zeit die Herzcontractionen selbst in Anspruch nehmen, je mehr der Blutabfluss aus dem arteriellen System erschwert wird und je langsamer die Abschwellung des Gefässes in Folge mangelhafter Contractionsfähigkeit und Elasticität seiner Wandungen vor sich geht. Aeusserst typischen *Pulsus celer* beobachtet man bei Insufficienz der Semilunarklappen der Aorta. Bei dem soeben erwähnten Herzfehler ist der Puls hauptsächlich aus dem Grunde schnell, weil das von der linken Kammer ins Aortensystem geschleuderte Blut nicht allein den Weg nach der Peripherie einschlägt, sondern auch in die linke Kammer regurgitirt. Selbstverständlich müssen die Arterienwandungen unter diesen Umständen sehr schnell zusammenfallen. Man übersehe dabei nicht, dass bei Insufficienz der halbmondförmigen Aortenklappen Bedingungen zur Entwickelung von Hypertrophie der linken Kammer gegeben sind, was zur starken und schnellen Erweiterung der Arterie im Momente der Kammersystole führt; diesem Umstande ist aber nur dann eine entscheidende Bedeutung beizumessen, wenn neben Hypertrophie keine hochgradige Dilatation besteht. Aus dem, was bereits früher über die Momente gesagt wurde, welche die Celerität des Pulses bestimmen, ist zu entnehmen, dass ausser der Aorten-Insufficienz auch andere Bedingungen im Organismus existiren können, welche das Auftreten des schnellen Pulses begünstigen. Es sei beispielsweise darauf hingewiesen, dass *Pulsus celer* häufig bei *Morbus Basedowii* u. s. w. beobachtet wird.

Dem langsamen Pulse begegnen wir nicht selten bei Arteriosclerose, und zwar ganz besonders bei Greisen; lehrreiche Beispiele eines solchen Pulses sind bei M. Peter und anderen Klinikern zu finden (vgl. auch Demange). Offenbar wird der langsame Charakter des Pulses im vorliegenden Falle hauptsächlich durch den Zustand der Gefässwände bedingt. Den langsamen Puls finden wir ferner beim Lungenemphysem, bei der Bleikolik und bei verschiedenen Krankheiten, die mit starken Schmerzen einhergehen. Die Untersuchungen Riegel's haben gezeigt, dass bei *Colica saturnina* das Sphygmogramm uns ebenso gut über die Intensität der Schmerzen zu unterrichten vermag, wie die Aussage des Kranken. Auch dabei ist die Ursache des langsamen Pulses in Gefässveränderungen zu suchen, welche mit dem vasomotorischen Reflex in Zusammenhang stehen. Die besagten Pulsarten treten in der Regel mit den Störungen des Rhythmus gleichzeitig auf: der schnelle Puls erscheint demnach frequent, der langsame — selten. Es wäre überflüssig, sich darüber auszulassen, dass dieser Umstand uns keineswegs das Recht giebt, die Begriffe von der Schnelligkeit des Pulses und seiner Häufigkeit durcheinanderzuwerfen (auf die Nothwendigkeit, diese beiden Begriffe auseinanderzuhalten, legen seit A. v. Haller alle Forscher Nachdruck).

Die soeben vorgeführte Charakteristik des schnellen und des langsamen Pulses, welche der gangbaren Anschauung über diese Pulsarten entspricht, wird gegenwärtig nicht wenig bestritten. Man hebt hervor, dass der zugespitzte Gipfel, der auf Sphygmogrammen erhalten wird, kein unbedingt nothwendiges Zubehör des *Pulsus celer* ist: der Puls kann bei manueller Untersuchung schnell erscheinen, d. h. die Ausdehnung des Gefässes erfolgt rasch, während das Sphygmogramm keinen zugespitzten Gipfel liefert, und umgekehrt (M. v. Frey). Es wird ferner hervorgehoben, dass der Puls bei Greisen mitunter nahezu normale Schnelligkeit in Beziehung auf die Arteriendiastole besitzt und nur mit Hinsicht auf ihre Systole verlangsamt ist (Schmaltz). Nach den Beobachtungen von Marey zeigt die Pulscurve bei Greisen mit gesunden Herzen des Oefteren einen abgerundeten Gipfel (*Pulsus rotundus*); dies geschieht deshalb, weil die secundären Wellen in unmittelbare Nachbarschaft der Hauptwelle zu liegen kommen und mit derselben zusammenfallen (Aehnliches ist bei O. Wolff u. A. verzeichnet). Die Triftigkeit aller dieser Bemerkungen lässt sich nicht beanstanden. Es wäre daher erwünscht, dass beim Gebrauche der besprochenen Terminologie möglichst strenge Kritik geübt werde.

An zweiter Stelle wollen wir den grossen und den kleinen Puls anführen (*Pulsus magnus, Pulsus parvus*). Unter grossem Pulse werden wir eine hohe Pulswelle verstehen, welche dem verhältnissmässig grossen Blutvolumen entspricht, das bei gegebener Systole die linke Kammer verlässt. Der kleine Puls setzt ein kleines Schlagvolum des Herzens voraus. Abgesehen von der relativen Grösse der systolischen Blutportionen, sind übrigens auch viele andere Factoren auf die Pulsgrösse von Einfluss: man muss dabei nicht nur die Eigenschaften der Gefässwände und die Bedingungen für die Entleerung des arteriellen Systems, sondern auch die relative Höhe des mittleren Blutdruckes im Auge behalten. Es ergiebt sich daraus, dass ein vollkommen bestimmtes Urtheil über die Grösse des Pulses selbst dann ziemlich schwer zu fällen ist, wenn instrumentelle Untersuchung angewandt wird; jeder einzelne Fall bedarf vielseitiger Erwägung, welche nicht allein den Sphygmogrammen Rechnung trägt (Hoorweg behauptet übrigens, dass zwischen der systolischen Blutportion und dem Flächeninhalt der sphygmographischen Curve gewisse Proportionalität besteht). Der grosse Puls wird z. B. bei Erkrankungen festgestellt, welche zur Frequenzabnahme des Herzrhythmus führen; der kleine Puls ist den Krankheiten eigen, die mit Frequenzzunahme des Rhythmus verlaufen. Freilich haben diese Sätze keine absolute Bedeutung. Schon aus dem Gesagten erhellt es, dass die obigen Pulsqualitäten sich sehr leicht mit verschiedenen anderen Eigenthümlichkeiten vergesellschaften. Angesichts der Schwierigkeiten, mit welchen die Abschätzung der Pulsgrösse verknüpft ist, darf es nicht Wunder nehmen, dass selbst die Terminologie in diesem Falle etwas verwirrend erscheint. So verwechselt man recht häufig den *Pulsus magnus* mit dem *Pulsus plenus*, von dem später die Rede sein wird. Dasselbe gilt allerdings auch von vielen anderen Bezeichnungen, die in der Lehre vom pathologischen Pulse gebraucht werden. Die Meinungsdifferenzen der Autoren auf diesem Gebiete sind hinlänglich bekannt. Wie es dem auch sei, maassgebend sind nicht die Termini, sondern die mit denselben verbundenen Begriffe. — Manches Werthvolle für die Beurtheilung der Pulsgrösse steht von den Plethysmogrammen zu erwarten. Leider sind die plethysmographischen Untersuchungen in der alltäglichen klinischen und experimentellen Praxis noch wenig im Gange; auch ist die Pulsgrösse bei einem und demselben Individuum sehr schwankend (Mosso).

Drittens haben wir den starken und den schwachen Puls (*Pulsus fortis, Pulsus debilis*) zu erwähnen. Darunter versteht man diejenigen Pulsarten, die bei verhältnissmässig starken, *resp.* verhältnissmässig schwachen Einzelcontractionen des Herzens zur Beobachtung gelangen; dem starken Pulse entspricht die grössere und dem schwachen die geringere Zunahme des Blutdruckes während der einzelnen Systolen.

Aus diesem Grunde muss die Anschwellung der Arterie bei *Pulsus fortis* dem comprimirenden Finger des Beobachters kräftig widerstehen; beim *Pulsus debilis* sind entgegengesetzte Verhältnisse vorhanden. Den starken Puls gewahren wir z. B. bei Hypertrophie der linken Herzkammer, vor allen Dingen dann, wenn der Herzmuskel noch wenig von den nachfolgenden Degenerationsprocessen gelitten hat; der schwache Puls tritt am deutlichsten bei Collaps und *in agone* hervor. Uebrigens bereitet uns auch diese Pulsqualität manche Schwierigkeiten. Was die Sphygmogramme anbetrifft, so haben wir Folgendes zu bemerken: die Stärke, resp. die Schwäche des Pulses kommt auf Sphygmogrammen in sehr complicirter Weise zum Ausdrucke; die Veränderungen beziehen sich zum Theile auf die Höhe der Pulswellen, zum Theile auf „die elastischen Elevationen“ u. s. w. Nur ein aufmerksames Studium der Sphygmogramme kann uns zeigen, womit wir zu thun haben. Es befremdet uns daher nicht, dass von Manchen jede Möglichkeit, den Blutdruck nach Sphygmogrammen zu beurtheilen, zurückgewiesen wird. *Pulsus fortis* und *Pulsus debilis* sind nicht mit *Pulsus durus* und *Pulsus mollis* zu verwechseln. Es ist ja bekannt, dass bei *Pulsus fortis,* resp. bei *Pulsus debilis* wir nicht den mittleren Blutdruck berücksichtigen, sondern den systolischen Zuwachs desselben.

Die vierte Gruppe wird von doppelschlägigem (*Pulsus dicrotus, resp. Pulsus katacrotus et Pulsus anacrotus*) und einschlägigem Pulse (*Pulsus monocrotus*) gebildet. Beim dicroten Pulse erscheint die einer einzigen Herzcontraction entsprechende Pulserhebung aus zwei sich scharf abhebenden Wellen, einer grösseren und einer kleineren, bestehend. Die grössere Welle ist die Grund- oder Hauptwelle; was die kleinere anbelangt, so ist ihre Deutung je nach der Lage eine verschiedene. Kommt die kleinere Welle, *resp.* die Ergänzungswelle, auf der Descensionslinie der sphygmographischen Curve zu liegen, so ist sie gewöhnlich nichts Anderes, als die besonders kräftig ausgeprägte Rückstosselevation (Landois); hat sie aber auf dem aufsteigenden Schenkel Platz genommen, so wird sie als elastische Erhebung (Landois) betrachtet, welche unter normalen Bedingungen fehlt. Der doppelschlägige Puls ersterer Art trägt den Namen *Pulsus katacrotus,* der Puls letzterer Art heisst aber *Pulsus anacrotus.* Wir haben bereits der Factoren gedacht, welche das stärkere oder schwächere Hervortreten der grossen und der kleinen secundären Wellen bewirken. Angesichts jener Hinweise ist es uns begreiflich, warum z. B. *Pulsus dicrotus* so oft bei fieberhaften Zuständen beobachtet wird, wo er in denjenigen Fieberperioden, in welchen die Gefässwände relaxirt erscheinen, auftritt; auch leuchtet ein, warum diese Pulsart nach starken Blutverlusten zur Wahrnehmung gelangt. Die

Einsenkung zwischen der grösseren und der kleineren Welle kann bei *Pulsus katacrotus* bald mehr, bald weniger tief gehen; in Folge dessen besitzt die Pulscurve in verschiedenen Fällen mannigfaltige Form. Es ist bezeichnend, dass die hierher gehörenden Veränderungen in Sphygmogrammen manchmal eine augenfällige Congruenz mit der Höhe des Fiebers zeigen (Riegel). *Pulsus anacrotus* wird bei selbstständigen Dilatationen und Hypertrophien der linken Herzkammer angetroffen, wo die grosse während jeder Systole ausgeworfene Blutmenge zur maximalen Erweiterung des Gefässes viel Zeit in Anspruch nimmt; ausserdem — bei Verengerung des Aortenostiums und in den Fällen, wo die Gefässwände sich in einem Zustande befinden, welcher ihre Dehnbarkeit beinträchtigt (z. B. bei alten Leuten mit rigiden Arterien). Vom monocroten Pulse ist dann die Rede, wenn auf dem Sphygmogramme jeder einzelnen Herzcontraction lediglich eine Pulswelle entspricht, ohne irgend welche Erhebungen an dem auf- und absteigenden Schenkel. Der typische *Pulsus monocrotus* erscheint also ungemein einfach und in seinen einzelnen Theilen symmetrisch. Ueber die Entstehungsursachen des *Pulsus monocrotus* ist man bislang noch nicht einig. Zu verzeichnen wäre nur, dass *Pulsus monocrotus* nicht selten eine Erscheinung späterer Fieberperioden ist, und zwar ganz vorzüglich bei bedeutender Steigerung der Körpertemperatur. Offenbar kommt hier der erheblichen Frequenzzunahme der Herzcontractionen eine ausschlaggebende Rolle zu; folgt die zweite Herzcontraction der ersten innerhalb recht kurzer Zeit nach, so kann der Hauptgipfel der zweiten Pulswelle auf dem Sphygmogramm gerade dorthin fallen, wo die Rückstosselevation, die der ersten Pulswelle entspricht, sich entwickeln sollte (Landois).

Die zweite umfangreiche Kategorie pathologischer Arterienpulse wird von denjenigen Pulsarten gebildet, deren pathologischer Charakter erst unter Berücksichtigung einer ganzen Reihe von Pulswellen feststellbar ist. — Hier sind zuvörderst der häufige und der seltene Puls (*Pulsus frequens, Pulsus rarus*) zu nennen. Die Pulsfrequenz wird durch die Zahl der Pulswellen in der Zeiteinheit bestimmt; dabei werden nur diejenigen Wellen in Betracht gezogen, welche in directer Abhängigkeit von der Kammersystole stehen (dies ist nicht ausser Acht zu lassen, um beim *Pulsus dicrotus* keine doppelte Zahl für die Pulsfrequenz zu bekommen). Alles, was über die Zahl der Herzcontractionen geäussert wurde, muss selbstverständlich hierher übertragen werden. Allerdings nicht immer deckt sich die Zahl der Pulswellen mit derjenigen der Herzcontractionen vollkommen; die Untersuchung des Spitzenstosses vom Standpunkte der Herzrhythmik ist daher nicht immer mit der Untersuchung des Pulses gleichwerthig. Es ereignet sich, dass aus einer Reihe von Pulswellen manche Schläge ausfallen, wiewohl im entsprechenden Zeitmomente sich der linke Ventrikel contrahirt hat. Dieser Erscheinung legt man den Namen Intermission bei. Sie wird einfach damit erklärt, dass zur fraglichen Zeit die Herzcontraction recht schwach war. Es liegt auf der Hand, dass eine äusserst schwache Zusammenziehung des linken Ventrikels nicht im Stande ist in den peripherischen, vom Herzen weit abgelegenen Arterien eine merkliche Anschwellung hervorzubringen (Fräntzel). Uebrigens sind nicht alle Pulsintermissionen auf diese Weise zu deuten. Bei der sogenannten wahren Intermittenz entspricht im Gegensatze zu den Fällen ersterer Art, die den Namen scheinbarer Intermissionen tragen, dem Ausfalle der Pulswellen ein vollkommener Ausfall der Herzzusammenziehungen. Bei wahren Intermissionen vermisst man gewöhnlich die Zusammenziehungen nicht allein der linken Kammer sondern auch der rechten, oder selbst des ganzen Herzens. Nur bei manchen Hemisystolien wird die alleinige Intermittenz der linken Kammer beobachtet, worüber an entsprechender Stelle berichtet wurde. Der Puls mit wahrem Ausfall heisst *Pulsus deficiens*, der Puls mit scheinbarem Ausfall — *Pulsus intermittens.*

Sowohl beim klinischen, als auch beim experimentellen Studium der Pulsfrequenz muss verschiedenen accidentellen psychischen Einflüssen Rechnung getragen werden. Zufällige Complicationen sind auch in Bezug auf andere Pulsqualitäten nicht zu übersehen; wenn ich diesen Umstand gerade hier berühre, so geschieht dies nur aus dem Grunde, weil die rhythmischen Störungen am leichtesten zu erfassen sind. Es sei an die Beobachtungen Gley's erinnert, welcher fand, dass bei geistiger Arbeit die Pulszahl pro Zeiteinheit wächst (ferner wurde festgestellt, dass die Carotiden sich dabei erweitern und nachweislichen Dicrotismus zeigen). Auch wäre die Mittheilung Tarchanoff's zu notiren, welcher bei vielen Individuen die Fähigkeit, die Schlagzahl ihres Herzens willkürlich zu steigern, beobachtet hat.

Nunmehr haben wir den vollen und den leeren Puls (*Pulsus plenus, Pulsus vacuus*) zu besprechen. Bei Beurtheilung dieser Pulsarten ist die mittlere Füllung des Gefässrohres maassgebend; je grösser die Füllung, um so mehr verdient der Puls *Pulsus plenus* genannt zu werden; je geringer, um so mehr verdient er die Bezeichnung *Pulsus vacuus.* Die Hauptmomente, welche das Auftreten des vollen Pulses bedingen, sind: 1) gesteigerte Propulsionskraft des Herzens; 2) verminderte Contractionsfähigkeit und Elasticität der Gefässwände; 3) behinderter Abfluss des arteriellen Blutes. Es ist klar, dass für den leeren Puls entgegengesetzte Vorbedingungen anzunehmen sind. Dem vollen Pulse begegnen wir z. B. in mittleren Perioden des Fieberprocesses, dem leeren Pulse — nach profusen Durchfällen u. s. w. Sie sehen also, dass zwischen dem *Pulsus magnus* und dem *Pulsus plenus* eine scharfe Grenze nicht zu ziehen ist; dasselbe lässt sich über den *Pulsus parvus* und den *Pulsus vacuus* sagen. Uebrigens ist eine derartige Combination möglich, wo die mittlere Füllung der Arterien unbedeutend wird, wiewohl bei gegebener Systole der linken Kammer ziemlich viel Blut das Herz verlässt, und *vice versa*.

Drittens sind der harte und der weiche Puls (*Pulsus durus, Pulsus mollis*) anzuführen. Die Unterscheidung dieser Pulsarten stützt sich auf Differenzen des mittleren Blutdruckes. Der harte Puls entspricht einem hohen mittleren Blutdrucke, der weiche — einem niedrigen. Ueber den Grad der Härte, resp. der Weichheit des Pulses urtheilt man wiederum nach der Kraft, die man gebraucht, um die Spannung der Gefässwände zu überwinden. Es ist indessen nicht schwer einzusehen, dass, indem man den Puls mit dem Finger gänzlich wegdrückt, die Möglichkeit gegeben wird, nicht den mittleren, sondern den maximalen Blutdruck abzuschätzen. Auch lasse man nicht ausser Acht, dass die Härte, resp. die Weichheit des Pulses, abgesehen vom mittleren Blutdrucke im arteriellen System, noch vom Zustande der umgebenden Gewebe und der Gefässwände selbst abhängt. Bei Arteriosklerose ist ein vollkommen sicheres Urtheil über die Härte des Pulses ziemlich schwierig. In Anbetracht des Gesagten muss zugegeben werden, dass eine genauere Qualificirung der Härte, resp. der Weichheit des Pulses durch tonographische Untersuchungen allein erreichbar ist. Versuche, aus Sphygmogrammen über den mittleren Blutdruck Auskunft zu erhalten, werden nur selten von Erfolg gekrönt. In dieser Beziehung sind die von Landois nach Durchschneidung des Rückenmarkes erhaltenen Curven beachtenswerth. Den *Pulsus durus* finden wir besonders häufig bei Hypertrophien der linken Kammer, wobei im arteriellen System ein verhältnissmässig hoher Blutdruck herrscht. *Pulsus mollis* begleitet häufig die späteren Fieberperioden; er erscheint auch bei erheblichen Blutverlusten (äussere und innere Blutungen) u. s. w. Ueber die Beziehungen zwischen *Pulsus durus* und *mollis* einerseits und *Pulsus fortis* und *debilis* andererseits haben wir uns schon früher ausgesprochen.

Es wird wohl hier am Platze sein, Sie darauf aufmerksam zu machen, dass beim Comprimiren der Radialarterie bis zum vollständigen Schwunde des Pulses mitunter eine eigenthümliche Erscheinung auftritt, die unter dem Namen des rückläufigen Pulses bekannt ist. Es handelt sich darum, dass unterhalb der Compressionsstelle, dank den Anastomosen, der Puls sich von Neuem einstellt, was selbstredend den mit dieser Thatsache nicht vertrauten Beobachter leicht irreführen kann (NEIDERT).

Ohne Weiteres ist es klar, dass bei *Pulsus frequens* und *Pulsus rarus* die mittels des Sphygmographen erhaltenen Curven ein treues Bild der Frequenzveränderungen geben werden. Die Beurtheilung entsprechender Sphygmogramme bietet keine Schwierigkeiten, sobald die Geschwindigkeit, mit welcher die Platte des Apparates vor dem Schreibhebel vorbeieilt, bekannt, und sobald der Hebel von Eigenschwingungen frei ist. Viel mehr macht uns zu schaffen die Entscheidung mittels der Sphygmogramme, ob der Puls voll oder leer, hart oder weich ist. Hier heisst es wiederum, recht viele Einzelheiten in Betracht zu ziehen, um keinen Fehler zu begehen. Sehr grosser Nutzen ist von einer Combination der sphygmographischen Untersuchung mit der sphygmomanometrischen, welch' letztere uns über den Blutdruck belehrt, zu erwarten.

An vierter Stelle wollen wir einige Worte dem unregelmässigen und dem ungleichen Pulse (*Pulsus irregularis, Pulsus inaequalis*) widmen. Eigenthümlichkeiten dieser Pulsarten treten mit hinreichender Schärfe schon bei manueller Untersuchung hervor; auch auf Sphygmogrammen sind dieselben leicht zu bemerken. Bei *Pulsus irregularis* ist eine deutliche rhythmische Störung, welche bald nach dieser, bald nach jener Richtung schwankt, vorhanden; abhängig ist diese Erscheinung von den gleichzeitigen rhythmischen Veränderungen des Herzschlages. Bei *Pulsus inaequalis* haben wir weniger mit rhythmischen Abweichungen zu thun, als mit solchen in Bezug auf die Kraft und Grösse der Pulserhebungen, wobei gleichfalls vollkommen regellose Schwankungen beobachtet werden; es unterliegt keinem Zweifel, dass man die nächste Ursache dieser Pulsabnormitäten in den Veränderungen der Herzthätigkeit zu erblicken hat. In der Mehrzahl von Fällen ist der irreguläre Puls zu gleicher Zeit inaequal; dies ist der Grund, warum die beiden Bezeichnungen nicht selten *promiscue* angewendet werden. Als gemeinschaftlicher Name für diese Pulsarten wird der Ausdruck *Pulsus arhythmicus* empfohlen.

Die fünfte Gruppe wird von zahlreichen Arten des allorhythmischen Pulses dargestellt. Unter dem *Pulsus allorhythmicus* (SOMMERBRODT) versteht man im Allgemeinen einen Puls, welcher regelmässige periodische Abweichungen von der Norm aufweist. Hierher zählt man: *Pulsus paradoxus, Pulsus bigeminus* (*trigeminus* etc.), *Pulsus alternans* u. s. w. *Pulsus paradoxus* (KUSSMAUL, SCHAPIRO) zeichnet sich dadurch aus, dass bei jeder Inspiration die Pulswellen viel kleiner werden und sogar gänzlich verschwinden; eben deshalb heisst diese Pulsart auch *Pulsus inspiratione intermittens.* Das Auftreten des paradoxen Pulses wurde bei Verwachsungen des Herzens mit den benachbarten Theilen constatirt. Man nimmt an, dass unter diesen Bedingungen im Augenblicke der Inspiration eine Verkleinerung des Aortenlumens zu Stande kommt. Bei Störungen der Athmung werden überhaupt Veränderungen im Charakter des Pulses beobachtet (vgl. die bekannten Versuche von VALSALVA und MÜLLER mit verstärkter Ex- und Inspiration); es ist nur zu bedauern, dass die Berichte der Autoren über die bezüglichen Fälle sich so ziemlich widersprechen (s. unter Anderem die Arbeit von WERTHEIMER und E. MEYER). Bei *Pulsus bigeminus* folgen die Pulswellen gruppenweise aufeinander, zu je zwei Wellen in jeder Gruppe; die Pausen zwischen den Gruppen sind viel grösser, als diejenigen zwischen den Gliedern einer Gruppe. Es versteht sich von selbst, dass bei Bigeminie jede Pulswelle einer einzigen Herzcontraction entspricht. Besteht die Gruppe aus drei Gliedern, so haben wir den *Pulsus trigeminus,* besteht sie aus vier Gliedern — den *Pulsus quadrigeminus* u. s. w. Auf Bigeminie hat bereits TRAUBE hingewiesen. Wie es aus den KNOLL'schen Thierversuchen hervorgeht, erscheint die Bigeminie in denjenigen Fällen, wo an das Herz, so zu sagen, übermässige Ansprüche gestellt werden, wo ins Gefässsystem ausserordentliche Hindernisse eingeführt werden. Nach RIEGEL entwickelt sich *Pulsus bigeminus* auch beim Menschen dann, wenn eine auffallende Incongruenz zwischen der Kraft des Herzens und der Arbeit, welche dasselbe zu vollbringen hat, vorhanden ist. Uebrigens entwickeln sich unter den genannten Bedingungen nicht allein die Erscheinungen der Bigeminie, resp. der Trigeminie, sondern auch verschiedene andere Abweichungen vom normalen Rhythmus. Es sei noch bemerkt, dass diese Arten des allorhythmischen Pulses mitunter lange Zeit anhalten können. Bei *Pulsus alternans* findet eine regelmässige Abwechselung hoher und niedriger Pulswellen: der hohen Pulswelle folgt eine niedrige, darauf wiederum eine hohe, u. s. f. (TRAUBE). Sind die hohen und niedrigen Wellen paarweise zu Gruppen vereinigt, zwischen welchen relativ langdauernde Pausen sich einschieben, so heisst ein solcher Puls *Pulsus bigeminus alternans.* Die nächsten Entstehungsursachen des alternirenden Pulses sind einstweilen noch nicht mit Sicherheit erkannt worden. — In die Gruppe der allorhythmischen Pulse muss man noch folgende seltener vorkommende Arten einreihen: 1) *Pulsus myurus* — der normal grossen Pulswelle folgt eine Serie von Pulswellen, die allmählich kleiner werden, worauf von Neuem eine normale Welle zu Tage tritt, welche die absteigende Reihe eröffnet; 2) *Pulsus myurus recurrens* — einer normalen Pulswelle folgt eine Anzahl kleiner werdender Wellen, die nachträglich immer mehr an Grösse zunehmen, bis die normale Höhe erreicht ist, worauf sich der ganze Cyklus erneuert; 3) *Pulsus inciduus* — der normal grossen Pulswelle folgt eine Reihe nach und nach anwachsender Wellen; dann erscheint wiederum die normale Welle und die ganze Progression wiederholt sich. Allen soeben vorgeführten Pulsarten liegen entsprechende periodische Veränderungen in der Herzthätigkeit zu Grunde, welche, was ihren Mechanismus anlangt, noch in tiefes Dunkel gehüllt sind.

Die Erscheinungen der Allorhythmie sind mitunter so prägnant, dass sie vom Kranken selbst wahrgenommen werden. Ein gutes Sphygmogramm pflegt nur zur Bestätigung dessen zu dienen, was man durch manuelle Untersuchung erbracht hat.

Mit der Lehre von der Bigeminie steht eine wichtige Frage in Verbindung, die wir hier nothwendig zu berühren haben. Zu wiederholten Malen wurde hervorgehoben, dass beim *Pulsus bigeminus alternans* die zweite Pulswelle so schwach sein kann, dass sie bei Betastung der Radialis dem Beobachter leicht entgeht; man erhält auf diese Weise einen seltenen Puls, wobei die Zahl der Pulserhebungen zweimal geringer ist, als diejenige der Herzcontractionen, welche in zweigliederigen Gruppen ausgelöst werden. Man könnte glauben, es handle sich um Hemisystolie, d. h. um abwechselnde Contraction der beiden Kammern. Wir sehen also, was für Confusion daraus erwächst, und wie wichtig es ist, bei Beurtheilung dieses oder jenes Falles vom Standpunkte functioneller Herzdissociation, die verschiedenen Erscheinungen der Allorhythmie im Gedächtniss zu behalten (Schreiber, Riegel).

Ausserhalb unserer Classification steht *Pulsus differens.* Unter diesem Namen fasst man die Fälle zusammen, wo der Pulscharakter in gleichnamigen Arterien ein verschiedener ist. In dieser Beziehung bemerkenswerthe Beobachtungen theilen v. Ziemssen, L. Popoff u. A. mit. Derartige Fälle erklären sich zum Theile mit localen Veränderungen anatomischen Charakters, von welchen das eine der gleichnamigen Gefässe heimgesucht wird, wogegen das andere unversehrt bleibt, zum Theile aber mit dem Spiele der Vasomotoren. Die einschlägigen von Lewaschew unternommenen Versuche stimmen im Wesentlichen mit den klinischen Thatsachen überein. Der nicht selten bei Aneurysmen beobachtete *Pulsus differens* kann auch künstlich reproducirt werden, wenn man sich des von Marey vorgeschlagenen Schemas bedient. Uebrigens ist der Puls nicht immer auf der vom

Aneurysma eingenommenen Körperseite kleiner, als auf der gesunden; manchmal ist er sogar grösser, und zwar in Folge von Lähmung der betreffenden Vasoconstrictoren (François-Franck).

Der Puls in den Capillaren und in den Venen wurde vorwiegend von den Klinikern studirt. Die eingehende Betrachtung der diesbezüglichen Befunde würde uns zu weit führen. Es sei nur hervorgehoben, dass die Curven des Venenpulses (Phlebogramme) sich in Vielem von den dem arteriellen Pulse entsprechenden Sphygmogrammen unterscheiden. Am meisten ist wohl der Jugularispuls bei Insufficienz der Tricuspidalis bekannt. Allerdings ist derselbe weniger typisch für den genannten Fehler, als für die Schlussunfähigkeit der Venenklappen selbst.

Fünfte Vorlesung.

Pathologische Veränderungen der Gefässwände. — Elasticitäts- und Contractilitätsverhältnisse in den Blutgefässen unter krankhaften Bedingungen.

M. H.! Zu den allgemeinen Factoren, welche eine hervorragende Rolle in der Physiologie und Pathologie des Gefässsystems spielen, ist der Zustand der Gefässwände zu rechnen. Da in dem ersten Theile dieser Reihe von Vorlesungen das Blutsystem abgehandelt werden soll, so haben wir selbstverständlich in erster Linie verschiedene Störungen zu berücksichtigen, welche die Wände der Blutgefässe unter pathologischen Bedingungen erleiden.

Wie bekannt, besitzen die Gefässwände zwei Grundeigenschaften — Elasticität und Contractilität.

Die Elasticität der Gefässwände ist eine vorwiegend physikalische Eigenschaft, die vor Allem an die elastischen Fasern, Fasernetze und Platten geknüpft ist (Manchot, Weiszmann und Neumann, v. Zwingmann u. A.; vgl. auch Schwalbe, Sudakiewitsch, F. Mall). In Folge von Elasticität der Gefässwände kann der Blutstrom, der stossweise wirkenden Kraft der Herzkammern ungeachtet, continuirlich sein; die normalen Elasticitätsverhältnisse der Gefässwände haben demgemäss für die Ersparniss der Herzarbeit grosse Bedeutung — die Gefässe helfen, so zu sagen, dem Herzen in seiner propulsiven Thätigkeit (Marey). Ausser den eigentlich elastischen Elementen sind in den Gefässwänden noch andere Bestandtheile vorhanden, welche sowohl im lebenden, als auch im todten Zustande einen gewissen Grad von Elasticität äussern. Spricht man von krankhafter Veränderung in der Elasticität der Gefässwände, so werden dieselben *in toto* und nicht etwa die elastischen Elemente allein gemeint. — Wie spärlich unsere Kenntnisse über die Elasticität der Gewebe auch sein mögen, so lässt es sich nicht bezweifeln, dass diese Eigenschaft in Beziehung mit der Ernährung steht (rücksichtlich der *Vasa vasorum* vgl. Plotnikow). Die den Gefässwänden innewohnende Elasticität ist demnach keine rein physikalische Eigenschaft, wie wir sie z. B. an einem Metallstabe zur Ansicht bekommen. Dies gilt ganz verzüglich für diejenigen Gewebe, die nicht zur Kategorie der eigentlich elastischen Gebilde gehören.

Die Physiker verstehen unter Elasticität die Fähigkeit mancher Körper, deren Theilchen in Folge einer äusseren Kraft aus ihrem Gleichgewichte gebracht wurden, nach Aufhören dieser Einwirkung in den ursprünglichen Zustand zurückzukehren. Um die Elasticität eines festen Körpers zu messen, dehnt man denselben, torquirt ihn u. s. w. Am häufigsten wird die Dehnung mittels eines Gewichtes in Anwendung gebracht, wie dies S' Gravesande, Wertheim u. A. gethan haben. An der Hand dieser Untersuchungen entwickelten sich die Begriffe von dem Elasticitätscoefficienten und dem Elasticitätsmodulus. Man fand, dass die elastische Verlängerung dem angehängten Gewichte und der Länge des Stabes direct proportional, dem Querschnitt desselben umgekehrt proportional ist (vgl. Müller-Pfaundler). Wenn wir mit d die Verlängerung bezeichnen, welche ein Stab von der Länge l und dem Querschnitt f durch ein Gewicht p erfährt, so finden wir, dass $d = npl / f$ ist, wo n einen constanten Factor darstellt, der für jede Substanz einen besonderen Werth hat. Eben dieser Werth n heisst Elasticitätscoefficient; offenbar ist $n = df / pl$. Setzt man $f = 1$, $p = 1$ und $l = 1$, so ergiebt sich, dass der Elasticitätscoefficient die elastische Verlängerung ausdrückt, welche auf die Einheit der Körperlänge entfällt, wenn der Querschnitt des Stabes und die Belastung $= 1$ sind. Dem Elasticitätsmodulus entspricht ein dem Coefficienten entgegengesetzter Werth, d. h. $1 / n$. Aus der früheren Gleichung wird ersichtlich, dass $1 / n = pl / df$ ist. Nimmt man an, dass l, f und $d = 1$ sind, so erhalten wir $1 / n = p$. Der Elasticitätsmodulus ist also das Gewicht, welches nöthig ist, um den Stab von der Länge 1 und dem Querschnitt 1 auf das Doppelte auszuziehen. Die Elasticität eines Körpers ist demnach desto höher, je geringer ihr Coefficient und je grösser ihr Modulus ist; auch sieht man leicht ein, dass die Dehnbarkeit, im landläufigen Sinne dieses

Wortes, umso bedeutender wird, je grösser der Elasticitätscoefficient und je kleiner der Elasticitätsmodulus ist. Es muss noch hinzugefügt werden, dass manche Autoren statt der Bezeichnung Elasticitätscoefficient den Ausdruck Dehnungscoefficient gebrauchen, den Elasticitätsmodulus aber Elasticitätscoefficient nennen (vgl. Tschirjew).

Schon W. Weber hat behauptet, dass in Bezug auf die organisirten Körper das allgemeine Gesetz, wonach die Dehnung der Spannung, resp. der Belastung proportional ist, manche Einschränkungen zu erfahren habe. Aus den Beobachtungen von W. Weber an Seidenfäden ergiebt es sich, dass die Dehnung langsamer anwächst, als die Spannung. Dieser W. Weber'sche Satz wurde nachträglich durch die Untersuchungen von Wertheim vollauf bestätigt; Letzterer studirte die Elasticitätserscheinungen an verschiedenen thierischen Geweben, unter Anderem auch an Arterien. Bei graphischer Aufzeichnung der fraglichen Erscheinungen hat man gefunden, dass die Curve, die der Verlängerung entspricht, den Charakter einer Hyperbel zur Schau trägt, deren Concavität der Abscisse zugekehrt ist. Aus den Arbeiten von W. Weber und Wertheim ist es ferner bekannt, dass bei den thierischen Geweben primäre Dehnung von der secundären oder der sog. elastischen Nachwirkung zu unterscheiden ist. Schliesslich hat Wertheim auch die interessante Thatsache festgestellt, dass die elastischen Eigenschaften der Arterien selbst einige Zeit nach dem Tode unverändert bleiben. Diese Aussage wurde später von Luck vertheidigt, welcher sich dahin äussert, dass die Fäulniss nur in geringem Grade die Elasticität der ausgeschnittenen Arterien beeinflusst, und zwar dieselbe ein wenig vergrössert. Gegenwärtig werden die soeben aufgezählten Schlussfolgerungen W. Weber's und Wertheim's allen Erwägungen, die sich auf die Elasticität thierischer Gewebe beziehen, zu Grunde gelegt, nachdem die von Wundt ausgesprochenen Bedenken Volkmann widerlegt hat. Noch sei es notirt, dass nach Moens die Elasticität der Aorta bei einer und derselben Belastung sowohl in Quer-, als auch in Längsrichtung dieselbe ist.

Ausser der Grösse der Elasticität, welche im Elasticitätscoefficienten und -Modulus zum Ausdrucke gelangt, unterscheidet man noch die Vollkommenheit, resp. Unvollkommenheit der Elasticität. Wir erklären die Elasticität in denjenigen Fällen für vollkommen, wo der gegebene Körper nach Beseitigung der äusseren Einwirkung seine ursprünglichen Dimensionen wiedererreicht; umgekehrt, wir betrachten den Körper als unvollkommen elastisch, wenn er in Folge von Dehnung, Torsion u. s. w. bleibende Veränderungen erfährt. Doch vergesse man nicht, dass sowohl die vollkommen als auch die unvollkommen elastischen

Körper, sobald sie über eine gewisse Grenze hinaus gedehnt werden, die Fähigkeit einbüssen zur Norm zurückzukehren; die Elasticität ersterer Körper kann demnach nur innerhalb gewisser Grenzen als eine vollkommene gelten. Bei sehr grosser Belastung erfolgt die vollständige Continuitätstrennung oder Zerreissung; dabei erweist sich nicht allein die Grenze der Elasticität, sondern auch diejenige der Cohäsion überschritten (nach GRÉHANT und QUINQUAUD ist zur Zerreissung der Hundeaorta eine Kraft nöthig, welche den Blutdruck in demselben Gefässe 35 bis 36 Mal übertrifft).

Beim Studium elastischer Eigenschaften der Gefässwände wurden verschiedene Verfahren eingeschlagen. Die einen Beobachter, wie z. B. POLOTEBNOW, ISRAEL u. A., haben Gewichtsextension benutzt. An beiden Enden eines Arterienstückes von gewisser Länge werden starke Fäden befestigt; mittels einer dieser Ligaturen bindet man die Gefässwand an ein unbewegliches Häkchen fest, die andere Ligatur dient zum Anhängen von Gewichten. Mit Hilfe der in Centimeter und Millimeter eingetheilten Scala wird bestimmt, um wie viel sich die Arterie bei dieser oder jener Belastung verlängert und um wie viel sie sich bei Entlastung retrahirt. Andere Forscher — THOMA und seine Schüler (N. KÄFER, LUCK) — hielten für zweckmässiger die Veränderungen des Querdurchmessers der Gefässe bei verschiedener Steigerung des Binnendruckes zu messen. Ein Stück Arterienrohr wird an zwei Canülen in senkrechter Lage fixirt, wozu ein besonderes Gestell dient. Die eine von den Canülen verbindet durch Gummischlauch das Gefässlumen mit dem Luftbehälter, welcher seinerseits mit der Luftpumpe im Zusammenhange steht. Die andere Canüle kann nach Belieben geschlossen werden. Das zu untersuchende Arterienstück wird, um vor Austrocknung geschützt zu werden, in eine feuchte Kammer mit Glaswänden gebracht. Zum Ablesen der Veränderungen, die der Querdurchmesser erleidet, benutzt man das Fernrohr; das Gefässstück selbst lässt sich mit Hilfe eigens dazu modificirten Schlittenmikrotoms von THOMA verschieben. Die einschlägigen Versuche haben gezeigt, dass vor dem Eintreiben der Luft die Arterie in eben merkliche Spannung zu versetzen ist.

Sinnfällige Störungen in der Elasticität der Gefässwände finden wir bei demjenigen complicirten und so häufig zu beobachtenden Processe, welcher bereits von LOBSTEIN Arteriosclerose benannt wurde. Dieser Vorgang wird von morphologischer Seite in der pathologischen Anatomie erörtert (vgl. die zusammenfassenden Berichte von MARCHAND und von BIRCH-HIRSCHFELD; unter den neueren Arbeiten ist die SILBERMANN'sche zu verzeichnen); ich werde mich auf den Hinweis beschränken, dass bei Arteriosclerose in den Arterienwänden, und ganz vorzüglich in der Intima derselben, progressive und regressive Umwandelungen vor sich gehen, die nicht selten zur Ablagerung von Kalksalzen oder Bildung von Kalkplättchen und zum ulcerativen Zerfall (Atheromatose) führen. Nicht alle Abschnitte des Gefässsystems werden von Arteriosclerose gleich oft heimgesucht; am häufigsten wird der Aortenbogen befallen, darauf folgen: die Theilungsstelle der Bauchaorta, die Brustaorta, die Milzarterie, die Bauchaorta, die Oberschenkelarterien mit ihren Zweigen u. s. w. (vgl. übrigens die Untersuchungen E. Mehnert's, welcher die topographische Verbreitung der knotigen und der diffusen Arteriosclerose studirte: der ersteren begegnet man hauptsächlich in der Aorta und ihren grossen Aesten, der anderen — in den Arterien der Extremitäten). Das Lebensalter anlangend, so wurde Arteriosclerose bei Kindern und jugendlichen Subjecten nur äusserst selten beobachtet — dieser Process gehört vorwiegend dem hohen und dem spätesten Lebensalter an. Man würde indessen irren, wollte man glauben, dass es keine Greise ohne Arteriosclerose giebt. Bamberger versichert, dass er wiederholt ganz gesunde Arterien bei 90jährigen Individuen sah; auch Ducheck erwähnt einer fast 100 Jahre alten Frau, deren Arterien normales Aussehen boten. Hervorzuheben ist die Beobachtung von Harvey, welche einen 153jährigen Mann betrifft, bei dem eine Verknöcherung der Arterien fehlte; von eben solchem Interesse ist die in ihrem 161. Lebensjahre gestorbene Negerin — die Arterien derselben waren nicht einmal rigid (Bamberger, Ducheck u. A.; dieser letzte Fall erregt jedoch manche Bedenken). Es wäre ebenfalls gewagt zu behaupten, dass das jugendliche Alter von Arteriosclerose absolut frei ist. Es genügt die Beobachtung Joung's anzuführen, der bei einem 15 Monate alten Kinde Arteriosclerose der *A. temporalis* constatirte (Lobstein). Ich mache Sie deshalb mit dieser Casuistik bekannt, damit Sie sich nicht verleiten lassen, sämmtliche senile Veränderungen der Arteriosclerose allein zur Last zu legen, wie das von Manchen gethan wird. Ueber die Aetiologie der Arteriosclerose ist nichts Sicheres ermittelt worden. Die Erfahrung lehrt, dass Arteriosclerose, die, wie gesagt, so oft bei Greisen anzutreffen ist (Demange, Kadian u. A.), sich gar nicht selten bei chronischem Alkoholismus, bei chronischer Bleivergiftung und bei harnsaurer Diathese entwickelt; auch wissen wir, dass einige Infectionskrankheiten, wie Gelenkrheumatismus, Endocarditis, Abdominaltyphus, Scharlach, Syphilis (Heubner, Friedländer) und Lungenschwindsucht (Ippa), Arteriosclerose verursachen können.

Was die Elasticität sclerotischer Gefässe betrifft, so wollen wir zuvörderst einige Befunde POLOTEBNOW's heranziehen. Beim Vergleich der unteren (7 cm langen) Drittel der Femoralarterien von zwei Subjecten — einem 54jährigen mit Arteriosclerose behafteten und einem 20jährigen an käsiger Pneumonie gestorbenen — sind unter Anderem die nachstehenden Zahlen ermittelt worden:

Belastung.	I.		II.	
	Verlängerung in Folge der Belastung.	Verkürzung nach Entlastung.	Verlängerung.	Verkürzung.
20 gr	7,5 cm	7,0 cm	8,1 cm	7,0 cm
50 „	7,6 „	7,2 „	9,5 „	7,0 „
100 „	7,8 „	7,3 „	10,9 „	7,0 „
200 „	8,0 „	7,5 „	12,5 „	7,5 „
500 „	8,5 „	7,7 „	14,1 „	7,9 „
1000 „	9,3 „	8,3 „	15,4 „	8,0 „
1500 „	9,7 „	8,6 „		

Aus dieser Tafel ist zu ersehen, dass das sclerosirte Gefäss weniger dehnbar ist, als das verhältnissmässig intacte. Man könnte daher behaupten, dass im vorliegenden Falle der Elasticitätscoefficient kleiner ist als in der Norm. — Derselbe Forscher war bemüht, die Dehnbarkeit der Arterien beim wechselnden Binnendruck zu bestimmen. Der Versuch wurde folgendermaassen angestellt: man bindet das eine Ende des ausgeschnittenen Arterienstückes fest zu und setzt das andere auf die untere Mündung einer Bürette auf, in welche allmählich Quecksilber eingegossen wird. Es ergab sich dabei, dass die Arterie, deren Wände in Folge von Erkrankung der Intima mehr oder weniger gleichmässig verdickt sind, den Druck von 20 bis 25 cm *Hg* erträgt; bei einer Quecksilbersäule von 28 bis 30 cm Höhe reissen die Intima und die Media ein und das Quecksilber beginnt durch die Externa zu sickern. Waren in der Arterie ein oder mehrere sclerotische Plättchen vorhanden, so konnten die Wände eines solchen Gefässes kaum den Druck von 15 cm *Hg* aushalten. Vor dem Einreissen liess sich hier nicht die geringste Zunahme des Querdurchmessers der Arterie wahrnehmen. Bei Distension einer Arterie mit Quecksilber, deren äussere Haut schwielig und verdickt, deren Intima und Media aber atrophisch erschienen, ist gefunden worden, dass ein solches Gefäss dem Drucke von 120 cm *Hg* Stand zu halten vermag.

Ferner sind die Beobachtungen von HILLER und ISRAEL zu verzeichnen. Der Erstere berichtet, dass sowohl die Dehnbarkeit der Aorta, als auch ihre Retractionsfähigkeit (nach Durchschneidung des isolirten Gefässes) mit dem Alter geringer werden. Der Zweitgenannte, der die Dehnbarkeit der Aortenwand mittels Belastung eines (5 mm breiten und 5 cm langen) Stückes derselben prüfte, hat dargethan, dass die Dehnbarkeit bei Potatoren und Nephritikern kleiner, bei Chlorotischen beider Geschlechter aber grösser als unter normalen Verhältnissen ist.

Am sorgfältigsten wurde in den letzten Jahren die Elasticität der Gefässwände bei Arteriosclerose von THOMA, KÄFER und LUCK untersucht. Die wesentlichsten Ergebnisse dieser Beobachter sind folgende: 1) Die Entwickelung der primären Arteriosclerose hält in verschiedenen Abschnitten des Aortensystems meistentheils nicht gleichen Schritt. 2) Gleichzeitig mit dem ersten Auftreten der bindegewebigen Verdickung und der Verfettung in der Intima einzelner Gefässe sind in anderen Gefässbezirken Verminderung der Elasticität und Schwächung der Wand wahrzunehmen, und zwar auch dort, wo keine merklichen anatomischen Veränderungen stattgefunden haben. 3) Die Schwächung der Gefässwand wird noch bedeutender, sobald sich *in loco* (d. h. im Gefässe, dessen Dehnbarkeit erprobt wird) die ersten Anzeichen der bindegewebigen Verdickung der Intima vorfinden; in dieser Erkrankungsperiode kommt es am leichtesten zur Bildung sackförmiger Ausbuchtungen, resp. arteriosclerotischer Aneurysmen. 4) Bei weiterem Fortschreiten der Arteriosclerose, zur Zeit, wo die Intima in lebhafter Wucherung begriffen ist, wird die Gefässwand, die entsprechende pathologisch-anatomische Veränderungen bietet, wieder gefestigt und zeigt eine höhere Elasticität; selbstverständlich vermindert sich nunmehr die Gefahr der Bildung eines Aneurysma, es stellen sich aber Hindernisse für die Blutbewegung ein, d. h. es werden Bedingungen gegeben für den langsamen Puls und die Hypertrophie des linken Ventrikels. 5) Die Schwächung der Gefässwände, die Steigerung ihrer Dehnbarkeit und die damit einhergehende Verminderung der Elasticität kann bei den verschiedensten Ernährungsstörungen, wie z. B. bei Krebskachexie, bei acuter Miliartuberculose, bei septischen Processen u. s. w. vorkommen. 6) Auch die Vollkommenheit der Elasticität erleidet bei Arteriosclerose Veränderungen — im Allgemeinen, je höher die Elasticität, um so vollkommener ist dieselbe, und umgekehrt. 7) In symmetrischen Körpertheilen werden die Arterien nicht immer in demselben Maasse von der Sclerose betroffen; sehr oft ist die Elasticität gleichnamiger Arterien verschieden. Auf Grund des Angeführten ist THOMA geneigt zu glauben, dass die Ursache der primären Arteriosclerose in primärer Schwächung der Gefässwand zu suchen ist; in

Folge dieser Schwächung erweitern sich die Gefässe, was zur compensatorischen Wucherung der Intima und zur Herstellung des ursprünglichen Kalibers führt. Verhält sich die Sache in angegebener Weise, so kann man wohl voraussetzen, dass auch die vasomotorischen Störungen, welche die Schwächung der Media bedingen, mit der Zeit Arteriosclerose hervorzurufen vermögen. Eine eben solche compensatorische Verdickung der Intima wurde von Thoma bei allen wahren Aneurysmen constatirt. Was die secundäre Arteriosclerose anbetrifft, so sind bei derselben nach Thoma die compensatorischen Veränderungen ebenfalls ausschlaggebend; der Unterschied besteht darin, dass die Erweiterung des Gefässes hier nicht in Folge der primären Schwächung der Gefässwand, sondern deshalb auftritt, weil die Hindernisse in der Peripherie angewachsen sind.

Wie lehrreich diese am pathologisch-anatomischen Material gesammelten Erfahrungen auch sein mögen — wir sehen, dass bei Arteriosclerose die Elasticitat der Gefässwände sich anfangs vermindert, und darauf zunimmt — so muss doch zugestanden werden, dass wir von der endgültigen Lösung der Fragen über die Arteriosclerose noch weit entfernt sind. Es wäre wünschenswerth, auch diese Gruppe von Störungen der experimentellen Untersuchung zu unterwerfen. Einige in dieser Richtung vorgenommenen Arbeiten lassen hoffen, dass das Experiment sich bei dieser Gelegenheit in üblicher Weise bewähren wird. Die Versuche von Lewaschew, welcher den Ischiadicus bei Hunden mittels eingenähter, mit verschiedenen Substanzen getränkter Fäden während einer längeren Zeit reizte, machen es wahrscheinlich, dass Veränderungen in den Gefässwänden von sclerotischem Charakter durch Vermittelung des Nervensystems künstlich zu erzeugen sind. Derselbe Beobachter hat Veränderungen in der Elasticität der Gefässwände erhalten, nachdem er den Blutdruck dauernd zum Steigen brachte. Künftige mit möglichst präcisen Messungen einhergehende Versuche werden zweifellos zeigen, inwiefern das klinische Bild der Arteriosclerose auf dasjenige Grundmoment bezogen werden darf, auf welches Thoma hindeutet, und in welchem Maasse Huchard u. A., die die vasomotorische Innervation bei Arteriosclerose verantwortlich machen, Recht haben. Meinerseits möchte ich gegen die einheitliche Aetiologie der Arteriosclerose einige Bedenken aussprechen. Sowohl die Zeit des Auftretens, als auch der Entstehungsort, die Verbreitungsweise der Erkrankung, der Charakter localer Affectionen, die Eigenschaften secundärer Veränderungen und die anamnestischen Daten (man vergesse nicht die Erblichkeit) — all' dieses ist zu complicirt und zu mannigfaltig, um in den Rahmen irgend welcher, aus einem einzigen ätiologischen Principe abgeleiteten Theorie gezwängt zu werden. Die weitere Entwickelung der entsprechenden Erwägungen halte ich übrigens für nicht angezeigt, da wir uns nicht für Arteriosclerose als solche, sondern für die Veränderungen in der Elasticität, welche eine typische Erscheinung der Arteriosclerose sind, interessiren.

Welche Folgen hat nun die Arteriosclerose? Es zweifelt wohl Niemand daran, dass die verminderte Dehnbarkeit der Gefässwände die Bedingungen, unter welchen das Herz arbeitet, wesentlich verändert. Damit erklärt sich die bei Arteriosclerose auftretende Herzhypertrophie. In demselben Maasse, wie die degenerativen Veränderungen im Herzmuskel Platz greifen, machen sich die Erscheinungen der Arhythmie geltend, welche ihrerseits verschiedenartige functionelle Störungen bedingen. Angesichts des über die Häufigkeit der Arteriosclerose im Greisenalter Gesagten ist es begreiflich, warum die Arhythmie zu den häufigsten Kennzeichen des hohen Alters gehört. In dieser Beziehung will ich mich auf die Beobachtungen von KADIAN berufen, welcher auf Grund eines umfangreichen Materials (die Greise der städtischen Versorgungshäuser in St.-Petersburg) zur Ueberzeugung kam, dass sowohl die Arteriosclerose, als auch die Arhythmie mit den Jahren an Häufigkeit zunehmen. Das Herz der Greise wurde gar nicht so selten auch der pathologisch-anatomischen Analyse unterzogen; es sei hier eine der neuesten Arbeiten erwähnt, und zwar diejenige von HAUSHALTER, welcher unter Anderem festgestellt hat, dass die Atheromatose der Kranzgefässe im späten Lebensalter fast constant vorkommt. Selbstverständlich kann die Affection der Kranzgefässe des Herzens nicht ohne Folgen für den Herzmuskel bleiben, wie das bereits früher erörtert wurde. Ueber die Entwickelung von Aneurysmen haben wir schon einige Worte gesagt. Es erübrigt noch hinzuzufügen, dass Gefässe, welche verkalkt und atheromatös entartet sind, recht häufig brüchig erscheinen, weshalb leicht Blutungen stattfinden, sobald der Binnendruck in den Gefässen aus dieser oder jener Ursache die Norm erheblich übersteigt; auch ist der Zustand der Muskelschicht nicht ausser Acht zu lassen (KÖSTER). Je nach der Qualität des Organs, können die Störungen dabei sehr verschieden sein; es genügt der Hinweis auf die cerebralen Hämorrhagien, welche schon aus dem Grunde eine specielle Beachtung verdienen, weil die arteriosclerotischen Veränderungen im Gebiete des *Circulus arteriosus Willisii* überaus oft angetroffen werden (MEHNERT). In Bezug auf die Frage über die sog. miliären Aneurysmen finden wir werthvolle Angaben bei CHARCOT und BOUCHARD. Schliesslich ist es klar, dass je nach der Localisirung der Arteriosclerose die Ernährung der betreffenden Organe leidet, welche demgemäss degenerativen und anderen Veränderungen anheimfallen. So erscheint die Leber schlaff und atrophisch, die Milz verkleinert, ihre Kapsel verdickt und geschrumpft; die Nieren werden atrophisch und weisen interstitiell-parenchymatöse Veränderungen auf, u. s. w. (QUINCKE). Man muss aber im Auge behalten, dass der Grad der Veränderungen in den Organen bei weitem nicht immer der Intensität der Erkrankung zuleitender Gefässe entspricht.

Ein der Arteriosclerose analoger Process kommt häufig auch in den Venen vor. Dies ist die sog. Phlebosclerose. Nach SACK erkranken die Venen der unteren Extremitäten häufiger und stärker, als diejenigen der oberen. MEHNERT giebt an, dass in der Regel eine Correlation zwischen der Erkrankung der Venen und der Arterien besteht; er glaubt ferner, dass auch die Phlebosclerose, der Arteriosclerose gleich, bald primär, bald secundär anhebt und dass der Process entweder vorwiegend den diffusen oder aber den knotigen Charakter zur Schau trägt.

Eine zweite wichtige Eigenschaft der Gefässwände ist ihre Contractilität. Dieselbe ist eine rein vitale Erscheinung, welche von der activen Thätigkeit contractiler in den Gefässwänden gelegener Muskelelemente abhängt. S. MAYER behauptet sogar, dass ein jedes Gefäss aus zwei Theilen zusammengesetzt wird: aus dem sog. Zell- und Grundrohr. Das erstere besteht aus endothelialen Zellen; die Elemente des zweiten sind musculärer Natur. Ist diese Behauptung zutreffend, so wäre die von den Muskelkräften abhängige Contractilität dem ganzen Gefässsysteme eigen (S. MAYER hat seine Untersuchungen an der *Membrana hyaloidea* des Froschauges ausgeführt). Wie es dem auch sei, von der Contractilität der Gefässwände wird ihr Tonus bedingt, welcher unter dem Einflusse der vasomotorischen Nervenapparate steht. Bekanntlich unterscheidet man gegenwärtig zwei Gruppen der Vasomotoren. Die gefässverengernden Nerven (*Vasoconstrictores*) bewirken eine Verkleinerung der Gefässlumina, was besonders deutlich an kleinen Arterien zu sehen ist; die gefässerweiternden Nerven (*Vasodilatatores*) sind im entgegengesetzten Sinne thätig, indem sie die Fähigkeit der Gefässwände dem Blutdrucke zu widerstehen herabsetzen. Es werden ferner vasomotorische Apparate zugegeben, die den Venen vorstehen (DURDUFI); man verfügt z. B. über Beobachtungen, welche zu Gunsten der vasomotorischen Innervation eines so wichtigen Gefässes, wie *V. portae*, sprechen (E. P. MALL). Auch die centralen vasomotorischen Apparate wollen wir nicht übersehen; der wichtigste von ihnen ist im verlängerten Marke gelegen. Vasomotorische Centren zweiter Ordnung sind in der grauen Substanz des Rückenmarks enthalten (Smirnow, Roschansky; vgl. übrigens Aducco). Die Existenz vasomotorischer Centren dritter Ordnung, die in Gefässwänden selbst liegen sollen, suchte man ebenfalls wahrscheinlich zu machen. Das Spiel dieser letzteren Centren kann an ausgeschnittenen Organen verfolgt werden. Lässt man durch die Gefässe einer ausgeschnittenen Niere Blut strömen, so bemerkt man Schwankungen im Gefässkaliber; es ist zu beachten, dass beim Durchleiten venösen Blutes eine Reizung der vasoconstrictorischen Apparate stattfindet. Wir ersehen daraus, dass der Bewegung des venösen Blutes die Gefässe grösseren Widerstand leisten, als dem arteriellen Blute (C. Ludwig). Unwillkürlich drängt sich die Frage auf: soll man hierin nicht eine der Ursachen derjenigen Ernährungsstörungen erblicken, welche bei Leuten, die an Dyspnoë leiden, beobachtet werden (Landois)? Das vasomotorische Hauptcentrum, das im verlängerten Marke ermittelt wurde, ist kein einheitliches, unzerlegbares Gebilde. Vieles veranlasst uns zu glauben, dass dasselbe aus einer Anzahl von Ganglienapparaten besteht, von denen jeder einen ganz bestimmten Körpertheil besorgt (das Centrum der Lebergefässe, das Centrum der Nierengefässe). Auch das Grosshirn kann auf die vasomotorischen Apparate seinen Einfluss entfalten, wie das sich z. B. aus dem Erblassen und dem Erröthen bei psychischen Einwirkungen ergiebt. In der grauen Substanz der Grosshirnrinde beim Hunde (im Gebiete der *Sulci cruciati*) befindet sich eine begrenzte Stelle, deren electrische Reizung das Absinken der Temperatur in den Extremitäten der entgegengesetzten Körperseite hervorruft, welche Erscheinung mit der veränderten Blutfüllung der Gefässe in Zusammenhang gebracht wird; bei Zerstörung der genannten Stelle treten umgekehrte Verhältnisse ein (Eulenburg und Landois). Die Vermuthung liegt nahe, dass von obigem Gebiete Nervenfasern zum vasomotorischen Centrum im verlängerten Marke verlaufen (die Reizung der Hirnschenkel ruft Zusammenziehung der Gefässe hervor). Es ist nicht zu verkennen, dass der Gefässtonus nicht nur von den Nerven-, sondern auch von den Muskelapparaten selbst, welche in den Gefässwänden untergebracht sind, abhängig ist. In allen den Fällen, wo Muskelelemente der Media atrophisch werden, müssen die vasomotorischen Effecte leiden, und der Gefässtonus erweist sich als herabgesetzt. Schliesslich sind uns Thatsachen bekannt, welche die Existenz besonderer vasosensibler Vorrichtungen darzuthun geeignet sind (P. Heger, Thoma).

Indem wir uns zu den Störungen in der Gefässcontractilität wenden, erfahren wir zunächst, dass der Gefässtonus unter pathologischen Verhältnissen entweder steigt oder sinkt; ferner ist es nothwendig, die localen Störungen von den mehr oder weniger allgemeinen zu unterscheiden.

Die allgemeine Steigerung des Gefässtonus hängt ab von der Erregung des in der *Medulla oblongata* gelegenen vasomotorischen Centrums. Bei Reizung desselben erfolgt Verengerung der kleinen Arterien in sehr vielen Körperprovinzen, was zum Anwachsen des mittleren Blutdruckes führt, wobei die Venen und das Herz etwas anschwellen (vgl. Slavjansky, Waller u. A.). Die allgemeine Abnahme des Tonus wird durch Lähmung des genannten dominirenden Centrums bedingt. Es ist selbstverständlich, dass dabei der mittlere Blutdruck, je nach dem Grade der Arterienerweiterung, mehr oder weniger sinken muss. Die centralen Apparate werden entweder direct oder reflectorisch erregt (manche Angaben über die vasomotorischen Reflexe beim Menschen finden wir in den Arbeiten von Manasseina, Fano, Maragliano und Lusona). Die directe Erregung des vasomotorischen Centrums geschieht bei verändertem Gasgehalte des Blutes, welches das verlängerte Mark durchströmt. Bei Apnoë befindet sich das Centrum im Zustande der minimalen Erregung; bei Erstickung und beim Einathmen einer an Kohlensäure sehr reichen Luft steigt die Venosität des Blutes und die Erregung des vasomotorischen Centrums erreicht den höchsten Grad. Zu ähnlichem Resultate führt der plötzliche Blutmangel (Ischaemie) in der *Medulla oblongata* nach Unterbindung beider Carotiden und Subclavien (resp. *Aa. vertebrales*) (Nawalichin u. A.) und die rasch eintretende Blutstauung in den Hirngefässen (bei venöser Hyperaemie). Directe Reizung des vasomotorischen Centrums erhält man ausserdem bei manchen Vergiftungen, wie z. B. mit Strychnin (R. Richter, S. Mayer); auf ähnliche Weise wirkt das Nicotin (Surminsky) und die Calabarbohne (v. Bezold, Götz). Tritt der Tod ein, so nimmt die Venosität des Blutes rasch zu; daraus wird ersichtlich, warum bei Leichen die Arterien leer sind — das sämmtliche Blut wird in die Capillaren und die Venen verdrängt. Was die reflectorische Erregung des vasomotorischen Centrums anbetrifft, so verdient vom Standpunkte der allgemeinen Pathologie ganz vorzügliche Betonung die Thatsache, dass bei Reizung sensibler Nerven die Erregbarkeit des vasomotorischen Centrums nach zwei Richtungen hin verändert wird. Man nimmt an, dass in den genannten Nervenstämmen sowohl pressorische als auch depressorische Leiter vorhanden sind. Die Reizung der ersteren bedingt eine Contraction der Gefässe, die Reizung der zweiten setzt die Erregbarkeit des vasomotorischen Centrums herab, was eine Dilatation der Gefässe mit Herabsinken des Blutdruckes zur Folge hat. Als Beispiel depressorischer Fasern mag der uns wohlbekannte *N. depressor vagi* dienen (C. Ludwig, Cyon). Die Untersuchungen von Lovén zeigen, dass bei Reizung eines beliebigen sensiblen Nerven zunächst die pressorische und erst nachträglich die depressorische Wirkung zum Ausdrucke kommt (vgl. auch die Versuche von Dastre und Morat). Bei schwacher electrischer Reizung der Haut hat O. Naumann am Mesenterium, an den Lungen und an der Schwimmhaut des Frosches Gefässverengerung beobachtet; bei starker Reizung war das Gegentheil zu sehen.

Alles, was über die Veränderungen im Gefässtonus, insofern dieselben vom vasomotorischen Hauptcentrum abhängen, geäussert wurde, lässt sich *mutatis mutandis* auf die übrigen vasomotorischen Centralapparate übertragen. Es ist übrigens einleuchtend, dass wir im Allgemeinen um so geringere Effecte zu erwarten haben, je kleiner die Gefässprovinz ist, auf welche sich der Einfluss der untergeordneten Centralapparate erstreckt.

Als wir von den allgemeinen Störungen im Gefässtonus sprachen, wählten wir zum Ausgangspunkte die Veränderungen in den vasomotorischen Centren, welche zu den Vasoconstrictoren in Beziehung stehen. Diese Centren können des Näheren als gefässverengernde Centren oder als Centralapparate für die Vasoconstrictoren bezeichnet werden. Das dominirende Centrum in der *Medulla oblongata,* von dem die Rede war, erscheint demnach als Hauptcentrum für die Vasoconstrictoren. Der centrale Apparat für die Vasodilatatoren wird gleichfalls in die *Medulla oblongata* verlegt, doch ist das Vorhandensein eines solchen noch nicht mit Sicherheit erwiesen. Diesem Centrum würde antagonistische Bedeutung mit Hinsicht auf das gefässverengernde Centrum zukommen. Die tonische Erregung des gefässerweiternden Centrums wird bestritten.

Zur allgemein-pathologischen Untersuchung des Gefässtonus benutzen wir meistentheils dieselben Vorrichtungen, deren auch die Physiologen sich bedienen. Die erste Stelle gebührt dem Ludwig'schen Kymographion mit seinen zahlreichen Modificationen; ferner sind die Apparate von Fick und Hürthle zu nennen. Alle diese Vorrichtungen bezwecken die Registrirung des Blutdruckes. Aus leicht begreiflichen Gründen sind diejenigen Ergebnisse ganz besonders werthvoll, welche man nach Ausschaltung der cerebro-spinalen Herznerven erhält (Johansson). Manche Schlüsse über den Blutdruck und den Gefässtonus beim Menschen gestattet das Sphygmomanometer von v. Basch, welches, dem Marey'schen Sphygmographen gleich, in den Kliniken immer mehr und mehr Anwendung findet (Potain, v. Maximowitsch und Rieder). Der Seitendruck in den Arterien mittleren Kalibers beträgt beim Menschen 100—160 ^{mm} *Hg* (Albert); in der Carotis des Hundes erreicht der Blutdruck die Höhe von 150 mm *Hg*, und in der Aorta des Frosches diejenige von 22—28 mm. Abgesehen von der directen Bestimmung des Blutdruckes, wird über den Gefässtonus bald aus der Temperatur des gegebenen Körpertheiles, bald aus der Masse des Blutes, welche in der Zeiteinheit ein Gefäss passirt, geurtheilt. Alle diese Verfahren sind indessen von geringerem Werthe und können nicht die directe manometrische Messung ersetzen. Sofern man beim Studium des Gefässtonus in die Blutdruckschwankungen als solche Einsicht zu gewinnen sucht, dürfen auch einfache mechanische Einwirkungen benutzt werden, welche eine Zu- oder Abnahme des Blutdruckes hervorrufen. In dieser Beziehung verdient der LUDWIG'sche Aortenkatheter notirt zu werden. Derselbe besteht aus einem Stück gewöhnlichen elastischen Katheters mit dem daran befestigten metallischen Hahn; an den elastischen Katheter bindet man einen kurzen Gummischlauch, dessen freies Ende durch eine Metallolive geschlossen ist. Dieses Instrument, mit einem Mandrin versehen, wird durch die linke Subclavia in die Brustaorta vorgeschoben. Nachdem man den Mandrin entfernt hat, wird der Katheter mit indifferenter Kochsalzlösung gefüllt, wobei sich der Gummischlauch ausdehnt und das Aortenlumen vollkommen verlegt; dann wird der Hahn zugedreht. Diese kleine Vorrichtung habe ich bereits in der ersten Vorlesung erwähnt.

Alle die Thatsachen, auf welche ich oben hingewiesen habe, als es sich um directe und reflectorische Erregung der vasomotorischen Centren handelte, bewahren zweifelsohne auch in pathologischen Fällen ihre Bedeutung. Schmerzreize, Vergiftungen, dyspnoëtische Zustände u. s. w. gehören ebenso ins Gebiet der Physiologie als der Pathologie. Es wäre indessen hier nicht am Platze, die verschiedenen speciellen Erkrankungen, bei denen der Gefässtonus steigt oder sinkt, einzeln aufzuzählen, da unsere Aufgabe nur im Aufsuchen der Grundmechanismen besteht.

Was für Folgen hat denn die allgemeine Zunahme des Gefässtonus für den Organismus? Man begreift leicht, welche Gefahren den Körper dabei bedrohen. Stellen Sie sich einen Kranken vor, dessen Gefässwände in dieser oder jener Körperprovinz verändert sind; zweifelsohne werden bei allgemeiner Steigerung des Gefässtonus, die bald durch psychische Erregung, bald durch Schmerzempfindungen, bald durch Alkoholgenuss erzeugt wird, die afficirten Gefässe Neigung zum Einreissen verrathen. Dasselbe lässt sich beobachten, wenn bei besagtem Kranken die Steigerung des Blutdruckes aus irgend welchen anderen Ursachen zu Stande kommt; es genügt schon an die Ueberfüllung des Gefässsystems und die Zunahme der

Herzarbeit zu erinnern. — Was die allgemeine Verminderung des Gefässtonus anbetrifft, so scheint dieselbe beim sog. Shock der englischen Autoren maassgebend zu sein (vgl. FISCHER). Beim Shock nimmt man Lähmung des vasomotorischen Hauptcentrums an, die zur Gefässerweiterung und jäher Druckabnahme führt; der Puls wird frequent, weich und klein. Die psychische Thätigkeit sinkt, das Muskelsystem erschlafft. Die von Shock Betroffenen gehen oft in Folge von Circulationsstörungen zu Grunde. Shock ereignet sich bei eingreifenden Operationen, vor Allem aber bei denjenigen an Baucheingeweiden, ferner bei Verletzungen der Hoden u. s. w. Dem Gesagten gemäss, müssen in allen diesen Fällen die depressorischen Fasern mit im Spiele sein. Vom Shock werden am häufigsten Individuen mit krankhaft erregbarem und schnell erschöpfbarem Nervensystem heimgesucht. Es ist recht wahrscheinlich, dass ausser der Lähmung des vasomotorischen Centrums dabei auch andere Factoren betheiligt sind: wir wissen z. B., dass beim Shock nicht selten eigenartige Störungen in der Schweissabsonderung wahrgenommen werden, was mit Lähmung des vasomotorischen Centrums nicht ohne Weiteres zu erklären ist; ferner hat man mehrfach an Versuchsthieren constatirt, dass bei verschiedenen traumatischen Einwirkungen auf die Baucheingeweide Parese der hinteren Extremitäten als Theilerscheinung von Shock auftritt. Hier möchte ich einige Worte über die Befunde von SPANBOCK sagen. Derselbe untersuchte an Hunden die Erregbarkeit der motorischen Rindencentren bei künstlich gesteigertem und herabgesetztem Blutdrucke. Die Steigerung des Blutdruckes wurde durch das Einführen des Aortenkatheters erzielt, die Herabsetzung desselben — durch Reizung des peripherischen Vagusstumpfes. Es zeigte sich, dass zur Auslösung des minimalen Bewegungseffectes von der Hirnrinde aus bei gesteigertem Blutdrucke eine schwächere Reizung nöthig ist, als unter normalen Verhältnissen; setzt man den Blutdruck herab, so werden die Bedingungen, unter welchen der minimale Bewegungseffect zu Tage tritt, im entgegengesetzten Sinne verändert. Die Analyse der bezüglichen Erscheinungen lehrt, dass wir in diesem Falle, wenigstens der Hauptsache nach, mit veränderter Erregbarkeit der Rindenapparate zu thun haben.

Die localen Störungen des Gefässtonus liegen den sog. Angioneurosen zu Grunde. Unter Neurose versteht man im Allgemeinen eine Nervenstörung, welcher kein beständiges pathologisch-anatomisches Substrat entspricht. Zu den Angioneurosen werden z. B. die *Hemicrania sympathico-tonica* und die *Hemicrania angioparalytica* oder *neuroparalytica* gerechnet. Nach den Beobachtungen von DU BOIS-REYMOND u. A. wird bei der ersten Form der Hemicranie die Temporalarterie an der Seite der Erkrankung hart, das gleichnamige Auge sinkt zurück, die Pupille erweitert sich; die Gesichtshaut wird blass und kühl. Diese Erscheinungen können von einer Erregung des Halssympathicus abgeleitet werden. Bei der zweiten Form verhält es sich umgekehrt, wie das Möllendorff, Eulenburg u. A. dargethan haben. Das Gesicht und das Ohr werden auf der erkrankten Seite geröthet, die Temperatur der entsprechenden Theile steigt an; die Temporalis erweitert sich; die Pupille sieht man mehr oder weniger verengert, den Augengrund stärker roth gefärbt u. s. w. Offenbar hat man sich dabei den sympathischen Nerven als gelähmt vorzustellen.

Der gestörten Innervation einzelner Gefässbezirke begegnen wir auch unter vielen anderen Umständen. Hierher gehören z. B. zahlreiche Hautkrankheiten (Köbner u. A.). Die localen und allgemeinen Veränderungen des Gefässtonus beim Fieberprocesse werden in der Lehre vom Fieber abgehandelt (eine ausführliche Zusammenstellung der klinischen und experimentellen Thatsachen, welche sich auf das Verhalten der vasomotorischen Innervation beim Fieber und anderen pathologischen Zuständen beziehen, verdanken wir Vulpian).

Die vasomotorischen Nerveneinflüsse im Gebiete des kleinen Kreislaufes sind, ihrer grossen Tragweite für Physiologie und Pathologie ungeachtet, noch sehr wenig ergründet. Nach Bradford und Dean ist der Nervenapparat der Lungengefässe im Allgemeinen weniger entwickelt, als im Aortensystem. Die jüngsten Untersuchungen von Knoll machen sogar die Existenz der Lungenvasomotoren fraglich.

Sechste Vorlesung.

Die localen Kreislaufsstörungen. — Die locale Blutfülle. — Die active Hyperaemie.

M. H.! Nur wenige Theile des Körpers sind gefässlos — in der überwiegenden Mehrzahl der Fälle ist die Ernährung der Gewebe und Organe durch entsprechende Gefässapparate, die gewisse locale Eigenthümlichkeiten besitzen, gesichert. Es ist demnach leicht verständlich, dass die Frage nach den localen Kreislaufsstörungen volles Recht hat, die Aufmerksamkeit des Pathologen auf sich zu lenken.

Der relative Blutgehalt jedes einzelnen Körpertheiles ist eine variable

Grösse: schon unter normalen Bedingungen kann die Füllung der Gefässe in einem Organ gehoben, in anderem gesunken sein (höchst werthvolle Aufschlüsse, die Milz des Lachses betreffend, finden wir bei P. MIESCHER-RÜSCH). So lange diese Schwankungen die empirisch festgestellten Grenzen nicht überschreiten und so lange die ursächlichen Momente dieser Schwankungen auf normalen Einwirkungen beruhen, die den regelrechten Gang des Lebensprocesses nicht stören, bleiben wir noch auf dem Gebiete der Physiologie; eine Ueberschreitung dieser Grenzen, eine Mitwirkung von abnormen Einflüssen genügt, um den Uebergang in das Gebiet der Pathologie zu vermitteln. Freilich ist hier, wie auch sonst, der Uebergang von den physiologischen Vorgängen zu den pathologischen kein schroffer; dieses schliesst jedoch das Vorkommen derartiger zweifellos pathologischer Zustände nicht aus, bei welchen die localen Veränderungen in der relativen Blutfüllung die sofortige Intervention eines Arztes erheischen.

Um über die Bedeutung dieser Abweichungen ins Klare zu kommen, ist es nothwendig sich zu vergegenwärtigen, dass die Weite der Blutbahn manchen von der Elasticität und Contractilität der Gefässwände abhängigen Schwankungen unterworfen ist, wie dieses in der vorausgegangenen Vorlesung auseinandergesetzt wurde; ferner ist es bekannt, dass die Gewebe, in welchen die Gefässe eingebettet liegen, eine bestimmte Elasticität, eine bestimmte Dehnbarkeit besitzen (LANDERER). Dementsprechend erscheint die Weite des Blutbettes als Function einer ganzen Reihe von Variablen, deren relative Grösse nicht immer leicht abzuschätzen ist.

Einen genauen ziffermässigen Ausdruck für den Blutgehalt eines Organs könnte man gewinnen, wenn man nach gleichzeitiger Unterbindung aller zu- und ableitenden Gefässe (ohne Schädigung des allgemeinen Kreislaufes) bestimmen würde, wie viel feste Gewebssubstanz und wie viel flüssiges Blut in jeder Gewichts- oder Volumeinheit enthalten ist. Dabei muss die Möglichkeit vorausgesetzt werden, alles Blut, welches in den Gefässen kreist, aufzufangen. Leider fehlen bis jetzt derartige zuverlässige Erhebungen (zu beachten sind übrigens die Daten von RANKE über die Blutvertheilung beim Kaninchen). Wir sind also darauf angewiesen, über die relative Blutfülle eines Körpertheiles — sowohl unter physiologischen, wie auch unter pathologischen Verhältnissen — nur auf indirectem Wege, nicht auf Grund genauer Zahlenwerthe, zu urtheilen.

Die mikroskopische Untersuchung, zu welcher oft in bezüglichen Fragen gegriffen wird, vermag lediglich in gewissen Fällen die erwünschte Auskunft zu liefern. Das eine Mal verändert sich während der Agone die locale Blutfüllung in mannigfacher Weise; dann ist ja die Herstellung von mikroskopischen Präparaten mit vielen Proceduren verbunden, die den Zustand der Gefässlumina zu beeinflussen pflegen. Ausserdem haben wir bei der mikroskopischen Untersuchung feiner Schnitte nur mit Flächenbildern zu thun, aus welchen der wahre Sachverhalt erst zu construiren ist. Trotzdem spielt das Mikroskop auch auf diesem Gebiete eine bedeutende Rolle, man muss nur darnach trachten, irgendwelchen objectiven Maassstab an die mikroskopischen Befunde anzulegen. Es sei hier eine Methode erwähnt, die wohl von Nutzen sein dürfte (Al. Leonard). Nachdem wir eine ziemlich grosse Serie von Schnitten bereitet haben, untersuchen wir dieselben bei schwacher Vergrösserung und entwerfen mittels des Zeichenapparates einige Gesichtsfelder; dann berechnen wir planimetrisch, welchen Theil der untersuchten Flächen die Gefässe, welchen die übrigen Gewebe einnehmen. Auf diese Weise erhält man bestimmte Zahlenwerthe, die zu vergleichenden Untersuchungen dienen können. — Ausser todten Objecten werden auch manche lebende Gewebe in Bezug auf ihren Blutgehalt mikroskopisch geprüft; freilich ist dieses nur an solchen Objecten ausführbar, die schon an und für sich genügend durchsichtig sind. Hierher gehört das Mesenterium des Frosches und einiger anderen Thiere, die Zunge und die Schwimmhaut des Frosches, die Flossen kleiner Fische (vgl. Burdon Sanderson) u. d. m. Werden diese Theile einer abnormen Reizung ausgesetzt, so sind an ihnen direct unter dem Mikroskope Schwankungen der Gefässweite und der Stromgeschwindigkeit, Veränderungen in der Vertheilung der geformten Blutelemente u. s. w. zu verfolgen. Oefters gestatten derartige Beobachtungen sehr wichtige Schlüsse, welche jedoch nicht immer frei vom Subjectivismus sind, der wohl den Hauptfehler der mikroskopischen Forschung bildet.

Im Anschluss an die mikroskopische Untersuchung ist die makroskopische zu nennen, deren Aufgabe es ist, die Abweichungen in der Färbung, in der Temperatur, im Turgor, im Gewichte und Volumen hyperämischer Organe festzustellen. Die Folgerungen, die auf Grund der makroskopischen Beobachtung gemacht werden, erfordern immer eine sorgfältige Kritik. Auch hier muss man nach Kräften objective Kriterien aufsuchen. Wenn der Kliniker sich auch manchmal damit zufrieden stellt, dass er z. B. die Temperatur mit der Hand bestimmt, so genügt dieses der streng wissenschaftlichen Forschung nicht; sie hat sich genauerer Methoden zu bedienen, die ein complicirtes Inventar voraussetzen. Als brauchbar erweisen sich unter Anderem die Onkometer von Roy, Instrumente, welche zur Bestimmung der Volumschwankungen verschiedener innerer Organe (z. B. der Milz, der Nieren) ersonnen wurden.

Dieses ist in Umrissen die Methodik der allgemein-pathologischen Untersuchung der localen Blutfüllungsstörungen. Jetzt wollen wir diese Störungen selbst und den Mechanismus ihrer Entstehung besprechen.

Vor Allem werden wir diejenigen Zustände, welche schon seit längerer Zeit unter dem Namen Hyperaemie bekannt sind, in Augenschein nehmen. In den zugehörigen Fällen ist der relative Blutgehalt des betreffenden Körpertheiles, im Vergleiche mit dem normalen Zustande, vergrössert.

Schon aus den physiologischen Daten ist es leicht ersichtlich, dass die Hyperaemie sowohl durch erhöhten Blutzufluss, wie auch durch erschwerten Blutabfluss erzeugt werden kann. Die unmittelbare Beobachtung bestätigt dieses. Demnach zerfällt die Lehre von der Hyperaemie in zwei Hauptabschnitte: der erste hat die active Hyperaemie (*Hyperaemia activa s. arterialis, s. congestio, s. fluxio*), der zweite — die passive Hyperaemie (*Hyperaemia passiva s. venosa, s. stagnatio, s. stasis*) zum Gegenstande. Als Quelle der activen Hyperaemie erscheinen die zuführenden Gefässe, resp. die Arterien. Erweitern sich dieselben, so wird das entsprechende Capillargebiet mit einer relativ grösseren Blutquantität versorgt; die Capillargefässe dilatiren sich dabei mehr oder weniger, und zwar in dem Maasse, in welchem es die Nachgiebigkeit ihrer Wände und die der benachbarten Gewebe gestattet. Der Ueberschuss an Blut fliesst durch die Venen, welche an Anastomosen reich sind und sehr verschiedene Blutquanta fassen können, ungehindert ab.

Der activen Hyperaemie begegnen wir schon unter physiologischen Verhältnissen: es wird angenommen, dass jedes Organ während seiner Thätigkeit (z. B. Magen-Darmtractus bei der Verdauung) sich im hyperämischen Zustande befindet. Am deutlichsten tritt dieses an den Muskeln hervor. Die Reizung der Nerven, welche mit den Muskeln in Verbindung stehen, bewirkt nicht nur eine Contraction der letzteren, sondern auch eine Erweiterung der Gefässe, welche die betreffenden Muskeln versorgen (C. Ludwig, Sczelkow, Sadler u. A.). Die physiologische arterielle Hyperaemie wird ferner bei physiologischer Hypertrophie, wie z. B. in der schwangeren Gebärmutter, beobachtet.

Die Kliniker, besonders die älteren, haben viel über die Neigung sog. vollblütiger Personen zu arteriellen Hyperaemien gesprochen; bei derartigen Personen soll die ganze Blutmasse im Vergleich zur Norm vergrössert sein. In der That findet man bei denjenigen, welche das klinische Bild der Vollblütigkeit darbieten, nicht selten Erscheinungen der pulmonalen und cerebro-spinalen Hyperaemie, die schon bei der geringsten Veranlassung entstehen. Weiter unten werden Sie jedoch Gelegenheit haben, sich davon zu überzeugen, dass die klinische Lehre von der Vollblütigkeit keine feste Grundlage besitzt; es sind auch die Entstehungsbedingungen der ebengenannten Hyperaemien noch nicht in genügendem Maasse klargestellt. Die Kliniker machen ferner aufmerksam auf eine gleiche Tendenz zu localen Kreislaufsstörungen, welche in Form von activer Hyperaemie auftreten, bei Kranken, die an Herzhypertrophie oder Hypertrophie des linken Ventrikels leiden. Durch welche Factoren diese Hyperaemien bedingt werden, ist ebenfalls noch nicht genau ermittelt (v. Dusch glaubt, dass man hier dem gleichzeitigen Vorhandensein von Veränderungen in den Arterien und von Störungen ihrer Innervation Rechnung zu tragen hat).

Ich habe diese klinischen Thatsachen vorgeführt, hauptsächlich um zu zeigen, dass selbst eine verhältnissmässig so einfache Kreislaufsstörung, wie die arterielle Hyperaemie, den Forscher, welcher eine mechanische Analyse der Erscheinungen anstrebt, in eine ziemlich schwierige Lage versetzt.

Es sind jedoch nicht alle Fälle von activer Hyperaemie gleich räthselhaft: gelingt es die Einsicht zu vertiefen, so wird die Möglichkeit gewonnen, einige Typen von arterieller Hyperaemie mit einem mehr oder minder bestimmten Entstehungsmechanismus aufzustellen. Sie werden indessen erfahren, dass selbst in solchen anscheinend unzweideutigen Fällen die experimentelle Forschung bei weitem noch nicht ihr letztes Wort gesagt hat.

Zu allererst müssen die collateralen Hyperaemien erörtert werden, die, durch ein Hinderniss im Hauptstamme erzeugt, in den Nachbar- und Seitenästen oberhalb dieses Hindernisses zu Stande kommen. Als einfachstes Beispiel sei hier die nach Unterbindung von Arterien bei chirurgischen Operationen entstehende collaterale Hyperaemie genannt. Einen complicirteren Charakter weisen die collateralen Hyperaemien auf, welche in dem einen Lungentheile bei Compression oder Verödung der Gefässe des anderen Theiles, resp. in einer Niere bei Unterbindung der *A. renalis* der anderen u. d. m. entstehen. Was die Art des Auftretens von collateralen Hyperaemien betrifft, so wollen wir darüber Folgendes sagen. Es unterliegt keinem Zweifel, dass der erhöhte Blutdruck für sich allein (Talma) die Entstehung der collateralen Hyperaemie nicht zu erklären vermag. In dieser Frage sind wiederholt Ansichten geäussert worden, die in grellem Gegensatze zu den einfachsten Gesetzen der Haemodynamik stehen

(Volkmann). Vergegenwärtigen wir uns, was nach Unterbindung einer Arterie stattfindet. Durch Einführung eines Hindernisses in die Gefässbahn schaffen wir Bedingungen, welche eine Steigerung des Seitendruckes oberhalb des Hindernisses veranlassen. Diese Drucksteigerung vertheilt sich jedoch auf das ganze Gefässsystem, da ja eine freie Communication zwischen den übrigen Getässen vorhanden ist; natürlich muss der absolute Werth dieser Druckzunahme in Gefässen, welche von der Ligaturstelle weit entfernt sind, selbst auch dann ganz unbedeutend werden, wenn die Mitwirkung der vasomotorischen Innervation ausbleibt. Das Blut strömt bei Versperrung der gewöhnlichen Bahn dorthin, wo der Blutdruck geringer ist; derartige Stellen sind aber sehr zahlreich, und zwar abgesehen von den umgebenden Zweigen. Wenn im ersten Augenblicke nach Anlegung der Ligatur, ehe noch die locale Blutdrucksteigerung sich durch Vertheilung im ganzen Gefässsystem ausgeglichen hat, die benachbarten Aeste sich über die Norm hinaus erweitern, so müsste eigentlich in den bald darauffolgenden Momenten die collaterale Hyperaemie — wäre sie nur durch obige Ursachen erzeugt — in bedeutendem Maasse abnehmen; dieses findet jedoch nicht statt. Noch weniger ist das auschliesslich mechanische Prinzip auf die bereits erwähnten complicirteren Fälle anwendbar. Warum fliesst das Blut bei Hindernissen in der einen Niere der anderen zu? Es könnte ja ebenso leicht, wenigstens zum Theile, anderen Organen zu gute kommen. Solchen collateralen Hyperaemien gegenüber schlägt Cohnheim vor, sich bis aufs Weitere mit folgender etwas teleologisch klingender Formel zu begnügen: das einer Arterienbahn entzogene Blut strömt dorthin, wo es die geringsten Widerstände zu überwältigen hat; und diese geringsten Widerstände findet das Blut da, wo es am meisten nöthig ist. Dementsprechend ist es nicht schwer zu begreifen, warum bei Unwegsamkeit der einen *A. renalis* sich in der anderen Niere, welche für zwei zu arbeiten hat, eine collaterale Hyperaemie entwickelt. Nun taucht die Frage auf, welche Bedingungen es sind, die den Boden für die Entwickelung dieser collateralen Hyperaemie bereiten. Mit anderen Worten: warum leistet gerade dieses und nicht ein anderes Organ bei der genannten Combination dem Blutandrange den geringsten Widerstand? Um dieser Schwierigkeit aus dem Wege zu gehen, halten wir nur an das Vorhandensein von speciellen nervösen Regulirungsvorrichtungen fest, welche die gewünschte Vorbereitung der Gefässbahn zur Aufnahme des Blutes, das in den abgesperrten Theil des Gefässsystems nicht gelangt, besorgen. Befolgen wir diese Regel, so verlassen wir dabei den Boden der Thatsachen nicht, da ja die Erklärung des Vorganges somit in der vasomotorischen Innervation und im zusammengesetzten Reflexe gesucht wird, also im Spiele von Apparaten, deren Existenz von Niemandem bezweifelt wird. Von diesem Standpunkte aus sind die Versuche von STEFANI, welcher die Folgen der Arterienunterbindung an Extremitäten mit unversehrten und durchschnittenen Nerven untersuchte, lehrreich. Seine Experimente wurden sowohl an Kalt- wie an Warmblütern ausgeführt (Salamander, Frosch, Taube, Kaninchen). Es stellte sich heraus, dass im Allgemeinen auf Gefässunterbindung viel leichter collaterale Hyperaemie folgt, wenn die bezüglichen Nerven unversehrt sind. Das unzweideutigste Ergebniss lieferten die Versuche an Salamandern; weniger sicheres — diejenigen an Kaninchen. Uebrigens müssen die Angaben von STEFANI mit den Beobachtungen NOTHNAGEL's zusammengestellt werden, welcher bei Kaninchen die *A. femoralis* unterhalb der Ursprungsstelle der *A. profunda* und *A. circumflexa media* unterband. Nach NOTHNAGEL entsteht dabei collaterale Hyperaemie erst ca. sechs Tage nach der Operation. Waren gleichzeitig der *N. ischiadicus* und der *N. cruralis* durchschnitten, so war entweder keine besondere Wirkung dieses letzteren Eingriffes zu bemerken, oder aber erweiterten sich die Gefässe der Anastomosen und des Unterschenkels in hohem Maasse. NOTHNAGEL weist darauf hin, dass die Entwickelung des collateralen Kreislaufes nicht direct durch den gesteigerten Blutdruck oberhalb der Unterbindungsstelle zu erklären ist, da ja diese Steigerung ihren höchsten Grad bald nach der Unterbindung erreicht und später eine Ausgleichung durch Vertheilung auf das ganze Gefässsystem erfährt. Möglicherweise ist die Beschleunigung des Blutstromes von grösserem Belang, weil dadurch der Zufluss von Nahrung begünstigt wird und die Gefässe, resp. ihre Wände, hypertrophisch und hyperplastisch werden. Die Beschleunigung des Blutstromes hängt, wenigstens zum Theile, vom erhöhten Druckgefälle in dem betreffenden Bezirke ab, wie dies noch des Näheren erörtert werden soll: oberhalb der Ligatur ist der Druck um Einiges gehoben, unterhalb derselben gesunken. In diesem Sinne lassen sich auch die Versuche von VOLKMANN verwerthen; allerdings waren dieselben an starren Röhren ausgeführt.

Arterielle Hyperaemie beobachten wir zweitens bei plötzlicher Abnahme oder Aufhebung des äusseren Druckes in einem Gefässbezirk. Als einfachstes Beispiel einschlägiger Kreislaufsstörungen kann die nach Punction bei Ascites im Gebiete des Bauchfells auftretende Hyperaemie gelten. Auch hier ist es nicht immer leicht, über den Mechanismus der Erscheinungen ins Klare zu kommen. Die Bauchwände sollten eigentlich in dem Maasse, in welchem das *Cavum peritonei* von dem

Transsudate befreit wird, kraft ihrer Elasticität und Contractilität zusammenfallen; offenbar werden dabei Bedingungen für die Ansaugung des Blutes von Seiten der Peritonealgefässe vermisst. Ohne Zweifel haben wir bei dieser Gelegenheit an die Veränderungen der Elasticität und Contractilität der Bauchwände und Gefässe, welche längere Zeit hindurch den gesteigerten äusseren Druck auszuhalten hatten, zu denken. Die Lähmung der Gefässwände, resp. die Schwächung des Gefässtonus in Folge der veränderten Ernährungsbedingungen bringt mit sich, dass die Gefässe selbst dem normalen Blutdrucke nicht mehr in gehöriger Weise Widerstand leisten; es kommt daher zur Erschlaffung der Gefässe und zur arteriellen Hyperaemie. Sei dem, wie ihm wolle, allerdings darf man diese Erscheinung nicht damit identificiren, was beim Gebrauch von trockenen Schröpfköpfen oder von Junod'schem Stiefel stattfindet, obgleich beide Erscheinungen gemeinschaftliche Züge haben. In den letzterwähnten Fällen wird thatsächlich das Blut in ein bestimmtes Gefässgebiet angesaugt, doch besitzt der dabei zu beobachtende Vorgang nicht den Charakter einer arteriellen Hyperaemie *sensu proprio*, wie dieses ohne Weiteres verständlich ist (es wird nicht allein der Zufluss des Blutes gesteigert, sondern auch der Abfluss desselben verhindert). Es scheinen freilich directe Beobachtungen von Hauer an der Schwimmhaut des Frosches dafür zu sprechen, dass sich bei localer Abnahme des Luftdruckes ein der arteriellen Hyperaemie sehr ähnlicher Zustand ausbildet; indessen wäre es kaum erlaublich, diese Beobachtungen zu verallgemeinern. Gewisse Aufschlüsse über die uns hier beschäftigende Frage liefern ferner Versuche mit dem elastischen, allmählich durch Flüssigkeit gedehnten Gummiballon. Anfangs steigt der Druck mit jeder eingeführten Portion Flüssigkeit; dann bleibt er beim ferneren Füllen des Ballons eine gewisse Zeit lang *in statu quo* und schliesslich beginnt er zu sinken; die Curve, welche die Volumvergrösserung des Ballons veranschaulicht, stellt sich dabei ganz anders dar (Schereschewsky). Man ersieht daraus, dass die Bedingungen, unter welchen sich die Gefässe in den Wandungen einer Körperhöhle, bei Hydrops derselben, befinden, sehr mannigfaltig sein können, und zwar je nach dem Füllungsgrade der betreffenden Höhle; kein Wunder daher, dass die Folgen, welche nach Entfernung der Flüssigkeit zur Beobachtung kommen, nicht immer die gleichen sind.

Drittens wird die arterielle Hyperaemie direct durch Störungen in der Thätigkeit der Vasomotoren — sei es Paralyse der Vasoconstrictoren, sei es Reizung der Vasodilatatoren — bewirkt; gleichgültig ist es ferner, ob die Wirkung auf die Vasomotoren eine unmittelbare oder aber eine reflectorische ist. Das classische Beispiel einer derartigen Hyperaemie ist die Blutfülle, welche beim Kaninchen nach einseitiger Durchschneidung des Halssympathicus am entsprechenden Ohre auftritt (Cl. Bernard). Zur gleichen Kategorie gehören die nach Reizung desselben Stranges auf der Nasen-, Zahnfleisch-, Lippen- und Wangenschleimhaut auftretenden Hyperaemien (Dastre und Morat). In ersterem Beispiele wird die Hyperaemie durch Paralyse der Vasoconstrictoren verursacht, in letzterem — durch Reizung der Vasodilatatoren. Die klinische Pathologie ist an einschlägigen Beobachtungen sehr reich (Weir, Mitchell, Morehouse, Keen, Hutchinson, Ogle, Horner, Nicati u. A.; vgl. v. Recklinghausen). Der Chirurg ist nicht selten gezwungen, bei seinen Operationen Nervenäste zu durchschneiden, in welchen Vasomotoren verlaufen; zufällige Traumen bedingen Aehnliches. Auch die Geschwülste comprimiren mitunter bei ihrem Wachsthum Nervenstämme und heben die Leitungsfähigkeit derselben auf. In allen analogen Fällen entwickelt sich in betreffenden Körpertheilen arterielle Hyperaemie, wohl mit demselben Rechte wie am Kaninchenohre, von welchem oben die Rede war. Es sei hier an die Beobachtungen von Weir Mitchell erinnert, der unlängst (unter dem Namen von Erythromelalgie) eine eigenthümliche Krankheit beschrieb, welche darin besteht, dass an Händen und Füssen der Befallenen von Zeit zu Zeit dunkelrothe Flecken auftreten, wobei die locale Temperatur um einige Grade steigt, die Haut anschwillt, die Kranken sich über schwere schmerzhafte Empfindungen beklagen und nur in horizontaler Lage Ruhe finden (vgl. auch Senator). Manchmal spielt sich der ganze Krankheitsprocess an der Nase und den Ohren ab. Nennenswerth ist bei diesem Leiden die Neigung zur symmetrischen Ausbreitung der hyperämischen Erscheinungen. Gewisse Gründe erlauben es anzunehmen, dass die Erythromelalgie eine Neurose der Vasodilatatoren ist. Die arteriellen Hyperaemien, welche durch Störungen in der Thätigkeit der Vasomotoren erzeugt werden, sind in der Regel wenig beständig. Um diese Eigenthümlichkeit einer Erklärung etwas näher zu bringen, muss man der nervösen Centralapparate *tertii ordinis* gedenken, welche in den Gefässwänden ihren Sitz haben.

Arterielle Hyperaemien entwickeln sich viertens bei Einwirkung erschlaffender Momente auf die Gefässmuskeln. Als Beispiel sei hier die Wärme angeführt. Earle sah Röthung, resp. arterielle Hyperaemie unter dem Einflusse der Wärme an Körpertheilen entstehen, deren sämmtliche Nerven durchschnitten waren. Beachtenswerth sind auch die Befunde von Dieffenbach, welcher bei Autoplastik in übertragenen Hautstücken Entzündung noch vor der Wiederherstellung der Sensibilität beobachtete (wie bekannt, gehört Hyperaemie zum typischen Bilde der Entzündung). Wir haben keinen Grund zu bezweifeln, dass in solchen Fällen die Ursache der Hyperaemie in localen Veränderungen der Gefässwände liegt; es gelingt aber nicht immer, die Wirkung auf die Gefässmuskeln von der Wirkung auf die nervösen Apparate der Gefässwände zu sondern. Zu der in Rede stehenden Kategorie von Hyperaemien sind auch diejenigen Veränderungen in der Haut zu rechnen, welche die acuten Exantheme charakterisiren: die Noxen, von welchen die Exantheme hervorgerufen werden, scheinen eine direct paralysirende Wirkung auf die Hautarterien auszuüben (Neuhauss fand den Typhusbacillus im Blute der Roseolen).

Fünftens seien die arteriellen Hyperaemien erwähnt, welche durch mehr oder minder beständige Veränderungen in der Structur der Gefässwände erzeugt werden. Es ist klar, dass bei Schwächung der Gefässwände, resp. bei Abnahme ihrer Elasticität eine Erweiterung des Lumens viel leichter zu Stande kommen kann, als unter normalen Verhältnissen. In der Klinik begegnen wir ähnlichen Erscheinungen bei chronischen Entzündungen der Arterien, bei fettiger Degeneration ihrer Musculatur u. d. m. Man vermuthet (R. Virchow), dass die Schwindelanfälle, an welchen die Greise mitunter bei jeder Erhöhung der Herzthätigkeit (psychische Erregungen, *Alcoholica,* Muskelbewegungen) leiden, durch Hyperaemie an der Stelle *minoris resistentiae* bedingt werden.

Nachdem wir nun mit den Hauptformen der arteriellen Hyperaemie bekannt geworden sind und nach Möglichkeit die Bedingungen ihrer Entstehung angedeutet haben, sind wir wohl berechtigt, den Satz aufzustellen, dass die Grundursache jeder activen Hyperaemie in der Abnahme der Widerstände in irgend einem Theile des arterio-capillären Gefässsystems liegt. Es ist übrigens verständlich, dass, je nach den localen Verhältnissen, die arteriellen Hyperaemien gewisse Eigenthümlichkeiten aufweisen werden. Da jedoch alle speciellen Formen der activen Hyperaemie im Grunde ähnlich sind, so ist es auch nicht schwer, eine allgemeine Charakteristik derselben zu geben.

Diese Aufgabe wollen wir jetzt in Angriff nehmen.

Vor Allem ist zu erwähnen, dass die activ-hyperämischen Körpertheile mehr oder minder stark gefärbt, geröthet erscheinen; ihre Temperatur ist gewöhnlich gehoben, was besonders auffällt, wenn es ein oberflächlich liegender Körpertheil ist, der hyperämisch geworden. Sowohl die Röthung, wie die Temperatursteigerung erklären sich durch die grössere Blutfüllung der Gefässe. An und für sich genügt jedoch der letztere Umstand noch nicht, um eine dauernde Temperatursteigerung zu bewirken: es ist erforderlich, dass das anwallende Blut nicht stagnire, dass eine rasche Erneuerung desselben in den Gefässen erfolge, dass die Geschwindigkeit des Blutstromes zunehme. Auch ist zu erwägen, dass das anwallende Blut nur dann eine Temperatursteigerung zu erzeugen vermag, wenn es höher temperirt ist, als das Gewebe selbst. Zur Erläuterung des Gesagten diene als Beispiel das Verhalten der Oberschenkelmuskeln in Bezug auf ihre Temperatur bei freiem und verschlossenem Aortenlumen: man gewinnt die Ueberzeugung, dass unter gewissen Bedingungen das die Muskeln durchströmende Blut eine, so zu sagen, refrigerirende Wirkung entfaltet. Die grösste Wärmeeinbusse findet in den peripherisch gelegenen Körpertheilen statt, dementsprechend ist auch *normaliter* ihre Temperatur niedriger, als diejenige des Blutes; es steht also zu erwarten, dass bei arterieller Hyperaemie das rasch zu- und ebenso rasch abfliessende Blut nach Muster eines Calorifers thätig sein wird. Dass bei activer Hyperaemie der Blutstrom wirklich beschleunigt ist, beweisen verschiedene Thatsachen; ich will nur daran erinnern, dass das Venenblut hyperämischer Theile viele Eigenschaften von arteriellem Blute aufzuweisen pflegt. Es fragt sich nun, womit diese Strombeschleunigung zu erklären sei. Wie bekannt, ist *ceteris paribus* die Stromgeschwindigkeit in Röhren, welche in verschiedenen Theilen einen verschiedenen Kaliber besitzen, ungleichmässig: in weiteren Theilen ist sie geringer, als in engeren (im Allgemeinen nimmt man an, dass in den cylindrischen ungleich weiten Röhren die Stromgeschwindigkeit umgekehrt proportional dem Quadrate des Diameters ist). Dem Gesagten gemäss sollte der Blutstrom bei Gefässerweiterung an Geschwindigkeit abnehmen. Wir sehen also, dass diese Frage in der That näher besprochen zu werden verdient. Stossen wir bei arterieller Hyperaemie auf eine Erscheinung, welche unseren Erwartungen widerspricht, so haben wir zu vermuthen, dass hier besondere Momente mitwirken. Einige Autoren (z. B. Stricker) behaupten, dass dem verlangsamenden Einflusse der Gefässerweiterung die beschleunigende Wirkung gegenübersteht, indem in erweiterten Gefässen die Widerstände geringer sind; auch die morphologischen Elemente sollen dabei mehr Raum für freie Bewegung haben. Die Untersuchungen von Poiseuille haben gezeigt, dass die Strömung durch Capillarröhrchen eigenartigen Gesetzmässigkeiten unterworfen ist: die Stromgeschwindigkeit ist in diesem Falle proportional dem Quadrate des Durchmessers. Das abweichende Verhalten der Haarröhrchen überhaupt erklärt sich aus der Capillarität, die denselben eigen ist. Es dürfen jedoch noch manche andere Factoren nicht ausser Acht gelassen werden. Möglicherweise wirken die in Folge modificirter Transsudation im hyperämischen Bezirke stattfindenden

Veränderungen der Blutzusammensetzung mit. Wir wissen ja, dass auch die Qualität der Flüssigkeit auf die Stromgeschwindigkeit zurückwirken kann. Ich will mich auf POISEUILLE berufen, welcher gezeigt hat, dass das Serum des Ochsenblutes nahebei noch einmal so langsam als reines Wasser fliesst; ein Zusatz von Neutralsalzen zum Wasser verringert die Reibung, der Zusatz von Basen und Säuren vergrössert sie, u. d. m. Nach den Versuchen von LABUTZ, ist die Stromverlangsamung in den Capillaren des entzündeten Gebietes von der verstärkten Transsudation abhängig, wodurch die innere Reibung ihrerseits eine Zunahme erfahren soll (vgl. PASCHUTIN). Die oben angeführte Annahme scheint demnach nicht ganz unbegründet zu sein. Im Zusammenhange mit allen bisherigen Ausführungen befindet sich schliesslich die Thatsache, dass bei arterieller Hyperaemie die Pulsation sich nicht selten auf die Venenstämme verbreitet. Auf diese Erscheinung weisen auch die Physiologen hin, z. B. beim Studium des Kreislaufes in thätigen Drüsen (Wirkung der Reizung der *Chorda tympani* auf die Gefässe der *Gl. submaxillaris*).

Der Zustand von Spannung und Fülle, welcher allen lebenden Geweben zukommt und als *Turgor* bezeichnet wird, ist bei arterieller Hyperaemie um etwas gehoben. Hier muss eine sehr wichtige Frage zur Besprechung gelangen. Die Zunahme des Turgors erklärt sich wohl am einfachsten durch erhöhte Blutfüllung der Gefässe. Es liegt aber die Vermuthung nahe, dass bei arterieller Hyperaemie die Bedingungen des Lymphkreislaufes ebenfalls modificirt sind. Wie steht es nun mit dem Lymphsystem bei arterieller Hyperaemie? Die Versuche von PASCHUTIN und EMMINGHAUS im LUDWIG'schen Institute sprechen gegen eine gesteigerte Lymphbildung bei der genannten Circulationsstörung. PASCHUTIN wählte zu seinen Versuchen Lymphgefässe der vorderen Extremität des Hundes, EMMINGHAUS — diejenigen der hinteren Extremität. Man sammelte Lymphe aus den Gängen vor und nach Durchschneidung der Nervenstämme, in welchen die Vasoconstrictoren verlaufen, und fand, dass die Quantität der abfliessenden Lymphe unverändert blieb, obgleich alle Merkmale der arteriellen Hyperaemie zum Vorschein getreten waren. Man unterwarf ausserdem bei denselben Hunden das Rückenmark elektrischer Reizung, wodurch der Druck im Aortensystem gesteigert wurde, und sah, dass selbst unter diesen Umständen die Lymphbildung in den hyperämischen Bezirken, auf welche ja die gefässverengernde Wirkung der Rückenmarksreizung sich keineswegs erstrecken konnte, nicht anwuchs. Zu ähnlichen Ergebnissen kam JANKOWSKI im COHNHEIM'schen Institute, der die Lymphbildung an beiden hinteren Extremitäten verglich; an der einen waren die Vasoconstrictoren durchschnitten, an der anderen erhalten. Von grossem Belange ist die Thatsache, dass derselbe Autor unter gewissen Verhältnissen den entgegengesetzten Effect beobachtet hat. Wurde die Extremität, deren Vasoconstrictoren durchschnitten waren, künstlich in entzündlichen Zustand versetzt, dann stieg die Lymphbildung an, und zwar bedeutender, als bei der Entzündung allein. Ferner zeigten die Versuche von Jankowski, dass bei einfacher Hydraemie (d. h. beim gesteigerten Wassergehalt des Blutes) und auch bei hydrämischer Plethora (Hydraemie + Vergrösserung der gesammten Blutmasse) auf die Durchschneidung der Vasoconstrictoren gleichfalls Steigerung der Lymphbildung folgt; die Hydraemie als solche wirkt in dieser Richtung nicht. Es sei schliesslich ein lehrreicher Versuch von Brücke citirt: beim Frosche wird der *N. ischiadicus* an einer Seite durchschnitten; nach mehrwöchentlichem Hungern entwickelt sich in der paralysirten Extremität Oedem, d. h. es sammelt sich lymphähnliche Flüssigkeit unter der Haut an; bekommt der Frosch Nahrung, so bildet sich das Oedem zurück. Wir sehen also, dass alle diese Versuche mehr oder weniger einstimmig die oben aufgestellte Annahme bekräftigen: offenbar hat die Hyperaemie als solche auf die Lymphbildung gar keinen Einfluss. In der letzten Zeit ist jedoch dieser Satz durch Versuche aus Heidenhain's Laboratorium etwas erschüttert worden. Die grösste Aufmerksamkeit verdienen die Versuche von Rogowicz, welcher gleich Jankowski beide hintere Extremitäten des Hundes mit einander verglich und ausserdem Experimente nach dem Typus derjenigen von Paschutin und Emminghaus anstellte. Die Ergebnisse fielen gewissermaassen unerwartet aus: die Lymphbildung stieg bei Durchschneidung der betreffenden Vasoconstrictoren, und nahm bei ihrer Reizung ab; die reflectorische Reizung der Vasodilatatoren verstärkte ebenfalls die Lymphbildung (eine gleiche Wirkung entfaltet auch die Nicotinvergiftung, welche nach Ostroumoff eine energische Reizung der Vasodilatatoren bedingt). Zum Schlusse empfiehlt Rogowicz folgenden einfachen und demonstrativen Versuch, der in der That leicht nachzumachen ist. Es wird einem weissen Kaninchen der Sympathicus am Halse einseitig durchschnitten; man wartet, bis das Ohr an der operirten Seite stark geröthet erscheint; dann injicirt man langsam durch die *V. saphena* eine einprocentige Indigocarminlösung; beide Ohren werden wie alle übrigen Körpertheile blau, jedoch weder gleichzeitig, noch gleich intensiv — das paralysirte Ohr wird schneller blau und entfärbt sich auch rascher, als das normale (so ist z. B. nach 20 bis 24 Stunden das paralysirte Ohr schon ganz normal gefärbt, während das andere noch bläulich erscheint). ROGOWICZ deutet diesen Versuch im Sinne einer Beschleunigung des Lymphstromes an der paralysirten Seite. Beweisend sind auch die Versuche mit Curare, welches, ohne den Blutstrom auffällig zu ändern, die Lymphbildung um das drei- bis vierfache steigert (einem mittelgrossen, mit Morphium narcotisirten Hunde werden zu diesem Zwecke über 10 ^{ccm} $^1/_4$ procentiger Curarelösung injicirt). Auf eine derartige Wirkung des Curare weisen auch einige Versuche von PASCHUTIN hin.

Ich habe es für nöthig erachtet, bei diesen Versuchen etwas länger zu verweilen, weil sie eine fundamentale Bedeutung nicht nur für die Lehre von der arteriellen Hyperaemie, sondern auch für diejenige von der Lymphbildung besitzen. Sie werden uns noch später von Nutzen sein. Zu bedauern ist nur, dass es nicht leicht gelingt, allgemeine Schlüsse aus diesen widerspruchsvollen Versuchsergebnissen zu ziehen. Ich möchte indessen betonen, dass die Angaben von ROGOWICZ nachträglich von PEKELHARING und MENSONIDES controlirt und im Wesentlichen bestätigt worden sind. Es ist also möglich, dass an der Turgorsteigerung bei arterieller Hyperaemie die erhöhte Lymphbildung einen positiven Antheil hat.

Nach alledem, was bis jetzt gesagt, wird auch die Volum- und Gewichtszunahme der im Zustande arterieller Hyperaemie befindlichen Theile verständlich.

Die zweite wichtige Frage, welche mit der allgemein-pathologischen Lehre von der arteriellen Hyperaemie in Verbindung steht, ist diejenige nach der Wirkung fluxionärer Blutfülle auf die Gewebsernährung. Wird die Nahrungsaufnahme gefördert, sobald den Geweben das Nährmaterial in grösserer Menge zufliesst? Gewisse Thatsachen scheinen diese Frage zu bejahen. Hierzu gehören z. B. die Beobachtungen, wonach die Nieren, die Hoden und die Lymphdrüsen hypertrophisch werden, wenn ihnen längere Zeit hindurch Blut in Uebermaass zugeführt wird. Man könnte sich ferner auf PENZO berufen, welcher nachgewiesen hat, dass die Wärme den karyokinetischen Process begünstigt (wir wissen ja, dass bei arterieller Hyperaemie die Temperatur der betreffenden Partieen gewöhnlich erhöht ist); die Kälte verlangsamt nach JAKIMOWITSCH die Entwickelung der Karyokinese. Doch existiren auch entgegengesetzte Behauptungen. So haben SAMUEL's Untersuchungen die Aufstellung folgender These veranlasst: die Ernährung ist ein selbstständiger Vorgang in der Lebensthätigkeit der Zelle; die arterielle Hyperaemie an und für sich erzeugt keine Hypertrophie. Der Verfasser studirte bei Tauben das Wachsthum gewisser Federn; er entfernte dieselben und beobachtete ihre Regeneration. Es hat sich heraus gestellt, dass die arterielle Hyperaemie weder beschleunigend, noch verstärkend auf den Wachsthumsprocess wirkt, wenn er schon einmal im Gange ist; eine Hypertrophie der Federn findet unter dem Einflusse der Hyperaemie nicht statt. Berücksichtigen wir die zur Zeit in der Cytologie herrschende Strömung, so müssen wir den SAMUEL'schen Ansichten volles Recht auf unsere Beachtung einräumen. Aus der Physiologie und Pathologie der Athmung können ähnliche Daten herangezogen werden: findet sich im Gasgemenge mehr Sauerstoff als unter normalen Umständen, so genügt dieses noch nicht, damit die Zelle, resp. der Gesammtorganismus energischer athme und mehr Sauerstoff verbrauche. All' dieses zwingt uns zum Schlusse, dass die Hypertrophirung der längere Zeit hindurch im Zustande der arteriellen Hyperaemie verbleibenden Theile keine beständige, mit der letzteren unzertrennlich verbundene Erseheinung ist. Es sind offenbar noch besondere, sich an das typische Bild der arteriellen Hyperaemie anschliessende Bedingungen nothwendig, damit die Zellen einen Impuls zu gesteigerter Vermehrung und zu gesteigertem Wachsthum erhalten.

Die verschiedenen untergeordneten Symptôme der arteriellen Hyperaemie, wie z. B. Störungen der Sensibilität u. d. m., dürfen wir wohl bei Seite lassen. Auch ist es kaum nöthig, weiter auseinanderzusetzen, dass die functionellen Störungen, welche durch arterielle Hyperaemie bewirkt werden, je nach den Eigenschaften des betreffenden Organs sehr mannigfaltig sein müssen: so ist z. B. die Gehirnhyperaemie (vgl. NOTHNAGEL) keineswegs der Hyperaemie eines Hautabschnittes gleich zu stellen.

Zum Schlusse noch einige Worte über die Ausgänge der arteriellen Hyperaemie.

Meistentheils ist die active Blutwallung eine schnell vorübergehende Erscheinung; dieses ist vor Allem für die durch vasomotorische Störungen erzeugten Hyperaemien zutreffend. Andererseits können dieselben sehr oft wiederkehren (so z. B. die periodischen Erytheme). Verhängnissvoll werden sie nur dann, wenn sie ihren Sitz in lebenswichtigen Organen haben. Uebrigens erscheint die arterielle Hyperaemie für gewöhnlich in Verbindung mit anderen pathologischen Zuständen, welche die Sachlage wesentlich modificiren.

An die arterielle Hyperaemie pflegt man die Lehre von der Entzündung direct anzuknüpfen. Diesen Usus halte ich in mancher Beziehung für unzweckmässig. Ohne des Näheren meine Anschauungen darüber zu entwickeln, was als Grundtypen der pathologischen Processe zu bezeichnen wäre, sei gleich hier vorweggenommen, dass wir die Entzündungslehre, sammt einigen anderen Kapiteln von der allgemeinen Pathologie des Kreislaufes getrennt, in einen besonderen Abschnitt verlegen, welcher eben den Grundtypen der pathologischen Processe gewidmet ist.

Ich habe bereits erwähnt, dass die Pathologen und Kliniker der arteriellen Hyperaemie die passive anreihen. In der nächsten Vorlesung werden wir die wichtigsten Facta kennen lernen, welche diese Art localer Blutfülle betreffen.

Siebente Vorlesung.

Die passive Hyperaemie. — Die locale Blutleere. — Die Ischaemie.

M. H.! Die locale Blutfülle zweiter Art, welche gleich der erstgenannten verschieden grosse Verbreitungsgebiete aufweist, hat ihre Quelle in den Venen. Darum wird auch die passive Hyperaemie sehr oft venöse Hyperaemie genannt, wie dieses schon in der vorigen Vorlesung angedeutet worden ist. Wenn die passive Hyperaemie mit den Venen in Zusammenhang gebracht wird, so soll damit ausgedrückt werden, dass wir den Mechanismus der besagten Blutfülle in erschwertem Ab-Abflusse des venösen Blutes aus irgend einem Körpertheile zu suchen haben.

Die normale Anatomie lehrt, dass sich die Venen von den Arterien durch die Structur ihrer Wände, durch den Reichthum an Anastomosen, durch die Anwesenheit von Klappen, die übrigens in den kleinsten Venen fehlen (vgl. Ranvier, Arloing u. A.), unterscheiden. Auf Grund entsprechender Thatsachen ist es leicht, die physiologischen Eigenthümlichkeiten der Blutbewegung in den Venen zu erklären. Selbstverständlich behalten die normalen Daten ihre volle Bedeutung auch bei pathologischen Zuständen.

Unter welchen Bedingungen entwickelt sich nun die passive Hyperaemie?

Passive Hyperaemie entsteht erstens in allen venös-capillären Gebieten, wenn die ableitenden Venen mehr oder minder stark comprimirt werden und der Zufluss von arteriellem Blute nicht in gehörigem Maasse verhindert wird. Füglich kann passive Hyperaemie am einfachsten erzeugt werden, indem man diesen oder jenen Körpertheil derart abbindet, dass die Wegsamkeit der venösen Stämme beim Intactsein der Arterien abnehme. Von diesem Standpunkte aus sind auch die passiven Hyperaemien in den unteren Extremitäten bei Schwangeren, durch den Druck der Gebärmutter auf die Beckenvenen hervorgerufen, zu beurtheilen. Da der Blutdruck in den Venen überhaupt unbedeutend ist (er entspricht z. B. in der *V. facialis externa* des Schafes 0.3 ^{mm} *Hg*, in der *V. brachialis* 4·1 ^{mm}, in der *V. cruralis* 11·4 ^{mm} [JACOBSON]), so genügt schon die schwächste äussere Belastung, um den Abfluss des Blutes zu hindern.

Als zweite Kategorie wollen wir diejenigen passiven Hyperaemien betrachten, welche im Anschluss an mehr selbstständige, von äusseren zufälligen Einwirkungen unabhängige mechanische Hindernisse auftreten. Hierzu gehören die im Bereiche der Pfortaderwurzeln vorkommenden passiven Hyperaemien, welche bei krankhaften Processen in der *Porta hepatis*, im Bindegewebe der Leber und in der *V. portae* selbst beobachtet werden, wenn in Folge derselben der gesetzmässige Blutkreislauf in der Leber eine Störung erfährt. Als typisches Beispiel mögen die für die atrophische Lebercirrhose charakteristischen Hyperaemien dienen. Wie bekannt, ist der Druck in den Aesten der *V. portae* sehr niedrig, und doch ist die Leber recht blutreich und es müssen durch ihre Gefässe grosse Blutquanta in die *V. cava inferior* übertragen werden. Es ist demnach klar, warum unter obigen Verhältnissen ein vollständiges Bild der passiven Hyperaemie mit allen ihren Consequenzen zu Stande kommt. Die interessanten Eigenthümlichkeiten, welche der interstitielle Process bei der sog. hypertrophischen Cirrhose der Leber (HANOT, CHARCOT u. A.) darbietet, illustriren noch besser die Bedeutung der Kreislaufsstörungen im Bereiche der Verästelungen der *V. portae.* Es sei gelegentlich erwähnt, dass der erschwerte Abfluss des Blutes durch das Pfortadersystem Störungen im Gebiete des *Plex. haemorrhoidalis* ebenfalls erzeugt (die *Vv. haemorrhoidales int.* gehören ja bekanntlich zu den Wurzeln der *V. portae*). — An dieser Stelle ist auch die Verlegung der Venen mit Pfröpfen zu nennen, welche aus den im Blute selbst enthaltenen Substanzen gebildet werden, wie dies z. B. bei der Thrombose der Fall ist.

Drittens wird nicht selten die passive Hyperaemie in einem Körpertheile durch Kreislaufsstörungen in anderen Theilen, welche in ungünstigen angiologischen Beziehungen zum ersteren stehen, bedingt. Auf ähnliche Weise entwickelt sich die passive Hyperaemie im Bezirke der *V. spermatica interna sin.* bei erschwertem Abflusse aus der *V. renalis sin.*, was mit Recht als Ursache des Ueberwiegens linksseitiger Varicocelen angesehen wird. Es sei daran erinnert, dass die *V. spermatica interna sin.* in die *V. renalis sin.* unter geradem Winkel, während die *V. spermatica interna dextra* in die *V. cava inferior* unter spitzem Winkel mündet, und dass sich eine Klappe nur an der Mündung der *V. spermatica interna dextra* befindet (Henle, Brinton). Bei Kreislaufsstörungen in der *V. cava inferior* wird darum am leichtesten der Blutabfluss aus der *V. spermatica interna sin.* gehindert.

Die vierte Gruppe bilden die passiven Hyperaemien, welche ihren Ursprung ungenügender Muskelthätigkeit verdanken. Die Physiologen behaupten, dass die Muskelbewegungen einen der wichtigsten Factoren des venösen Kreislaufs ausmachen. In gleichem Sinne sprechen sich die Anatomen aus; sie weisen unter Anderem auf die Dehnung der Fascien und selbst der Venen bei Muskelcontractionen hin (Braune). Nicht ohne praktische Wichtigkeit ist der Umstand, dass gewisse Körperlagen, durch das Spiel bestimmter Muskelgruppen veranlasst, den Blutstrom in den Venen in hohem Maasse begünstigen. So ist die erfrischende Wirkung des Gliederstreckens, welches beim Aufstehen nach längerem Sitzen fast unwillkürlich geübt wird, jedem bekannt. In Uebereinstimmung mit dem Gesagten sind auch die passiven Hyperaemien aufzufassen, welche bei dauernder Ruhe eines Körpertheiles oder bei ungleichmässiger Inanspruchnahme einzelner Glieder (z. B. bei Setzern, die stehend arbeiten) zur Entwickelung gelangen.

Fünftens sei die Bedeutung der Respirationsstörungen für die Entstehung passiver Hyperaemien hervorgehoben. Wem sind die Kreislaufsstörungen am Halse und im Gesichte nach schweren und anhaltenden Hustenanfällen nicht geläufig? Das Husten, welches eigentlich aus forcirten und rasch nacheinander folgenden Exspirationen besteht, erschwert den Blutabfluss aus den Jugularvenen, was wiederum genügt, um passive Hyperaemie zu erzeugen. Bei übermässiger Dehnung der Venen werden die Klappen insufficient; darin liegt eine weitere Veranlassung zur Entwickelung der genannten Abweichung in der Circulation.

Sechstens darf es nicht vergessen werden, dass auch die Venenstämme ihre Elasticität und Contractilität besitzen. Veränderungen in den Venenwänden können demgemäss als Ursache der passiven Hyperaemie gelten. Hierzu rechnet Samuel die Erscheinungen, welche bei cavernösen und varicösen Venenerweiterungen, die zum Theile durch hereditäre Disposition, zum Theile aber auch durch Krankheiten verursacht werden, zu Stande kommen.

In allen angeführten Fällen ist eine Ausgleichung, dank den zahlreichen venösen Anastomosen, möglich. Doch bemerkt v. Recklinghausen sehr richtig, dass „je grösser ... die verlegte Vene ist, um so weniger findet sich ein Nachbar, welcher sie voll ersetzen könnte. Liegt das Hinderniss im Herzen, so fehlt der Nachbar ganz, und ein

Ausweichen des gestauten Blutes ist überhaupt nicht möglich. In diesen Fällen kann die Störung nur dadurch überwunden werden, dass die Arbeit der Gefäss- und Herzmuskeln zunimmt.“ Auf diese Weise erhalten wir einen allmählichen Uebergang von beschränkten und leicht compensirbaren passiven Hyperaemien zu den mehr umfassenden und folgeschweren.

Dem obigen Satze gemäss müssen wir siebentens die passiven Hyperaemien anführen, welche in den venös-capillären Systemen des grossen Kreislaufes bei Hindernissen im Blutabflusse aus dem rechten Herzen entstehen. — Aehnliche Hyperaemien entwickeln sich achtens in den Gefässen des kleinen Kreislaufes bei Erkrankungen des linken Herzens; sehr oft kommt es dabei zu passiven Hyperaemien auch im Gebiete des grossen Kreislaufes, wie das aus der Lehre von den Herzfehlern ersichtlich ist. — Die beiden letztgenannten Arten passiver Hyperaemie beherrschen, so zu sagen, die ganze Pathologie des Herzens, indem sie eine Reihe von abnormen Vorgängen in den Organen der Brust-, Bauch- und Hirnhöhle wachrufen. Eine ausführliche Darstellung dieser Störungen finden Sie in den Handbüchern der speciellen Pathologie und Therapie und in den klinischen Vorlesungen.

Nicht selten spricht man von sog. asthenischen Hyperaemien (Andral), welche bei abgeschwächter Herzthätigkeit, z. B. im Verlaufe von Typhus, beobachtet werden. Dieselben geben Veranlassung zu Hypostasen, d. h. zu Blutstauungen in den am tiefsten gelegenen Körpertheilen, wofür die Schwerkraft verantwortlich zu machen ist. Es ist kaum nothwendig, die in Rede stehenden Senkungshyperaemien in eine selbstständige Gruppe zu verlegen, da es sich hier wesentlich nur um mangelhafte Entlastung der Hohlvenen handelt, also um eine functionelle Abweichung, die, wie bereits gesagt, auch bei den Herzfehlern angetroffen wird.

Der Aufzählung der Umstände, unter welchen passive Hyperaemie eintritt, muss die Zusammenstellung ihrer wesentlichen Merkmale folgen.

Die von passiver Hyperaemie heimgesuchten Körpertheile sind in ihrer Färbung mehr oder weniger verändert. Besonders scharf ist dies an den Stellen zu sehen, welche unter gewöhnlichen Verhältnissen blass sind (Haut, Schleimhäute u. d. m.). Die Nuance der Verfärbung ist eine lividrothe. Mit der Zeit ändert sich das genannte Bild zum Theile in Folge von Pigmentirung, welche sich nach Blutungen *per diapedesin* einstellt, zum Theile in Folge von Oedem; über diese Complicationen wird noch weiter unten berichtet werden. Die Temperatur ändert sich ebenfalls: im Beginn ist sie etwas erhöht

(Maas); später pflegt sie jedoch zu sinken. Diese Erscheinungen sind leicht zu interpretiren. Stellen wir uns vor, dass in die Venenbahnen sich Hindernisse eingeschaltet haben. Durch die freien zuführenden Gefässe werden im betreffenden Gebiete die Capillaren und Venen, welche ziemlich grosse Blutquanta aufzunehmen vermögen, so lange mit Blut gespeist, bis die Spannungen in den Arterien und Venen in ein den neuen Bedingungen angepasstes Gleichgewicht gebracht werden. Je nach der Grösse der Hindernisse und der Stärke des Blutzuflusses, wird offenbar die Ueberfüllung der Gefässe eine verschiedene sein. Jedenfalls nimmt die Stromgeschwindigkeit ab; dementsprechend gestaltet sich auch der Gaswechsel etwas vom normalen verschieden: das Blut wird seinen Sauerstoff vollständiger abgeben und gleichzeitig mehr Kohlensäure binden. Mit andern Worten, der venöse Charakter des Blutes wird im fraglichen Bezirke ausgesprochener werden. Dadurch erklärt sich auch die Farbenänderung, welche der Kliniker als Cyanose bezeichnet. Aus dem Obigen ist ferner ersichtlich, welche Rolle die Gefässüberfüllung und die Abnahme der Stromgeschwindigkeit bei der Entstehung cyanotischer Verfärbungen spielen. Gelegentlich sei bemerkt, dass die Venösität des Blutes an und für sich nicht ausreicht, um Cyanose hervorzurufen. Als Beispiel wollen wir hier die lehrreiche Beobachtung von Breschet citiren: in seinem Falle nahm die *A. subclavia sin.* von der *A. pulmonalis* ihren Ursprung, und doch war an den oberen Extremitäten kein Unterschied in der Hautfarbe zu constatiren. Im Zusammenhange mit der Stromverlangsamung steht auch das Sinken der Temperatur. Je weiter die Cyanose, resp. die passive Hyperaemie fortschreitet, je geringer die Stromgeschwindigkeit wird, um so erheblicher sinkt die Temperatur. Am Kaninchenohre gewahrt man mitunter eine Differenz von 2° C. gegenüber der Norm. Die nächste Ursache dieser Erscheinung liegt offenbar in der mangelhaften Wärmezufuhr, resp. in der Verlangsamung des Blutwechsels in den Gefässen. Die anfängliche Temperatursteigerung findet ihre Erklärung im erhöhten Zuflusse von arteriellem Blute, welcher weder durch die Abnahme der Stromgeschwindigkeit noch durch den erhöhten Wärmeverlust aufgewogen wird. Ausserdem ist es denkbar, dass die durch passive Hyperaemie in ungünstige Ernährungsverhältnisse versetzten Gewebe weniger Wärme als gewöhnlich produciren. Es sinkt also auch der locale Wärmezuwachs.

Das zweite charakteristische Merkmal ist das Oedem. Die Veränderungen in den Eigenschaften des Blutes wirken auf die Wände der Gefässe zurück, stören ihre Nutrition und machen sie sowohl für flüssige wie auch selbst für geformte Blutelemente durchgängiger;

dazu gesellt sich der Einfluss des — obgleich nur mässig — gesteigerten Seitendruckes. Bei dieser Gelegenheit möchte ich auf die Versuche von Samuel hinweisen, welcher alle sichtbaren Venen am Kaninchenohre unterband. Das Ohr schwillt dabei an, dank der erhöhten Lymphbildung und dem ungenügenden Lymphabflusse. Die maximale Anschwellung wird in etwa zwölf Stunden erreicht. In dem Maasse, als das Blut sich durch die kleinsten Venen, die früher ganz unsichtbar waren, Bahn bricht, schwindet das Oedem des Ohres allmählich. Stockt der Kreislauf längere Zeit hindurch, so beginnen die rothen Blutkörperchen und zum Theile auch die weissen durch die Gefässwände herauszutreten. Diesen Vorgang beobachtet man an kleinen Venen und Capillaren, ohne dass die Wände derselben eine grobe Continuitätstrennung aufzuweisen brauchen. Uebrigens kann es zuweilen zur Ruptur der Gefässwände und zu eigentlichen Blutergüssen kommen, doch geschieht dies nur in späteren Stadien. Die Versuche von Jankowski an den Extremitäten des Hundes zeigen, dass der Verschluss der Venen hier ebenfalls Oedem bewirkt. Nach diesem Forscher steigert die Zusammenwirkung von venöser Stauung und Entzündung den Lymphstrom in höherem Grade, als Stauung oder Entzündung für sich. Was die Kaltblüter anbetrifft, so wissen wir aus den Beobachtungen von Cohnheim an der Schwimmhaut des Frosches mit ligirter *V. cruralis*, dass die dabei zu beobachtende passive Hyperaemie von einer analogen Emigration rother Blutkörperchen begleitet wird; dasselbe Bild lässt sich an der Froschzunge durch die Unterbindung der beiden grossen Venen zu Wege bringen. Die genannten Objecte sind, wie bereits betont, der mikroskopischen Untersuchung im lebenden Zustande zugänglich. Cohnheim beschreibt folgendermaassen die bezüglichen Veränderungen. Vor Allem wird eine Abnahme der Stromgeschwindigkeit in den Venen und in den Capillaren bemerkbar. In der Zunge, wo die Gefässe in einem mehr lockeren Gewebe eingebettet liegen, erfolgt gleichzeitig mit der Stauung Erweiterung der Venen und Capillaren. Ferner sieht man eine Ueberfüllung der Gefässe mit Blutkörperchen. Die plasmatische Randzone in den Venen verschwindet; die rothen Blutkörperchen füllen das ganze Lumen aus. Eine gleiche Anhäufung von Erythrocyten findet auch in den Capillaren statt, wo übrigens selbst unter normalen Verhältnissen keine plasmatische Randzone vorhanden ist. Nur in den Arterien bleibt noch der axiale Strom erhalten. Das Blutplasma sickert in das umgebende Gewebe durch; wenn eine Anschwellung nicht sofort festzustellen ist, so liegt der Grund davon in den kleinen Dimensionen der Gefässe; nach einigen Stunden wird die Anschwellung gut erkennbar. Die Blutbewegung wird bei grösseren Hindernissen in den

Venen immer mehr erschwert: statt continuirlich zu sein, erscheint sie rhythmisch; noch später erhält sie den Charakter des sog. *mouvement de va et vient* (die Blutsäule, von jeder Systole vorwärtsgetrieben, rückt bei jeder Diastole, kraft des bedeutenden elastischen Widerstandes der Venen, etwas zurück u. s. w.). Dann entziehen sich dem Auge des Beobachters die Contouren der einzelnen Erythrocyten — das Gefäss bietet das Bild eines vollständig homogenen rothen Cylinders dar. Doch währt dieser Zustand nicht lange. Bald erblickt man stellenweise an der Oberfläche der Capillaren rothe, allmählich sich vergrössernde Höcker, die nichts Anderes sind, als rothe Blutkörperchen, die sich durch die in oben angedeuteter Weise veränderten Capillarwände durcharbeiten: das ist die eigentliche Diapedese, der wir noch in der Lehre von den Blutungen begegnen werden. Ausser den Capillaren sind auch die kleinen Venen Schauplatz der Diapedese; an grösseren Venen und an Arterien ist nichts Derartiges wahrzunehmen. Die Leukocyten betheiligen sich an diesem Processe nur wenig. Dass der Diapedese keine gröberen Gefässveränderungen zu Grunde liegen, wird schon dadurch wahrscheinlich gemacht, dass die Eigenschaften der Oedemflüssigkeit mit denjenigen des Blutplasmas nicht vollständig identisch sind. Man pflegt zu behaupten, dass die Gefässendothelzellen etwas auseinanderweichen (Sokolow); doch ist beizufügen, dass die *Stigmata* und *Stomata* der Gefässe nur temporäre, unbeständige Bildungen sind (Uskoff). Im Zusammenhange mit dem Oedem steht auch die teigige Consistenz der von Stauungshyperaemie befallenen Theile.

Es ist selbstverständlich, dass mit den bisher beschriebenen Vorgängen die Veränderungen des Gewichts und des Volumens der venöshyperämischen Theile Hand in Hand gehen. Das Gewicht und das Volumen steigen nunmehr noch stärker als bei der arteriellen Hyperaemie an. Die gleichzeitig stattfindende Zerrung der Gewebe verursacht schmerzhafte Empfindungen (vgl. bei Frerichs die klinischen Daten über die Stauungsleber).

Was die Ernährung der Gewebe anbelangt, so wird dieselbe offenbar mehr oder weniger zu leiden haben. Dieses giebt sich unter Anderem durch Abnahme der Gewebselasticität kund; die Gewebe können nicht längere Zeit hindurch der gesteigerten Spannung, welche durch die Stauung bedingt wird, Widerstand leisten (Landerer). Uebrigens ist das Bild ein anderes, je nachdem der Blutabfluss nur erschwert, oder aber gänzlich aufgehoben ist, und je nachdem die Hyperaemie kürzer oder länger andauert. Je mehr die Bluterneuerung in den Capillaren gehemmt wird, um so eingreifender wird die Störung des Stoffumsatzes, also auch die Störung der Gewebsernährung. Im schlimmsten Falle kommt es zur Nekrose, wie z. B. bei Einklemmung der Darmschlinge in einer Hernie.

Entwickelt sich die Stauung in einem parenchymatösen Organ, so unterliegen die specifischen Elemente sehr bald der Atrophie. In der Leber gewahrt man unter diesen Umständen cyanotische Atrophie der Leberzellen; das Bindegewebe wuchert dabei und die Consistenz des Organs nimmt zu (daher die Bezeichnung cyanotische Induration). Das Zustandekommen der bindegewebigen Wucherungen ist noch nicht hinreichend klar gestellt (RINDFLEISCH, EICHWALD); möglicherweise ist diese Wucherung auf interstitielle Entzündung, für welche die Stauung einen überaus günstigen Boden abgiebt, zurückzuführen.

Auch die Function des Organs, das sich im Zustande passiver Hyperaemie befindet, ist bald mehr, bald weniger gestört. So tritt bei venöser Hyperaemie des Grosshirns Schwindel, Depression u. d. m. ein. Die von der Stauungsleber secernirte Galle ist eiweisshaltig (FRERICHS), was der Albuminurie bei Stauungsniere an die Seite zu stellen ist. Mit Hinsicht auf die Athmungsorgane ist bei passiver Hyperaemie im Gebiete der Lungengefässe Dyspnoë zu notiren (vgl. die Lehre von v. BASCH über Lungenschwellung und Lungenstarrheit). Allerdings weist jedes Organ eine eigenartige Reaction auf.

Die *Restitutio ad integrum* ist möglich, wenn das Hinderniss aus dem Venenkreislaufe fortgeschafft werden kann, wenn genügende Anastomosen vorhanden sind, wenn die passive Hyperaemie nicht zu lange andauert u. s. w. Alle diese Andeutungen werden vollkommen verständlich, wenn man die oben gegebene allgemeine Charakteristik des uns hier beschäftigenden Symptomencomplexes im Auge behält.

Jetzt gehen wir zur Besprechung der localen Kreislaufsstörungen über, die wir, im Gegensatze zu den hyperämischen, hypämische (*Hypaemia*) nennen dürften. Darunter werden die Zustände gemeint, welche man nach VIRCHOW's Vorschlag als Ischaemie bezeichnet (*Ischaemia* [*ἴσχω* Nebenform von *ἔχω*, halten, hemmen; *τό αἷμα*, das Blut]).

Die Grundursache der Ischaemie liegt in erschwertem oder verhindertem Zuflusse von arteriellem Blute, wodurch der normale Blutgehalt in dem betreffenden Capillargebiete herabgesetzt wird. Die Ischaemie ist also der arteriellen Hyperaemie direct entgegengesetzt.

Am einfachsten erklärt sich das Auftreten der Ischaemie in denjenigen Fällen, in welchen der zuführende arterielle Stamm zusammengedrückt, unterbunden oder irgendwie durch äussere Gewalt geschlossen wird (Tumoren in der Nachbarschaft, narbige Schrumpfung u. d. m). Die Ischaemie entwickelt sich dabei um so schneller und vollständiger, je stärker und umfangreicher der äussere Druck ist, je nachgiebiger die Gefässwandung, je niedriger der Binnendruck und je schwerer die Arterie der äusseren Gewalt zu entweichen vermag. Die Erscheinungen der Ischaemie entstehen kraft eines ähnlichen Mechanismus auch in den Wandungen hohler Organe, wenn die letzteren stark dilatirt werden (Darmtractus bei bedeutendem Meteorismus). Wirkt der äussere Druck auf das ganze Gefässsystem eines Körpertheiles, so kommt es zu ausgesprochener Blutleere, die so lange *in statu quo* bleibt, als der Druck anhält. Wie wichtig dieser Umstand für die ärztliche Technik ist, leuchtet von selbst ein. In der Chirurgie ist die Bedeutung der Esmarch'schen Binde wohl ebenso hoch anzuschlagen, wie diejenige des Chloroforms und der Aseptik. Uebrigens ist nicht zu vergessen, dass hochgradige Ischaemie mit tiefen Ernährungsstörungen der Gewebselemente einhergeht, was wir unten noch des Näheren zu besprechen haben.

Dem äusseren Drucke gleich wirkt auch die Steigerung der Widerstände im Gefässinnern. Jede Verlegung des Gefässes durch die an Ort und Stelle entstandenen oder durch die eingeschleppten Pfröpfe führt am Ende zur Ischaemie, die um so schärfer hervortritt, je vollständiger das Gefäss durch den Pfropf verstopft wird. Schon die sclerotischen Gefässläsionen, die eine gewisse Verengerung des Gefässlumens bedingen, vermögen ischämische Störungen hervorzurufen, und je länger die Strecken sind, auf welchen die Gefässwände geschädigt, um so höhere Grade erreichen die Circulationsstörungen. Manchmal können die atheromatösen Massen selbst auf sehr langen Strecken eine Arterie vollständig absperren; natürlich folgt darauf maximale Ischaemie. So war z. B. in einem Falle von Hallopeau die ganze *A. femoralis* mit atheromatösen Massen ausgefüllt, wodurch in ihrem Gebiete die Circulation gänzlich ausgeschlossen erschien.

Ischaemie beobachtet man ferner bei Störungen in der vasomotorischen Innervation. Bei Reizung der Vasoconstrictoren verengert sich das Lumen kleiner Arterien (Brown-Séquard u. A.) und die von ihnen versorgte Partie wird mehr oder minder ischämisch. Zu dieser Kategorie gehören die spastischen Angioneurosen. Als Beispiel sei die Raynaud'sche Krankheit (anders locale Extremitätenasphyxie genannt) hervorgehoben, für welche ein periodischer Krampf der Arteriolen (z. B. in den Fingern), der zu allen Folgen der Ischaemie führt, charakteristisch ist. Einen ähnlichen Symptomencomplex beschreibt auch Nothnagel. Man glaubt, dass derartige Störungen der vasomotorischen Innervation sogar Nekrose der erkrankten Theile zu veranlassen im Stande sind. Die Ursachen, welche die pathologische Erregung der Vasomotoren bedingen, harren eines näheren Studiums. Manchmal ist Vergiftung (Mutterkorn) oder Infection (Syphilis, Malaria) wahrscheinlich; übrigens bleibt noch Vieles hier streitig (was den Ergotismus betrifft, vgl. die Zusammenstellungen von BOECK). Oft ist man auf die Annahme eines zusammengesetzten Reflexes angewiesen. In dieser Hinsicht sind die sog. reflectorischen Lähmungen von hohem Belang. Es ergab sich nämlich bei Thierversuchen, dass ungeschickte Manipulationen im Gebiete der Nieren, der Suprarenaldrüsen und der Beckenorgane im Allgemeinen leicht Parese oder Lähmung der hinteren Extremitäten nach sich ziehen. Etwas Aehnliches bietet die Klinik in manchen Fällen von Nierenentzündungen, Gebärmutterkrankheiten u. s. w. BROWN-SÉQUARD behauptete, dass Alles dabei auf reflectorische Verengerung der Piagefässe des Rückenmarks, resp. auf Ischaemie entsprechender Abschnitte des letzteren zurückzuführen sei. Diese Anschauungen wurden eine Zeit lang von vielen Pathologen und Klinikern vertreten. Später stellte es sich jedoch heraus, dass bei dem Zustandekommen dieser Lähmungen auch andere Factoren mit im Spiele sind. Von der einen Seite berichtete man über dauerhafte anatomische Veränderungen entzündlicher Natur (GULL, LEYDEN, LAVERAN, v. RECKLINGHAUSEN), von der anderen wurde immer klarer die Lehre von den direct hemmenden nervösen Einflüssen formulirt (LEWISSON, HEIDENHAIN und BUBNOFF, BROWN-SÉQUARD u. A.). Zur Zeit legen wir auf den reflectorischen Gefässkrampf als Ursache motorischer und sensibler Störungen weniger Nachdruck als früher. Daraus soll indessen nicht gefolgert werden, dass dieser Factor im Allgemeinen von geringer Tragweite ist.

Die beschränkte Blutzufuhr ist nicht selten Folge einer unmittelbaren Einwirkung auf die Musculatur der Arterien. Zu dieser Kategorie von Schädlichkeiten gehört die Kälte. Wie bekannt, wird dieselbe in der ärztlichen Praxis zur Stillung von Blutungen und zur Herabsetzung der Sensibilität angewandt; der letztere Effect hängt zum Theile von directem Einflusse der Kälte auf die peripherischen sensiblen Nervenendigungen, zum Theile aber von der Ischaemie ab. Es würde freilich schwer fallen, den in Arterienwänden eingebetteten nervösen Apparaten jede Betheiligung an der Reaction abzusprechen; allenfalls steht es fest, dass eine Contraction der Arterien unter dem Einflusse der Kälte auch nach Durschneidung des Sympathicus, welcher das bezügliche Arteriengebiet mit Vasoconstrictoren versorgt, sich beobachten lässt. DÖHRING vertritt die Meinung, dass die nächste Folge der Kälteapplication (Wasser von 2—10° C.) bei unversehrten Vasomotoren eine Erweiterung der Arterien ist; er betrachtet diese Erschlaffung als eine reflectorische;

die Gefässcontraction unter dem Einflusse der Kälte nach Vasomotorendurchschneidung verdankt nach ihm ihren Ursprung der directen Einwirkung auf die Gefässwände. — Ferner haben wir zu notiren, dass nach STRICKER die Capillaren auf gewisse Reize mit Contraction reagiren. Zwar betreffen die von ihm dafür erbrachten Beweise vor Allem die Capillaren junger Thiere allein; unter besonderen Umständen sollen auch diejenigen ausgewachsener Thiere einer Contraction fähig sein. Es ist daher denkbar, dass die pathologische Ischaemie durch directe Einwirkungen auf das Capillarsystem erzeugt werden kann.

Die Gesammtmasse des Blutes schwankt in quantitativer Hinsicht nach beiden Seiten hin. Die Schwankungen erfolgen jedoch nicht so rasch, wie sich dies der Uneingeweihte vorstellt. Immerhin ist gewisse Zeit erforderlich, damit eine Veränderung der Blutmasse eintrete. Es liegt demnach auf der Hand, dass eine plötzliche Entziehung oder ein plötzliches Anstauen des Blutes in einem Theile des Gefässsystems zur Blutleere in anderen Theilen Anlass geben muss. Die sich auf diese Weise entwickelnden Ischaemien stehen also mit activen oder passiven Hyperaemien im Zusammenhange. Dieses trifft für viele Fälle von Ischaemie mehr oder weniger zu; doch ist in vorliegendem Falle der Zusammenhang zwischen den Erscheinungen ein entgegengesetzter: das *primum movens* ist nicht in ischämischen Veränderungen zu erblicken, welche abnorme Blutfülle in anderen Körpertheilen verursachen, sondern in den Hyperaemien, welche zu umgrenzter Blutleere führen. Sie ersehen daraus, dass es dem Arzte freisteht, durch das Eingreifen in die Blutvertheilung (trockene Schröpfköpfe u. d. m.) nöthigenfalls relative oder absolute Ischaemie im erkrankten Organ zu erzeugen, was manchmal für den Leidenden eine Wohlthat ist. Derartige Ischaemien lassen sich leicht experimentell hervorrufen: es genügt, die Versuche mit Durchschneidung der *Nn. splanchnici* heranzuziehen, wo neben Hyperaemie in der Bauchhöhle Ischaemie der übrigen Körpertheile auffällt.

Endlich ist es nothwendig zu erwähnen, dass bei derjenigen Verminderung der Gesammtmasse des Blutes, welche bei den sog. anämischen Subjecten vermuthet wird, die Kliniker einer Neigung zu Ischämien begegnen, welche den Blutgehalt einzelner Körperprovinzen noch tiefer herabsetzen. Diese Erscheinung kann als Pendant dazu dienen, was über Prädisposition zu Hyperaemien bei den sog. vollblütigen Subjecten gesagt worden ist. Auch hier muss jedoch dem Bedauern Ausdruck gegeben werden, dass die klinische Lehre von der allgemeinen Blutarmuth auf ziemlich unsicherem Boden fusst. Sei dem, wie ihm wolle, am einfachsten ist anzunehmen, dass es hauptsächlich vasomotorische Störungen sind, die der Ischaemie, welche bei allgemeiner Blutarmuth sich entwickelt, zu Grunde liegen.

Zu den wesentlichsten Zeichen der Ischaemie gehören: das Blasswerden, die Gewichts- und Volumabnahme, die Abkühlung der betreffenden Körpertheile, die Herabsetzung des Turgors, die trophischen Veränderungen und die functionellen Störungen, welche bald den Charakter der Reizung, bald aber denjenigen der Lähmung aufweisen (Jaccoud).

Das Erblassen, die Gewichts- und Volumabnahme und die Abkühlung sind selbstverständlich durch den ungenügenden Blutzufluss als solchen bedingt. Dazu gesellt sich die verminderte Wärmebildung *in loco,* welche durch mangelhafte Ernährung der Gewebe verursacht wird. In welcher Weise der Zustand der Blutleere auf die Wärmeproduction im betreffenden Gebiete wirkt, erhellt am besten aus den Versuchen an Muskeln, die bei genügender und dann bei ungenügender Blutzufuhr in Contraction versetzt werden (M. Smith u. A.). Natürlich behalten auch in diesem Falle alle die Einschränkungen, welche bei Besprechung der Hyperaemie gemacht worden sind, ihre volle Berechtigung.

Es ist auch nicht schwer zu verstehen, warum der Turgor ischämischer Gewebe zu sinken pflegt. Neben dürftiger Blutversorgung finden wir hier Verminderung der Lymphbildung, was auch durch experimentelle Untersuchungen festgestellt worden ist (Nasse, Rogowicz).

Je weniger arterielles Blut dem Gewebe zugeleitet wird, um so geringer ist der Vorrath an überschüssigem Nährmaterial. Wenn auch die Zellen eine gewisse Zeit hindurch aus ihren Ersparnissen Nahrung schöpfen können, so dauert dies doch nicht lange. Ausserdem bedürfen aber die Gewebe Sauerstoff und produciren Kohlensäure (nebst manchen anderen Producten), selbst bei Abwesenheit von Sauerstoff (Pflüger, Aubert u. A.). Kein Wunder daher, dass eine hochgradige und anhaltende Ischaemie die Ernährung der Gewebe unterdrückt. Bei absoluter Ischaemie kommt es bald zu localer Gewebsnekrose, wie dieses schon erwähnt worden ist. Bei minder eingreifenden Störungen erscheinen die Gewebe leicht lädirbar; schon bei unbedeutenden Noxen entstehen Entzündungen mit gewisser Neigung zur Nekrose. Man soll sich jedoch nicht vorstellen, dass diese consecutiven Veränderungen sofort und überall in gleich scharfer Form auftreten: die einen Gewebe sind mehr, die anderen weniger gegen Mangel an arteriellem Blute empfindlich; selbst histologisch verwandte Gewebe reagiren in verschiedener Weise. Betrachten wir z. B. die centralen nervösen Apparate, die Drüsen und die Muskeln. Die zwei ersten Gebilde werden in ihrer Ernährung durch Ischaemie verhältnissmässig rasch geschädigt; das letztere ist weniger vulnerabel: nur der Herzmuskel bildet eine Ausnahme davon. Drei Hauptmomente sind es, welche bei Ischaemie die Ernährungsstörungen bestimmen: erstens der Mangel an eigentlichem Nährmaterial, zweitens die verminderte Sauerstoffzufuhr, drittens die locale Anhäufung von Umsetzungsproducten der Zellen. Die Unterschiede in der Reaction der Gewebe legen die Vermuthung nahe, dass die Ernährungsbedingungen in verschiedenen Geweben sehr mannigfaltig sind.

Von den trophischen Veränderungen ist der Uebergang zu den functionellen Störungen der nächstliegende. Wie sich die Functionsstörungen äussern, hängt vor Allem von den Eigenschaften des ischämischen Organs ab. Es sei das über den Einfluss der Ischaemie auf den Herzmuskel Gesagte in Erinnerung gebracht. Ferner ist hinlänglich bekannt, wie sehr die Thätigkeit der Nieren nach einem mehr oder minder vollständigen Verschluss der *A. renalis* leidet. Bei dieser Gelegenheit möchte ich die Untersuchungen von ISRAEL über die ischämische Necrose des Nierenepithels hervorheben, in welchen das Schicksal der ALTMANN'schen Granula Berücksichtigung fand. Auf Unterbindung aller vier cerebralen Arterien folgt Hirnischaemie mit Bewusstlosigkeit und epileptoiden Krämpfen, mit Verlust der willkürlichen Bewegung und der Reaction auf äussere Reize (KUSSMAUL und TENNER). Weniger hochgradige Hirnischaemien werden von Ohnmachten begleitet. Bei Verstopfung der *A. fossae Sylvii* (durch einen Embolus) findet recht bald Lähmung der entgegengesetzten Körperhälfte statt. Auch der berühmte STENSON'sche Versuch, welcher im Jahre 1677 zum ersten Male ausgeführt worden ist, darf nicht übergangen werden: nach Ligatur der Aorta unterhalb der Abgangsstelle der Nierenarterien entwickelt sich Lähmung des blutleer gewordenen hinteren Körpertheiles; die neueren Untersuchungen (WEIL u. A.) haben gezeigt, dass diese Lähmung nicht von directer Einwirkung auf die hinteren Extremitäten, sondern von Ischaemie des unteren Abschnittes des Rückenmarkes, der von den Lendenarterien versorgt wird, abzuleiten ist. Nach SPRONCK kann die STENSON'sche Operation in relativ kurzer, nach Minuten zu messender Zeit degenerative Veränderungen im Rückenmarke hervorbringen. Zu analogen Ergebnissen kam auch W. PEKÖR in Betreff des Grosshirns nach Unterbindung der zuführenden Gefässstämme. Endlich haben wir die deletären Folgen der Unterbindung der *V. portae* zu betonen. TAPPEINER hat sich überzeugt, dass nach plötzlichem Verschluss der *V. portae* die Kaninchen in der Regel sehr schnell zu Grunde gehen. Allem Anschein nach liegt die Ursache des letalen Ausganges im Ausschalten des Leberblutes aus dem allgemeinen Kreislaufe und in Ueberfüllung der Baucheingeweide mit Blut, wobei das Herz sehr wenig davon erhält und die für das Leben wichtigen Organe ischämisch werden (Kronecker, Gautier).

Alle diese Bemerkungen über die nutritiven und functionellen Störungen befinden sich in erwünschter Uebereinstimmung mit den Ergebnissen der mikroskopischen Untersuchungen. Schon Saviotti hat den Kreislauf an der Schwimmhaut des Frosches nach Unterbindung der *A. cruralis* studirt; er fand, dass bald nach Verschluss des zuführenden Gefässes die regelmässige Anordnung der morphologischen Blutelemente verändert wird: der peripherische Plasmasaum verschwindet, die Gefässe fallen mehr oder minder stark zusammen und sind gleichmässig mit Blutkörperchen angefüllt. In den Capillaren lassen sich ähnliche Erscheinungen verzeichnen. Uebrigens erfolgt unterhalb der Ligatur keineswegs absolute Blutleere. Es ist ebenfalls bekannt, dass mit der Zeit die normalen Verhältnisse wiederhergestellt werden können: nach Saviotti wird schon nach 36 Stunden der Blutkreislauf normal. Die Gefässwände, welche der Zufuhr von arteriellem Blute beraubt werden, ändern sehr bald ihre Eigenschaften. Unterbinden wir z. B. einen Arterienast nach vorläufiger Bestimmung seines Durchmessers und entfernen wir nach einigen Minuten die Ligatur, so bemerkt man gleich, dass die vorhin blutleere Partie sich jetzt stark röthet: der Durchmesser des Gefässes, welches unterbunden war, wächst an und alle seine Aeste werden gleichfalls weiter. Man erhält den Eindruck, als ob die Gefässe die Fähigkeit eingebüsst hätten, dem Seitendrucke zu widerstehen und ihren ursprünglichen Durchmesser zu bewahren. Ein derartiger Versuch ist z. B. an der Froschzunge ausführbar. War die Ligatur auf längere Zeit gelassen, dann bemerkt man nach ihrer Entfernung sogar eine erhöhte Durchlässigkeit der Gefässwände — es entwickelt sich Oedem; daneben stellt sich in den Capillaren und in den kleinen Venen Diapedese der rothen und zum Theile auch der weissen Blutkörperchen ein.

Das Blut, unfähig in die abgesperrte Partie zu gelangen, vertheilt sich in den übrigen Gefässbezirken, die kaum je ungenügend für die Aufnahme desselben sein dürften. Uebrigens haben wir bereits gesehen, dass in der Umgebung eines ischaemischen Bezirkes mitunter collaterale Hyperaemie zu Stande kommt. Hier wird es wohl am Platze sein, die Frage aufzuwerfen, was mit dem Blutdrucke im Allgemeinen bei Ischaemie dieses oder jenes Körpertheiles geschieht. Zweifelsohne hängt hier Vieles von dem Umfange des ischämischen Gebietes ab. Wenn ein grosser Theil des Gefässsystems plötzlich aus dem Kreislaufe ausgeschaltet wird, so wächst der Blutdruck in den nicht abgesperrten Partien an. Es darf aber nicht vergessen werden, dass um eine mehr oder minder bedeutende Blutdrucksteigerung zu erzielen, der ischämische Bezirk in der That sehr umfangreich sein muss. Versuchen Sie, bei einem curarisirten Hunde nacheinander beide *Aa. brachiales* und beide *Aa. femorales* zu unterbinden, und notiren Sie gleichzeitig den Blutdruck in einer der Carotiden bei Absperrung ihres peripherischen Abschnittes. Sie werden bemerken, dass die Unterbindung von zwei, selbst von drei grossen Gefässen sich am Manometer durch ganz geringe Druckerhebungen kundgiebt. Ganz anders, wenn man die *Aorta thoracica* mittels des uns schon bekannten Aortenkatheters verschliesst: es ist bereits betont worden, wie hoch der Druck dabei in der Brachialis oder Carotis ansteigt. Ferner sei darauf hingewiesen, dass die Druckzunahme nach Verschluss der Nierenarterien nur unbedeutend ist: die Ausschaltung dieses Arterienbassins stört in rein mechanischem Sinne die Blutvertheilung im Körper sehr mässig (vgl. Cohnheim, v. Recklinghausen u. A.). Bei Erwägung der Folgen des Arterienverschlusses genügt es jedoch nicht, den Umfang der ischämischen Gebiete allein in Betracht zu ziehen. Von grossem Einflusse erscheinen auch in diesem Falle die vasomotorischen Nerven, besonders aber die centralen vasomotorischen Apparate. Wenn wir den Blutzutritt zu einer Extremität verhindern, so wirken wir nur indirect auf das vasomotorische Nervensystem; die Sache verhält sich anders, wenn Arterien unterbunden werden, die dem Gehirne Blut zuführen. Es ist leicht einzusehen, dass bei gleichem Umfange der ischämischen Partien die Wirkung auf den Blutdruck um so ausgiebiger wird, je stärker die centralen gefässverengernden Apparate durch die Ischaemie gereizt werden. Mit diesem Factor hat man, wie es scheint, noch in vielen anderen Fällen zu rechnen. Stellen wir uns vor, dass durch Ischaemie die Thätigkeit eines secernirenden Organs gestört wird und dass gewisse Umsetzungsproducte, welche die vasomotorischen Apparate zu reizen vermögen, im Körper stagniren; selbstverständlich wird dabei eine Druckerhöhung stattfinden, welche die Grenzen der rein mechanischen Folgen der Ischaemie weit überschreitet.

Die klinische Beobachtung lehrt, dass bei Weitem nicht immer nach Verschluss eines Arterienstammes der ganze hier beschriebene Symptomencomplex zum Vorschein tritt. Dies bedeutet, mit anderen Worten, dass die ischämischen Störungen ausgleichbar sind. Hier, wie bei der passiven Hyperaemie, liegt das bestimmende Moment in den Anastomosen. Es leuchtet ein, dass die ischämischen Erscheinungen sich nicht in aller Totalität entwickeln werden, wenn unter der verschlossenen Stelle von der Arterie Aeste abgehen, die mit anderen, freien arteriellen Bahnen in Verbindung stehen. Bei Anwesenheit derartiger Anastomosen geht das Blut aus normalen Bezirken in diejenigen über, welche von Ischaemie bedroht werden. Je günstigere Verhältnisse zwischen dem Durchmesser des verschlossenen Gefässes und demjenigen des anastomotischen Astes vorliegen, um so schneller und vollständiger wird der Entwickelung der Ischaemie vorgebeugt. In anatomischen Werken, welche das Gefässsystem zum Gegenstande haben, werden Sie genaue Angaben über die arteriellen Anastomosen finden, an denen viele Theile unseres Körpers so reich sind; für die experimentelle Pathologie ist die Arbeit von Baum über die arteriellen Anastomosen beim Hunde von hohem Interesse. Nicht unerwähnt dürfen ausserdem die *Vasa vasorum* bleiben, welche ebenfalls zur Ausgleichung der Ischaemie beizutragen pflegen. Experimentelle Untersuchungen (Pelechin, Petrone u. A.) liefern nicht minder entscheidende Beweise dafür, dass der Blutkreislauf in ischämischen Bezirken wiederhergestellt werden kann. Unter Anderem ist ermittelt worden, dass in der ersten Zeit nach Verschluss einer Arterie die entsprechende Vene selbst bis zum Verkleben der Intimaflächen zusammenfällt; bei neuer Zufuhr von arteriellem Blute wird sie indessen bald wieder wegsam. Nach Ausgleichung der ischämischen Störungen steigt die Temperatur des betreffenden Körpertheiles, natürlich, wieder (Broca). Gleichzeitig schwinden auch andere Erscheinungen der Ischämie, und zwar in dem Maasse, in welchem die Umsetzungsprodukte aus dem blutleeren Gebiete weggeschwemmt werden und der Vorrath an Nährmaterial wächst. Durch Einleitung des künstlichen Blutkreislaufs ist selbst die in Folge lange andauernder Ischaemie eingetretene Muskelstarre zu beseitigen (Brown-Séquard).

Achte Vorlesung.

Die Thrombose.

M. H.! In den Abschnitten über passive Hyperaemie und über Ischaemie habe ich Gelegenheit gehabt zu erwähnen, dass die Gefässe durch Pfröpfe, die auf Kosten des Blutes entstehen, obstruirt werden können. Heute wollen wir des Näheren die Erscheinungen erörtern, welche die Bildung derartiger Pfröpfe charakterisiren. Den Vorgang dieser Pfropfbildung nennt man nach dem Vorschlage von R. Virchow Thrombose (*Thrombosis*), die Pfröpfe selbst — Thromben (*Thrombus*) (von *ὁ ϑρόμβος*, der Klumpen, von *τρέφω*, fest oder dick machen, nähren, zur Gerinnung bringen).

Die Thrombose ist von hervorragender Wichtigkeit sowohl für die klinische, als auch für die theoretische Pathologie. Doch ist die Aufmerksamkeit der Aerzte auf diese Kreislaufsstörung erst gegen das Ende des XVI. und zum Anfang des XVII. Jahrhunderts gelenkt worden (Volcher Coiter [1572] und Marcus Aurelius Severinus [1616]). Seit dieser Zeit hat die Lehre von der Thrombose mannigfaltige Umgestaltungen erlitten. Anfangs verwechselte man sehr oft die während des Lebens entstandenen Thromben mit postmortalen Gerinnseln. Wurden bei der Section in den Herzhöhlen Blutgerinnsel angetroffen, so glaubte man, dass sich dieselben noch *intra vitam* gebildet und die schweren Krankheitssymptome verursacht hatten (Asthma, Herzklopfen, entzündliche Veränderungen der Brustorgane u. d. m). Auf diesem Boden wuchs die Lehre von den Herzpolypen auf. Die Extreme, in welche diese Lehre verfiel, erklären auch die Reaction, welche später — übrigens erst nach mehreren Jahrzehnten — eingetreten ist. Aber diese Reaction ging ebenfalls zu weit: Gerinnsel, die in irgend welchem Abschnitte des Gefässsystems an der Leiche gefunden wurden, hielt man nun für postmortale Producte. Zu Ende des vorigen und zu Beginn des laufenden Jahrhunderts wurde die Verwirrung der Anschauungen über den thrombotischen Process noch grösser, da man die entzündlichen Vorgänge in den Gefässwänden in ganz irrthümlicher Weise deutete. Es kam sogar dazu, dass man die Blutgerinnung in kleinen Venen mit der Entzündung selbst identificirte (capilläre Phlebitis). Daraus erklärt sich auch der bekannte Satz von Cruveilhier: „la phlebite domine toute la pathologie.“ Die in den Gefässen vorhandenen Gerinnsel wurden entweder als einfaches Exsudat, oder aber als ein Gemisch von Exsudat und Blut betrachtet. Es bildete sich eine Hypothese aus, wonach das Blut ein besonderes *acre coagulatorium* enthalten soll, welches die Gerinnung hervorruft und in den entzündeten Gefässwänden entsteht. Uebrigens nahm man auch eine primäre Dyskrasie des Blutes an, welche durch die gesteigerte Gerinnbarkeit zum Ausdruck gelangt. Auf diesem Wege weiter schreitend, schuf Piorry seine Lehre von der Blutentzündung (*Haemitis*), welche ihrerseits viel Unheil in der Lehre von der Thrombose angerichtet hat (vgl. R. Virchow).

Erst vor circa vierzig Jahren gewann die Lehre von der Thrombose, dank den Arbeiten von R. Virchow, feste Unterlage. Der Genannte sagt mit Recht, dass die Lehre von den Herzpolypen für alle Zeiten als Warnung gegen die sorglose Benutzung anatomischer Facta zu dienen hat. Und in der That ist es nur der experimentellen Forschung, in Verbindung mit einer mehr umsichtigen Verwerthung der pathologisch-anatomischen Daten, gelungen, die neuere Pathologie von den groben Verirrungen und übertriebenen Verallgemeinerungen, an denen die ältere Pathologie so fruchtbar war, zu befreien. Das Hauptverdienst R. Virchow's gegenüber der Lehre von der Thrombose besteht in der Aufklärung der mechanischen Seite des Vorganges — er betonte die hochwichtige Rolle der Verlangsamung des Blutstromes, indem er die vereinzelten Angaben einiger älteren Autoren (Laënnec, Bouchut u. A.) in ein abgeschlossenes System zusammenbrachte. In Einseitigkeit ist R. Virchow jedoch nicht verfallen: mit gleicher Energie vertrat er vielmehr auch die Bedeutung anderer Bedingungen. „Wenn man eine mechanische Theorie der Blutgerinnung innerhalb der Gefässe aufstellt“, sagt R. Virchow, „so darf man weder die Mischung des Blutes, noch den Zustand der Gefässwände ausschliessen.“ Man kann sagen, dass die von R. Virchow hervorgehobenen Factoren bis jetzt ihre Gültigkeit bewahrt haben.

Bevor wir eine allgemeine Theorie der Thrombose aufbauen, wollen wir die klinischen, pathologisch-anatomischen und experimentellen Daten besprechen, von welchen die Bedingungen der Thrombenbildung abzuleiten sind.

Erstens entstehen nicht selten Thromben in Gefässen, welche die normale Glätte ihrer Innenfläche eingebüsst haben (vgl. Uhle & Wagner, Samuel u. A.). Die Unebenheit der Gefässwände, welchen Ursachen auch immer sie ihren Ursprung verdanken mag (Endoarteriitis, Hineinwuchern von Geschwülsten u. s. w.), ist eine der häufigsten Veranlassungen zur Thrombose. Es lässt sich ja leicht vorstellen, dass der normale Blutstrom an den Berührungsstellen mit den rauh gewordenen Gefässwandungen gewisse Veränderungen erleidet (Wirbelbildung).

Zweitens seien die Ernährungsstörungen der endothelialen Elemente, welche die Gefässintima zusammensetzen, erwähnt. Degenerative und nekrobiotische Processe, welche die Lebensthätigkeit der Endothelzellen beeinträchtigen oder aufheben, prädisponiren zur Thrombenbildung selbst in den Fällen, wo die Glätte der Gefässwände nicht in auffallender Weise gelitten hat. Schon verhältnissmässig geringe Schädigungen des Endothels, die eher vermuthet, als wirklich gesehen werden, genügen, um thrombotische Auflagerungen zu erzeugen (vgl. Quincke). Hierher gehört auch die Wirkung verschiedener ätzender Substanzen, die sich auf die ganze Dicke der Gefässwand erstreckt. Bei näherer Betrachtung stellt es sich jedoch heraus, dass alle diese Gefässläsionen nur in Gemeinschaft mit circulatorischen Störungen Thrombose zu verursachen vermögen.

Drittens muss die mechanische Verletzung der Gefässwände genannt werden. Durch Stich oder Schnitt können wir in dem entsprechenden Gefässabschnitte Thrombose zu Stande bringen. Selbst minimale Continuitästrennungen der Gefässwand reichen hin, damit ein Theil des vorbeifliesenden Blutes in den festen Zustand übergehe, vorausgesetzt, dass gleichzeitig circulatorische Störungen, wie Abnahme der Stromgeschwindigkeit, Wirbelbildung u. d. m., vorhanden sind. Die practische Verwendbarkeit dieser Thatsache liegt auf der Hand (gelegentlich sei noch die „Aderlass-Phlebitis“ erwähnt, die bereits von J. Hunter studirt worden ist).

Viertens weist man schon seit lange auf die sog. Compressionsthrombose hin. Bei Unterbindung von Gefässen, bei Compression derselben durch Geschwülste, Exsudate, Narben u. s. w., wenn in entsprechenden Gefässabschnitten die Stromgeschwindigkeit herabgesetzt wird, stellt sich Thrombose ein. Uebrigens ist zu beachten, dass unter den genannten Bedingungen die Gefässwände selbst mehr oder minder geschädigt werden.

Fünftens wollen wir die sog. Dilatationsthrombose anführen (vgl. v. Recklinghausen). Zu derselben gehören die Thrombosen in aneurysmatischen und varicösen Erweiterungen. Auch hier behält die Einschränkung, welche bei der vierten Kategorie gemacht worden ist, ihre volle Berechtigung. Dabei tritt in aller Schärfe die Mitwirkung des mächtigen Factors — der Stromverlangsamung — zu Tage.

Sechstens haben wir der Anwesenheit von festen Fremdkörpern in den Gefässen zu gedenken (Magendie, Carswell, Cruveilhier u. A.).

Nach der experimentellen oder auch medicamentösen (MOORE, BACCELLI u. A.) Einführung von festen Fremdkörpern in die Blutbahn sah man thrombotische Massen sich auf der Oberfläche dieser Fremdkörper ansetzen. Die Eigenschaften der eingeführten Körper und der Charakter ihrer Oberfläche bleiben nicht ohne Einfluss; das wichtigste Moment liegt jedoch darin, dass das Blut nicht mit den normalen Gefässwänden, sondern mit einem Fremdkörper, welcher ja nicht die gleichen Eigenschaften besitzen kann, wie die lebenden Endothelzellen, in Berührung kommt. Freilich sind auch circulatorische Störungen nicht wegzudenken, wiewohl sie mitunter recht gering sind.

Gleiche Effecte werden erzielt durch Injection gewisser gelöster Substanzen in die Blutbahn. Somit haben wir eine siebente, der sechsten analoge Kategorie von Thrombosen. Es ist bekannt, dass nach intravasculärer Einspritzung von gelösten gallensauren Salzen, von Haemoglobin, von lackfarbenem Blut u. s. w., mehr oder minder ausgedehnte Thrombosen entstehen (beachtenswerth sind die Versuche von A. KÖHLER. NAUNYN, HÖGYES u. A. mit Fibrinferment und lackfarbenem Blute), Ausser den experimentellen Daten zeugen dafür auch die klinischen Beobachtungen am Menschen. Sehr zahlreiche Erfahrungen dieser Art sind seit den therapeutischen Versuchen mit Transfusion von frischem und defibrinirtem Blute gesammelt worden. Diese Fälle von Thrombose sind insofern interessant, als dabei kein Grund vorliegt, Veränderungen der Stromgeschwindigkeit oder der Gefässwände in jedem Falle vorauszusetzen.

Achtens sollen den maranthischen Thrombosen einige Worte gewidmet werden. Sie entwickeln sich hauptsächlich in peripherischen Abschnitten des Gefässsystems, bei allgemeiner Schwäche und Ernährungsstörung, die im Greisenalter (*Marasmus senilis*) und nach langdauernden Krankheiten so oft beobachtet werden. Wir stehen nicht an zuzugeben, dass hier die Energie der Herzthätigkeit sinkt und die Stromgeschwindigkeit in den Gefässen abnimmt (J. DAVY, GULLIVER u. A.). Es dürfen jedoch andere mitwirkende Factoren, und zwar Alterationen der Gefässwände und vielleicht auch diejenigen des Blutes selbst, nicht ausgeschlossen werden. Wir wissen schon, wie häufig z. B. die Arteriosclerose im Greisenalter constatirt wird.

Je nach dem Entstehungsorte, der Färbung, der Structur und der Ausbreitung unterscheiden die pathologischen Anatomen und die allgemeinen Pathologen verschiedene Arten von Thromben (vgl. ZIEGLER u. A.). Wir lassen bei Seite alle Einzelheiten, welche ausschliesslich von pathologisch-anatomischem Interesse sind, und nehmen nur die Thatsachen auf, die wir bei Besprechung allgemein-pathologischer Theorien der Thrombose auszunutzen beabsichtigen.

Was die Entwickelungsstätte anbetrifft, so werden cardiale, venöse, arterielle und capilläre Thromben angenommen. Im Herzen sind Thromben besonders oft in den Ohren, in den Taschen zwischen den Fleischbalken und auf den Klappen anzutreffen. Mitunter wird der Thrombus in der Richtung der zu- und ableitenden Gefässe der betreffenden Herzhöhle verlängert. Die venösen Thromben, die häufigsten von allen, localisiren sich in Venen mittleren Kalibers; sie erreichen verschiedene Länge und ragen zuweilen mit ihrer conischen Spitze in das Gefäss hinein, in welches die thrombosirte Vene mündet (Perls). Als *Locus praedilectionis* der Venenthromben sind die Klappentaschen anzusehen. Die arteriellen Thromben, welche selten bis zur Grösse der venösen anwachsen, werden in einzelnen Abschnitten des Arteriensystems ungleich häufig festgestellt. Ihr Verbreitungsgebiet stimmt zum Theile mit demjenigen der Arteriosclerose überein. Capilläre Thromben gehören zu verhältnissmässig seltenen Befunden. Wir gewahren sie in der Regel dann, wenn das bezügliche Gewebe tiefeingreifende Ernährungsstörungen erlitten hat, wie z. B. bei der Necrose.

Richten wir uns nach der Färbung, so haben wir rothe, weisse und gemischte Thromben zu nennen. Die Ursachen dieser Farbenverschiedenheit ergeben sich aus der mikroskopischen Untersuchung: die rothen Thromben enthalten alle morphologischen Bestandtheile des Blutes, wobei die Erythrocyten, wie im normalen Blute, die Hauptmasse bilden, während in den weissen und gemischten Thromben die rothen Blutkörperchen entweder vollständig vermisst werden oder in geringer Anzahl vorhanden sind. In den Präparaten aus rothen Thromben sehen wir eine Masse von rothen Blutkörperchen, welche in ihren Eigenschaften mehr oder minder verändert und miteinander verschmolzen sind; zwischen den rothen Blutkörperchen verlaufen nach allen Richtungen hin die sich kreuzenden Fibrinfäden; ausserdem bemerkt man eine grössere oder geringere Menge von Leukocyten, ferner Blutplättchen oder Haematoblasten, sog. Elementarkörnchen u. d. m. (über die Elementarkörnchen vgl. Löwit, Landois u. A.) Das mikroskopische Bild eines weissen Thrombus ist ein anderes: das Gesichtsfeld wird vorwiegend von den Blutplättchen und zum Theile von den Leukocyten, welche confluiren und in eine feinkörnige Masse zerfallen, eingenommen; auch sind Fibrinfäden zu sehen, welche sich des Oefteren radiär um ein aus Blutplättchen bestehendes Centrum gruppiren; rothe Blutkörperchen werden ebenfallls, wiewohl nur in beschänkter Anzahl constatirt. Die gemischten Thromben liefern entweder ein Bild, das zwischen den beiden eben beschriebenen die Mitte hält, oder aber zeigen eine ziemlich regelmässige Schichtung von rothen und weissen Lagen.

Mit Rücksicht auf die Structur werden die Thromben in zwei Arten getheilt: geschichtete und nicht geschichtete. Diese Bezeichnungen entsprechen vor Allem dem makroskopischen Bilde, welches der Thrombus auf dem Durchschnitte darbietet. Es fällt jedoch nicht schwer, sich davon zu überzeugen, dass die geschichteten und die nicht geschichteten Thromben auch mikroskopisch mit genügender Schärfe zu differenciren sind. Die letztgenannten Thromben entsprechen ihrer mikroskopischen Structur nach den rothen und den weissen Thromben und denjenigen gemischten Blutpfröpfen, in welchen keine regelmässige Aufeinanderfolge von rothen und weissen Zonen beobachtet wird. In den geschichteten Thromben weist das Mikroskop eine nahezu regelmässige Anlagerung von Schichten, welche entweder an rothen Blutkörperchen reich sind und darum roth erscheinen, oder aber beinahe völlig der Erythrocyten entbehren, dementsprechend auch weiss aussehen. Füglich bilden die geschichteten Thromben nur eine Unterart der gemischten.

Nach dem Ausbreitungsgebiete unterscheidet man autochthone, resp. primäre, und fortgesetzte, resp. secundäre Thromben; man beschreibt ausserdem die wandständigen, die partiell und die total obstruirenden Thromben. Autochthon oder primär sind diejenigen Thromben, welche unmittelbar durch locale Ursachen an der Stelle, wo man sie vorfindet, erzeugt worden sind; fortgesezte oder secundäre Thromben entstehen in Abhängigkeit von den primären. Die Anwesenheit von thrombotischen Massen in einem Gefässe giebt ebenso Anlass zu weiterer Thrombenbildung, wie die Anwesenheit irgend eines Fremdkörpers. Man kann daher sagen, dass ein Thrombus, der sich einem schon bestehenden Pfropfe auflagert, ein fortgesetzter oder secundärer ist. Die wandständigen Thromben haben, wie es ihre Benennung zeigt, eine geringe Ausbreitung, indem sie nur an der Gefässwand haften. Je stärker diese Bildungen anwachsen, um so mehr wird das Gefässlumen in Anspruch genommen, und wir gelangen durch eine Reihe von Uebergangsstadien zur vollständigen Verstopfung des Gefässes. Auf diese Weise hat man sich die Umbildung eines partiell obstruirenden Thrombus zu einem total obstruirenden vorzustellen.

Das bisher Gesagte bringt uns zur Ueberzeugung, dass das Wesen des thrombotischen Processes in einer Umwandlung des flüssigen Blutes in feste Massen besteht, die durch Störungen der Circulation, Veränderungen der Gefässwände und des Blutes selbst bedingt wird. In der That, wie verschieden das Aussehen und die innere Structur der Thromben auch sein mögen, das Material zu ihrer Bildung geben die Bestandtheile des Blutes; und wie mannigfaltig auch die Umstände seien, unter welchen die Thrombenbildung zu Stande kommt, so können sie alle auf wenige Grundfactoren zurückgeführt werden. Welcher Art ist nun der Grundmechanismus des thrombotischen Processes, und was lehrt uns die speciell zur Lösung dieser Frage herangezogene experimentelle Analyse?

Zweifelsohne ist der Gedanke von der Blutgerinnung der erste, welcher sich bei Betrachtung der Thromben, und vor Allem der rothen, uns aufdrängt. Noch am Ende der fünfziger Jahre bemühte sich Brücke auf experimentellem Wege folgenden Satz zu begründen: das mit den lebendigen, unversehrten Gefässwänden in Berührung stehende Blut gerinnt nicht; sterben die Wände ab oder unterliegen sie irgend welchen Veränderungen, dann gerinnt das Blut. In vollständiger Uebereinstimmung damit erweisen sich die klinischen Beobachtungen, wonach in den Gefässen, deren Wände lädirt sind, Thromben sich bilden; von diesem Standpunkte ist es ebenfalls leicht die Entwickelung von Thromben an der Oberfläche von Fremkörpern, bei Continuitätstrennung der Gefässwände u. d. m. zu erklären. Der Annahme einer Thrombenbildung *per coagulationem* scheint, mit einem Worte, Nichts im Wege zu stehen.

Auch in den R. Virchow'schen Arbeiten werden die Thromben als Blutgerinnsel betrachtet. R. Virchow legte übrigens das Hauptgewicht auf die Verlangsamung des Blutstromes. Die einfache Erfahrung zeigt, dass nach Unterbindung eines Gefässes die *eo ipso* zur Ruhe gebrachte Blutsäule früher oder später gerinnt. Die Verlangsamung des Blutstromes in Aneurysmen und varicösen Erweiterungen wirkt in gleichem Sinne. Später brach sich jedoch die Behauptung Bahn, dass die Stromverlangsamung für sich nicht genüge, um Gerinnung zu erzeugen; selbst bei vollständiger Blutstockung erfolgt nur dann Gerinnung, wenn die Ernährung der Gefässwände zu leiden beginnt, oder die Gefässe auf eine beliebige Weise geschädigt werden (Baumgarten, Senftleben). Von der Theorie A. Schmidt's ausgehend, glaubten einige Forscher, dass den lebenden, normalen Gefässwänden eigenthümliche Kräfte innewohnen, welche das fortwährend durch partiellen Zerfall der Leukocyten gebildete Fibrinferment zerstören. Bei Erkrankungen sollten die Gefässwände ihrer Eigenschaft, das Fibrinferment zu neutralisiren, verlustig werden. Die Verlangsamung des Blutstromes und die vollständige Stagnation, die zu

Ernährungsstörungen in den Gefässwänden führen, können also von Gerinnungsvorgängen begleitet werden; die Ursache der Gerinnung liegt indessen nicht in der Stromverlangsamung oder in der Stagnation als solchen, sondern lediglich in den nachfolgenden Veränderungen der Gefässwände. Der Stromverlangsamung und der Stockung ist auch insofern eine gewisse Bedeutung zu vindiciren, als dieselben zur localen Anhäufung grosser Quantitäten von Fibrinferment Anlass geben. Wie dem auch sei, selbst diejenigen Forscher, welche das rein mechanische Princip der Stromverlangsamung vertraten, nahmen an, dass die Thromben intravitale Gerinnsel sind. War nun einmal die Hypothese von der Blutgerinnung für die rothen Thromben zugelassen, so ging man weiter und dehnte diese Hypothese auf sämmtliche Arten von Thromben aus, wobei man sich auf verschiedenartige Erscheinungen, welche im Blute nach Austritt desselben aus den Gefässen beobachtet werden, berief. Wird das Blut in ein Glasgefäss aufgefangen und ruhig stehen gelassen, so erhält man ein dunkelrothes, gleichmässig beschaffenes Gerinnsel; wird dagegen das Blut mit einem Stabe geschlagen, so setzt sich an demselben eine gelblich-weisse, klebrige Fibrinmasse fest, die relativ wenige rothe Blutkörperchen enthält. Dementsprechend hat ein in ruhendem Blute entstehendes Blutgerinnsel alle Chancen als rother und ungeschichteter Thrombus aufzutreten; bildet es sich in fliessendem, resp. bewegtem Blute, so wird es aller Wahrscheinlichkeit nach zu einem weissen oder gemischten Thrombus, und wenn die Stromgeschwindigkeit periodische Schwankungen erfährt — zu einem geschichteten.

Man könnte glauben, dass die Sache damit erledigt sei. Lag der Ausgangspunkt in Veränderungen der Gefässwände, oder in Verlangsamung des Blutstromes, so war es immerhin die Blutgerinnung, die in letzter Instanz als Ursache der Thrombose erschien. Obgleich die Gerinnungshypothese sich lange Zeit eines vielseitigen Beifalls erfreut hat, tauchte in der Mitte der siebziger Jahre eine andere Lehre auf, welche sich allmählich mehr und mehr Recht auf bevorzugte Beachtung eroberte.

Diese Wendung in den Anschauungen wurde durch die Untersuchungen von Zahn angebahnt, welcher die Nothwendigkeit auch einer genetischen Unterscheidung der rothen und weissen Thromben betonte. Es wird zugegeben, dass die rothen Thromben Blutgerinnsel *sensu proprio* sind, welche sich bei plötzlicher Absperrung eines Gefässes und beim Uebergange des Blutes aus dem flüssigen in den festen Zustand entwickeln. Was die weissen Thromben betrifft, welche dann zu entstehen pflegen, wenn ein Gefäss mit mehr oder minder beschädigten Wänden seine Wegsamkeit hinreichend lange bewahrt, so sind sie beinahe ausschliesslich aus Leukocyten zusammengesetzt, und der Process ihrer Bildung ist ein ganz eigenartiger. Zahn experimentirte an Gefässen des Froschmesenteriums, welches er unter dem Mikroskop ausspannte. Werden die Mesenterialgefässe unter diesen Bedingungen in irgend einer Weisel ädirt (Druck, Stich, Auflegen von Chlornatriumkrystallen u. d. m.), so sieht man an der Innenfläche der Gefässe Leukocyten aus dem vorbeiströmenden Blute haften bleiben, miteinander verkleben und schliesslich in eine körnige Masse zerfallen. Ist die Gefässläsion eine hochgradige, so kann es zur Bildung eines obstruirenden Pfropfens kommen; im entgegengesetzten Falle erfolgt Resolution des Processes. Bei der mikroskopischen Untersuchung von ausgebildeten und seit einigen Tagen existirenden weissen Thromben fand Zahn, dass die Contouren der Leukocyten in Folge des körnigen Zerfalls einzelner Elemente undeutlich geworden sind; manchmal gelang es aber, ein engmaschiges Netz, welches die einzelnen Zellen umspannt, wahrzunehmen.

Somit war nach Zahn die Thrombenbildung mit Veränderungen der Gefässwände, wie dies auch andere Forscher wollten, verbunden; die wesentliche Eigenthümlichkeit seiner Anschauung besteht in der specifischen Bedeutung, welche er den Leukocyten zumaass. Nachträgliche Beobachtungen, welche in derselben Richtung fortgeführt worden sind, zeigten, dass Zahn sich auf dem rechten Wege befand; es wurden jedoch kaum mit genügendem Grunde gerade die Leukocyten von ihm beschuldigt, auch die Behauptung, dass durch Zerfall derselben eine feinkörnige fibrinartige Masse entsteht, dürfte kaum richtig sein. Zwar sind die Beobachtungen von Zahn bald darauf durch Pitres an Warmblütern bestätigt worden; weiter unten werden Sie indessen erfahren, dass Pitres ebenfalls nicht das Richtige getroffen hat.

Die weiteren Fortschritte in der Lehre von der Thrombose waren innig mit denjenigen der hämatologischen Studien im Allgemeinen verknüpft. Zu Beginn der achtziger Jahre wurde die Aufmerksamkeit der Forscher auf den sog. dritten Bestandtheil des Blutes, auf die Blutplättchen gelenkt. Diese Elemente sind schon längst im Blute gesehen worden. Noch im Jahre 1842 hat sie Donné als *„Globulins du chyle“* beschrieben; später untersuchten dieselben: Zimmermann (Elementarbläschen, Elementarkörperchen), Beale (*Germinal matter*, Bioplasmakörnchen), Henle, Kölliker, Max Schultze, Riess, Laptschinsky, Lavdowsky, Löwit, Afanassiew u. A. Die genauesten Untersuchungen stammen von Hayem und Bizzozero; dem letzteren verdanken sie auch ihre Bezeichnung als „Blutplättchen“. In der allerneuesten Zeit erwarben sich durch ihre Arbeiten über den dritten

Bestandtheil des Blutes viele Verdienste EBERTH und SCHIMMELBUSCH. Trotz der vielen Untersuchungen sind jedoch unsere Kenntnisse von den Blutplättchen in vielen Punkten streitig. Laut der Angaben, welche der Wirklichkeit am meisten zu entsprechen scheinen, stellen die betreffenden Elemente dünne, farblose (mattgraue), rundliche oder ovale, kernlose Scheiben mit flachen oder leicht concaven, resp. convexen Oberflächen dar (kernartige Gebilde sind nur in gewissen Stadien des Blutplättchenzerfalls sichtbar). In dieser Gestalt treten die Blutplättchen sowohl beim Menschen als auch bei den höheren Säugethieren auf. Der Durchmesser der Blutplättchen ist um das dreibis vierfache kleiner als derjenige der rothen Blutkörperchen; man begegnet allerdings bald grösseren, bald kleineren Exemplaren. Manchmal scheint es, als ob die Blutplättchen schwach gelb oder grünlich gefärbt wären (HAYEM glaubt, dass diese Färbung durch die Anwesenheit von Haemoglobin bedingt sei); viel Gewicht ist aber darauf nicht zu legen. Die Plättchen sind in grosser Anzahl unter den übrigen morphologischen Elementen des Blutes zerstreut und sind selbst in circulirendem Blute unter möglichst normalen Umständen nachweisbar (BIZZOZERO, LAVDOWSKY, EBERTH & SCHIMMELBUSCH u. A.). Eine genaue Bestimmung der Zahl von Blutplättchen in der Volumeinheit des Blutes ist bis jetzt nicht gelungen; man darf nur behaupten, dass sie verhältnissmässig viel zahlreicher sind, als die Leukocyten. Tritt das Blut aus den Gefässen, so vereinigen sich die Blutplättchen in kleine Gruppen und gehen bald verschiedenartige Veränderungen ein. Es bilden sich auf ihrer Oberfläche kleine Vorsprünge, welche sich später in längere Fortsätze ausziehen. Die Blutplättchen haben dann das Aussehen eines Klümpchens feingranulirter Substanz, was vollständig den M. SCHULTZE'schen „Körnchenbildungen“ entspricht. Ausser den Beobachtungen *in vivo* wurden an den Blutplättchen mikroskopische Untersuchungen auch nach vorausgegangener Fixirung ausgeführt; man behandelte zu diesem Zwecke das Blut möglichst bald nach seinem Austritte aus den Gefässen mittels einprocentiger Ueberosmiumsäure, oder aber bearbeitete es nach der EHRLICH'schen Methode im Trockenschranke. Bei Doppelfärbungen mit Eosin und Methylenblau fand GABRITSCHEWSKY die Blutplättchen von beiden Farbstoffen mit Ueberwiegen des Blauen gefärbt; sie sind also polychromatophil im Gegensatze zu den Erythrocyten und Leukocyten (Protoplasma und Kern gesondert betrachtet), welche sich bei gleicher Färbung als monochromatophil aufweisen. Bei der Untersuchung des Blutes in Jodgummi überzeugte sich derselbe Forscher, dass mitunter die Majorität der Plättchen im normalen Blute Glykogenkörnchen beherbergt. Nach

Beobachtungen von Eberth und Schimmelbusch färben sich die frischen Blutplättchen mit möglichst indifferenten Lösungen von Kernfarbstoffen beinahe gar nicht, während die Leukocytenkerne dabei eine deutliche Färbung zeigen; nur wenn in den Blutplättchen die Differencirung in homogene und körnige Substanz beginnt, tritt seitens der letzteren Aufnahme von Farbstoffen ein. Nach dem Austrocknen färben sich dagegen die unversehrten Blutplättchen sehr stark, wenn auch diffus, mit vielen Anilinfarben (Methylviolett, Fuchsin, Anilingrün u. d. m. in wässerigen und alkoholischen Lösungen); übrigens erhalten wir dabei nicht dieselbe Nuance, welche die gleichzeitig tingirten Leukocytenkerne zur Schau tragen. Bei Doppelfärbung von Blutpräparaten, welche durch Ueberosmiumsäure fixirt wurden, mit Eosin und Anilingrün, werden die Leukocytenkerne hellgrün, die Blutplättchen grau gefärbt. Zu notiren ist auch das eigenartige Verhalten der Blutplättchen manchen chemischen Reagentien gegenüber (Eberth und Schimmelbusch). Wasser und verdünnte Essigsäure bewirken Aufquellung, wobei sich einerseits tropfenartige homogene, andererseits körnige Partien bilden. Im Wasser lösen sich die Plättchen nicht; für die Essigsäure trifft dieses nicht zu. In verdünnten Alkalien erfolgt die Auflösung sehr rasch; in 35procentiger Kalilauge verändern sie sich wenig (Laker). In dünnen Salzlösungen erfolgt Differencirung in homogene und körnige Substanz, wobei die erstere stark aufquillt.

Die meisten neueren Autoren sind der Meinung, dass die Blutplättchen, gleich den rothen Blutkörperchen und den Leukocyten, präformirte morphologische Elemente sind. Jedenfalls werden auch andere Gesichtspunkte behauptet. So glaubt Löwit, dass unter normalen Verhältnissen im lebenden Blute keine Blutplättchen verhanden sind: sie bilden sich nur unter gewissen abnormen Verhältnissen, und zwar der Hauptsache nach aus Leukocyten, die ihr Globulin in Form von Tropfen und Plättchen ausscheiden (Globulinplättchen). Nach Gabritschewsky existirt zwischen den Leukocyten und den Blutplättchen ein genetischer Zusammenhang; er betrachtet dieselben als normale Bestandtheile des kreisenden Blutes, spricht ihnen jedoch vitale Eigenschaften ab. Heutzutage sind wir noch nicht im Stande, alle diese Widersprüche zu lösen. Uebrigens ist darauf hinzuweisen, dass angesichts der ausserordentlichen Veränderlichkeit der Blutplättchen, die überdies in verschiedenen Fällen eine verschiedene ist, nicht alle Forscher bei der Ueberwindung der technischen Schwierigkeiten gleiches Glück hatten; ferner muss im Auge behalten werden, dass neben den Blutplättchen bei jeder Behandlung des Blutes mancherlei andere Körnelungen (Niederschläge u. s. w.) entstehen, welche vielfach Anlass zu irrigen Schlüssen abgegeben haben.

Was die Kaltblüter anbelangt, so sind die Aeusserungen der Autoren darüber noch unsicherer. Wir wollen hier einige das Froschblut betreffenden Daten hervorheben. Schon seit lange ist die Anwesenheit von besonderen Elementen im Froschblute bekannt, die sowohl von den Leukocyten, wie auch von den rothen Blutkörperchen abweichen und Haematoblasten genannt werden (Hayem). Diese Gebilde sind grösser als die Blutplättchen des Menschen, sie erscheinen spindelförmig und sind mit länglichen Kernen versehen. An den Polen der Haematoblasten bemerkt man manchmal ziemlich lange Fortsätze, die an Geisseln erinnern. Bei Doppelfärbung mit Haematoxylin und Nigrosin färben sich die Blutplättchen ebenso, wie die Leukocyten — ihr Protoplasma fixirt das Nigrosin, ihre Kerne das Haematoxylin. Eberth und Schimmelbusch behaupten, dass die Haematoblasten des Frosches, trotz ihrer Verschiedenheit von den Blutplättchen des Menschen und anderer Warmblüter, diesen letzteren Gebilden gleichgestellt werden können.

Bizzozero und andere Forscher schreiben den Blutplättchen eine hervorragende Rolle im Processe der Blutgerinnung zu; sie meinen, dass die Blutplättchen die Hauptträger des Fibrinferments sind. Leider ist auch in diesem Punkte eine einheitliche Anschauung nicht erzielt worden. Die unlängst veröffentlichten Untersuchungen von Eberth und Schimmelbusch stellen den typischen Process der Blutgerinnung beinahe in gänzliche Unabhängigkeit von den Blutplättchen. Die Genannten führen zahlreiche Beobachtungen an, wonach bei der Blutgerinnung eine Art Ausscheidung von Fibrinkrystallen stattfindet, welche sich sofort als dünne Fäden und Nadeln präsentiren, ohne ein homogenes oder körniges Vorstadium durchzumachen.

Alle diese Einzelheiten in Betreff des dritten Blutbestandtheiles sind uns nothwendig, um die neueste Richtung in der allgemeinpathologischen Lehre von der Thrombose gehörig zu würdigen. In den letzten Jahren haben nämlich Eberth und Schimmelbush über recht vielseitige Untersuchungen berichtet, worin sie die Betheiligung der Blutplättchen an der Thrombose nachzuweisen suchen. Eberth und Schimmelbusch experimentirten am entblössten Omentum und Mesenterium von narcotisirten Meerschweinchen, Kaninchen und Hunden. Sowohl die Linse des Mikroskops, wie das Untersuchungsobject werden dabei in die bis auf Körpertemperatur erwärmte physiologische Kochsalzlösung versenkt, um den durch Vertrocknung und Abkühlung entstehenden Complicationen vorzubeugen. Sie fanden, dass je nach der Stromgeschwindigkeit in unversehrten Gefässen (Venen, grossen Capillaren und Arterien) vier verschiedene Stromtypen zu erkennen sind, und zwar: 1) der axiale Fluss von rothen Blutkörperchen und Blutplättchen, umgeben von einer plasmatischen Randzone, in welcher vereinzelte Leukocyten auftreten; 2) Randstellung der Leukocyten bei mässiger Verlangsamung des Blutstromes; 3) Randstellung der Blutplättchen bei noch mehr verlangsamtem Blutstrome; 4) völlig unregelmässige Vertheilung aller morphologischen Elemente bei Stagnation. Eberth und Schimmelbusch weisen ferner darauf hin, dass die rothen Blutkörperchen keine Klebrigkeit zeigen, während die farblosen Blutkörperchen aneinander und an den Gefässwänden haften können, jedoch nicht, weil sie im eigentlichen Sinne des Wortes klebrig sind, sondern weil ihre „vitalen“ Eigenschaften dies zulassen — durch active Bewegungen vermögen sie die bereits vorhandenen Verbindungen wieder zu lösen. Was die Blutplättchen betrifft, so besitzen sie im völlig normalen Zustande keine auffallende Klebrigkeit; die geringste Schädigung genügt aber, um gleichzeitig mit Formveränderungen eine „viscöse“ Metamorphose einzuleiten, bei welcher sie sehr bald sowohl untereinander wie auch mit Fremdkörpern zusammenkleben. Die Versuche von Eberth und Schimmelbusch haben bewiesen, dass die Stromverlangsamung allein, selbst wenn sie zur Randstellung der Leukocyten und Blutplättchen geführt hat, noch nicht ausreicht, um Thrombose zu bewirken. Anders, wenn die Stromverlangsamung in einem Gefässe zu Stande kommt, welches mechanisch (Quetschung mit stumpfen Instrumenten u. d. m.) oder chemisch (Crotonöl, Aether, Alkohol, Sublimat, Silbernitrat, Kochsalz u. s. w.) insultirt wird: die Blutplättchen haften der lädirten Stelle an und erzeugen einen Thrombus, der *eo ipso* aus Blutplättchen mit geringer Beimischung von weissen und rothen Blutkörperchen bestehen muss. Die Thromben entwickeln sich nur dort, wo der Blutstrom erheblich verlangsamt ist; bei normaler Stromgeschwindigkeit garantirt die axiale Vertheilung der morphologischen Blutelemente gegen die Thrombose. Der allgemeine Schluss von Eberth und Schimmelbusch gipfelt also darin, dass zwei Momente in ätiologischen Zusammenhang mit der Thrombose zu bringen sind — einerseits die viscöse Metamorphose der Blutplättchen, bedingt durch ihre Berührung mit lädirten Gefässwänden, und andererseits die Stromverlangsamung. Die auf solche Weise gebildeten Thromben sind demnach keine Blutgerinnsel — die miteinander verklebten Blutplättchen liefern kein Fibrin; wir haben, mit einem Worte, mit Conglutination, nicht aber mit Coagulation zu thun.

Ausser den Versuchen an lebenden Objecten, resp. an kleinen, schon *intra vitam* der mikroskopischen Untersuchung zugänglichen

Gefässen, waren auch Versuche und Beobachtungen an den grösseren Gefässen von Warmblütern angestellt. Nach Blosslegung des Gefässes unterwarfen Eberth und Schimmelbusch die Wände desselben Stichen, Schnitten, Aetzungen u. d. m.; einige Zeit darauf nahmen sie das betreffende Gefässstück heraus, indem sie oberhalb und unterhalb der verletzten Stelle je zwei Ligaturen anlegten (das Gefäss wurde zwischen diesen paarigen Ligaturen durchtrennt); das so erhaltene Präparat wurde entsprechend fixirt, in Celloidin eingebettet und gefärbt. Die Betrachtung der mikroskopischen Schnitte zeigte, dass auch in diesem Falle die Entstehung der Thromben von den Gesetzmässigkeiten geregelt wird, die wir schon kennen gelernt haben. Uebrigens trat neben Conglutination der Blutplättchen zuweilen auch Gerinnung, d. h. Ausscheidung von Fibrinfäden, auf. Besonders häufig erfolgt Gerinnung nach der Einführung von Fremdkörpern in die Gefässe: wie es scheint, legen sich nur in den ersten Momenten den Fremdkörpern Blutplättchen an; später gesellt sich dazu Fibrin, welches die übrigen morphologischen Blutelemente bei seiner Ausscheidung mitergreift. Abgesehen von diesen Nebenumständen, bleibt das Grundprincip, wonach weder Gefässläsion, noch Stromverlangsamung für sich allein Thrombose verursachen können, immerhin in voller Kraft. Ebenso interessant ist die Bemerkung von Eberth und Schimmelbusch, dass die Ablagerung von thrombotischen Massen nicht an jedem Punkte der verletzten Stelle vor sich geht — nur diejenigen Läsionen veranlassen Thrombose, welche zur Bildung mehr oder minder starker Vorsprünge in das Gefässlumen führen, die ihrerseits locale Hemmungen des Blutstromes bedingen.

Wie sollen wir nun die Versuche von Zahn beurtheilen? Berücksichtigen wir das oben über die Haematoblasten des Frosches Gesagte, so erkennen wir die Quelle des Irrthums sofort. Die Haematoblasten des Froschblutes, besonders wenn sie in einem Haufen zusammen liegen, ähneln den Leukocyten in hohem Maasse; bei ungenügender Technik sind diese Elemente kaum voneinander zu unterscheiden. Und in der That haben Eberth und Schimmelbusch durch specielle Versuche an Fröschen und anderen Kaltblütern dargethan, dass der thrombotische Process bei genannten Thieren in gleicher Weise zu Stande kommt, wie bei Warmblütern; der Unterschied besteht nur darin, dass bei den ersteren die Haematoblasten, bei den letzteren die Blutplättchen die viscöse Metamorphose durchmachen. Uebrigens findet man selbst bei Zahn Aeusserungen, welche keinen Zweifel darüber zulassen, dass er nicht die typischen Leukocyten, sondern die sichelförmigen Gebilde, welche später eine so hervorragende Stellung in der

Lehre von der Thrombose eingenommen haben, vor den Augen hatte. Es lässt sich daher behaupten, dass die Untersuchungen von Zahn in keinem wesentlichen Widerspruche mit den neueren Beobachtungen stehen. Gelegentlich sei noch bemerkt, dass nach Zahn die einen sichelförmigen Gebilde abgelöste Gefässendothelien, die anderen — deformirte Leukocyten sind.

Die hier besprochenen Untersuchungen erschüttern offenbar die Lehre, welche Thrombose auf die Blutgerinnung zurückführt. Man kann jedoch nicht umhin, die Frage aufzuwerfen, ob thatsächlich zwischen der alten und der neuen Theorie der Unterschied so gewaltig ist, wie dies auf den ersten Blick den Anschein hat.

Vor Allem ist es ja klar, dass die neue Lehre vorwiegend die weissen Thromben berücksichtigt; für die rothen bewahren wir bis jetzt noch den alten Standpunkt. Wir räumen gerne ein, dass die rothen Thromben nicht *per conglutinationem,* sondern *per coagulationem* entstehen. Ferner muss man bekennen, dass die Coagulation und die Conglutination nicht als gleichwerthige Dinge nebeneinander zu stellen sind. Der Begriff von Coagulation fusst hauptsächlich auf chemischem, derjenige von Conglutination — auf morphologischem Boden. Wir wollen damit sagen, dass die feinere Morphologie des Coagulationsprocesses bei Weitem nicht so gut erkannt ist, wie sein Chemismus, welcher eine umfassende Litteratur besitzt. Die mikroskopischen Bilder, welche uns das gerinnende Blut liefert, werden in sehr verschiedener Weise beschrieben; wie verlockend die oben wiedergegebenen Ansichten von Eberth und Schimmelbusch auch sind, es wäre jedenfalls ungerecht, diesen Ansichten alle früheren Befunde zu opfern. Zur Erläuterung des Gesagten diene die Schilderung, welche Landois von dem mikroskopischen Bilde eines typischen Coagulationsvorganges giebt. Bringt man möglichst behutsam einen Tropfen von defibrinirtem Kaninchenblute in das Blutserum des Frosches, so treten die rothen Blutkörperchen zusammen und verkleben untereinander; beim Drücken auf das Deckglas des Präparates überzeugt man sich, dass die verklebten rothen Blutkörperchen nur bei Anwendung von Gewalt auseinander zu bringen sind; die aufgequollenen Körperchen ziehen sich dabei an den Berührungsstellen in Fäden aus. Nach kurzer Zeit werden alle Erythrocyten zu Kugeln; die am meisten peripherisch gelegenen beginnen ihr Haemoglobin abzugeben. Dementsprechend erfolgt die Entfärbung allmählich von der Peripherie des Präparates zum Centrum hin. Am Ende bleibt nur ein Stromahäufchen übrig, dessen Substanz recht zähe ist. Die einzelnen Stromata sind anfänglich noch als sphärische Gebilde erkennbar, später verbinden sie sich untereinander und bilden Fäden und Streifen, indem die Zellcontouren vollständig verschwinden. Auf diese Weise gelang es LANDOIS die Bildung der elastischen Fibrinfäden aus der Stromamasse der rothen Blutkörperchen Schritt für Schritt zu verfolgen. Nach demselben Autor sollen die rothen Blutkörperchen anderer Thiere (auch des Menschen) bei Auflösung in fremdartigem Serum sich ebenso verhalten, wie die Erythrocyten des Kaninchens. Diese Beobachtungen werden als Beweis dafür citirt, dass die rothen Blutkörperchen unter Umständen das Material zur Fibrinbildung liefern können. Andere Forscher beschreiben andere Gerinnungsbilder, wenn auch mit ähnlichen Einzelheiten. So wird z. B. darauf hingewiesen, dass die Fibrinfäden durch Zusammenfliessen von Blutplättchen oder Haematoblasten entstehen. Wie gross übrigens die Meinungsdifferenzen sind, erhellt aus der unlängst publicirten Abhandlung von NOWICKI, welcher zu beweisen sucht, dass die Blutgerinnung in keinem Verhältniss zu den morphologischen Elementen des Blutes steht. Aus alledem ist ersichtlich, dass die histologische Analyse viel mannigfaltiger und im Allgemeinen anders ihre Ergebnisse formulirt, als dies unter Berücksichtigung der am besten ausgearbeiteten chemischen Lehre von der Gerinnung, nämlich der Lehre von A. SCHMIDT, zu erwarten stünde. Nach A. SCHMIDT ist die Gerinnung durch die Wechselwirkung einiger Körper, welche erst in Lösung übergehen müssen, bedingt. Die Gerinnung ist hier an keine bestimmten morphologischen Elemente unmittelbar gebunden. Die Leukocyten lösen sich auf, wobei das Fibrinferment und die fibrinoplastische Substanz frei werden; diese letzteren treten mit der schon *normaliter* im Blutplasma vorhandenen fibrinogenen Substanz in Reaction ein. Dementgegen sind die Histologen geneigt anzunehmen, dass der Process sich unmittelbar an bestimmten morphologischen Elementen abspielt, welche gewisse] physikalisch-chemische Veränderungen erleiden; natürlich ist nicht zu leugnen, dass auch im Plasma diese oder jene Metamorphosen zu Stande kommen. Wir sehen also, dass eine schroffe Gegenüberstellung von Coagulation und Conglutination, wie sie von Einigen geübt wird, heutzutage kaum zulässig wäre: man ist gewissermaassen berechtigt, die Conglutination als eine besondere Form der Coagulation zu betrachten, nämlich als diejenige, bei welcher der Gerinnungsprocess nicht in eigentlicher Lösung, sondern im zähflüssigen Gewebssubstrate vor sich geht.

Im Anschluss an das bisher Erörterte wollen wir der Versuche mit intravasculärer Injection von defibrinirtem Blute, destillirtem Wasser u. d. m. gedenken. In einigen Experimenten dieser Art wurden ausgedehnte Thrombosen gefunden, während in anderen der Eingriff reactionslos verlief. Auch mögen die Versuche von Wooldridge nicht unerwähnt bleiben, welcher aus den Hoden und aus der Thymusdrüse junger Thiere, besonders der Kälber, eine Substanz (angeblich eine Verbindung von Lecithin mit Eiweiss) isolirt hat, die die Eigenschaft besitzt, bei Thieren umfangreiche Thrombosen zu erzeugen. Die betreffende Substanz enthält das A. Schmidt'sche Fibrinferment nicht und ist, ausser den genannten, auch in anderen Organen zu finden. Eberth und Schimmelbusch injicirten Kaninchen und Hunden in die Jugular- und Cruralvenen Aether, und fanden darauf Bildung von rothen Gerinnseln im Herzen; der Tod der Versuchsthiere erfolgte sehr schnell. Etwas langsamer geht die Sache nach Injection von Pyrogallussäure vor sich; ähnliche Ergebnisse erhielten sie nach intravenöser Einführung von Kochsalzlösung mit darin suspendirten Korkpartikeln. In allen diesen Fällen bestanden die Gerinnsel aus rothen, zum Theile zerfallenen Blutkörperchen, aus Blutplättchen, Niederschlägen von Eiweisskörpern, Fibrinfäden und wenigen Leukocyten. Je energischer die injicirte Substanz auf das Blut und die Gefässwände wirkt, um so schneller bilden sich die Thromben. Der bezügliche Vorgang ist nicht der eigentliche Gerinnungsprocess: wir haben hier Zerstörung verschiedener Blutelemente, Fällung von Eiweisskörpern u. s. w., aber keine typische Fibrinausscheidung, vor uns.

Wir wenden uns jetzt zu den Schlussbemerkungen über die Störungen, welche durch Thromben bewirkt werden, und zur Schilderung des weiteren Schicksals derselben.

Die Störungen, welche vom thrombotischen Processe verursacht werden, sind offenbar je nach dem Sitze, den Dimensionen des Pfropfes u. s. w. sehr verschieden. Ist der Thrombus in einer Vene entstanden, so erfolgt Blutstauung; wird eine Arterie thrombosirt, so begegnen wir Erscheinungen der Ischaemie. Was für Folgen die passive Hyperaemie und die Ischaemie nach sich ziehen, ist uns schon bekannt. Auch wissen wir, welche Rolle der collaterale Kreislauf in derartigen Fällen spielt. Zu den bedeutendsten Störungen, welche nicht selten von der Thrombose bedingt werden, gehört die Gefässverstopfung durch Pfröpfe, die sich vom Thrombus losgelöst haben, also eine Form der Embolie. Im Gegensatze zu der Thrombose treten die Symptome der Embolie meistens stürmisch auf.

Was den Ausgang der Thrombose betrifft, so sind folgende Möglichkeiten in Rücksicht zu nehmen.

Erstens kann der Thrombus resorbirt werden. Dieses setzt jedoch den molekulären Zerfall desselben voraus (Samuel). Einige Forscher glauben, dass die Resorption des Thrombus, als solche, noch nicht genügend bewiesen ist (Perls) — es findet nur dann Resorption statt, wenn der Thrombus von Gefässen durchwachsen wird, wie dies bei seiner Organisation der Fall ist. Die Versuche zeigen indessen, dass geringe Blutplättchenanhäufungen bei günstigem Umschlage der Kreislaufsbedingungen zur Resolution gelangen.

Zweitens organisiren sich die Thromben bisweilen. Pathologisch-anatomische Studien haben gezeigt, dass der Organisation eigentlich nicht die thrombotischen Massen anheimfallen; im Gegentheil bleiben sie ganz passiv und schwinden allmählich, während an ihre Stelle gefässreiches Bindegewebe tritt. Schon 3—4 Tage nach Bildung des Thrombus beginnen spindelförmige und multipolare Zellen von den Gefässwänden aus in die thrombotischen Massen einzuwachsen. Etwa eine Woche später scheinen viele dieser Zellen zur Bildung junger Capillaren verbraucht zu sein, die ihr Blut zum Theile aus den *Vasa vasorum* des thrombosirten Gefässes, zum Theile aus den freigebliebenen Abschnitten des letzteren erhalten. Die Räume zwischen den Capillaren erfüllt das gallertartige Bindegewebe, welches dem Granulationsgewebe ähnlich wird. Inzwischen werden die thrombotischen Massen nach und nach resorbirt. Das Blutpigment tritt aus den rothen Blutkörperchen des Thrombus heraus und wird von dem jungen Bindegewebe aufgenommen, so dass letzteres sich stellenweise braun färbt. Später wird das Bindegewebe derber, es zieht sich zusammen und erscheint gleichzeitig gefässärmer. Am Ende erhält man einen bindegewebigen Strang, welcher die Stelle des früheren Thrombus einnimmt und von verhältnissmässig weiten Canälen durchbohrt ist; die Canäle, deren Richtung mit derjenigen des thrombosirten Gefässes zusammenfällt, ersetzen das Lumen des Gefässes, insofern sie mit freien Partien desselben communiciren. Es ist leicht verständlich, dass auf diese Weise der früher undurchgängige Gefässtheil wieder wegsam wird (Canalisirung und Vascularisation des Thrombus).

Drittens constatirt man mitunter eine Erweichung des Thrombus. Hier sind wiederum mehrere Eventualitäten zu unterscheiden. Vor Allem sei hervorgehoben, dass im Thrombus Eiterkörperchen sich ansammeln können — das ist die Vereiterung des Thrombus, welche durch die Invasion von Eitermikrobien veranlasst wird. Der pathologische Process geht dabei gewöhnlich von den Gefässwänden und dem benachbarten Gewebe aus. Der Thrombus selbst unterliegt bei dieser Gelegenheit dem Zerfall. Manchmal findet im Thrombus Verjauchung statt, was die Betheiligung von Fäulnissbacterien voraussetzt. In anderen Fällen besitzt die Erweichung den

Charakter puriformer Schmelzung. In Thromben (besonders in venösen) sieht man die mittleren Partien zerfliessen, so dass es den Anschein hat, als ob Eiterung vorliege. Die mikroskopische Untersuchung zeigt jedoch, dass die Eiterkörperchen fehlen, und dass die ganze breiige Masse aus erweichtem Fibrin, körnigem Detritus und verhältnissmässig wenigen Rundzellen zusammengesetzt ist. Welche Beziehungen zwischen der Thrombenerweichung und der Pyaemie existiren, werden Sie später in der Lehre von den Grundtypen der pathologischen Processe erfahren.

Viertens kann der Thrombus der Petrification, resp. der Verkalkung unterliegen. Dabei ziehen sich die thrombotischen Massen zusammen, vertrocknen und werden von Kalksalzen imprägnirt. Am häufigsten entwickelt sich dieser Vorgang in den Thromben, welche die varicös erweiterten Venen ausfüllen. Daraus erklärt sich die Entstehung der Venensteine oder der Phlebolithen, welche längere Zeit hindurch, ohne sich zu verändern und ohne den Organismus wesentlich zu belästigen, *in loco* verweilen. Auf ähnlichem Wege bilden sich in den Arterien die Arteriolithen.

Weitere Détails in Bezug auf die Thrombenumwandlungen werden in den Handbüchern der pathologischen Anatomie abgehandelt. Am reichhaltigsten ist wohl die Literatur über die Organisation des Thrombus (vgl. G. Böttcher, Apollonio, R. Beneke u. A.).

Neunte Vorlesung.

Die Embolie. — Der Infarct.

M. H.! Die propulsive Kraft des Herzens, welche unter normalen Verhältnissen die Fortbewegung der Blutmasse, resp. des Blutplasmas und der in ihm suspendirten morphologischen Elemente bewirkt, kann auch verschiedene andere Körper, welche in die Blutbahn gelangen oder in ihr selbst unter krankhaften Bedingungen entstehen, in Bewegung setzen. Wenn der Fremdkörper grösser als ein Erythrocyt ist, so findet an irgend einer Stelle des Gefässsystems die Einkeilung desselben statt. Diese Verstopfung der Blutgefässe mit verschleppten Pfröpfen führt jetzt den Namen Embolie (*Embolia*) oder embolische Thrombose (*Thrombosis embolica*); der eingewanderte Pfropf selbst wird Embolus genannt (ἐμβάλλειν, hineinwerfen).

Die ersten Hinweise auf den embolischen Process gehören dem klassischen Alterthum (Galenos); selbstverständlich waren dieselben weder genau noch klar. Erst seit der Entdeckung des Blutkreislaufes (Harvey) konnte der Begriff von der Embolie sich weiter entwickeln. Zum ersten Male wurde dieser Begriff mit voller Schärfe von Bonnet formulirt; viel Zeit war indessen verstrichen, bevor diese ersten Grundlagen der Lehre von der Embolie sich zu einem abgeschlossenen System abgerundet haben. Man darf wohl sagen, dass die Lehre von dem embolischen Processe erst seit Ende der vierziger Jahre dieses Jahrhunderts Gemeingut der Aerzte geworden ist, wobei wir wiederum den Namen R. Virchow's mit Dank zu nennen haben; von ihm rühren auch die einschlägigen Bezeichnungen — Embolus, Embolie — her.

Die von R. Virchow gelöste Aufgabe war keine geringe: er unterwarf die pathologisch-anatomischen Daten einer strengen Kritik und controlirte mittels Experimente seine Schlüsse. Beim Studium der Pfröpfe, welche das Gefässlumen absperren, fand R. Virchow, dass manche von denselben abgerissene Thrombenstücke sind; sowohl ihr Aussehen, wie auch ihre innere Structur und ihr Sitz an der Theilungsstelle eines Gefässes („reitende Emboli") befürworten diese Annahme. Es war nun zu erklären, auf welche Weise diese mit den primären Thrombosen zusammenhängeden Verstopfungen zu Stande kommen. Hier hat der Versuch, indem er das todte pathologisch-anatomische Bild belebte, gute Dienste geleistet. Um jeden Zweifel darüber zu beseitigen, dass das Blut die Fähigkeit besitzt, relativ grosse und schwere Fremdkörper zu verschleppen, führte R. Virchow in die Venen der Versuchsthiere verschiedene feste Substanzen (Kautschuk, Quecksilber, Muskelstücke, Blutgerinnsel, Venenthromben u. d. m.) ein. Diese Experimente zeigten, dass die Fremdkörper von dem Blutstrome aufgefangen und in mehr oder weniger von dem Einführungsorte entfernte Abschnitte des Gefässsystems gebracht werden. Dadurch wurde die Möglichkeit einer Pfropfverschleppung unzweifelhaft erwiesen. Die Untersuchungen von R. Virchow haben als Muster für eine ganze Reihe ähnlicher Nacharbeiten gedient; er war glücklicher als van Swieten, der bereits im vorigen Jahrhunderte auf experimentellen Wege dieser Frage näher zu treten suchte, ohne längere Zeit hindurch Nachahmer zu finden. Die Versuchstechnik ist, wie aus dem Gesagten ersichtlich, nicht allzu complicirt. Später sind noch andere Versuchsanordnungen getroffen worden, welche es gestatten, unmittelbar unter dem Mikroskope die Circulationsstörungen zu beobachten, die sich der Embolie anschliessen. In dieser Hinsicht sind die Versuche von Cohnheim bemerkenswerth, welcher vor ca. zwanzig

Jahren seine gediegenen Untersuchungen über die embolischen Processe veröffentlicht hat. Cohnheim injicirte dem Frosche in die Aorta oder ins Herz eine Emulsion von kleinen Wachskügelchen, welche mit Russ geschwärzt waren. Die Zunge des curarisirten Versuchsthieres war unter dem Mikroskope ausgebreitet, so dass alle Erscheinungen, welche die Embolisirung der Zungenarterien begleiten, Schritt für Schritt zu verfolgen waren. Es braucht nicht des Näheren erörtert zu werden, dass auch andere durchsichtigen Organe bei derartigen Studien zu verwenden sind. Um mit der Technik dieser Versuche abzuschliessen, wollen wir noch hinzufügen, dass zu speciellen Zwecken auch verschiedene ölige Substanzen, verriebenes Fett, unlösbare Pigmente, Luft u. d. m. dem Gefässsystem einverleibt wurden. Selbsverständlich haben es die neueren Fortschritte der Bacteriologie zur *Conditio sine qua non* erhoben, dass man sowohl bei Bereitung der zu injicirenden Substanzen, wie auch bei Injectionen selbst streng aseptisch verfahre: es unterliegt keinem Zweifel, dass die Vernachlässigung dieser Vorsichtsmaassregeln schon mehrmals die Forscher von dem rechten Pfade abgelenkt hat.

Statt des Einzelnen die Umstände aufzuzählen, unter welchen man den embolischen Process beobachtet, werden wir die Stoffe nennen, aus denen die Emboli zu bestehen pflegen. Dieses Verzeichniss wird gleichzeitig die nöthige Auskunft über die Umstände geben, welche dabei in Betracht kommen.

Am häufigsten sind die verschleppten Pfröpfe abgerissene Thrombenstücke (vgl. Quincke). Gesetzt, wir hätten einen umfangreichen Thrombus in der *V. hypogastrica.* Die Thrombenmasse kann bis in die *V. iliaca* hineinragen. Das im letzteren Gefässe strömende Blut reisst ein Stück des weichen, resp. des erweichten Thrombus ab und spült es fort. Die Wanderung dieses Bruchstückes dauert so lange an, bis es ein Gefäss erreicht, dessen Lumen enger ist, als der Durchmesser des Embolus: hier bleibt er stecken, und nun entwickeln sich die Erscheinungen der Embolie. Wie in den Venen, so erfolgt das Abreissen von Thrombenstücken auch im Arteriensystem; sehr oft findet dieses in der Aorta und in ihren Hauptästen statt.

Ferner erscheinen als Emboli kleine Intimafetzen aus entzündeten Gefässen, Theile von degenerirten Herzklappen u. d. m. Daraus erhellt es, warum wir so oft bei Herz- und Gefässerkrankungen embolische Processe beobachten (Sperling, Bertin u. A.)

Sodann sind die Geschwülste zu nennen, welche durch die Wand der Gefässe in das Lumen derselben hineinwachsen. Derartige Beobachtungen betreffen Carcinome, Sarcome, Enchondrome u. s. w. (vgl. R.

Virchow, Paget, C. O. Weber, Langenbeck, Acker, Zahn u. A.; es seien gelegentlich auch die Beobachtungen von Buhl, Huguenin und Cohn über die Verbreitung der miliaren Tuberculose erwähnt). Der Blutstrom vermag die in die Gefässe (hauptsächlich in die Venen) hineinragenden Geschwulstpartien in derselben Weise abzureissen, wie das bereits von den Thromben berichtet wurde. Die abgelösten Zellencomplexe scheinen ihre Lebensfähigkeit dabei nicht einzubüssen; sie lassen sich in verschiedenen Organen nieder und bilden hier den Ausgangspunkt für weitere Neubildungsprocesse (Metastasen). Auch der Fälle haben wir zu gedenken, wo Leberzellen bei Verletzungen der Leber in die Gefässbahn eindringen (Jürgens, v. Recklinghausen, Zenker, Schmorl, Klebs). Jedoch, soviel bekannt, fehlt diesen Elementen die hohe histogenetische Energie, welche den Geschwulstzellen eigen ist.

Verhältnissmässig seltener liefern Material zur Pfropfbildung die Pigmentmassen, welche wir beim Zerfall von rothen Blutkörperchen, z. B. bei Melanaemie, antreffen. Da die Pigmentpartikeln in der Regel keinen grossen Umfang haben, so verstopfen sie nur kleine Gefässe (vgl. Griesinger, Herz u. A.).

Eine eigenartige Kategorie stellen die Fälle dar, in welchen die Emboli sich aus verschiedenen pathogenen Bacterien zusammensetzen. Bei Untersuchung der Organe von Pyämikern fand man zu wiederholten Malen in den Nieren und in anderen Körpertheilen kleine Gefässe durch Colonien von pyogenen Coccen verstopft (Baumgarten). Dringen diese Bacterien durch die Gefässwand ins Gewebe, so verursachen sie Coagulationsnecrose in den parenchymatösen Elementen und eiterig-entzündliche Reaction in der Umgebung. Hierzu sind auch die Fälle zu rechnen, wo als Emboli die thierischen Parasiten (Bandwurmembryonen, *Distoma haematobium, Trichina spiralis* u. A.) erscheinen.

Weiter wollen wir die Luftembolie anführen, wobei die Gefässe durch Luftbläschen abgesperrt werden. Schon bei Morgagni findet man darüber manche genaue Angabe. Die Luftembolie wird gelegentlich von Chirurgen bei Verwundung grosser Venenstämme (am Halse) beobachtet und kann mit Leichtigkeit künstlich reproducirt werden.

Neben der Luftembolie ist die Fettembolie zu berücksichtigen; hier bestehen die Emboli aus Fett (Zenker, Wagner, v. Recklinghausen u. A.). Auch diese Art von Embolie ist für die Chirurgen von besonderem Interesse, da sie bei Zertrümmerung von Knochen, bei Zermalmung von Fettzellgewebe u. d. m. zu Stande kommt.

Schliesslich seien noch die Substanzen genannt, die, ursprünglich gelöst, erst nachträglich an dieser oder jener Stelle aus der Lösung ausfallen. Hierzu gehören z. B. die Gallenpigmente, die Harnsäure und ihre Salze (welche bei der Gicht den Körper überschwemmen und sich in Gelenken und in ihrer Umgebung anhäufen), die Kalk-, Silber-, Bleisalze u. d. m. (vgl. Uhle und Wagner, v. Recklinghausen u. A.). Diese Ablagerungen dürften übrigens in der Lehre von der Embolie *sensu strictiori* unerwähnt bleiben.

Es fragt sich nun, in welchen Theilen des Gefässsystems die Emboli sich am häufigsten festkeilen. Schon auf Grund der physiologischen Erwägungen, welche durch die pathologisch-anatomischen Beobachtungen und durch die Versuchsergebnisse bestätigt werden, lassen sich darüber einige Sätze aufstellen. Emboli, welche im venösen Blute — also in den Venen des grossen Kreislaufes und im rechten Herzen — entstehen, verstopfen die Lungenarterie und ihre Verzweigungen. Im Herzen selbst halten sich die Emboli gewöhnlich nicht auf: sie passiren die Herzhöhlen, ohne stürmische Erscheinungen hervorzurufen (R. Virchow). Die Emboli, welche im arteriellen System, d. h. in den Lungenvenen, im linken Herzen, in der Aorta und deren Hauptästen ihren Ursprung nehmen, verstopfen die verhältnissmässig engeren Gefässe des grossen Kreislaufes. Die Emboli, welche sich in den Pfortaderwurzeln bilden, werden in den Leberästen dieses Gefässes retinirt. Aus den Venen des grossen Kreislaufes gelangen die Emboli mit Vorliebe in die unteren Lungenlappen; diejenigen Emboli, welche aus dem linken Herzen kommen, dringen für gewöhnlich in die Milz- und Nierenarterien, in die *A. iliaca* und ihre Zweige, seltener in die Carotiden und noch seltener in die Subclavien (die linke Carotis erreichen die Emboli leichter, als die *A. anonyma* und die rechte Carotis). Augenscheinlich tritt darin die Wirkung der Schwerkraft zu Tage. Von Belang ist auch der Winkel, unter welchem sich die Aeste vom Hauptstamme abzweigen. Die Emboli, wie dieses nach den mechanischen Principien selbstverständlich ist, halten an der Richtung des Hauptstammes fest: findet Verzweigung statt, so gelangen die Emboli leichter in Gefässe, welche sich unter spitzem Winkel abzweigen, als in solche, welche unter geradem oder nahezu geradem Winkel abgehen.

Gewisse Beobachtungen erlauben es zu behaupten, dass die Pfröpfe sich zuweilen auch in einer dem Blutstrome entgegengesetzten Richtung bewegen. Derartige Fälle sind unter dem Namen retrograde Embolie (v. Recklinghausen) bekannt. So kann z. B. ein Embolus aus dem rechten Vorhofe oder aus der oberen Hohlvene in die Lebervenen hineingerathen. Die Ursachen der retrograden Embolie liegen zum Theile in der Wirkung der Schwerkraft, zum Theile aber darin, dass bei Erkrankungen, welche von starken Hustenanfällen begleitet werden, der Druck in der Brusthöhle von Zeit zu Zeit in hohem Maasse positiv wird. Schon MAGENDIE hat durch Versuche mit Einführung von Quecksilber in die *Vv. jugulares* bewiesen, dass die Pfröpfe gelegentlich in die Lebervenen verschlagen werden, indem sie eine dem normalen Blutstrome entgegengesetzte Richtung wählen. Gleiches zeigen die Versuche von CRUVEILHIER, FRERICHS, COHN u. A. Allerdings ist es zu beachten, dass retrograde Embolie auch in den Versuchen constatirt wurde, wo specifisch leichtere Substanzen, als Quecksilber, verwendet wurden, wie z. B. Weizengraupen (HELLER). Wir ersehen daraus, dass mit der Schwerkraft andere Factoren concurriren können. Es wird hier am Platze sein, die Untersuchungen in Erinnerung zu bringen, welche wahrscheinlich machen, dass in den Lebervenen Bedingungen für eine rückläufige Bewegung des Blutes gegeben sind (STOLNIKOW).

Ab und zu beruht das Zustandekommen von Embolie auf sehr complicirten Vorgängen. So sah man z. B. bei Erkrankungen des linken Herzens Embolie der Pulmonalarterie. Die einschlägigen Beobachtungen lassen sich folgendermaassen erklären: die Erkrankung des linken Herzens wird von circulatorischen Störungen im Gebiete des rechten Ventrikels begleitet; zwischen den Trabekeln bilden sich hier thrombotische Auflagerungen, von welchen Stücke abreissen und diesen oder jenen Ast der *A. pulmonalis* verstopfen. Noch befremdender sind diejenigen Fälle, wo Emboli, die aus den Venen des grossen Kreislaufes und aus dem rechten Herzen stammen, in Verzweigungen der Aorta stecken bleiben. Auf welche Weise passiren nun die Pfröpfe den kleinen Kreislauf? Man nimmt einerseits an, dass in den Lungen stellenweise directe Uebergänge der Arterien in die Venen vorhanden sind, andererseits liegt es auf der Hand, dass bei offenem *Foramen ovale*, resp. *Ductus Botallii* das Blut aus dem rechten Herzen unmittelbar in das linke gelangt, ohne die Lungencapillaren zu berühren. Auch ist es möglich, dass kleine Partikeln durch die Lungencapillaren selbst hindurchschlüpfen, und nur darum im System des grossen Kreislaufes aufgehalten werden, weil sie auf ihren Wanderungen in Folge oberflächlicher Auflagerungen von Fibrin oder Blutplättchen anwachsen. Alle diese aussergewöhnlichen Fälle werden in die Gruppe der paradoxen Embolie (ZAHN) untergebracht.

Um den bisherigen Ausführungen einen mehr concreten Charakter zu verleihen, will ich nun Ihre Aufmerksamkeit auf einige Eigenthümlichkeiten der Luft-, Fett- und Parasitenembolie lenken.

Ich habe schon oben gesagt, unter welchen Bedingungen sich die Luftembolie entwickelt. Bei experimenteller Luftembolie hat man wahrgenommen, dass das Endergebniss in einer deutlichen Abhängigkeit von der in die Venen insufflirten Luftmenge und von der Geschwindigkeit, mit welcher die Luft eindringt, steht. Unlängst hat Hare eine Arbeit über Luftembolie veröffentlicht, aus welcher hervorgeht, dass die Einführung von 1—40 ccm Luft in die *V. jugularis* des Hundes nur ein vorübergehendes und unbedeutendes Sinken des Blutdruckes zu erzeugen vermag; werden ein oder mehrere Pinte Luft insufflirt, so erfolgt schon tödtlicher Ausgang (1 Pint = 0·568 l). Nach dem Einblasen von 20—40 ccm Luft in die Carotis beobachtet man nach Hare Athmungsstillstand und Bewusstlosigkeit bei ungestörter Herzaction; durch künstliche Athmung waren solche Thiere noch am Leben zu erhalten. Hare neigt zur Annahme, dass der Erklärung des plötzlichen Todes bei Operationen durch Eintritt von Luft in die Venen kein grosses Vertrauen zu schenken ist. Diese Meinung scheint indessen wenig begründet zu sein. Zahlreiche Beobachtungen und Versuche setzen die grosse Bedeutung der Luftembolie ausser Zweifel, wenn auch zugegeben werden muss, dass die Erscheinungen recht variabel sind. Unter Anderem habe ich hier die Experimente von Dzierżawski im Sinne. Derselbe hat sich vielfach überzeugt, dass bei Einführung kleiner Luftmengen in die *V. jugularis* des Hundes der Blutdruck sogar steigen kann — ein Umstand, der nicht zu unterschätzen ist, da die Versuche zum Theile an curarisirten, zum Theile an morphinisirten Thieren angestellt wurden (vgl. Ewald und Kobert). Dieses beweist aber noch nicht, dass die Insufflation von Luft ein harmloser Eingriff sei — es wurde ja in der Regel ein Absinken des Blutdruckes notirt. Führt man die Luft selbst in relativ kleinen Mengen ein, so bewirkt jede nachfolgende Insufflation eine bedeutendere und länger anhaltende Abnahme des Blutdruckes, als die vorausgegangene; dieses gilt übrigens für die ersten 3—4 Portionen allein, da später verschiedene Unregelmässigkeiten auftreten. Im Allgemeinen dürfen wir sagen, dass 5 ccm Luft pro 1 Kilo Körpergewicht für den Hund kein geringes Quantum ausmachen und eine deutliche Abnahme des Blutdruckes bewirken, wiewohl diese Gabe nicht unbedingt tödtlich ist. Geringere Luftmengen setzen den Blutdruck nur mässig und vorübergehend herab; auf das Sinken folgt bald Steigerung des Druckes. Ueberschreitet man das Verhältniss von 5 ccm pro 1 Kilo Körpergewicht, so ist das Leben des Thieres in grosser Gefahr. Freilich haben diese Zahlenangaben vorläufig eine approximative Bedeutung; die Versuche von Dzierżawski zeigen, dass die Reaction des Organismus auf die Luftembolie überhaupt sehr mannigfaltig ist, was in befriedigender Uebereinstimmung mit den klinischen Beobachtungen steht. Bei der Section von Thieren, welche an Luftembolie zu Grunde gegangen sind, wurde der rechte Ventrikel erweitert, der linke dagegen zusammengezogen und wenig Blut enthaltend vorgefunden; Luft sammelte sich hauptsächlich im rechten Herzen an, doch wurden manchmal einzelne Bläschen auch im linken Ventrikel beobachtet. Bei Insufflation durch die *V. jugularis* wurden die Luftemboli auch in der Leber entdeckt. Die schweren Folgen des Lufteintrittes in das rechte Herz sind in verschiedener Weise zu deuten. Einerseits werden die Lungengefässe durch die Luftbläschen verstopft (Weber, Michel, Hauer); in Folge dessen erhält der linke Ventrikel wenig Blut, was seinerseits Ischaemie des Centralnervensystems verursacht. Andererseits ist ein Durchschlüpfen von Luftbläschen in den linken Ventrikel möglich, von wo aus sie mit dem Blutstrome in das Aortensystem dringen, um auch im Gebiete der centralen Nervenapparate Embolien zu erzeugen (vgl. die Versuche von Muron und Laborde mit dem Einblasen von Luft in den peripherischen Abschnitt der Carotis). Drittens erschwert der Eintritt von grossen Luftmengen in den rechten Ventrikel seine Thätigkeit und stört den Blutumlauf in demselben — der Ventrikel contrahirt sich wie über einem elastischen Polster (die Luftblasen werden bei der Zusammenziehung des Herzens comprimirt, verbleiben jedoch der Hauptsache nach an Ort und Stelle) (Nysten, Magendie, Couty). Bei den Versuchen von Dzierżawski ist noch ein Umstand aufgefallen, den ich hervorheben möchte: es erschienen nämlich auch die Herzcoronarien mit Luftbläschen verstopft, was dem oben Gesagten gemäss sehr schnell zu einer Störung der Herzfunction führen muss; angesichts dieser Befunde ist der plötzliche Tod nach Eintritt in das Gefässsystem selbst minimaler Luftmengen leicht einer Erklärung näherzubringen. Es empfahl sich ferner zu prüfen, ob der Verlauf der Luftembolie durch Lageänderungen des Versuchsthieres zu beeinflussen sei. Zu diesem Zwecke haben wir einen Tisch machen lassen, dessen Brett mittels eines Zwischenstückes mit zwei Kugelgelenken auf einem massiven Fusse befestigt ist; das Brett ist folglich unter beliebigem Winkel zum Horizonte stellbar. Die betreffenden Untersuchungen sind noch nicht beendigt, deshalb verzichte ich vorläufig auf allgemeine Schlüsse; es sei nur bemerkt, dass bei der einen Körperlage die Folgen der Luftembolie sich eher ausgleichen, als bei der anderen. Selbstverständlich haben wir bei derartigen Versuchen nicht ausser Acht zu lassen, dass der Blutdruck bei Lageveränderungen auch abgesehen von Embolie gewisse Schwankungen aufweist.

Was die Fettembolie anbetrifft, so weiss man heutzutage, dass sie ziemlich oft vorkommt. Aus den Zusammenstellungen von Scriba ist es ersichtlich, dass etwa die Hälfte der zur Beobachtung gelangenden Fälle von Fettembolie im Anschluss an Knochenfracturen entsteht. Das in kleinen Gefässen aufgehaltene Fett schwindet mit der Zeit spurlos; manchmal wurde bei der Fettembolie auch im Harne Fett nachgewiesen. Uebrigens kann die Fettembolie, gleich der Luftembolie, von verschiedenen mehr oder minder schweren Störungen begleitet werden. Man verzeichnet hier in erster Linie die Athmungsstörungen, welche einer Verstopfung der Lungengefässe ihren Ursprung verdanken.

Hinsichtlich der parasitären Embolien entnehme ich einige Daten der Arbeit von Raum, welcher Aufschwemmungen von Reinculturen der Sprosspilze in indifferenter Kochsalzlösung Kaninchen durch die Ohrvene in die Blutbahn injicirte. Die Operation wurde stets unter Beachtung antiseptischer Maassregeln ausgeführt. Es stellte sich heraus, dass die grosszelligen Sprosspilzarten in den Lungengefässen stecken bleiben und dyspnoëtische Erscheinungen hervorrufen. Je grösser die injicirte Menge, um so stärker ist die Dyspnoë und um so schneller erfolgt der Tod des Thieres; die Körpertemperatur sinkt dabei ziemlich rasch. Wird eine geringere Menge eingespritzt, so entwickelt sich Fieber (die Temperatursteigerung beträgt manchmal 1·5° C.); häufig erholen sich darnach die Thiere. Die kleinzelligen Sprosspilzarten verursachen etwas complicirtere Störungen: einzelne Pilzzellen schlüpfen durch die Lungengefässe hindurch und werden in anderen Körperabschnitten, besonders in den Nieren, aufgehalten. Man ist zur Annahme berechtigt, dass die Sprosspilze in den Gefässen zu Grunde gehen; bei subcutaner Einführung bleiben sie längere Zeit am Leben erhalten (etwa 2—3 Wochen). Ferner will ich der Beobachtungen und Versuche mit Schimmelpilzen, welche nicht nur bei Thieren, sondern auch beim Menschen in verschiedenen Organen Läsionen hervorrufen, gedenken (Ciągliński u. A.). Noch belangreicher sind die Embolien, welche durch Bacterien bedingt werden. In der Lehre von den Grundtypen der pathologischen Processe werden wir die Rolle erörtern, welche die bacteriellen Embolien bei einer der unheilvollsten Erkrankungen, die als Pyaemie bezeichnet wird, spielen.

Wir sehen also, dass die Folgen der Embolie und die weiteren Schicksale der Pfröpfe sehr ungleich sind. Vieles hängt von der Stelle der Verstopfung ab, von dem Kaliber und der Zahl der verstopften Gefässe, von der Beschaffenheit der Stoffe, aus welchen die Emboli bestehen, u. s. w. Es fällt nach dem bisher Gesagten nicht schwer, ein allgemeines Schema der circulatorischen Störungen, welche im Gefolge der Embolie auftreten, zu entwerfen; wir haben bloss hinzuzufügen, dass die Emboli verhältnissmässig selten resorbirt und canalisirt werden;

dagegen organisiren sie sich, erweichen und verkalken, wie die Thromben, von welchen sie ja gewöhnlich abstammen. Selbstverständlich wird durch Erweichung des Embolus und Wiederherstellung der Wegsamkeit des Gefässes Anlass zu secundären Embolien gegeben.

Eine der wichtigsten Folgen der Embolie ist der Infarct, zu dessen Besprechung wir nunmehr schreiten; doch vergesse man nicht, dass unter Umständen auch die Thrombose zur Bildung von Infarcten führt.

Infarctus (von *infarcire,* hineinstopfen) ist eine Bezeichnung, die erst seit der Klarlegung der Folgen von Embolie eine genaue Bedeutung erhalten hat. Früher verstand man unter Infarct die Ablagerung verschiedenartiger Substanzen, wie z. B. Blut, Galle, Schleim, Produkte chronischer Entzündungen (Uterusinfarct u. d. m.), in den Geweben. Die Lehre vom Infarct in ihrer gegenwärtigen Gestalt ist mit den Namen von R. Virchow, Cohnheim und Litten verbunden; ausser den Genannten lieferten manche werthvolle Beiträge auch andere Forscher (Panum, Cohn). Die Geschichte der Lehre vom Infarct besitzt, wie diejenige von der Thrombose, hohes wissenschaftliches Interesse. Auch hier hat es nicht an vielen Controversen und unversöhnbaren Widersprüchen gefehlt. Indem ich bezüglich der historischen Détails auf die Arbeiten von Mögling und Lagodowsky verweise, sei es vor Allem hervorgehoben, dass in der Entwickelung der Infarctlehre drei Perioden zu erkennen sind. Zur ersten Periode gehören die von den humoral-pathologischen Ideen geleiteten Untersuchungen; diese Periode beginnt mit Laënnec und endet mit R. Virchow. Die zweite Periode wird durch die Bemühungen charakterisirt, den Infarct als einen Process *sui generis* abzusondern und die Lehre von demselben durch strenge pathologisch-anatomische Analyse und entsprechende Experimente zu begründen; dabei enthüllte sich die Unabhängigkeit des Infarctes von der Entzündung und sein Zusammenhang mit der Embolie. Diese Periode kann mit dem Erscheinen des Cohnheim'schen Werkes über die embolischen Processe als abgeschlossen gelten. Die dritte Periode ist durch das Bestreben gekennzeichnet, den inneren Zusammenhang zwischen den durch die Embolie erzeugten Circulationsstörungen und der Infarctbildung selbst möglichst genau zu bestimmen. In dieser Periode nehmen die Arbeiten von Litten den ersten Platz ein. Welche Hauptmomente bei diesen Untersuchungen in Betracht kamen, ist aus dem Nachstehenden zu ersehen.

Die postmortale Untersuchung zeigt, dass in gewissen Organen, wie z. B. in der Milz, ab und zu eigenthümliche Heerde anzutreffen sind, welche sich als dunkelrothe, derbe Keile repräsentiren, deren

Gipfel der Gefässeintrittsstelle, deren Basis der gegenüberliegenden Oberfläche des Organs zugewendet ist. Einige Heerde scheinen von Hause aus ungefärbt zu sein, die anderen entfärben sich nachträglich. In ihrer Umgebung sieht man später entzündliche Erscheinungen von progressivem oder regressivem Charakter. Diese Heerde können in Zerfall übergehen. Führt die reactive Entzündung zur Entwickelung von Bindegewebe, so erhält man schliesslich an Stelle des Heerdes eine Narbe, welche von der Peripherie zum Centrum des Organs zieht; an der Oberfläche des letzteren bildet sich dabei eine mehr oder minder deutliche Vertiefung. In anderen Fällen verwandelt sich die keilförmige Partie in eine trockene, gelbliche Masse, die von Kalksalzen imprägnirt wird; häufig ist diese Masse von einer Bindegewebskapsel umhüllt. Geht die Entzündung in der Umgebung des Infarctes in Eiterung über, dann trennt sich die keilförmige Partie von dem benachbarten Gewebe vollständig ab und kommt frei in der Eiterhöhle zu liegen. Bei der eiterigen Schmelzung des Heerdes selbst entwickelt sich ein Abscess. Findet dieses in der Milz statt und entleert sich der Eiter in die Bauchhöhle, so tritt Bauchfellentzündung ein, welche zumeist letal endet.

In dieser morphologischen Skizze haben wir nur das Wesentlichste berücksichtigt, um nicht zu weit in das Gebiet der pathologischen Anatomie einzugreifen. Was wäre nun vom Standpunkte der experimentellen Pathologie über den Entstehungsmechanismus des Infarctes zu sagen? Es unterliegt keinem Zweifel, dass das Gebiet des Thierversuches, welches in diesem Falle an wichtigen Ergebnissen besonders reich ist, schon ganz und gar der allgemeinen Pathologie gehört. Das complicirte Bild, mit welchem wir soeben bekannt geworden sind, würde noch lange als Räthsel dastehen, hätte man zur Lösung der einschlägigen Fragen ausschliesslich die Mittel gebraucht, deren sich die pathologischen Anatomen, als Morphologen, bedienen.

Zum Wegweiser für alle Versuche haben die Beobachtungen an der Leiche gedient; man hat gefunden, dass in den zuführenden Gefässen der infarcirten Partie sehr oft Emboli vorkommen. Die Hauptexperimente sind an der Froschzunge nach der von Cohnheim angegebenen Methode ausgeführt worden; man unterband ferner die Nierengefässe (Litten u. A.). Ein recht handliches Object besitzen wir in der Froschzunge, welche sich bekanntermaassen unter dem Mikroskope ausspannen lässt, sodass die Veränderungen während der ganzen Entwickelung des Processes dem Auge zugänglich werden. In das Herz oder in die Aorta des Frosches führt man eine indifferente Flüssigkeit mit darin suspendirten kleinen festen Partikeln ein; das Thier wird dabei curarisirt. Um die Zungenarterien unwegsam zu machen, hat man auch zur unmittelbaren Unterbindung derselben gegriffen, und zwar ebenfalls nach der COHNHEIM'schen Vorschrift. KOSSUCHIN wandte zur Ligatur menschliches Haar an. ZIELONKO experimentirte an der Schwimmhaut des Frosches; mit Hülfe einer speciellen Vorrichtung comprimirte er einen arteriellen Ast und beobachtete die Folgen der Compression direct unter dem Mikroskope. — Wir sehen zunächst von jeder Einschränkung der Lehre COHNHEIM's ab und werden seine Befunde in ihrer ursprünglichen Form wiedergeben.

Bei Einspritzung der oben erwähnten Suspensionen dringen einzelne Partikeln des festen Körpers (z. B. Wachs) in die Arterien der Zunge und bleiben in ihnen als Emboli stecken. In den Arterien, welche sich oberhalb der embolisirten Stelle abzweigen, und in den Capillaren und Venen, welche mit diesen Arterien zusammenhängen, wird der Blutstrom beschleunigt. Dieses ist nach COHNHEIM die erste und nächste Folge der Embolie. Ausserdem beobachtet man, dass sowohl diesseits, wie jenseits des Embolus ein Theil des Blutes stagnirt; manchmal ist der peripherische Abschnitt des Gefässes mehr oder minder zusammengefallen und verödet. Die späteren Vorgänge sind verschieden, je nachdem der embolisirte Ast arterielle Anostomosen unterhalb der Verstopfungsstelle besitzt, oder nicht. In ersterem Falle wird die durch Verstopfung erzeugte circulatorische Störung bald ausgeglichen. Der Kreislauf im Capillargebiete des verstopften Gefässes wird durch arterielle Anastomosen wiederhergestellt — nur ein geringer Theil des embolisirten Gefässes, derjenige nämlich, der zwischen dem Hauptaste und der Mündung der anastomotischen Zweige liegt, wird aus dem Blutkreislaufe dauernd ausgeschlossen: in diesem Theile entwickelt sich Thrombose, doch ohne schwerwiegende Folgen. Ganz anders, wenn wir mit einer Endarterie — im Sinne COHNHEIM's — zu thun haben. Die Erscheinungen der Embolie sind nun viel complicirter und verhängnissvoller. Besitzt die Arterie unterhalb der embolisirten Stelle keine arteriellen Anastomosen, so entwickelt sich unmittelbar nach Verlegung des Gefässlumens Stase sowohl in der verstopften Arterie, als auch in den entsprechenden Capillaren und in der ableitenden Vene. Die Stase hält jedoch nicht lange an; man bemerkt bald eine rückläufige Bewegung des Blutes, welche von einer wegsam gebliebenen Vene ausgeht, die mit der Vene der verstopften Partie anastomosirt. Statt ihr ganzes Blut dem Herzen zuzuführen, vertheilt die freie Vene ihr Blut zwischen dem Herzen und dem embolisirten Bezirk — darin liegt die ganze Abweichung von den normalen Verhältnissen. Dank dieser rückläufigen Bewegung dringt das Blut in die Capillaren des embolisirten Gebietes und selbst in den verstopften arteriellen Ast — im

Beginne gleichmässig, später aber rhythmisch. Der Blutstrom erhält dabei für gewöhnlich den Charakter des „*mouvement de va et vient*". Da für einen leichten Abfluss des durch rückläufige Bewegung zugeführten Blutes nicht gesorgt ist, so überfüllt sich der betreffende Gefässbezirk in etwa zwei Tagen mit Blut. Auf diese Weise entsteht ein scharf begrenzter, dunkelrother Heerd. Am dritten oder vierten Tage tritt Neues hinzu: in den kleinen Venen und in den Capillaren beginnt Diapedese der rothen Blutkörperchen. Das Gewebe wird von einer Unmasse morphologischer Blutelemente infiltrirt; wir haben also eine Blutung *per diapedesin* vor uns, die zur Bildung des sog. hämorrhagischen Infarctes führt. Die keilförmige Gewebspartie wird mit Blut „gefüllt", „infarcirt". Nach Cohnheim entsteht die Diapedese in Folge von Veränderungen der Gefässwände, welche nicht in normaler Weise ernährt werden. Alle weiteren Umwandlungen der embolisirten Partien lassen sich auf Necrose, resp. localen Tod, zurückführen; reactive Entzündung in der Umgebung pflegt diesen Vorgang zu begleiten; auch Gefässrupturen mit Blutungen *per rhexin* sind möglich. Das Auftreten der Necrose befremdet uns jedenfalls nicht: die Gewebselemente, welche kein arterielles Blut mehr erhalten, sich in abnormen Ernährungsbedingungen befinden und von den infarcirenden Massen zusammengedrückt werden, müssen früher oder später zu Grunde gehen. Man vergesse jedoch nicht, dass die Necrose auch unabhängig von der Diapedese zu Stande kommen kann. Nach Cohnheim's Anschauung ist für das Auftreten der Blutungen *per diapedesin* die rückläufige Blutbewegung unentbehrlich; letztere findet aber nur dann statt, wenn die Venen klappenlos sind und der Blutdruck in der anastomotischen Vene gewisse Höhe erreicht. Die Venen der Froschzunge besitzen zwar Klappen, dieselben sind jedoch unbeweglich und starr; darum eben erfolgt bei dem Cohnheim'schen Versuche Anschoppung mit Diapedese und Necrose. Uebrigens bilden sich manchmal auch in der Froschzunge die sog. weissen Infarcte; die embolisirte Partie erscheint blass, mattgelb, glanzlos; das Epithel löst sich ab und die Muskelfasern zerfallen; Diapedese wird gänzlich vermisst. Auf diese Weise entsteht das Bild der Necrose ohne hämorrhagische Complicationen. Was die reactive Entzündung betrifft, so liegt die Ursache derselben in der Reizung der Gewebe durch den necrotischen Heerd.

Fassen wir das bisher Gesagte zusammen, so bemerken wir, dass unter Infarct entweder einfache Necrose der embolisirten Partie, oder mit Haemorrhagie *per diapedesin* verbundene und ebenfalls durch Embolie verursachte Necrose gemeint wird. Die rothen Infarcte sind besonders oft in der Milz, die weissen — in den Nieren anzutreffen. Ausser diesen Organen sind mit Endarterien noch die *Corpora striata,* die *Thalami optici,* die Lungen, die Hoden und das Herz versehen; zu den Endarterien werden auch die *A. mesenterica superior* und die *A. centralis retinae* gezählt. Gerade im Gebiete aller dieser Endarterien finden wir am häufigsten Infarcte. Die sog. rothe und gelbe Gehirnerweichung beruhen ebenfalls auf ähnlichen Circulationsstörungen. In den Lungen entwickelt sich der hämorrhagische Infarct gewöhnlich nur dann, wenn neben Embolie irgend ein Herzfehler besteht, welcher die Entleerung der Lungengefässe erschwert; übrigens zeigen die neuesten Untersuchungen von GRAWITZ, dass die Lehre vom Lungeninfarct, insofern die Anschoppung in Abhängigkeit von der Embolie gestellt wird, eine gründliche Umarbeitung erheischt.

Bis jetzt haben wir die Veränderungen besprochen, welche bei Embolie der Endarterien durch Verstopfung als solche bedingt werden. Es können aber die Pfröpfe specifische eiterungserregende Mikrobien enthalten. Solche Emboli bewirken sehr leicht Entzündung der verstopften Partie mit Ausgang in Eiterung. Dabei ist es gewissermaassen gleichgültig, ob das verlegte Gefäss eine Endarterie ist, oder nicht. Der ganze Unterschied besteht darin, dass in ersterem Falle sich ein hämorrhagischer Infarct mit Eiterung, in letzterem — ein einfacher embolischer Abscess entwickelt. Derartige Emboli, welche (im Gegensatze zu den blanden, ausschliesslich mechanisch wirkenden) im Allgemeinen als unreine bezeichnet werden, beobachtet man besonders oft bei eiterigem Zerfall der Venenthromben und der entzündlichen Herzklappenauflagerungen. Diese Pfröpfe, aus einer breiigen Masse bestehend, sind meistentheils sehr klein und werden darum nur in den kleinsten Gefässen festgehalten. Daraus erklären sich die capillären Embolien, welche am häufigsten in den Nieren nachzuweisen sind. Die befallenen Partien erscheinen als kleine gelbliche Heerde und sind von einem hyperämischen Saume umgeben; im Centrum des Heerdes finden wir entweder eine mit Mikrobien vollgepfropfte Arteriole oder aber Capillargefässe in ähnlichem Zustande; in der Umgebung liegen zahlreiche Eiterkörperchen.

Die allgemeine Theorie des Infarctes, welche vor etwa 20 Jahren von COHNHEIM formulirt worden ist, darf begreiflicherweise heutzutage nicht mehr auf die frühere Bedeutung Ansprüche erheben. Bei späteren Untersuchungen stellte es sich heraus, dass in den Versuchen COHNHEIM's nicht Alles fehlerfrei angeordnet war und dass nicht alle seine Deutungen gleich stichhaltig sind. Da es hier nicht der Ort ist, die Infarctlehre monographisch abzuhandeln, so will ich nur einige Haupteinwände hervorheben.

Zweifelsohne ist vor Allem die Frage in Erwägung zu ziehen, woher das Blut kommt, welches bei Bildung hämorrhagischer Infarcte die embolisirten Theile ausfüllt. Wie gesagt, legte Cohnheim grosses Gewicht auf die rückläufige Blutbewegung in den Venen; inwiefern mit Recht — werden wir gleich erfahren.

Schon R. Virchow verzeichnet in einigen Fällen von hämorrhagischem Infarct Thrombose der entsprechenden Venen. Die Haemorrhagie, welche der Cohnheim'schen Ansicht nach dabei fehlen sollte, war nichtsdestoweniger vorhanden. Freilich sind diese Beobachtungen keineswegs entscheidend: die Venenthrombose konnte ja, erst nachdem der rückläufige Venenstrom das Seinige gethan hatte, zu Stande gekommen sein. Ueberzeugender sind die Versuche mit gleichzeitiger Unterbindung der Nierenarterie und der Nierenvene (Cohn, Litten u. A.). Auch bei diesen Experimenten erhielt man Haemorrhagien, und zwar noch stärkere als bei der alleinigen Unterbindung der Arterie. Die Ausschälung der Niere aus der Kapsel verminderte die Blutung. Es folgt daraus, dass neben den venösen Anastomosen noch andere Blutquellen den embolischen Heerden zur Verfügung stehen — man lasse nicht die capillären Anastomosen ausser Acht. Die Haargefässe des embolischen Heerdes stehen mit denjenigen der nicht embolisirten Nachbargewebe im Zusammenhang, welch' letztere, wie die Beobachtung lehrt, hyperämisch sind. Möglicherweise zweigen sich unterhalb der Verstopfungsstelle von der Arterie Aeste ab, deren Capillaren ihr Blut aus umgebenden freien Capillarnetzen beziehen; das Blut dringt durch diese Capillaren und Arteriolen in den verlegten Hauptast, und geht von hier in die Capillaren desselben, trotz der Abwesenheit eigentlicher arterieller Anastomosen. Die Energie dieser kleinen Ströme genügt, um die Capillaren auszufüllen; sie vermag indessen nicht, das Blut bis in die ableitende Vene zu befördern — die Ernährung der Gewebe leidet dadurch, und so bildet sich ein hämorrhagischer Infarct.

Die Rolle des seitlichen Blutzuflusses, resp. der anastomotischen Capillarbahnen, wird besonders seit den Untersuchungen von Litten betont, welcher im Beginne ein Anhänger von Cohnheim's Ansichten war, später jedoch durch Versuche an den Nierenarterien zur Ueberzeugung gelangte, dass die Bedeutung des rückläufigen Venenstromes eingeschränkt werden muss. Die Versuchsanordnung von Litten war im Allgemeinen dieselbe wie bei Cohn und Blessig. Zu den Vertheidigern des collateralen Blutzuflusses gehört auch v. Recklinghausen; übrigens zieht letzterer auch andere Factoren in Betracht, so z. B. die Eigenschaften der Gefässwände u. d. m. (nach ihm sind die Wände der Milz- und der Lungengefässe besonders dünn und durchlässig). Von neueren

Forschern, welche dem seitlichen Zuflusse eine ausschlaggebende Bedeutung zumessen, wollen wir LAGODOWSKY nennen, welcher die Entstehung der Haemorrhagie in den Infarcten ausschliesslich auf die collaterale Circulation zurückführt.

Ausser diesen rein factischen Entgegnungen erregte COHNHEIM's Lehre auch theoretische Bedenken. So äussert sich PASCHUTIN mit Recht, dass die Behauptung von COHNHEIM, wonach der Druck in der verlegten Arterie unterhalb der Verstopfungsstelle bis auf Null sinken soll, auf Missverständniss beruht: COHNHEIM hat den Begriff von der treibenden Kraft mit demjenigen vom Blutdrucke verwechselt. Was geht in einer embolisirten Endarterie vor sich? Auf einer gewissen Strecke, zu beiden Seiten des Pfropfes, hält die Blutbewegung im Gefässe still. Ueberall, wo in dem Stämmchen selbst und in seinen Zweigen die Bewegung des Blutes aufgehoben ist, muss die treibende Kraft als gleich Null angenommen werden. Was aber den Blutdruck anbetrifft, so steigt er in einem Gefässabschnitte und sinkt in anderem; im Allgemeinen bleibt derselbe dem Drucke gleich, welcher in den benachbarten Gefässprovinzen mit ungehinderter Circulation vorhanden ist. Der Abfluss aus der embolisirten Partie währt so lange, bis der Druck in derselben soweit gesunken ist, dass er demjenigen, welcher an der Mündung der betreffenden Venen herrscht, nahe kommt; der letztere ist aber nicht immer gleich Null. Demnach ist der rückläufige Venenstrom keineswegs als eine Bewegung in der Richtung vom positiven Drucke zum Drucke gleich Null aufzufassen.

Wir sehen daraus, dass die Annahme einer rückläufigen Blutbewegung in den Venen — im Sinne COHNHEIM's — heutzutage bekämpft wird. Einige Forscher sind sogar geneigt, dieselbe vollständig aus der Theorie des Infarctes zu streichen. Dergleichen extreme Anschauungen sind indessen kaum zu billigen; um nicht voreilig zu sein, haben wir erst zu ergründen, ob denn Alles auf seitlichen Blutzufluss zurückführbar ist.

Zunächst ist zu berücksichtigen, dass der rückläufige Venenstrom von vielen glaubwürdigen Beobachtern, mit COHNHEIM an der Spitze, thatsächlich gesehen worden ist. Zweitens steht es ebenso sicher, dass durch die angiologischen Besonderheiten einzelner Organe die verschiedenartige Bildungsweise von Infarcten vorausbestimmt wird. Drittens erklärt die Hypothese von dem seitlichen Blutzuflusse die Ueberfüllung der Gefässe nicht in genügendem Maasse — man sollte meinen, dass bei freien Venen die Triebkraft der collateralen Ströme der Anschoppung ohne weiteres vorbeuge (PASCHUTIN); offenbar sind wir gezwungen eine Hülfshypothese von der relativen Unzulänglichkeit des seitlichen Zuflusses aufzustellen. Endlich sei noch hervorgehoben, dass selbst nach der Meinung derjenigen Forscher, welche mit Misstrauen der COHNHEIM'schen Hypothese begegnen, das Blut von allen Seiten in das embolisirte Gebiet hineindringt, d. h. nicht nur von den Capillaren aus, sondern auch von den Venen und von den (nicht anastomotischen) arteriellen Stämmchen, welche sich unter der Verstopfungsstelle abzweigen (KOSSUCHIN).

Bevor wir unseren Gesichtspunkt endgültig formuliren, werden wir noch die von PASCHUTIN vertheidigte Hypothese zur Sprache bringen, wonach allen Erwägungen die Veränderungen der Gefässwände zu Grunde gelegt werden. Nach der Ansicht von PASCHUTIN, „erweitern sich die Gefässe bei Verstopfung der zuführenden Arterie und werden durchlässiger nicht weil das Blut, wie dies gewöhnlich angenommen wird, aus den Nachbargebieten durch die Venen und auf anderen Wegen andrängt, sondern im Gegentheil — das Zuströmen des Blutes aus der Nachbarschaft in den anämischen Heerd erfolgt ausschliesslich deshalb, weil die Gefässwände in ihrer Ernährung gelitten haben, und zwar so stark, dass sie leicht nachgeben und, trotz der Herabsetzung des Blutdruckes, für Flüssigkeiten und selbst für geformte Elemente viel durchlässiger werden“. Aus diesen Worten ist es ersichtlich, dass beide Anschauungen — sowohl diejenige, welche Alles auf rückläufige Blutbewegung, als auch die, welche Alles auf collateralen Blutstrom zurückführt — miteinander versöhnbar sind; es wird ebenfalls daraus klar, wie sehr die Gefässveränderungen, welche von Vielen mit Unrecht geleugnet werden, dabei betheiligt sein können. In Betreff der Gefässwände haben wir noch einige ergänzende Bemerkungen hinzuzufügen.

Vor Allem soll der Einfluss der vasomotorischen Apparate in Betracht gezogen werden. In dieser Hinsicht sind die Versuche von BOCHEFONTAINE an den Gefässen und Nerven der Milz lehrreich. Es ergab sich, dass die Durchschneidung der Milznerven auf die Folgen der Unterbindung der *A. lienalis* in hohem Grade einwirkt. Bei dem genannten combinirten Eingriffe bilden sich umschriebene Hyperaemien oder selbst mit Blut infarcirte Heerde, welche den Bezirken mit gestörter Innervation entsprechen; bei alleiniger Unterbindung der *A. lienalis* treten derartige Veränderungen nicht ein. Hier ist die Annahme zulässig, dass die Stromkraft in den Nachbarvenen nicht genügt, um die vom arteriellen Kreislaufe ausgeschlossenen, in ihrer Innervation aber nicht lädirten Gefässe zu erweitern; bei Unterbindung oder Durchschneidung der Nerven verringert sich der Widerstand der Gefässwände derart, dass selbst ein schwacher rückläufiger

Venenstrom sein Ziel erreicht (vgl. Stricker). Weiter möchte ich an die Versuche von H. Weber und Ryneck erinnern. Unterbindet man die Extremität eines Frosches, so sistirt aus nahe liegenden Gründen der Kreislauf in den Gefässen der Schwimmhaut. Reizen wir nun, z. B. mittels Ammoniak, irgend eine Stelle der Schwimmhaut, so sehen wir unter dem Mikroskope, dass das Blut von allen Seiten der gereizten Stelle zuströmt, dasselbe Blut, welches in den Gefässen der unterbundenen Extremität aufgehalten worden ist. Es macht den Eindruck, als ob das Blut von der geätzten Stelle angezogen wäre. Die Capillaren der genannten Partie erweitern sich und werden von rothen Blutkörperchen vollgepfropft. Wird das Froschblut durch Milch oder defibrinirtes Ochsenblut ersetzt, so erhält man dasselbe Bild. Sind aber die Gefässe durch hohe Temperatur oder durch Injection entsprechender Substanzen abgetödtet worden, so tritt die beschriebene Erscheinung nicht mehr auf. Daraus erhellt es, dass bei der Aufstellung einer allgemeinen Theorie des Infarctes nicht nur die vasomotorische Innervation, sondern auch die sämmtlichen vitalen Eigenschaften der Gefässwände zu erwägen sind.

Resumiren wir nun den Inhalt der zweiten Hälfte dieser Vorlesung, so gelangen wir zur Ueberzeugung, dass in der Lehre vom Infarct drei Hauptgesichtspunkte maassgebend sind: der eine stellt in den Vordergrund die rückläufige Blutbewegung in den Venen, der zweite — den collateralen Blutkreislauf, der dritte — die Veränderungen der Gefässwände. Es liegt ausser Zweifel, dass alle drei bezüglichen Factoren in keinem inneren Gegensatze zu einander stehen und sich gegenseitig keineswegs ausschliessen. Irrthümlich wäre es zu glauben, dass die volle Wahrheit nur einem von diesen Gesichtspunkten zu Gute kommt: hier, wie auch sonst, bezwecken wir eine Synthese verschiedener Anschauungen, ohne den Thatsachen Gewalt anzuthun. Auch glaube man nicht, dass in dieser Synthese einer von den genannten Factoren den Hauptplatz einnehmen muss. Wenn für eine Reihe von Fällen das Primäre in den Gefässveränderungen zu suchen ist, so mag für andere Fälle als gleiches Moment die rückläufige Blutbewegung in den Venen oder der seitliche Zufluss gelten; Alles hängt natürlich davon ab, wie sich die Nebenbedingungen gestalten. Demgemäss darf es auch nicht verwundern, wenn in einem und demselben Organe, bei einer und derselben Thierspecies, die Gefässverstopfung ein Mal den Infarct erzeugt, ein anderes Mal aber nicht. In diesem Sinne sind die Versuche von Sédillot und Perl beachtenswerth; dieselben haben die Möglichkeit einer experimentellen Erzeugung von Lungeninfarct bei geschwächten Hunden dargethan, im Gegensatze dazu, was gesunde

Hunde mit energischem Blutkreislaufe bieten. Angesichts derartiger Thatsachen haben wir uns von jeglicher Einseitigkeit fern zu halten, die bei Beurtheilung klinischer Beobachtungen noch mehr schadet, als bei Beurtheilung der Versuchsergebnisse.

Zehnte Vorlesung.

Die Blutung.

M. H.! Obgleich das Blut als ein flüssiges und leicht verschiebbares Gewebe erscheint, so ist nichtsdestoweniger auch demselben im Organismus höherer Thiere ein bestimmter Platz angewiesen, welchen es normaler Weise nicht verlassen darf. Freilich geht aus einigen Untersuchungen hervor, dass selbst bei höheren Thieren das Blut sich in manchen Organen nicht in Röhren mit selbständigen Wänden fortbewegt, sondern in Gewebsspalten (vgl. z. B. die Angaben von TOLDT, HOYER u. A. über den Blutkreislauf in der Milz); dies sind aber nur Ausnahmen von der allgemeinen Regel. Anders verhält es sich unter pathologischen Bedingungen. Wir haben bereits zu wiederholten Malen das Wort Blutung (*Haemorrhagia*) genannt und darunter das Auftreten des Blutes ausserhalb der Blutgefässe verstanden. Nun wollen wir die bezüglichen Thatsachen eingehender erörtern, ohne unser Hauptziel aus den Augen zu verlieren, das in der Erforschung functioneller, nicht aber morphologischer, Gesetzmässigkeiten besteht.

Ein charakteristisches Kennzeichen aller Blutungen (resp. Blutergüsse, Haemorrhagien) ist der Austritt sämmtlicher Blutbestandtheile aus der Gefässbahn (*Extravasatio* [R. VIRCHOW]). In einzelnen Fällen wird im Extravasat der relative Gehalt an verschiedenen Blutbestandtheilen unverändert, in anderen — verändert gefunden. Uebrigens treffen wir auch in Fällen letzterer Art sämmtliche Bestandtheile des Blutes an, wiewohl nicht in denselben relativen Mengen, wie im Blute, das in den Gefässen enthalten ist. Verlassen das Gefäss nur einzelne Blutbestandtheile, so hat man nicht mehr mit Haemorrhagie zu thun (hierher sind zu zählen: Auswanderung der Leukocyten, Transsudation der Blutflüssigkeit u. s. w.). Scharfe Grenzen vermissen wir indessen auch hier.

Zuvörderst sind die Quellen der Blutung in Betracht zu ziehen.

Man unterscheidet Blutungen aus dem Herzen, aus den Arterien, Venen und Capillaren (vgl. unter Anderem Heinecke).

Die Blutung aus dem Herzen ist mit grosser Lebensgefahr verknüpft; es handelt sich dabei nicht allein um den Blutverlust, sondern auch um die functionellen Störungen eines so wichtigen Organs, wie das Herz. Aeusserst kleine Verletzungen des Herzens (z. B. die mittels einer feinen Nadel beigebrachten) heilen übrigens ohne Weiteres ab; selbst nach bedeutenden Verwundungen des Herzens tritt der Tod keineswegs augenblicklich ein (der Verletzte ist mitunter im Stande noch einige Schritte zu gehen; von den zahlreichen einschlägigen Beobachtungen mögen die Fälle von S. Thomas Erwähnung finden). Die Ursache der gestörten Herzthätigkeit liegt vorwiegend in dem raschen Absinken des intracardialen Blutdruckes. Bei Continuitätstrennungen des Herzmuskels aus inneren Ursachen (z. B. in Folge krankhafter Verdünnung der Muskelwand) sammelt sich das aus dem Herzen fliessende Blut im Herzbeutel an. Die erschwerte Herzthätigkeit ist dann für den Tod verantwortlich zu machen (François-Frank).

Was die arteriellen Blutungen anbelangt, so kommt denselben hinsichtlich ihrer Gefährlichkeit die zweite Stelle zu. Aus der durchschnittenen Schlagader wird das Blut in einem kräftigen pulsirenden Strome von hellrother Farbe herausgeworfen. Allerdings liegt bei arteriellen Blutungen die Gefahr nicht nur im Blutverluste, welchen der Körper erleidet: nicht minder verhängnissvoll ist die schnelle und bedeutende Verminderung des intravasculären Druckes, die sich nach starken Blutverlusten einfindet (Goltz, Kronecker u. A.). Wird das verlorene Blut durch irgend eine indifferente Flüssigkeit (etwa durch 0·60—0·75procentige Kochsalzlösung) ersetzt, so kann das Leben, wenn die Wiederherstellung des Blutdruckes gelingt, gerettet werden (Kronecker, Schwarz, Ott, Landerer, Dogiel u. A.). Man glaube ferner nicht, dass die Continuitätsstörung in grossen arteriellen Zweigen unumgänglich den Tod nach sich zieht. Oeffnen wir die Oberschenkelarterie beim Hunde und lassen wir das Blut aus derselben ungestört fliessen, so trifft es nicht selten zu, dass die Blutung, ehe das Thier zu Grunde geht, von selbst sistirt Dies lässt sich durch folgende Momente erklären: 1) durch das Sinken des Blutdruckes; 2) durch das Zusammenfallen der Gefässwände; 3) durch Vergrösserung der Gerinnungsfähigkeit des Blutes (Nasse, Holzmann). Die beiden ersteren Umstände stehen in directem Zusammenhange mit Verminderung der Blutmasse und Abnahme der Herzthätigkeit. In Betreff des an dritter Stelle erwähnten Umstandes ist man der Ansicht, dass die rothen Blutkörperchen viel leichter den Körper verlassen, als die weissen, welche in den feinsten Gefässen aufgehalten werden, weshalb das Blut relativ reicher an Leukocyten wird; ausserdem ergiesst sich die Lymphe sammt ihren Lymphkörperchen bedeutend leichter in das verhältnissmässig leer gewordene Gefässsystem. Sehr wahrscheinlich ist es ebenfalls, dass auch den Producten des Stoffwechsels, welche mit der Gewebsflüssigkeit ins Gefässsystem gelangen, dabei eine bestimmte Rolle angehört. Wie es dem auch sei, die gesteigerte Gerinnbarkeit des Blutes ist sehr einfach zu demonstriren: man braucht nur die ersteren und die letzteren Blutportionen auf die zur Gerinnung nöthige Zeit zu prüfen. Schliesslich muss auch 4) dem Verschlusse der Gefässwände durch die Blutplättchen eine hervorragende Bedeutung eingeräumt werden (EBERTH und SCHIMMELBUSCH).

Die Blutungen aus den Venen können unter Umständen nicht minder gefährlich werden. Freilich ist der Strom hier nicht so stark — das dunkelrothe Blut fliesst ohne merkliche Pulsation, verhältnissmässig langsam; da aber der Blutdruck in den Venen negativ zu werden vermag, so ist durch die verletzte Vene das Ansaugen der Luft möglich. Wir wissen bereits, dass in solchen Fällen sich gewöhnlich das Bild der Luftembolie entwickelt. Ferner sei hervorgehoben, dass der Lufteintritt nicht allein bei chirurgischen Operationen beobachtet wird, sondern auch bei spontanen Continuitätsunterbrechungen in den Venenwänden; dies gilt selbst für innere Organe, die mit der Aussenwelt communiciren (JÜRGENSEN).

Für den Chirurgen ist es von besonderer Wichtigkeit, die venöse Blutung von der arteriellen zu unterscheiden. In dieser Hinsicht darf nicht ausser Acht gelassen werden, dass es Verhältnisse giebt, unter welchen das arterielle Blut seine hellrothe Farbe einbüsst (Chloroformvergiftung) und die Pulsation sich auch den Venen mittheilt. Dabei sind natürlich die Unterschiede zwischen dem grossen und dem kleinen Kreislaufe stets zu berücksichtigen.

Die capillären Blutungen sind meistens unbedeutend. Sie pflegen von selbst still zu stehen und zwar in Folge eines Abschlusses der blutenden Oberfläche durch Blutgerinnsel (es wird zugegeben, dass das Blut der Capillaren unfähig ist, zu gerinnen [vgl. z. B. HAMMARSTEN], doch werden bei Verwundungen der Capillaren grösstentheils auch andere Gefässe mitverletzt). Nur bei dem krankhaften Zustande des Organismus, der unter dem Namen *Haemophilia* (Bluterkrankheit) bekannt ist, wird die Eröffnung der Capillaren bedrohlich, da die Blutstillung hier viel Mühe erfordert (vgl. IMMERMANN, M. FISCHER u. A.).

Es wird ausserdem von parenchymatösen Blutungen gesprochen. Darunter meint man die Fälle, wo das Blut gleichzeitig vielen feinsten Arterien, Venen und Capillaren entströmt. Solchen Blutungen begegnen wir bei Läsionen sehr gefässreicher Organe (der Zunge, der *Corpora cavernosa penis* u. s. w.). Bei parenchymatösen Blutungen sickert das Blut wie aus einem Schwamm.

Wo immer auch die Ursprungsquelle der Blutung liegen mag, das Blut bleibt entweder im Inneren des Körpers, oder aber gelangt unmittelbar nach Aussen, an die Körperoberfläche. Im ersten Falle haben wir mit einer inneren Blutung zu thun, im zweiten — mit einer äusseren. Bei inneren Blutungen dringt das Blut bald in präformirte Höhlen, bald in die Gewebe selbst, welch' letztere dann einen mehr oder weniger starken mechanischen Insult erleiden. Communiciren die Höhlen, in welche sich das Blut ergiesst, mit der Aussenwelt, so verwandelt sich die innere Blutung unter geeigneten Bedingungen in die äussere. Wir beobachten z. B. bei Blutergüssen in den Magen blutiges Erbrechen, bei Haemorrhagien im Darme — blutige Entleerungen, bei Blutungen in den Nierenbecken — blutigen Harn u. d. m. In der Klinik werden Sie mit einer Menge specieller Kunstausdrücke bekannt, die in solchen Fällen gebraucht werden (*Haematemesis, Melaena, Haematuria* etc.). Die Blutungen in der Haut oder in der Subcutis, die auch klinischerseits grosses Interesse beanspruchen, wurden nicht minder sorgfältig classificirt; hier finden wir ebenfalls eine sehr reiche Terminologie. Die kleinen Blutergüsse in der Haut, die an die Flohstiche erinnern, heissen Petechien. Wir treffen dieselben bei verschiedenen Infectionskrankheiten (besonders beim Fleck- oder Petechialtyphus) an. Sie werden in zwei Kategorien getheilt: die primären Petechien und die secundären (S. P. Botkin). Die zuerst genannten treten von Anfang an als carminrothe Flecke auf, die durch den Fingerdruck nicht zum Schwinden gebracht werden; die secundären entwickeln sich an der Stelle von Roseolen, d. h. von rothen oder rosarothen Flecken, die den circumscripten Hyperaemien ihren Ursprung verdanken und deshalb dem Fingerdrucke weichen.

Welche mechanische Bedingungen liegen nun den Blutungen zu Grunde?

Es ist nothwendig, zwei Entstehungsarten der Blutungen zu unterscheiden. In den einen Fällen ist die Continuität der Gefässwände unterbrochen, was z. B. durch einen Riss, Stich oder Schnitt geschieht. Die einschlägigen Blutungen finden also *per rhexin*, resp. *per diaeresin* statt. Nahezu eine jede chirurgische Operation wird von dergleichen Blutungen begleitet, die aber nicht immer heftig zu sein brauchen; die

Natur selbst vermag Aehnliches zu Stande zu bringen. So können z. B. Concremente in den Nierenbecken, indem sie in Bewegung gesetzt werden und Gefässe verletzen, Blutungen *per rhexin* veranlassen. In allgemein-pathologischer Hinsicht sind in erster Linie diejenigen Fälle zu nennen, in denen die Gefässwände deshalb einreissen, weil ihre Fähigkeit, dem Drucke zu widerstehen, welchen sie seitens des vom Herzen vorwärtsgetriebenen Blutes erfahren, eine Abnahme erlitten hat. Aus leicht begreiflichen Gründen erfolgt die Zerreissung um so eher, je stärker der Blutdruck aus irgend einer Ursache ansteigt. Abgesehen von den mechanischen Einwirkungen führen mitunter auch die chemischen zur Läsion der Gefässwände: hierher gehören die Arrosionen der Gefässe in jauchigen Heerden und in phagedänischen Geschwüren, wo aller Wahrscheinlichkeit nach specifische, die Gefässwand schädigende Substanzen erzeugt werden; zu dieser Kategorie ist die Wirkung mancher chemischer Agentien (z. B. starke Alkalien) zu zählen. Für derartige Blutungen wurde ein besonderer Name — *Haemorrhagia per diabrosin* — ersonnen.

Unter directer Continuitätsunterbrechung der Gefässwände verstehen wir nicht allein die grösseren Verletzungen derselben, sondern auch die minder erheblichen; es wird eben nur verlangt, dass die anatomische Continuität des Gefässrohres eine Unterbrechung erfahre. Daher befremdet uns nicht, wenn ab und zu die Einrissstelle sich erst bei mikroskopischer Untersuchung entdecken lässt, manchmal aber gar nicht zu Gesichte kommt. Der nähere Mechanismus des Blutaustrittes bleibt dabei mehr oder weniger räthselhaft. In dieses Gebiet sind zahlreiche Erscheinungen einzureihen, die bei sog. hämorrhagischer Diathese zur Beobachtung gelangen. Dieser Diathese begegnen wir bei vielen Vergiftungen, so z. B. bei denjenigen mit septischen Stoffen, mit Phosphor, Platin, Antimon, Quecksilber u. s. w. (an dieser Stelle haben wir auch der Versuche von Koliński über die Wirkung des Naphthalins zu gedenken, welches eigenthümliche Veränderungen im Auge [Staarbildung u. s. w.] bewirkt); ferner bei zahlreichen Infectionskrankheiten, wie Pocken, Flecktyphus, gelbes Fieber u. d. m. (als *Septicaemia haemorrhagica* beschreibt Hüppe eine ganze Reihe von Infectionskrankheiten, die den Thieren eigen sind und sich durch die Neigung zu Blutungen auszeichnen); schliesslich bei manchen Erkrankungen, deren Aetiologie noch wenig erforscht ist, wie z. B. bei Scorbut, *Morbus maculosus Werlhofii* (die neueren Angaben wurden von Riess zusammengestellt), Haemophilie, gelbe Leberatrophie u. s. w. Zweifelsohne dürfen wir auch in allen diesen Fällen eine Zerreissung der Gefässwände voraussetzen und es gelingt manchmal, dieselbe thatsächlich nachzuweisen; wodurch aber diese Zerreissung bedingt wird, ist zur Zeit recht schwer zu sagen — nur verhältnissmässig selten hat man degenerative Veränderungen in den Gefässwänden, Verstopfung kleiner Gefässe u. s. w. festgestellt (vgl. übrigens LETZERICH). Es ist zu bedauern, dass die moderne histologische Technik uns ziemlich oft beim Aufsuchen dieser Veränderungen, die wir, dem ganzen Sachverhalte gemäss, in den Gefässwänden annehmen müssen, im Stiche lässt.

Nicht minder schwierig ist unsere Lage angesichts der Haemorrhagien, die nach Verletzung gewisser Theile des centralen Nervensystems in verschiedenen inneren Organen sich einstellen. Die von SCHIFF, BROWN-SÉQUARD u. A. angestellten Versuche haben dargethan, dass Läsionen der Streifenhügel, der *Thalami optici*, der VAROL'schen Brücke von Blutungen im Darme, im Magen, in der Pleura u. s. w. begleitet werden. Mitunter führen diese Kreislaufsstörungen zur Entwickelung von Ulcerationen, worauf in der Lehre von den Darm- und Magengeschwüren hingewiesen wird. Die vorhandenen Versuche befriedigen uns zwar in Bezug auf eine Abhängigkeit zwischen der Läsion des centralen Nervensystems und den Blutergüssen in inneren Organen, sind aber ungenügend, um den wahren Mechanismus entsprechender Haemorrhagien zu erklären, da die vermittelnden Factoren grösstentheils unbekannt bleiben. Am ungezwungensten wäre es zu behaupten, dass wir mit einer Aenderung der vasomotorischen Innervation zu thun haben, welche locale Circulationsstörungen nach sich zieht; letztere haben den Bluterguss zur Folge (POMORSKI). Es ist ebenfalls sehr naheliegend, dass diese Blutungen nicht allein durch sinnfällige *Solutio continui* hervorgerufen werden. Wie dem auch sei, man darf die Ergebnisse der besagten Versuche nicht als experimentelle Curiositäten betrachten: die Kliniker behaupten, dass selbst bei spontanen Leiden des centralen Nervensystems Blutungen in verschiedenen inneren Organen zu Tage treten. Statt zahlreicher Beispiele dieser Art, wollen wir uns auf eine Beobachtung berufen, wo bei acuter Myelitis Blutaustritte in den Nebennieren zur Beobachtung kamen (CHARCOT). Die Betheiligung des Nervensystems wird ferner beim sog. Blutschwitzen (*Hematidrosis*) zugegeben (PARROT u. A.).

Wenn schon die soeben erörterte Kategorie der Blutungen bei näherer Betrachtung sich keineswegs als einfach erweist, wie das auf den ersten Blick scheinen könnte, so gestattet die zweite Kategorie der Haemorrhagien, an deren Studium wir uns jetzt heranmachen, noch in viel geringerem Maasse irgend welche weitgehende Verallgemeinerungen. Wir haben hier die Blutungen *per diapedesin* im Sinne. Bei diesen Blutergüssen setzt man gröbere Verletzungen der Gefässwände nicht voraus: manche Thatsachen legen die Möglichkeit nahe, dass das Blut durch die Gefässwände in das benachbarte Gewebe austritt, wiewohl die anatomische Continuität des Gefässrohres nicht gelitten hat. Allerdings können so grosse Gebilde, wie die geformten Blutelemente, nicht die physikalischen Poren der Gefässwände benutzen: man nimmt an, dass ihnen besondere Bahnen zur Verfügung stehen. Die Histologen sprechen von eigenthümlichen Lücken in den Capillaren, die an Stellen zu liegen kommen, wo mehrere Endothelzellen aneinander stossen. Die Lücken sind mit einer Kittmasse erfüllt. Es ist sehr wahrscheinlich, dass die Gefässwand gerade an diesen Lücken, und zwar vorzüglich bei Dilatation des Gefässes und bei veränderten Ernährungsbedingungen desselben, leichter passirbar wird, als in übrigen Theilen (Arnold). Die Meinung ist verbreitet, dass eben auf diesem Wege die morphologischen Blutelemente die Gefässbahn verlassen, was durch den gesteigerten Blutdruck begünstigt wird (Hering stellt sogar die Diapedese dem Filtrationsprocesse an die Seite). Damit hängt auch die Thatsache zusammen, dass die Diapedese nur in Capillaren und kleinen Venen stattfindet. Es liegt auf der Hand, dass in derartigen Fällen eine so erhebliche Evacuation des Gefässsystems, wie bei Blutungen *per rhexin*, kaum denkbar ist. Unter welchen Umständen werden die Erscheinungen der Diapedese beobachtet? Zunächst haben wir uns dasjenige zu vergegenwärtigen, was in der Lehre von der venösen Hyperaemie und vom hämorrhagischen Infarcte auseinandergesetzt wurde; ausserdem ist es hinlänglich bekannt, in wie hohem Grade die vorübergehende Ischaemie zur Diapedese prädisponirt. Die Diapedese lässt sich auch bei Krankheiten, die wir gelegentlich der hämorrhagischen Diathese bereits erwähnt haben, nicht zurückweisen. In der Lehre von der Entzündung werden die hämorrhagischen Exsudate abgehandelt; bei der Bildung dieser Exsudate kommt der Diapedese wiederum die grösste Bedeutung zu. Schliesslich haben wir der Diapedese bei denjenigen Blutungen noch einmal zu gedenken, die von den Nerveneinflüssen abhängen.

Nachdem wir mit verschiedenen Arten von Blutungen und mit ihren Entstehungsbedingungen bekannt geworden sind, werden wir nunmehr das fernere Schicksal des Extravasates, d. h. des ausgetretenen Blutes, in Augenschein nehmen, wobei die inneren Blutungen am meisten zu berücksichtigen sind.

Das Blut, welches aus den Gefässen ins Gewebe herausgetreten ist, gerinnt in der Regel. Gleiches wird beim künstlichen Einführen des Blutes, z. B. in das subcutane Bindegewebe, beobachtet. Untersucht man nach einiger Zeit das Extravasat mikroskopisch, so sieht man an den geformten Elementen des Blutes sehr charakteristische Veränderungen. Die bezüglichen Erscheinungen sind übrigens schon in der allgemeinen Pathologie der Zelle besprochen worden (vgl. die Lehre von der Pigmentmetamorphose). Hier genügt es, darauf hinzuweisen, dass unter günstigen Umständen das Extravasat spurlos resorbirt werden kann. Mitunter scheint das Gerinnsel nur einzutrocknen: die flüssigen Bestandtheile werden aufgesogen, die festen verbleiben an Ort und Stelle längere Zeit. Ferner kann das ergossene Blut der Fäulniss verfallen; dies wird nur dann beobachtet, wenn der Luft, sammt den in ihr suspendirten Fäulnissbacterien, freier Zutritt zu dem Extravasate gegeben ist. Bei umfangreichen Blutergüssen kommt das Aufsaugen des Extravasates nicht leicht zu Stande. Die ergossene Blutmasse, indem sie die angrenzenden Theile mechanisch reizt, ruft reactive Entzündung hervor mit Bildung dauerhaften Bindegewebes um das Extravasat herum. Das wuchernde Bindegewebe dringt nicht selten in das Blutgerinnsel selbst, welches nach und nach zerfällt, allmählich schwindet und dem neugebildeten Gewebe den Platz räumt. Auf solche Weise entsteht endlich im Gebiete der stattgefundenen Extravasation eine Narbe. In manchen Fällen geht es indessen nicht so weit: ein Theil des zerfallenen Blutgerinnsels wird vom Bindegewebe nicht ersetzt, in Folge dessen es zur Bildung der sog. hämorrhagischen Cyste kommt, d. h. einer bindegewebigen Kapsel, die bald Detritus, bald aber vollkommen klare seröse Flüssigkeit beherbergt. Solche hämorrhagische Cysten finden wir sehr oft im Gehirn an Stelle hämorrhagischer Heerde. Es empfiehlt sich, zu bemerken, dass das ausgetretene Blut unwiederruflich zu Grunde geht und keinen activen Antheil an der Bildung des Bindegewebes nimmt, wie dies auch bei der Organisation des Thrombus der Fall ist. Darüber, dass in den Extravasaten nachträglich Kalksalze sich ablagern können und dass das Blutgerinnsel amyloid zu entarten vermag, will ich mich nicht weiter auslassen.

Bisher haben wir von interstitiellen Blutaustritten gesprochen. Analoge Bilder werden ebenfalls dann erhalten, wenn das Blut sich in Körperhöhlen ergiesst. Gelangt dasselbe in den Magen-Darmkanal, so wird es von den Verdauungssäften angegriffen; demgemäss sehen wir das nach aussen entleerte Blut mehr oder minder stark verändert. Beim Eindringen in seröse Höhlen verbleibt das Blut manchmal lange Zeit flüssig, z. B. in der Bauchhöhle; in anderen Fällen findet in serösen Säcken Gerinnung statt, z. B. im *Cavum pericardii.* Selbst Ergüsse in die Hohlräume, welche mit der äusseren Luft in unmittelbarer Verbindung stehen, werden nicht selten ohne Nachtheil vertragen;

wir meinen nämlich die Blutungen in den Athmungsorganen. Perl und Lipmann suchen zu beweisen, dass das in die gesunden Athmungswege gerathene Blut keinen entzündlichen Reiz abgiebt und nach und nach resorbirt wird. Dass dem immer so sei, muss übrigens bezweifelt werden: wir besitzen experimentelle Belege dafür, dass die entzündliche Reaction gleichfalls möglich ist (Sigrist).

Das in den Gefässen zurückbleibende Blut verdient keine geringere Beachtung, als das ergossene Blut. Man hat gefunden, dass die allgemeine Blutmenge ziemlich bald nach stattgehabter Haemorrhagie restituirt wird. Wir nehmen allerdings nur die Fälle in Rücksicht, wo der Organismus keine direct tödtliche Blutung erleidet. Der Versuch zeigt, dass z. B. die Hunde dann sterben, wenn die Gesammtmenge des Blutes binnen kurzer Zeit etwa 58·4—71·4 % ihres ursprünglichen Gewichtes einbüsst. Bei weniger grossen Verlusten und unter günstigen Ernährungsverhältnissen wird schon im Laufe der ersten 24 Stunden das anfängliche Blutvolumen hergestellt. Diese Restitution erfolgt auf Kosten des Gewebssaftes, welcher kraft veränderter Transsudationsbedingungen den Gefässen in grösserer Menge zuströmt. Da, wo der Blutverlust annähernd ein Drittel der normalen Menge beträgt, geschieht die Wiederherstellung des Volumens innerhalb der ersten (1—3) Stunden. Etwas ganz anderes ist über den Eiweissgehalt des Blutes, besonders aber über die geformten Elemente desselben, zu sagen. Bei Blutverlusten, die sich auf etwa ein Drittel der ursprünglichen Masse belaufen, ist die Regeneration des Blutgewebes sammt allen seinen Bestandtheilen erst nach 7—15 Tagen vollbracht. War die verlorene Blutmenge beträchtlicher, so stellen sich die normalen Verhältnisse noch später ein. Auf die kritische Beurtheilung der Untersuchungen von Zimmermann, Worm Müller, Lesser, Buntzen u. A. gestützt, spricht sich Tschirjew über die vorliegenden Frage folgendermaassen aus. Unter dem Einflusse der Blutverluste, resp. der Aderlässe wird das Blut zweifelsohne ärmer an festen Bestandtheilen, vor Allem aber an Blutkörperchen und Haemoglobin, füglich an Eiweisskörpern. Diese Aenderung in der Zusammensetzung des Blutes ist bereits zu Beginn der Haemorrhagie nachweisbar und wird durch den compensatorischen Uebertritt der Gewebssäfte ins Blut bedingt, die reicher an Wasser sind als das Blutplasma. Vermisst man auch mitunter diese Veränderungen in der Zusammensetzung des arteriellen Blutes gleich am Anfange der Blutung oder zu einer Zeit, wo der Blutverlust noch gewisse Grenzen nicht überschritten hat (nach Lesser 2—2·5 % des Körpergewichtes), so erklärt sich dies durch das Hinzukommen anderweitiger Bedingungen, welche den directen Einfluss des Aderlasses aufheben (hier sind die vasomotorischen Apparate und die Herzregulatoren gemeint, welche den Blutdruck, also auch die Transsudation, beherrschen).

Die Blutalteration bei Aderlässen, resp. die Verdünnung des Blutes entwickelt sich sehr schnell, obgleich die Grenzwerthe erst nach und nach erreicht zu werden pflegen. Bei dieser Gelegenheit sind die von SOBAŃSKI an Hunden ausgeführten Versuche zu nennen. Das Thier fixirte man auf dem Tische, worauf eine der Carotiden und eine der Oberschenkelarterien freigelegt wurden; aus dem ersterwähnten Gefässe entnahm man die zur Analyse bestimmten Blutportionen, aus dem zweiten wurde ein Drittel der präsumptiven Blutmenge entfernt. Die erste zur Analyse verwendete Blutportion entzog man unmittelbar vor dem Aderlasse, die zweite unmittelbar nach demselben; darauf folgten noch drei Portionen, in einstündigen Intervallen. Die ganze Zeit durch verblieb das Thier an den Tisch festgebunden. Als Beispiel seien die bei einem dieser Versuche erhaltenen Zahlen angeführt: der normale Gehalt des Blutes an festen Bestandtheilen — 20·28%; unmittelbar nach dem Aderlasse — 19·43%; eine Stunde darauf — 18·89%; nach zwei Stunden — 18·78%; nach drei Stunden — 18·63%. Aehnliche Verhältnisse wurden auch in anderen Versuchen constatirt. Es ist zu betonen, dass das lange Verweilen der Hunde in horizontaler Lage auf dem Tische geeignet ist, eher eine Steigerung, als eine Abnahme, des Procentgehaltes an festen Bestandtheilen im Blute zu bewirken (GROSGLIK). In welchem Grade dieser letztere Umstand die Versuchsergebnisse zu beeinflussen vermag, ist noch aus der Arbeit von SANOTZKY zu ersehen. Der Genannte hielt die Thiere etwa 7 Stunden auf dem Operationstische, wobei von Zeit zu Zeit kleine Blutportionen behufs Analyse entnommen wurden. Ungeachtet dessen, dass man während des Versuches etwa ein Zehntel der Blutmenge (von 7·6% bis 13·1%) ausführte, enthielten die letzten Blutportionen — in 5 unter 7 Experimenten — relativ mehr feste Substanzen, als die ersten.

Mit den obigen Erwägungen steht die Frage nach den Veränderungen des Blutdruckes in Verbindung (vgl. das allgemeine Résumé bei TSCHIRJEW). Von diesem Standpunkte sind die Versuche (IX und VIII) von WORM MÜLLER beachtenswerth, welcher in kurzen Zwischenzeiten (etwa alle 2—3 Min.) Blut ausfliessen liess; jede Blutportion belief sich auf 50 ccm, was 0·80—0·92% des Körpergewichtes des Hundes ausmachte. Während eines jeden Aderlasses sank der Blutdruck mehr oder weniger, um bald darauf zu steigen und nach einigen Secunden das Maximum zu erreichen; zum Schlusse trat wiederum eine geringe

Druckabnahme ein. In einem Versuche war der Druck schon nach zwei Aderlässen unter der Norm geblieben, nachdem eine Blutmenge von etwa 1·6 % des Körpergewichtes entfernt wurde; in anderem Versuche kam eine dauernde Verminderung des Blutdruckes nach drei Blutentnahmen zur Aeusserung, wobei das Thier ungefähr ein Drittel seiner gesammten Blutmenge, resp. 2·82 % des Körpergewichtes verloren hat. Gestützt auf diese Versuche gelangt Worm Müller zu dem Schlusse, dass der Blutdruck seine ursprüngliche Höhe so lange bewahrt, als der Blutverlust 1·6—2·82 % des Körpergewichts nicht überstiegen hat. *Ad minimum* sinkt der Blutdruck nur bei Verlusten, die sich auf 4—5—6 % des Körpergewichtes belaufen (vgl. Rollett). Der Herzschlag wird nach dem Aderlasse in der Regel frequenter, nach wiederholten Blutverlusten aber seltener. Bei Beurtheilung der Versuche von Worm Müller muss dasjenige im Auge behalten werden, was vorstehend über den Eintritt der Gewebssäfte ins Gefässsystem und über die Thätigkeit der Gefässwände und der Herzregulatoren gesagt wurde. Doch wäre es kaum thunlich, dem Uebertritt der Gewebssäfte, welcher das Blutvolumen restituirt, eine allzu grosse Bedeutung zuzumessen, und zwar schon deshalb nicht, weil die Druckschwankungen sehr rasch erfolgen. Macht man parallele Bestimmungen des Blutdruckes und der Schwankungen der Blutzusammensetzung bei Aderlässen, so überzeugt man sich, dass eine engere Beziehung zwischen der Stabilität des Blutdruckes und derjenigen der Blutzusammensetzung nicht vorhanden ist (Scherschewsky). Auch ist festzuhalten, dass die Folgen der Blutverluste in Bezug auf den Blutdruck in einzelnen Fällen sehr mannigfaltig sind; dieser Umstand lässt sich theils durch individuelle, theils durch Art-Unterschiede erklären, wobei man auch die Ernährungsverhältnisse, die Reizbarkeit u. s. w. nicht zu übersehen hat.

Ferner soll es meine Aufgabe sein, Sie mit dem Einflusse der Aderlässe auf die Körpertemperatur, die Gewebsernährung, den Stoffwechsel und das Körpergewicht bekannt zu machen.

Was die Körpertemperatur anbelangt, so führten die Versuche von Tschudnowsky an Hunden zu folgenden Ergebnissen. Der Glaube vieler Aerzte früherer Zeit an die antipyretische Wirkung des Aderlasses rechtfertigt sich bei Weitem nicht in allen Fällen. Der Temperatureffect der Blutverluste wird durch viele Nebenumstände (Grösse und Behaarung des Thieres, seine Lage während der Operation u. s. w.) beeinflusst. Erwägt man sorgfältig alle Versuchsbedingungen, so kann man nachstehende zwei Sätze formuliren: 1) als unmittelbare Folge des Aderlasses ist eine Temperaturerhöhung zu betrachten, welche durch den Blutverlust direct erzeugt wird;

2) die mittlere Körpertemperatur steigt unter dem Einflusse des Aderlasses. Mitunter sank die Temperatur erheblich, etwa um 0·5—1° C. Letzteres wurde dann beobachtet, wenn mehr als 3 % des Körpergewichtes an Blut auf ein Mal entfernt wurde und wenn der Aderlass die Ohnmacht herbeigeführt hat. Uebrigens stieg die auf solche Weise gesunkene Temperatur allmählich an und zeigte am nächsten Tage nach dem Versuche sogar abnorm hohe Werthe. In anderen Fällen blieb die Temperatur in der ersten Zeit nach dem Aderlasse unverändert, um darauf mehr oder weniger rasch die Fieberhöhe zu erreichen. Solchen Temperaturgang notirte man bei Blutverlusten, welche zwischen 1 und 3 % des Körpergewichtes schwankten. Am häufigsten pflegte indessen die Temperatur entweder unmittelbar nach dem Aderlasse oder schon während desselben anzuwachsen. Dies geschah gerade in der Mehrzahl derjenigen Fälle, wo die Menge des gelassenen Blutes 1—2 % des Körpergewichtes betrug. Nur selten erhob sich die Temperatur um 1° C. und mehr. Darauf, etwa $1^1/_2$—2 St. nach dem Aderlasse, begann der Körper sich abzukühlen und die Temperatur sank bis zur Höhe, welche sie vor dem in den Morgenstunden angestellten Versuche eingenommen hatte. Im Allgemeinen haben die Blutverluste von 2—3 % des Körpergewichtes keinen allzugrossen Einfluss auf die Körpertemperatur geübt: seltener drückten sie dieselbe um einige Gradzehntel herab, häufiger aber brachten sie dieselbe zum Ansteigen. Dass unter pathologischen Verhältnissen das Bild eine Aenderung erfahren kann, liegt wohl auf der Hand. Hier möchte ich die Versuche von Popiel erwähnen, welcher zu wiederholten Malen constatirt hat, dass der Aderlass bei hungernden Kaninchen, und zwar bei einem Verluste von $^1/_4$ der berechneten Blutmenge (welche auf $^1/_{20}$ des Körpergewichtes veranschlagt wurde), ziemlich erhebliche und dauerhafte Temperaturabnahme des Körpers bewirkt. Bei gesunden Menschen verändert sich die Körpertemperatur nach mässigem Aderlasse nur unbedeutend (Wunderlich); nach starken Blutverlusten steigt dieselbe um einige Gradzehntel, kehrt aber darauf allmählich zur Norm wieder. Es sind allerdings sehr grosse individuelle Verschiedenheiten möglich. Bei Kranken oder wenigstens bei nicht völlig Gesunden vermögen reichliche Blutverluste das Absinken der Temperatur *in recto* bis auf 34° C. hervorzurufen; auch ist es bekannt, dass die Darmblutungen im Verlaufe des Typhus die Fiebertemperatur des Körpers mitunter auf die Dauer von 12 und mehr Stunden herabsetzen (Jürgensen). Jedenfalls hat schon Traube die antipyretische Wirkung der Aderlässe bei fieberhaften Krankheiten als vorübergehend bezeichnet.

Der Temperaturerhebung in Folge des Aderlasses liegt aller Wahrscheinlichkeit nach ein sehr complicirter Entstehungsmechanismus zu Grunde. Von besonderer Wichtigkeit dürfte es wohl sein, die soeben beschriebenen Erscheinungen demjenigen gegenüberzuhalten, was von der rasch eintretenden Blutverdünnung gesagt wurde. Es kann nicht bezweifelt werden, dass die Gewebsflüssigkeit, die ins Blut gelangt, verschiedene Producte der Lebensthätigkeit ins Gefässsystem mit hineinbringt, und wir wissen ja zur Genüge, dass manche dieser Substanzen pyrogen wirken, d. h. dass sie die Temperatur steigern (Tschudnowsky).

Bezüglich der Veränderungen in der Gewebsernährung besitzen wir ebenfalls recht bemerkenswerthe Hinweise. Freilich sind auch hier, wie bei der Abschätzung des Temperatureffectes, zahlreiche Bedingungen vorhanden, die das Grundergebniss verschleiern. Der Zustand der Thiere nach einigen Aderlässen wird folgendermaassen geschildert (Tschudnowsky). Nach den ersten 2—3 Aderlässen, von denen ein jeder sich auf 2—3 % des Körpergewichtes beläuft, werden die Thiere träge, lichtscheu u. s. w. Bei weiteren Blutverlusten büssen sie ihre Fresslust ein und bieten die Erscheinungen der Inanition. Werden jetzt die Aderlässe eingestellt, so erholen sich die Thiere relativ leicht. Was liefert aber die Autopsie der Thiere, denen man wiederholt zur Ader gelassen hat? Alle Organe sind blutarm und schlaff. Das Zellgewebe der Haut und der inneren Organe erscheint ein wenig ödematös; eine klare gelbliche Flüssigkeit trifft man auch in den Körperhöhlen an. Die Herzmuskulatur hat ihre Längsstreifung verloren, und von der Querzeichnung lassen sich nur Spuren sehen; die Muskelfasern sind getrübt, ihr Inhalt wird feinkörnig; die Körnchen verrathen theils den Eiweiss-, theils den Fettcharakter. Je grösser die Zahl der Aderlässe, um so augenfälliger die Veränderungen. Nach einem einzigen Aderlasse von etwa 2—2·5 % des Körpergewichtes findet man nur eine mässige Trübung, wobei die Querzeichnung noch erhalten sein kann. Das Zwerchfell bietet Aehnliches dar. In den Rumpfmuskeln sind die Veränderungen unbedeutend. Die Leberzellen erweisen sich im Zustande der körnigen Eiweissmetamorphose. In gleichem Sinne werden auch die Nieren verändert, worin sich zuletzt die Fettumwandlung entwickelt. Die Milz ist geschrumpft, ziemlich consistent, ihre Pulpa mit dem Messer leicht abstreichbar; die Malpighi'schen Körperchen sind manchmal recht deutlich hyperplastisch.

Ueber die Stoffwechselveränderungen unter dem Einflusse von Blutverlusten hatte man früher ebenso unklare Vorstellungen, wie über die Temperaturveränderungen des Körpers. Man glaubte, ein jeder Blut-

11*

verlust müsse den Stoffwechsel beeinträchtigen, indem die Oxydationsprocesse beschränkt werden. Allein es zeigte sich, dass dergleichen Annahmen keineswegs der Wirklichkeit entsprechen. Wir haben bereits in der Lehre von der Fettmetamorphose die Versuche von BAUER citirt, welcher dargethan hat, dass die Harnstoffausscheidung unter dem Einflusse der Aderlässe anwächst, der Gaswechsel aber eine Neigung zum Sinken verräth. Die BAUER'schen Angaben werden in vollkommenster Weise durch mehrere von POPIEL an Kaninchen ausgeführte Versuche bestätigt. Nachdem die Thiere eine Zeit lang gefüttert, entzogen wir ihnen Nahrung und Wasser und versetzten sie dadurch in den Zustand vollständiger Carenz. Darauf wurde den Thieren, nach Ablauf einer längeren oder kürzeren Frist, unter Beobachtung aller antiseptischen Vorschriften zur Ader gelassen; wir entnahmen ein Viertel der vorausgesetzten Blutmenge. Während der ganzen Beobachtungszeit notirte man das Gewicht und die Temperatur des Körpers und sammelte Urin und Koth, um darin den Stickstoff nach KJELDAHL-BORODIN zu bestimmen; ausserdem wurde im Urin Phosphorsäure quantitativ festgestellt. In allen Fällen beobachteten wir ein Ansteigen des ausgeschiedenen Stickstoffs und eine Abnahme der Phosphorsäure, worauf bald eine ziemlich starke Zunahme folgte. Als Beispiel wollen wir einige Zahlen nachschicken. Der 8. Hungertag — Körpergewicht 1576^{g}, Temperatur *in recto* 37·8^{0}, N im Urin 392·6^{mg} (Koth wurde nicht entleert), P_2O_5 im Harne 134^{mg}; der 9. Hungertag — Körpergewicht 1502^{g}, Temperatur 38·0^{0}, N im Harne 401·5^{mg} (Koth wurde ebenfalls nicht abgegeben), P_2O_5 131^{mg}; es wird ein Viertel der vermutheten Blutmenge entfernt; der 10. Hungertag — Körpergewicht 1425^{g}, Temperatur 35·1^{0}, N des Urins und des Kothes 908·2 + 220·2 = 1128·4^{mg}, P_2O_5 68^{mg}; der 11. Hungertag — Körpergewicht 1370^{g}, Temperatur 37·2^{0}, N des Harns und des Kothes 831·2 + 93·4 = 924·6^{mg}, P_2O_5 115^{mg}; das Kaninchen stirbt. Die Harnmenge vermehrt sich nach dem Aderlasse ebenfalls, worauf schon JÜRGENSEN hingewiesen hat. Auch unter gewöhnlichen Lebensverhältnissen, d. h. wenn Nahrung und Wasser in gehöriger Quantität dem Thiere vorgelegt werden, bewahrt die Stoffwechselveränderung nach dem Aderlasse denselben Charakter. Als Beleg für das oben Gesagte diene die Tabelle, welcher die Versuche JÜRGENSEN's zu Grunde gelegt sind. Derselbe untersuchte die Absonderung des Harnes und des Harnstoffes (Analyse nach LIEBIG) bei Hunden, die der vollkommenen Carenz ausgesetzt wurden und bei denen man am Ende des dritten Hungertages einen Aderlass vornahm.

Versuchsnummer	Hungerstunde	Körpergewicht in der 72. Hungerstunde vor der Blutentziehung	Gewichtsverluste	Grösse der Blutentziehung (72. Hungerstunde)	Grösse der Blutentziehung in Procenten des Körpergewichts	Menge des entleerten Harns	Menge des entleerten Harnstoffes	Harn pro Kilo Körpergewicht	Vor der Blutentziehung in 24h entleerter Harn = 100	Harnstoff pro Kilo Körpergewicht	Vor der Blutentziehung in 24h entleerter Harnstoff=100	Gewichtsverlust pro Kilo Hund in
		Gramm	Gramm	Gramm		Cubiccm.	Gramm	Cubiccm.		Gramm		Gramm
I	48—72	3700	160	44	1·2	55	4·8	14·3	100	1·2	100	41·5
	72—96	—	126	—	—	65	6·1	17·8	125	1·7	135	34·5
II	48—72	9400	490	60	0·6	125	15·2	12·6	100	1·5(4)	100	49·5
	72—96	—	440	—	—	110	13·8	11·8	93	1·5(48)	96	47·4
III	48—72	6760	510	166	2·5	110	14·8	15·1	100	2·0	100	70·2
	72—96	—	444	—	—	180	22·4	27·3	180	3·4	167	67·3
IV	48—72	11370	550	150	1·3	140	8·1	11·7	100	0·7	100	46·1
	72—96	—	560	—	—	150	11·6	13·4	114	1·0	151	49·9
V	48—72	7390	130	200	2·7	29	2·1	3·9	100	0·3	100	17·3
	72—96	—	240	—	—	95	7·4	13·2	342	1·0	377	33·4
IX	48—72	3260	137	110	3·4	40	2·5	11·8	100	0·7	100	40·3
	72—96	—	120	—	—	74	5·6	23·5	200	1·8	243	38·1
XI	48—72	10395	230	240	2·3	80	8·0	7·5	100	0·8	100	21·7
	72—96	—	254	—	—	116	11·9	11·4	152	1·2	157	31·5

Was namentlich den gesteigerten Eiweisszerfall bedingt und den Gaswechsel gleichzeitig einschränkt — ist bislang nicht ergründet worden.

In Bezug auf das Vorkommen der Störungen im Gaswechsel bestehen sogar noch manche Zweifel. Unlängst befasste sich KANDARATSKY mit dieser Frage. Die Versuche wurden an hungernden Hunden angestellt. Das Blut entzog man in verschiedener Menge aus den peripherischen Arterien. Bei den Gaswechselbestimmungen gelangte das Verfahren von PASCHUTIN zur Anwendung. Sämmtliche Versuche zerfallen in 3 Gruppen: zur ersten gehören Fälle, in denen der Blutverlust 29 % der gesammten Blutmasse nicht überstieg; zur zweiten — Blutverluste bis 45 %; zur dritten — bis 73 %. Das Resultat ist überall dasselbe — der Gaswechsel verändert sich nur unbedeutend. KANDARATSKY meint, dass selbst bei ausgiebigen Aderlässen die Störungen im Gaswechsel das Leben der Thiere unmittelbar nicht gefährden.

Um das über den Harn Gesagte zu ergänzen, will ich nachtragen, dass TSCHUDNOWSKY in demselben bei Thieren nach Aderlässen Eiweiss, Cylinder, Schleim- und Eiterkörperchen beobachtete.

Ueber die Schwankungen des Körpergewichtes äussert sich TSCHUDNOWSKY wie folgt: das Körpergewicht sinkt nach dem Aderlasse um so erheblicher, je kleiner das Thier ist, und umgekehrt; mitunter aber ist eine Zunahme des Körpergewichtes wahrzunehmen, was durch Wasserretention und Entwickelung hydropischer und ödematöser Ansammlungen verursacht wird. Letzterer Hinweis ist bei Beurtheilung derjenigen Meinung von Wichtigkeit, wonach die Blutentziehungen auf die Ernährung günstig einwirken und daher selbst bei Blutarmuth von therapeutischer Bedeutung sein sollen. Wie es dem auch sei, noch heutzutage ist unter dem Volke die Ueberzeugung verbreitet, dass Aderlässe, von Zeit zu Zeit ausgeführt, heilbringend sind. In der zwanzigsten Vorlesung werden wir übrigens zur Frage nach dem Nutzen mässiger Blutentziehungen wiederkehren.

Beim Abschliessen dieser Vorlesung können wir nicht umhin, eine lehrreiche Thatsache zu berühren, deren eingehendere Erörterung in das Gebiet der allgemeinen Therapie gehört. Es gab eine Zeit, und dieselbe liegt nicht weit hinter uns, wo sowohl den Kranken, als auch den Gesunden das Blut schonungslos entzogen wurde. Die Begeisterung für den Aderlass als therapeutische Maassnahme war nahezu eine allgemeine — die Aerzte liessen sich in dieser Beziehung Unglaubwürdiges und Empörendes zu Schulden kommen. „In Frankreich wurde die Lancette bei allen möglichen Leiden ins Werk gesetzt: das Blut floss in Strömen; dasselbe wurde von Aerzten und Nichtärzten dem französischen Volke buchstäblich abgesogen: kein Stand blieb davon verschont, Niemand entging dem Aderlasse“ (Tschudnowsky). Besonders eifrig erwiesen sich in der blutigen Therapie Broussais und Bouillaud, die in der ersten Hälfte unseres Jahrhunderts in Paris gewirkt haben, und Rasori, der italienische Zeitgenosse des ersteren. Dergleichen Extreme konnten natürlich nicht ohne Rückwirkung bleiben — es brach eine Zeit heran, in der man das Blut als den kostbarsten Saft des Körpers betrachtete. In den letzten Jahren scheint wiederum eine Wendung zu Gunsten des Aderlasses einzutreten; die früheren Erfahrungen werden allerdings mit in Kauf genommen und die gegenwärtige Handhabung des Aderlasses erinnert nicht im entferntesten an diejenige vergangener Zeiten. In den klinischen Vorlesungen werden Sie erfahren, inwiefern diese neue Richtung dem wirklichen Bedürfnisse der Therapie entspricht (Sacharjin).

Die functionellen Störungen der Organe, in denen Blutergüsse stattgefunden haben, werden wir nicht näher berücksichtigen. Es leuchtet ein, dass die specifischen Eigenschaften der Organe hier ausschlaggebend sind. Als Beispiel nennen wir die Hirnblutungen oder Apoplexien. Einige anderen Détails hinsichtlich der allgemeinen Veränderungen im Körper bei verminderter Gesammtmasse des Blutes werden in der Lehre von der sog. wahren Anaemie zur Rede kommen.

Elfte Vorlesunng.

Die verschiedenen Formen der Vollblütigkeit. — Die wahre Blutfülle. — Die Transfusion des Blutes.

M. H.! Die Physiologie lehrt, dass unter normalen Bedingungen sowohl die Gesamtmasse des Blutes, wie auch seine Zusammensetzung nur verhältnissmässig geringe Schwankungen aufweisen. Es muss der Organismus über besondere regulatorische Vorrichtungen verfügen, welche das Blut mit Hinsicht auf Qualität und Quantität *in statu quo* erhalten. Manche Vorrichtungen dieser Art sind schon zum Theile erkannt; andere werden nur hypothetisch vorausgesetzt. Das Wirkungsgebiet dieser Regulatoren ist wohl sehr umfangreich. Doch wissen wir, dass es keine universellen Regulatoren giebt. Daraus ist zu schliessen, dass auch die zu besprechenden Mechanismen, wie alle anderen, insufficient werden, wenn ihnen ungünstige, die Norm weit überschreitende Einwirkungen entgegenarbeiten. Eben die Erforschung derjenigen Störungen, welche auf diesem Wege entstehen, bildet den Gegenstand der allgemeinen Pathologie des Blutes.

Indem ich zur Uebersicht der pathologischen Veränderungen des Blutes herantrete, halte ich für nützlich, Einiges über die normalen Verhältnisse vorauszusenden; nähere Angaben darüber finden Sie in den Lehrbüchern der Physiologie und der physiologischen Chemie (vgl. ROLLETT, TSCHIRJEW, HOPPE-SEYLER, HAMMARSTEN, HALLIBURTON u. A.).

Die Menge des Blutes beim Erwachsenen wird durchschnittlich auf $^1/_{14}$—$^1/_{13}$ (resp. 7·1—7·7 $^0/_0$) des Körpergewichtes veranschlagt (BISCHOFF). Bei Neugeborenen ist die Blutmenge relativ geringer ($^1/_{19}$ des Körpergewichts nach WELCKER). Was die Thiere betrifft, welche gewöhnlich bei experimentellen Arbeiten verwendet werden, so finden wir beim Hunde dasselbe Verhältniss wie beim Menschen, während sich die Blutmenge des Kaninchens auf $^1/_{20}$ seines Körpergewichtes beläuft; für die Taube nimmt man 8·3—5·1 $^0/_0$ des Körpergewichtes als Norm an. Im Allgemeinen ist die relative Blutmenge (auf das Körpergewicht bezogen) bei Säugethieren und Vögeln eine ziemlich constante Grösse (TSCHIRJEW); die Abweichungen vom Mittel werden zumeist durch die Art der Nahrung und durch den Gang des Stoffwechsels bedingt (Individuen, welche eine schwer verdauliche Nahrung geniessen, bei denen also eine starke Entwickelung des Verdauungscanals zu erwarten ist, besitzen weniger Blut, als Individuen, welche unter entgegengesetzten Bedingungen leben; dasselbe Verhältniss zeigen die Fettsüchtigen gegenüber den Mageren).

Nehmen wir 60—70 Kilo als Durchschnittsgewicht des menschlichen Körpers an (QUETELET), so finden wir, dass die Blutmasse etwa 5 Kilo, also ca. 12 Pfund (Civilgewicht) beträgt. — Beim weiblichen Geschlecht ist die Masse des Blutes absolut und relativ geringer, als beim männlichen.

Die obigen Zahlenwerthe haben nur eine approximative Bedeutung. Wie bekannt, lassen die zur Berechnung der gesammten Blutmenge benutzten Methoden noch viel zu wünschen übrig. Besonders ist zu beklagen, dass wir bislang keine sicheren Mittel besitzen, die Blutmenge beim Lebenden zu bestimmen. Die Versuche, welche in dieser Richtung gemacht wurden (TARCHANOFF), haben einstweilen ihren Zweck nicht erreicht.

Was nun die Zusammensetzung des normalen menschlichen Blutes anbelangt, so sind die einschlägigen Analysen keineswegs zahlreich.

Auf Grund der Beobachtungen von C. Schmidt und Lehmann hat Gamgee folgende Tabelle entworfen, welche diese Zusammensetzung veranschaulicht:

1000 Theile Blut enthalten . . { 513·02 Theile Blutkörperchen / 486·98 „ Plasma.

1000 Theile Plasma enthalten:

902·90	Theile	Wasser,	
97·10	„	feste Substanzen,	
4·05	„	Fibrin	Proteïne,
78·84	„	andere Eiweissstoffe	
5·66	„	Extractivstoffe (inclusive Fett),	
8·55	„	Mineralsalze.	

Das Plasma enthält somit etwa 10% feste Substanzen, wovon 8% auf Eiweissstoffe entfallen (die Eiweissstoffe bilden also 80% des festen Rückstandes des Blutplasmas).

Das specifische Gewicht des Gesammtblutes beträgt im Mittel beim Manne — 1·058, beim Weibe — 1·055 (H. Vierordt). Das specifische Gewicht des männlichen Plasmas — 1·0312, des weiblichen Plasmas — 1·0269; die specifischen Gewichte der Blutkörperchen beider Geschlechter sind nahezu identisch (= 1·0886 resp. 1·0883 [C. Schmidt]). Vor Kurzem sind ziemlich einfache Methoden für die Bestimmung des specifischen Gewichtes des Blutes empfohlen worden (Roy-Landois, Schmaltz u. A.); dieselben sind schon darum erwähnenswerth, weil sie die Möglichkeit gewähren, mit sehr kleinen Blutportionen zu arbeiten.

Der Hämoglobingehalt beträgt, nach Quinquaud, beim Manne 12·5%, beim Weibe — 10·7%. Andere Forscher (Becquerel und Rodier, Quincke) geben etwas andere Zahlenwerthe an. Als beste Methode für die Bestimmung des Hämoglobingehaltes gilt die spektrophotometrische Methode von C. Vierordt (vgl. Sczelkow). Für die alltägliche Praxis ist die Methode von Fleischl wohl die handlichste; zwar ist dieselbe nicht fehlerfrei, doch genügt sie in vielen Fällen (selbstverständlich bei Beachtung entsprechender Vorschriften und bei mehrfach wiederholter Untersuchung [Dehio]). Nach Raum ist die Färbekraft des Kaninchenblutes gleich 62 Theilstrichen der Fleischl'schen Scala, diejenige des Hundeblutes — 75 Theilstrichen.

Der Wassergehalt des Gesammtblutes beim Menschen beträgt nach C. Schmidt 78·9—82·5%. Allerdings wurden auch geringere Mengen constatirt. — Beim weiblichen Geschlechte ist der Wassergehalt etwas grösser, als beim männlichen.

Im feuchten Zustande enthalten die Erythrocyten ca. 31% feste

Substanzen (darunter 0·8 % anorganische Bestandtheile) und etwa 69 % Wasser (C. Schmidt).

Die Gesammtmenge der anorganischen Verbindungen im Blute verschiedener Thiere ist ziemlich beständig, und zwar beträgt sie 0·7—0·8 %.

Die Zahl der rothen Blutkörperchen beläuft sich im Mittel beim Manne auf 5 Millionen, beim Weibe — auf $4^1/_2$ Millionen pro 1 ^{cmm} (Vierordt, Hayem, Patrigeon u. A.). Die Zahl der weissen Blutkörperchen ist bedeutend geringer: sie wird auf 3—9 Tausend pro 1 ^{cmm} berechnet (Grancher). Freilich sind die einzelnen Angaben sehr widersprechend. Noch unsicherer sind die Kenntnisse über die relative Menge verschiedener Leukocytenarten (Ehrlich). Die Lymphocyten machen 25 % der Gesammtzahl weisser Blutkörperchen aus; die neutrophilen Leukocyten — 70 bis 80 %, die Uebergangsformen — 5 bis 10 %, die eosinophilen Zellen — 1 bis 3 % (vgl. Gabritschewsky). Bei normalen Kaninchen fand Okintschitz folgende Zahlenwerthe: 25·9 % Lymphocyten, 51 % eosinophile Zellen, 11·6 % rundkernige Elemente, 11·5 % Leukocyten mit polymorphen Kernen.

Sowohl in Kliniken, als auch in Laboratorien ist die Zählung morphologischer Blutelemente heutzutage eine der Lieblingsaufgaben. Viel werthvolles Material ist gesammelt worden, jedoch hat es auch an unreifen Verallgemeinerungen nicht gefehlt. Ein kritisches Verhalten gegenüber den Untersuchungsmethoden ist hier wohl mehr angezeigt, als irgendwo; lehrreiche Hinweise in dieser Beziehung liefern Alferow und Reinert. Zur Zählung der Blutkörperchen werden am häufigsten die Apparate von Malassez und von Thoma-Zeiss herangezogen. Man schlägt ferner vor, mittels Centrifuge den Raumtheil zu messen, welchen in der Volumeinheit des Blutes die Blutkörperchen einnehmen, und daraus die Zahl der letzteren zu berechnen. Der nach diesem Principe von Hedin construirte Apparat dürfte, wie es scheint, in vielen Fällen nützlich sein (Niebergall).

Nach Welcker findet man im Blute auf je 1 Leukocyten 335 Erythrocyten, nach Gowers — 330, nach Moleschott — 357. Dieses Verhältniss wechselt indessen mit dem Alter. So beobachtete Demme bei 4—12monatlichen Kindern 130 rothe Blutkörperchen auf je 1 Leukocyten. Ausserdem wissen wir, dass dieses Verhältniss je nach dem Gefässe, welchem das Blut entnommen wird, variirt. So ist in der *V. lienalis* das Verhältniss = 1 : 60—70, in der *Art. lienalis* — 1 : 2200 (Hirt), in der *V. hepatica* — 1 : 170, in der *V. portae* — 1 : 740. Im venösen Blute ist die Zahl der Leukocyten gewöhnlich grösser, als im arteriellen. Im Allgemeinen lässt sich sagen, dass das

Verhältniss der weissen Blutkörperchen zu den rothen schon normaler Weise ziemlich grossen Schwankungen unterworfen ist. Z. B. des Morgens vor dem Frühstück constatirte HIRT — 1:1716, bald nach dem Mittagessen — 1:429 und etwas später — 1:1481. Auch DE PURY berichtet über erhebliche, von den Mahlzeiten abhängige Schwankungen.

Manches Interesse bietet schliesslich die Reaction des Blutes. Beim gesunden Menschen reagirt das Blut alkalisch. Ein einfaches Verfahren zur Bestimmung der Blutreaction ist von LANDOIS empfohlen worden.

Vom Standpunkte der allgemeinen Pathologie ist es wichtig, die Grenzen zu kennen, innerhalb welcher sich die Zusammensetzung des Blutes beim Gesunden bewegt. Da es kaum möglich wäre, in dieser Richtung etwas Abgeschlossenes zu geben, so will ich mich damit begnügen, den Gehalt des Blutes an Wasser und an festen Substanzen näher zu besprechen.

Folgende Zahlenwerthe haben wir für das Blut der Tauben, welche unter völlig gleichen Bedingungen lebten, ermittelt. Das Blut stammte aus den durchschnittenen Halsgefässen. Die Bestimmungen, welche an 10 Männchen ausgeführt worden sind, ergaben nachstehende Quotienten, die das Verhältniss des Wassergehaltes zum Gehalte an festen Stoffen ausdrücken: 3·16, 3·20, 3·26, 2·94, 3·36, 3·36, 3·86, 3·35, 3·35, 3·15 (im Mittel — 3·31); bei 10 Weibchen — 3·53, 4·01, 3·76, 3·26, 2·94, 3·51, 3·54, 3·21, 3·68, 2·95 (im Mittel — 3·42). Somit war bei Männchen der Quotient *in minimo* = 2·94, *in maximo* = 3·86; bei Weibchen — *in minimo* = 2·94, *in maximo* = 4·01. — Im arteriellen Blute normaler Hunde schwankt der Procentgehalt des Wassers zwischen 78·64 % und 83·45 % (SANOTZKY).

Die Veränderungen, welche das Blut unter pathologischen Umständen erleidet, sind bald vorwiegend quantitativer, bald vorwiegend qualitativer Natur.

Zu den quantitativen Störungen gehören vor Allem die verschienen Formen der Vollblütigkeit (*Plethora*). Schon beim Studium derselben gelangt man zur Ueberzeugung, dass die quantitativen und die qualitativen Veränderungen meistens Hand in Hand gehen. Die oben angeführte Trennung hat offenbar nur einen relativen Sinn.

Unter Vollblütigkeit versteht man eine allgemeine Zunahme der Blutmasse. Bei hyperämischen Zuständen ist der Blutgehalt in einzelnen Organen gehoben; bei Plethora sollen alle Körpertheile blutvoller sein. Man könnte wohl sagen, dass die Hyperaemie eine locale Plethora ist, und die Plethora — eine allgemeine Hyperaemie. Die eingehendere Betrachtung zeigt jedoch, dass derartige äusserliche Charakteristik nur wenig zur Klärung der Sache beiträgt.

Zunächst werden wir die Fälle berücksichtigen, wo bei allgemeiner Zunahme des Blutvolumens die Zusammensetzung des Blutes die geringsten Veränderungen aufzuweisen scheint. Solche Fälle rechnet man zur Kategorie der echten Blutfülle (*Plethora vera s. sanguinea*).

Die Kliniker behaupten schon seit lange, dass es auffallend blutreiche, resp. vollblütige Personen giebt. Sie begründen diese Behauptung auf verschiedenen äusseren Merkmalen; zu letzteren gehören: guter Ernährungszustand, allgemeines Kraftgefühl, starkgefärbte Schleimhäute, turgescente Backen, energische Herzthätigkeit, voller arterieller Puls, wohl gefüllte Venen u. d. m. (vgl. Uhle und Wagner). Wie bezeichnend diese Merkmale in ihrer Gesammtheit auch sein mögen, sie sind keineswegs geeignet, genaue quantitative Bestimmungen der gesammten Blutmenge zu ersetzen, und gerade solche Bestimmungen fehlen uns zur Zeit. Zweifelsohne könnten viele Erscheinungen, welche man auf die Blutfülle als solche zurückzuführen pflegt, unschwer auf andere Weise erklärt werden. Eine künstliche Erzeugung des Zustandes, welcher dem klinischen Bilde der Plethora gänzlich entsprechen würde, ist vorläufig unmöglich. Wiewohl wir bei forcirter Ernährung der Thiere gewisse Veränderungen im Organismus erhalten, welche daran erinnern, was als Charakteristicum der Vollblütigkeit beim Menschen gilt, so ist damit die volle Identität zwischen dem Mastzustande und der Vollblütigkeit noch keineswegs erwiesen. Ebenso fraglich sind die Ansichten derjenigen Aerzte, welche eine Plethora bei Individuen annahmen, bei welchen habituelle Blutungen ausbleiben. Hierzu zählte man z. B. die Fälle von Amenorrhoea (Aussetzen des monatlichen Blutabganges): das Blut, welches durch die Geschlechtsorgane nicht ausgeschieden wird, sollte im Körper aufgespeichert werden und zu temporärer Vollblütigkeit Anlass geben. Aehnliche Anschauungen galten auch für das zeitweise Aufhören der Haemorrhoidalblutungen, für die Störungen im Klimacterium u. s. w. Dies Alles dürfte kaum auf einer objectiven Beurtheilung der klinischen Thatsachen beruhen. Die Hypothese von dem ausserordentlichen Blutreichthum Vollblütiger stützte man ferner auf den Umstand, dass dieselben zu activen Hyperaemien und zu Blutungen geneigt erscheinen: man dachte sich, dass das überschüssige Blut keinen Platz im Körper finde und daher nach aussen trete, den Gesetzen der Zweckmässigkeit folgend, die das ganze organische Leben durchdringt. Brauche ich denn zu betonen, dass solche Deutungen den wahren Sachverhalt nur in sehr beschränktem Maasse erklären und auf wissenschaftlichen Werth keinen Anspruch erheben können?

Durch diese Skizze der klinischen Lehre von der Blutfülle habe ich nur den Ausgangspunkt der allgemein-pathologischen Forschung andeuten wollen; eine allseitige Behandlung der klinischen Fragen ist selbstverständlich nicht meine Aufgabe.

Die experimentelle Untersuchung der Plethoraerscheinungen beginnt mit der Zeit, wo die Bluttransfusion in Anwendung gebracht worden ist. An der Hand dieses Eingriffes verfolgte man zunächst praktische Zwecke; allmählich verwandelte sich derselbe in eine wissenschaftliche Forschungsmethode. Uebrigens wurde man bei Bluttransfusionen an Kranken weniger von der Absicht geleitet, die Blutmasse über die Norm hinaus zu vergrössern, vielmehr trachtete man darnach, die Blutverluste (nach Blutungen) auszugleichen und untaugliches Blut (nach Vergiftungen u. d. m.) durch gesundes zu ersetzen.

Die älteren Physiologen und Pathologen waren der Ansicht, dass das normale Gefässsystem nur ein gewisses, genau bestimmtes Blutquantum zu fassen vermag; Schwankungen im relativen Blutgehalte sollten nur innerhalb enger Grenzen statthaben. Die Versuche von Worm Müller und Lesser haben jedoch gezeigt, dass man in die Gefässe gesunder Thiere, deren Blutvorrath unberührt geblieben ist, sehr grosse Blutmengen einführen kann. Worm Müller injicirte in die Venen gesunder Hunde — in einzelnen Portionen à 40 ccm und mit Zwischenzeiten von 1—3 Min. — defibrinirtes Hundeblut, und zwar in einer Menge, welche 13 % des Körpergewichtes betrug (Versuch IV und V). Auf diese Weise wurde die Blutmenge des Thieres um das 2·5fache vermehrt. Zu Ende solcher Transfusion beobachtet man gewöhnlich blutiges Erbrechen. In einem Versuche von Lesser, in welchem die transfundirte Blutmenge etwa 14·5 % des Körpergewichtes ausmachte, erfolgte der Tod des Hundes am vierten Tage. Im Allgemeinen stellen sich bedrohliche Erscheinungen erst dann ein, wenn die einverleibte Blutmenge 150 % der ursprünglichen Menge übersteigt. Mitunter geht das Thier nach beendeter Transfusion unter Collapserscheinungen, Krämpfen u. s. w. sehr schnell zu Grunde. Bei der Section sehen wir bedeutende Anfüllung der Venen in der Bauchhöhle, gesteigerten Blutgehalt in Leber, Nieren und Lungen, kleine Blutergüsse in der Schleimhaut des Verdauungscanals und in serösen Häuten (grössere Haemorrhagien kommen in der Regel nicht zu Gesichte), ödematöse Anschwellung einzelner Organe und mässigen Hydrops der serösen Höhlen, besonders der Bauchhöhle. Gar nicht gleichgültig ist nebstdem der Zustand der Thiere, bei welchen künstliche Vollblütigkeit erzeugt wird. Die Versuche von Jakubowitsch an jungen Hunden und Katzen haben erwiesen, dass ödematöse Schwellung innerer Organe (vor Allem aber des Gehirns) sich bei denselben in

Folge von Plethora viel leichter und in weit höherem Grade entwickelt, als bei ausgewachsenen Thieren; der Verfasser erklärt diese Thatsache durch grössere Durchlässigkeit der Gefässwände junger Thiere im Vergleiche mit derjenigen bei erwachsenen.

Die Einführung verhältnissmässig geringer Blutmengen vertragen die Thiere im Allgemeinen gut. Geschieht die Transfusion langsam, so können Quantitäten eingegossen werden, die die Gesammtmasse des Blutes selbst um 80 % heben, ohne schwere Symptome hervorzurufen (Worm Müller).

Ausser defibrinirtem Blute wurde nicht geschlagenes Blut transfundirt. Es kommt dabei indessen leicht zur Thrombenbildung. Um dieser Complication eben vorzubeugen, greift man zum defibrinirten Blute (auch wurde gerathen, bei hämodynamischen Untersuchungen das Blut des Versuchsthieres zu defibriniren [Lewaschew]). Doch glaube man nicht, dass durch den Gebrauch des defibrinirten Blutes jegliche Gefahr der Thrombenbildung abgewendet wird. Im defibrinirten Blute sind Substanzen enthalten, welche im kreisenden Blute gar nicht (oder in geringerer Menge) vorkommen und erst beim Gerinnungsprocesse entstehen; hierzu gehören das sog. Fibrinferment und die fibrinoplastische Substanz, deren Bedeutung für den Gerinnungsprocess mehrfach betont wurde. Wird aus dem frisch geronnenen Blute das Serum ausgepresst und in die Gefässe eines Thieres injicirt, so bilden sich noch bei erhaltener Herzthätigkeit Gerinnsel im rechten Herzen, in den Lungenarterien und in den Körpervenen, wie dies A. Köhler nachgewiesen hat. Bei umfangreicher Thrombose geht das Thier selbstverständlich rasch zu Grunde. Ziemlich leicht gelingen derartige Versuche an Hunden. Man entnimmt dem Versuchsthiere einige Cubikcentimeter Blut, lässt dasselbe gerinnen und spritzt das von den Gerinnseln befreite Serum demselben Thiere ein. Das durch Schlagen zur Gerinnung gebrachte Blut enthält weniger Fibrinferment; es wirkt auch in der besagten Richtung schwächer. Jedenfalls ist keine allzu grosse praktische Tragweite den Versuchen von A. Köhler zuzumessen, da seine „Fermentintoxication“ eine specielle Versuchsanordnung verlangt, die bei Transfusion von defibrinirtem Blute beim Menschen nicht angewandt zu werden braucht, und da die meisten Fälle von Transfusion bei Kranken ohne diese Intoxicationserscheinungen verlaufen.

Was geschieht nunmehr mit den Gefässwänden bei grösseren Bluttransfusionen, und welches Schicksal wird dem transfundirten Blute zu Theile?

Bei mässigen Transfusionen ändert sich der Blutdruck in den Gefässen nur auf kurze Zeit und überhaupt unbedeutend. Werden grössere Blutmengen injicirt, dann hebt sich der Blutdruck; hat derselbe jedoch ein gewisses Maximum erreicht, so steigt er nicht mehr an. Nach WORM MÜLLER ist letzteres dann zu beobachten, wenn die Menge des eingeführten Blutes 2—4 $^0/_0$ des Körpergewichtes beträgt. Es scheint also hier ein vollständiger Verlust der Elasticität seitens der Gefässwände einzutreten. Zu Gunsten dieser Annahme spricht noch ein wichtiger Umstand: nach reichlicher Transfusion, z. B. von 12·69 $^0/_0$ des Körpergewichtes (Versuch IV), ist durch den Aderlass die ganze eingeführte Blutmenge nicht wieder zu erhalten; von der Entziehung des gesammten Blutes kann natürlich nicht einmal die Rede sein (im Versuche IV ist der Blutdruck nach der Entziehung der letzten, resp. der zwölften Portion auf 22^{mm} *Hg* gesunken; jede Portion betrug 30^{ccm}; die Blutentziehung war offenbar maximal). Im Körper bleibt ein Theil des infundirten Blutes, welcher etwa 3 $^0/_0$ des Körpergewichtes ausmacht, zurück. Daraus ist ersichtlich, dass eine grössere Transfusion dem Thiere die Fähigkeit verleiht, selbst nach schweren Blutentziehungen grössere Blutmengen in den Gefässen zurückzuhalten, als unter normalen Verhältnissen.

Gleiche Ergebnisse lieferten die Versuche von KAHAN. Nach FINKELSTEIN sinkt bei Hunden, bei denen die Gesammtmenge des Blutes künstlich vergrössert wurde, der Blutdruck nach Blutentziehungen bedeutender, steigt nach nochmaliger Transfusion höher und verbleibt auf dieser abnormen Höhe länger, als bei normalen Hunden.

WORM MÜLLER machte seine Beobachtungen sowohl an Hunden mit durchschnittenen *Nn. vagosympathici* und durchschnittenem Halsmarke, wie auch an unversehrten Thieren; ein wesentlicher Unterschied in den Versuchsergebnissen liess sich nicht wahrnehmen (vgl. übrigens A. VOGT). Wurde vor der Transfusion zur Ader gelassen und dadurch das Sinken des Blutdruckes bewirkt, so brachte die darauffolgende Vergrösserung der Blutmasse bald den Druck auf seine ursprüngliche Höhe zurück; bei den nachfolgenden Transfusionen bemerkte man wiederum dieselben Erscheinungen, welche bei Thieren, denen kein Blut entzogen wurde, zu beobachten sind. Asphyxie und Reizung sensibler Nerven beeinflussen die vasomotorischen Apparate in gewöhnlicher Weise; es liegt demnach kein Grund vor, anzunehmen, dass die künstliche Plethora eine Paralyse der Vasomotoren nach sich ziehe. Nach WORM MÜLLER müssen drei Füllungsgrade des Gefässsystems unterschieden werden. Der erste Grad — von der maximalen Anaemie bis zu Blutverlusten von 1·5—2·5 $^0/_0$ des Körpergewichtes; der zweite Grad — zwischen 1·5—2·5 $^0/_0$ des Körpergewichtes unter der Norm und 2—4 % über derselben; dritter Grad — Blutmengen, welche die Norm noch bedeutender übersteigen. Bei dem ersten Füllungsgrade schwankt der intraarterielle Druck zwischen den minimalen Werthen (25—37 ^{mm} *Hg*) und den mittleren physiologischen (120—130 ^{mm}). Bei dem zweiten Grade steht der Druck auf der Höhe zwischen 120 und 175 ^{mm} *Hg*; doch ist kein strenger Parallelismus zwischen dem Blutdrucke und der Gefässanfüllung vorhanden. Bei dem dritten Grade steigt der Blutdruck nicht mehr.

Aus dem Gesagten ist zu folgern, dass bei Ueberfüllung des Gefässsystems die elastischen Eigenschaften der Gefässwände Veränderungen erleiden — die übermässige Dehnung führt zur Elasticitätsabnahme. Die Befunde von Worm Müller sind später durch Lesser bestätigt und ergänzt worden. Lesser hat unter Anderem dargethan, dass bei Thieren mit überfülltem Gefässsystem die künstliche Reizung des Halsmarkes den bei der Blutentziehung aus den Gefässen nicht entfernbaren Blutrest keineswegs erheblich verringert (Versuche an Hunden mit Durchschneidung der *Nn. vagi* und des Halsmarkes). Lesser studirte auch die Geschwindigkeit, mit welcher das Blut bei Aderlässen den Gefässen entströmt, und zwar sowohl unter normalen Bedingungen, wie auch nach vorausgegangener Transfusion (von geschlagenem und nicht geschlagenem Blute). Die zur Registrirung der Geschwindigkeit des Blutausflusses dienenden Apparate sind bereits früher von Tappeiner und Slavjansky im Ludwig'schen Institute construirt worden. Eine vergleichende Analyse der Curven, welche sich aus den Lesser'schen Versuchen ergeben, beweist, dass die Ausflussgeschwindigkeiten in beiden Reihen von Versuchen dieselben Unterschiede äussern, welche für die Ausflussgeschwindigkeiten zweier annähernd gleich gespannter elastischer Beutel, von denen einer weniger voluminös und elastischer, der andere dagegen grösser und weicher ist, festgestellt sind (der Unterschied zwischen natürlichem und defibrinirtem Blute, was die Ausflussgeschwindigkeit anbetrifft, kann auf Aenderungen in der Reibung zurückgeführt werden, welche ihrerseits von den Aenderungen der Form und der Glätte der Blutkörperchen beim Defibriniren abhängen). Im Allgemeinen lässt sich sagen, dass während der ersten 20 Sec. die Ausflussgeschwindigkeit des Blutes unter normalen Bedingungen grösser ist, als nach vorausgegangener Transfusion; später tritt das Gegentheil ein — sie wird bei normalen Thieren geringer, als bei solchen mit überfülltem Gefässsystem. — Der intravenöse Druck wies positive Schwankungen nur während der Transfusion auf.

Nach v. Regéczy sinkt der während der Transfusion gestiegene Blutdruck nur langsam zur Norm zurück. Dem Austreten von flüssigen

Bestandtheilen durch die Gefässwände soll dabei eine grosse Bedeutung zukommen; es liegt die Vermuthung nahe, dass durch erhöhte Transsudation die Wiederherstellung normaler Druckverhältnisse begünstigt wird.

Der Ueberschuss an Blut, welchen die Transfusion mit sich bringt, bleibt nur relativ kurze Zeit bestehen. Der Blutgehalt der Gefässe erreicht allmählich die Norm. Wir besitzen leider keine genügenden Daten, um die Zeit genau zu bestimmen, welche zu dieser Restitution nöthig ist. Man begnüge sich mit folgendem Beispiele. Tschirjew führte einem 6·54 Kilo schweren Hunde in 6 Tagen 1200 ccm defibrinirten Blutes ein, was mit dem bereits in den Gefässen vorhandenen Blute etwa 1775 g ausmachte. 11 Tage nach der zweiten und letzten Transfusion und 23 Tage nach der ersten gewann er von demselben Hunde durch einen Aderlass 300 ccm Blut von ziemlich hohem specifischem Gewichte, also etwa 7·34 % des Körpergewichtes. Nehmen wir an, dass im Körper eine gleiche Quantität zurückgeblieben ist, so zeigt die einfache Berechnung, dass selbst in solchem Falle die Blutmasse während des genannten Zeitraumes um etwa 62 % abgenommen hat.

Ueber die Veränderungen in der Zusammensetzung des Blutes nach der Transfusion geben uns gewisse Aufschlüsse Panum, Lesser u. A. Bei Versuchen an hungernden Hunden fand Panum 48—142 St. nach der Transfusion von defibrinirtem Blute 24·17—25·64 % fester Substanzen, wiewohl unter normalen Umständen nur 20—21 % enthalten sind. Lesser, der ebenfalls an Hunden experimentirte, bestimmte die Färbekraft des Blutes vor und nach der Transfusion von defibrinirtem Blute; auch die Färbekraft des zur Eingiessung vorbereiteten Blutes wurde jedesmal festgestellt. Schon einige Minuten nach der Transfusion überstieg der Haemoglobingehalt diejenigen Werthe, welche man erwarten dürfte, wenn die transfundirte Blutmenge in den Gefässen verbleiben und sich mit dem vorhandenen Blute gleichmässig vermischen würde. Es muss demnach zugegeben werden, dass die flüssigen Bestandtheile des Blutes das Gefässsystem sehr bald verlassen — durch Transfusion wird ausser Vergrösserung der Gesammtmasse des Blutes gewisse Eindickung desselben erzielt. Tschirjew ist es gelungen, in seinem Transfusionsversuche den Procentgehalt an festen Substanzen bis auf 27·11 % zu steigern, d. h. einen der höchsten Grade der Blutverdichtung, die man überhaupt beobachtet hat, zu erreichen. Successive schwinden aber auch die festen Bestandtheile des eingeführten Plasmas, resp. Serums aus dem Gefässsystem. Nach v. Regéczy nimmt das specifische Gewicht des Blutes und der relative Blutkörperchengehalt nach Transfusionen zu. Einen grossen Nachdruck auf die Bluteindickung legt ferner Kahan. Bei Steigerung der Gesammtmenge des Blutes, z. B. bei Verdoppelung derselben, tritt ein grosser Theil des Plasmas aus dem Gefässsystem heraus; der Zuwachs an festen Bestandtheilen ist bei künstlicher *Plethora sanguinea* der Quantität des einverleibten Blutes proportional. Das specifische Gewicht des Transsudates ist um so höher, je mehr Blut transfundirt wurde. Bei höheren Graden der künstlichen Plethora übersteigt die Concentration das Blutes selbst diejenigen Werthe, welche bei Cholerakranken zur Beobachtung gelangen. Diese Bluteindickung, indem sie die Reibung vermehrt, kann, nach der Meinung von Kahan, den Blutkreislauf behindern, resp. ihn verlangsamen; dieses führt seinerseits zur ungenügenden Sauerstoffversorgung verschiedener Körpertheile. Kahan ist sogar geneigt zu behaupten, dass der Tod der Thiere, welche künstlich in den Zustand der *Plethora sanguinea* versetzt werden, auf acute Sauerstoffcarenz zurückzubeziehen sei. Das arterielle Blut nimmt bei reichlicher Transfusion die Farbe des venösen Blutes an; es wird bei Einführung von 168 % der vorausgesetzten ursprünglichen Blutmasse theerartig.

Zur Zeit, wo die überflüssigen Blutstoffe das Gefässsystem verlassen, erscheint die Absonderung von Harnstoff gesteigert. Dieses wird durch die Versuche von Worm Müller, Landois u. A. bewiesen. So wurden z. B. in einem Versuche von Landois an hungerndem Hunde folgende Verhältnisse ermittelt: 3. Hungertag — tägliche Harnstoffmenge 6·02 g; es wird dem Thiere defibrinirtes Blut beigebracht, etwa die Hälfte der im Körper vorhandenen Menge; 4. Hungertag — 10·75 g Harnstoff; 5. Hungertag — 9·10 g Harnstoff. Was die Blutkörperchen anbetrifft, so werden sie ebenfalls zerstört, d. h. in den Stoffwechsel mit hineingezogen, obgleich langsamer als die Eiweissstoffe des Plasmas oder des Serums; am Ende erfolgt auch in dieser Hinsicht *Restitutio ad normam.* Von hohem Interesse sind die vergleichenden Untersuchungen von Tschirjew (vgl. Forster und Landois) über den täglichen Umsatz der verfütterten und der transfundirten Eiweissstoffe: bei Transfusion ist die Stickstoffausscheidung grösser, als bei der Verfütterung. Diese Beobachtungen werden in dem Sinne gedeutet, dass bei der Transfusion die Blutkörperchen eine gewisse Zeit lang unversehrt bleiben, während die gelösten Eiweissstoffe verhältnissmässig rasch verbraucht werden; bei Einführung von Blut in den Magen fehlen selbstverständlich die zu einer wenn auch vorübergehenden Erhaltung der Blutkörperchen nothwendigen Bedingungen. Unter dem Einflusse der Transfusion wächst die Menge des entleerten Harnes gleichfalls an. Auf Grund der Versuche von Worm Müller und Forster an hungernden Hunden hat Jürgensen die von uns auf Seite 179 wiedergegebene Tabelle zusammengestellt.

Nummer des Versuches	Menge des über die Norm transfundirten Blutes in Procenten der normalen Blutmenge	Harnmenge des *letzten* Tages *vor der Transfusion*, in Cubikcm.	Harnmenge des *ersten* Tages *nach der Transfusion*, in Cubikcm.	*a* *Mittel* der Harnmenge in den der Transfusion *vorhergegangenen* Tagen, in Cubikcm.	*b* *Mittel* der Harnmenge in den der Transfusion *folgenden* Tagen, in Cubikcm.	$a = 100$ $b =$	Harnstoffmenge des *letzten* Tages *vor der Transfusion*, in Grm.	Harnstoffmenge des *ersten* Tages *nach der Transfusion*, in Grm.	*c* *Mittel* der Harnstoffmenge in d. der Transfusion *vorhergegangenen* Tagen, in Grm.	*d* *Mittel* der Harnstoffmenge in d. der Transfusion *folgenden* Tagen, in Grm.	$c = 100$ $d =$
Worm Müller I	ca. 28	36	90	39	59	151	3·024	6·865	3·12	4·69	150
Worm Müller II	ca. 30	105	247	102	153	150	5·99	7·04	7·13	7·81	110
Forster I	ca. 25	162	374	158	266	168	11·6	15·2	13·0	15·6	128
Forster II	ca. 25	542	1580[1]	671	835	124	14·1	17·5	15·0	16·8	112

1) Der Hund hatte aus Versehen fast die doppelte Wassermenge erhalten als vor- oder nachher.

Ueber ähnliche Ergebnisse berichtet ALBERTONI, welcher an einem hungernden Hunde experimentirte, der täglich nur ein bestimmtes, immer gleiches Quantum Wasser erhielt. Nach Injection von defibrinirtem Hundeblut in die *Vena jugularis* erschien die Harn- und Harnstoffmenge deutlich vergrössert.

Unsere Kenntnisse von dem Gaswechsel sind bis jetzt nur sehr dürftig. Nach den Versuchen von ALBERTONI, welcher Kaninchen und Meerschweinchen gleichartiges Blut bald in die Venen, bald in die Bauchhöhle injicirte, nimmt die Ausscheidung von Kohlensäure ziemlich stark zu.

Die Körpertemperatur kann nach Transfusion von homogenen Blute ansteigen; freilich ist diese Erscheinung keine constante (JÜRGENSEN). Eine Steigerung der Körpertemperatur ist selbst in den Fällen beobachtet worden, wo das Blut aus der Cruralarterie direct in die Cruralvene bei demselben Hunde überleitet wurde (LIEBRECHT), wo also die Bedingungen zur Entstehung einer, sei es auch nur temporären, Plethora fehlten. Manchmal sind nach Transfusion Anfälle von Schüttelfrost beobachtet worden (LANDOIS). Dieses gilt sowohl für die Versuchsthiere, wie für die Menschen.

Wenden wir uns nunmehr zu den Erscheinungen, welche bei Transfusion von fremdartigem Blute wahrzunehmen sind.

Es wurde festgestellt, dass die Transfusion von heterogenem Blute um so schlechter vertragen wird, je grösser der Abstand der Versuchsthiere von einander in zoologischem Systeme ist. So gelingt es z. B. das Pferdeblut in die Gefässe des Esels zu transfundiren, das Hundeblut in die Gefässe des Fuchses (auch *vice versa*) und das Hasenblut in die Gefässe des Kaninchens (MILNE EDWARDS, LANDOIS; vgl. ROLLETT). Nimmt man zum Versuche fernstehende Thierarten, so wird die Transfusion zu einer gefährlicheren Operation. Die Versuche von PONFICK haben gezeigt, dass bei unmittelbarer Transfusion von Lammblut in die Gefässe des Hundes die schädliche, den Tod verursachende Wirkung sich schon nach Einführung von 12 p. m. des Körpergewichtes kundgiebt; das Lammblut ist auch für Katzen und Kaninchen schädlich. Die tödtlichen Gaben für den Hund berechnet PONFICK folgendermaassen: Hühnerblut — 20—25 p. m., Katzenblut — über 5 p. m., Kaninchenblut — über 4 p. m., Schwein- und Kalbsblut — über 2 p. m., Menschenblut — über 3 p. m., Entenblut — über 10 p. m. Sehr bald, und zwar nach einigen Minuten, erscheint Haemoglobin im Harne (PONFICK). Diese Haemoglobinurie ist selbst bei sehr geringfügiger Transfusion fremdartigen Blutes zu beobachten. Das erklärt sich durch die rasche Auslaugung des Haemoglobins aus den rothen Blutkörperchen im heterogenen Plasma. Die Erythrocyten des Hammels zerfallen im menschlichen Blute ungemein leicht — beim Menschen ist Haemoglubinurie bereits nach Injection von 100 g Hammelblut beobachtet worden. Es kommt auch vor, dass bei Transfusion fremdartigen Blutes die rothen Blutkörperchen desjenigen Thieres, welchem das Blut eingegossen wird, zu Grunde gehen. Dieses findet z. B. bei Einführung von Hundeblut in die Gefässe des Kaninchens statt. Bei den in Rede stehenden Transfusionen erscheinen die Nieren angeschwollen; die geraden und die gewundenen Kanälchen sind durch blutfarbige Pfröpfe verstopft. Landois hat sogar fettige Degeneration des Nierenepithels gesehen. Andere Organe werden in ihrer histologischen Structur ebenfalls angegriffen. Bei Injection von grösseren Mengen fremdartigen Blutes treten in Folge von Pfropfbildung verschiedene circulatorische Störungen ein (wichtige Rolle spielen dabei die Stromata der rothen Blutkörperchen). Diese Störungen äussern sich durch Cyanose, Athemnoth, Ausscheidung von blutigem Speichel u. d. m. (vgl. Heineke). Die Behauptungen von Bischoff und Brown-Séquard, wonach die üblen Folgen nur bei Einführung von venösem Blute beobachtet werden, sind unrichtig — das heterogene arterielle Blut ist nicht minder schädlich. Wahrscheinlich ist es übrigens, dass das Blut verschiedener Gefässe nicht in gleichem Grade und nicht in gleichem Sinne nachtheilig wirkt. Zu den ziemlich beständigen Attributen der Transfusion von fremdartigem Blute gehört schliesslich die Temperatursteigerung.

Es fragt sich nun, ob es möglich ist, das Blut zu substituiren. Wir haben schon gesehen, dass sowohl gleichartiges, wie auch fremdartiges Blut, dem bereits im Gefässsystem vorhandenen addirt, mehr oder minder rasch zerstört wird. Ein anderes Schicksal wird, wie es scheint, dem Blute zu Theile, welches behufs der Ausgleichung von Blutverlusten einverleibt wird. Die Versuche von Panum gestatten die Vermuthung, dass die Substitution eine ziemlich vollkommene sein kann, und dass das eingegossene Blut dem Organismus längere Zeit Nutzen erweist. Man vermag das in den Gefässen strömende Blut fast gänzlich durch defibrinirtes zu ersetzen. Analoge Ergebnisse hat Landois verzeichnet. Der Stoffwechsel ändert sich bei dieser Substitution im Wesentlichen nicht; das Wachsthum, resp. die Gewichtszunahme des Körpers (Versuche von Panum an einem jungen Hunde), leidet ebenfalls nicht. In demselben Sinne sprechen die klinischen Beobachtungen über Bluttransfusion bei acuter Anaemie, welche durch bedeutende, rasch erfolgende Blutverluste bedingt wird. Nicht ohne Grund rechnet man noch gegenwärtig die durch Haemorrhagien hervorgerufene acute Blutarmuth zu den Zuständen hinzu, bei welchen die Bluttransfusion in erster Linie angezeigt ist.

Wir haben die künstliche Vermehrung der Blutmenge des Näheren besprochen, um die allgemein-pathologischen Anschauungen in Betreff der Plethora klarzulegen. Die angeführten Thatsachen besitzen indessen auch praktische Bedeutung, insofern sie als Grundlage für die ärztliche Anwendung der Bluttransfusion zu dienen geeignet sind. Schon im Alterthum wurde das Blut bei gewissen Krankheiten verordnet; die Orientalen gebrauchten Blutbäder zur Stärkung und Erfrischung; im Mittelalter bereitete man auf chemischem Wege aus dem Blute jugendlicher Subjecte besondere Arzneien, welche im grossen Rufe standen. Der Gedanke von der intravasalen Transfusion des Blutes ist kurze Zeit vor HARVEY aufgetaucht; es sind aber etwa 40 Jahre nach seiner Entdeckung des Blutkreislaufes verstrichen, bevor im Jahre 1667 die erste Bluttransfusion am Menschen von JEAN BAPTISTE DENIS in Paris vorgenommen wurde (vgl. LANDOIS, JÜRGENSEN, HEINEKE u. A.). DENIS wandte das Blut eines Lammes an; er entzog dasselbe der *Art. carotis* und transfundirte direct in die Vene der oberen Extremität des Kranken. Die Operation ist mit Erfolg gekrönt worden. Diesem ersten Versuche folgten bald weitere nach. So ging es freilich nicht lange: einerseits wollten die theoretischen Angriffe derjenigen Aerzte nicht aufhören, welche von Anfang an misstrauisch und höhnisch der Transfusion entgegentraten, andererseits wirkten abkühlend die Berichte über Operationen, welche, sei es durch Zufall, sei es durch Mängel der Methode selbst, misslungen sind. Die Geschichte der Transfusion als therapeutischen Eingriffes verzeichnet auch in späterer Zeit viele Hoffnungen und viele Enttäuschungen. Selbst im Anfange und in der zweiten Hälfte des laufenden Jahrhunderts (JAMES BLUNDELL, GESELLIUS, HASSE u. A.) vertheidigten einzelne Aerzte mit voller Ueberzeugung die Nützlichkeit der unmittelbaren Transfusion von nicht geschlagenem, fremdartigem Blute beim Menschen. Es wurden ferner empfohlen: Transfusion von defibrinirtem Blute, subcutane Blutinfusion, Injection in die Bauchhöhle und in die Arterien (resp. peripherische Abschnitte derselben), Autotransfusion (Vertreibung des Blutes aus mehr indifferenten Körperabschnitten in wichtigere Theile mittels Binden und Massage) u. d. m. Um unerwünschten Complicationen vorzubeugen, suchte man vorwiegend gleichartiges Blut zu verwenden, indem man die Opferwilligkeit oder aber die Gewinnsucht der Mitmenschen anrief. Eine sehr einfache Methode der intravenösen Transfusion ist in der letzten Zeit von v. ZIEMSSEN beschrieben worden: eine Hohlnadel, die unmittelbar mit der

Injectionsspritze in Verbindung steht, wird direct in die Vene eingestochen (wie dies bei den bacteriologischen Versuchen zum Zwecke der intravenösen Infection geübt wird). Die reichhaltige Litteratur, welche der klinischen Bluttransfusion gewidmet ist, findet in den Vorlesungen über allgemeine Therapie entsprechende Würdigung; für unsere Zwecke genügt es zu wissen, dass sämmtliche Bemühungen, die Bluttransfusion zu einer alltäglichen therapeutischen Maassnahme zu erheben, ihr Ziel verfehlt haben. Heutzutage greift man nur selten zur Bluttransfusion, von welcher man sich früher so grosse Wunder versprach, wie z. B. Rejuvenescenz der Greise, Heilung der erkrankten Psyche, radicale Veränderung des sittlichen Charakters u. s. w. In den meisten Fällen, wo man die Bluttransfusion für angezeigt hielt, wird nunmehr die Infusion von indifferenter Kochsalzlösung herangezogen. Eine vollständige Uebereinstimmung in den Resultaten dieser beiden Behandlungsmethoden ist selbstverständlich nicht zu erwarten; doch sind die in therapeutischer Hinsicht wichtigen Veränderungen im Organismus, welche durch Bluttransfusion erzielt werden, fast ohne jegliche Gefahr auch durch die Kochsalzinfusion zu erhalten — wir meinen hier die Regulirung der mechanischen Kreislaufsverhältnisse, die durch den Blutverlust gestört worden sind. Der Hauptunterschied zwischen der Bluttransfusion und der Kochsalzinfusion besteht somit in der An- resp. Abwesenheit von rothen Blutkörperchen, welche die respiratorische Function zu übernehmen fähig sind.

Sehen wir uns in den Daten über die künstliche Erzeugung der *Plethora vera* um, so ergiebt sich, dass die einfache Transfusion von natürlichem oder defibrinirtem Blute den Zustand, welcher dem klinischen Begriffe dieser Blutfülle entsprechen würde, nicht hervorzurufen vermag. Es gelingt nur auf mehr oder minder kurze Zeit die Blutmenge im Organismus zu steigern, doch sind dabei gleichzeitige Veränderungen der Blutzusammensetzung keineswegs zu umgehen. Uns drängt sich daher die Vermuthung auf, dass entweder die Methode, welche zum künstlichen Hervorbringen der *Plethora vera* angewandt wird, dem Zwecke nicht entspricht, oder aber, dass dem klinischen Begriffe von der Blutfülle keine strenge Analyse der Thatsachen zu Grunde liegt. Im Beginne dieser Vorlesung haben wir die wichtigsten Einwände gegen die klinischen Anschauungen über Blutfülle bereits hervorgehoben und manche ihre Schwächen betont. Man kann sich indessen nicht verhehlen, dass der experimentelle Theil der Lehre von der Blutfülle, wie wichtig die Befunde, welche bei der Bluttransfusion gemacht worden, auch sein mögen, ebenfalls nicht fehlerfrei ist; es wäre demnach voreilig, zu behaupten, dass durch die Versuche mit der Bluttransfusion die Berechtigung der klinischen Anschauungen vollständig zurückgewiesen worden sei. Wir haben in der That nicht zu vergessen, dass das Blut ein lebendes Gewebe ist, dessen vitale Eigenschaften bei der Transfusion unumgänglich leiden; gleichfalls wäre ein grosser Irrthum, zu glauben, dass die stürmische Ueberfüllung des unvorbereiteten Gefässsystems mit Blut den Zuständen von Plethora, welche sich allmählich entwickeln, oder selbst angeboren sind, an die Seite gestellt werden darf. Es ist zur Genüge bekannt, wie schwankend das relative Gewicht der einzelnen Gewebe und Organe des menschlichen Körpers schon unter normalen Bedingungen ist (vgl. THOMA); ferner wissen wir ja, dass die Gewebe und Organe unter pathologischen Verhältnissen verschiedenartige Formen sowohl der Atrophie, wie auch der Hypertrophie aufweisen. Aus diesem Grunde würde es uns schwer fallen, die Möglichkeit dieser oder jener Art von Bluthypertrophie (v. RECKLINGHAUSEN) *a priori* auszuschliessen. Insofern die Sache das Gefässsystem betrifft, können wir noch weiter gehen: man betrachtet z. B. als Thatsache, dass bei einzelnen Individuen der Durchmesser der Gefässe von Hause aus zu klein ist, u. s. w. (BENEKE). Es überrascht uns also nicht, wenn einzelne Pathologen noch heutzutage behaupten, dass die *Plethora vera* — trotz der Ergebnisse der experimentellen Forschung — einen Platz in der Pathologie behalten soll. Wir wollen hier auf v. RECKLINGHAUSEN hinweisen (vgl. ausserdem HAYEM und v. LIMBECK). Obgleich derselbe zugiebt, dass wir keinen genauen Maassstab für die echte Blutfülle beim Menschen besitzen, so behauptet er dennoch, dass uns Thatsachen zur Seite stehen, welche einer wahren Plethora in deutlicher Weise das Wort reden. Erstens findet man gelegentlich bei den Leicheneröffnungen stark ausgesprochene Hypertrophie des Herzens, weite arterielle und venöse Bahnen und reichlichen Blutgehalt nicht nur in den grossen Stämmen, sondern auch in vielen Capillargebieten (hierzu gehören vor Allem die drüsigen Organe der Bauchhöhle). Schneiden wir in solchen Fällen das Herz an, so erhalten wir eine so zu sagen unversiegbare Blutungsquelle. Zweitens sieht man ein, dass die besagte Herzhypertrophie weder durch den Zustand der Klappen, noch durch denjenigen der Gefässwände oder der Nieren in befriedigendem Maasse erklärt wird; die sämmtlichen Befunde gestatten nicht, irgend welches locale Moment namhaft zu machen, das als Ursache der Hypertrophie anzusehen wäre. Unwillkürlich wird der Verdacht rege, dass die Ursache, welche die Thätigkeit des Herzens erschwert und dasselbe zu verstärkten Contractionen anspornt, in der vergrösserten Blutmenge liegt. Drittens erinnert v. RECKLINGHAUSEN an die uns geläufigen intravitalen Merkmale der Blutfülle, welche seiner Meinung nach am einfachsten auf Herzhypertrophie und Vergrösserung der gesammten Blutmenge zu beziehen sind. Im Anschluss daran ist noch zu berücksichtigen, dass bei vollblütigen Subjecten das Gefässsystem sich in einem sehr labilen Gleichgewichte befindet. Durch die Hypertrophie des Herzens wird die Bluthypertrophie compensirt; der Gefässapparat arbeitet hier jedoch, wie bei jeder Compensation, unter abnorm hohem Drucke, und es genügen schon geringfügige Schädlichkeiten, um eingreifende und gefährliche Störungen ins Leben zu rufen. Directe Beobachtungen lehren, dass entzündliche und fieberhafte Krankheiten bei vollblütigen Personen von ausserordentlicher Intensität sind.

Es sind dies offenbar Thatsachen, die wir nicht aus den Augen zu verlieren haben — bei absichtlicher Vernachlässigung derselben laufen wir Gefahr, den theoretischen Betrachtungen die lebendige Wirklichkeit, welche für uns ja das Wichtigste ist, zu opfern. Unser allgemeiner Schluss lautet demnach folgendermaassen: die experimentelle Forschung giebt uns das Recht zu behaupten, dass eine künstliche Ueberfüllung des Gefässsystems mit Blut, welche eine ganze Reihe von wichtigen Vorgängen im Organismus auslöst, nur für kurze Zeit erreichbar ist; daraus folgt aber noch nicht, dass auch die Natur, welche über so viele andere Mittel verfügt, keine anhaltende Ueberfüllung mit annähernd normalem Blute zu erzielen vermag. Die Hoffnung ist nicht ausgeschlossen, dass bei Vervollkommnung der experimentellen Technik es gelingen wird, der Frage von der echten Blutfülle viel näher zu treten, als dies bis jetzt möglich war. Einstweilen wiederholen wir Hoppe-Seyler's Worte: „Künstlich eine Plethora hervorzurufen, ist nicht schwer; ob sie spontan vorkommt, dürfte noch zweifelhaft sein“. Der Entscheid darüber bleibt der Zukunft vorbehalten.

Zwölfte Vorlesung.

Die hydrämische Plethora.

M. H.! Die zweite Form der Vollblütigkeit, die in dieser Vorlesung zur Besprechung gelangen soll, führt den Namen der hydrämischen oder serösen Plethora (*Plethora aquosa, s. serosa, s. hydraemica*). Man bezeichnet damit die Vergrösserung der Blutmenge auf Kosten des Wassers, resp. des Wassers vorzugsweise.

Nierenkranke, welche bei Albuminurie und darniederliegender Resorption von Nährstoffen in mangelhafter Weise Wasser ausscheiden, veranlassten schon seit lange die Annahme der hydrämischen Plethora. In der That haben die klinischen Beobachtungen gezeigt, dass bei derartigen Kranken mindestens die Zusammensetzung des Blutes, und zwar im Sinne einer Steigerung des Procentgehaltes an Wasser, verändert wird (Bartels). Die Verdünnung ist freilich nicht die einzige Veränderung des Blutes, welche bei Nierenkranken sich beobachten lässt; es unterliegt jedoch keinem Zweifel, dass sie die am meisten charakteristische Eigenthümlichkeit der betreffenden Zustände darstellt. Wenn wir ferner berücksichtigen, wie oft bei den Störungen der Nierenthätigkeit auch die secernirende Function der Haut leidet, so wird es sofort begreiflich, dass im Verlaufe einschlägiger Krankheiten neben der Veränderung der Zusammensetzung eine Zunahme der Gesammtmasse des Blutes stattzufinden vermag; leider ist es uns auch in diesem Falle nicht möglich, dieses Raisonnement durch überzeugende Zahlenwerthe zu belegen.

Es ist also viel schwieriger das Bestehen der Plethora zu beweisen, als dasjenige der Hydraemie. Man kann nur sagen, dass die Vergrösserung der Gesammtmasse des Blutes hier sehr wahrscheinlich ist. Dabei haben wir jedenfalls zu bemerken, dass der Nierenkranke, welcher zu wenig Harn ausscheidet, das zurückgehaltene Wasser keineswegs im Gefässsystem aufzuspeichern braucht — eine strenge Proportionalität zwischen der verminderten Wasserausscheidung durch die Nieren und dem Ansteigen des Procentgehaltes an Wasser im Blute existirt nicht. Es ist ja allgemein bekannt, wie leicht sich bei Erkrankungen der Nieren Wasser in der Subcutis und in anderen Körpertheilen ansammelt; die Gesammtmenge des Blutes wird also nur um diejenige Wasserquantität vermehrt, welche aus diesem oder jenem Grunde das Gefässsystem nicht verlassen hat.

Die hydrämische Plethora bei Nierenkranken, welcher Herkunft dieselbe auch sein mag, pflegt recht verschiedene Entwickelunsgrade aufzuweisen: in der einen Periode der Krankheit ist sie schwach ausgesprochen, in der anderen, wo für ihre Entwickelung günstigere Bedingungen vorliegen, tritt sie um so deutlicher hervor.

Doch nicht allein bei Nierenkrankheiten ist die hydrämische Plethora vorauszusetzen: es sind zahlreiche Verknüpfungen von Umständen denkbar, die, wenn nur vorübergehend, mehr oder weniger bedeutende hydrämische Plethora hervorzurufen im Stande sind. Schon unter normalen Verhältnissen kann sich im menschlichen und thierischen Organismus eine Art hydrämischer Plethora entwickeln, sobald in verhältnissmässig kurzer Zeit grosse Mengen Wasser oder anderer indifferenter, der Hauptsache nach aus Wasser bestehender Getränke in den Magen gebracht werden. An der Hand directer Versuche erfahren wir, mit wie grosser Schnelligkeit das genossene Wasser durch die Nieren ausgeschieden wird; es muss wohl dabei die Gesammtmenge des Blutes anwachsen und sein Gehalt an festen Substanzen sinken. Zur Erläuterung des Gesagten seien die Zahlenwerthe von F. A. Falck und Forbes wiedergegeben (vgl. Tschirjew, Samuel u. A.).

F. A. Falck experimentirte am Hunde. Zwischen der einverleibten Wassermenge und der Quantität des ausgeschiedenen Harnes ergab sich folgendes Verhältniss:

Die absolute Menge des während 1 St. ausgeschiedenen Harnes, nach Stunden gruppirt, in Ccm. Die Werthe zeigen, um wie viel das normale stündl. Quantum (ca. 12.5 ccm) überstiegen wird.	Eingeführte Wassermenge in Ccm.		
	500	1000	1500
1	11·5	23·5	45·5
2	115·5	235·5	312·5
3	156·5	268·5	324·5
4	56·5	222·5	296·5
5	4·5	136·5	256·5
6	0·5	15·5	162·5
7	—	2·5	25·5
8	—	—	4·0
Während 8 St.	345	904·5	1427·5

Forbes nahm *experimenti causa* früh morgens innerhalb 15 Min. eine bestimmte Wassermenge zu sich und sammelte dann den Harn. Brachte er 600 ccm Wasser in den Magen ein, so schied er zwischen 6 Uhr früh und Mittag 513 ccm Harn aus; hat er 1500 oder 1800 ccm Wasser genossen, so belief sich die Harnmenge während des gleichen Zeitraumes auf 1186, resp. 1433 ccm. Der grösste Theil des Harnes wurde im Laufe der ersten Stunden abgegeben. Das durch die Nieren zur Ausscheidung gelangende Wasser reisst ziemlich grosse Mengen von Salzen, besonders von Kochsalz, mit sich. Hatte Forbes 600 ccm Wasser getrunken, so enthielt der in den nächsten 6 Stunden gelieferte Harn 3 g Chlornatrium; waren es 1500 ccm, so ergaben sich 6·5 g; bei 1800 ccm bis 5 g. Später sinkt die Chlornatriummenge mit jeder Stunde, und zwar beginnt sie um so früher abzunehmen, je erheblicher die vorausgegangene Ausscheidung dieses Salzes war. Uebrigens gestaltet sich die Einwirkung des Wassergenusses auf die Harnausscheidung sehr verschiedenartig, entsprechend der Versuchsanordnung. So wird nach Beneke durch die heitere Stimmung die Urinausscheidung gehoben, während die traurige Stimmung bei demselben Quantum des getrunkenen Wassers sie herabzudrücken pflegt. Welche Rolle derartige Einflüsse bei Mineralwasserkur u. dgl. spielen, leuchtet von selbst ein.

Aus den Versuchen von F. A. Falck und Forbes darf man den Schluss ziehen, dass das in übermässiger Menge aus dem Magendarmcanal aufgesogene Wasser nicht lange im Gefässsystem verweilt: indem das Wasser in die Gefässe übertritt, wird die Nierenthätigkeit angeregt und zugleich die Wasserausscheidung gesteigert. Es ist klar, dass dabei keine auffälligere hydrämische Plethora zu Stande kommen braucht — die normalen Regulatoren genügen, um die Quantität und die Qualität des Blutes auf einer mittleren Höhe ohne ausgiebige Schwankungen zu erhalten.

In Uebereinstimmung mit dem Gesagten stehen auch die Beobachtungen von Buntzen und Leichtenstern. Buntzen überzeugte sich bei seinen Versuchen an Hunden, dass die Einführung von Wasser in den Magendarmcanal eine nur kurz andauernde und schwach ausgedrückte Verminderung der Erythrocytenzahl in der Volumeinheit des Blutes nach sich zieht. Die nächstliegende Erklärung dieser Erscheinung besteht darin, dass das Blut sich transitorisch mit Wasser bereichert — die Gesammtmenge des Blutes steigt an, gleichzeitig aber wird daselbe dünnflüssiger. Diese Blutverdünnung beobachtet man gewöhnlich während der ersten 30—60 Min. nach der Wassereinnahme: nach etwa 2 St. ist die Zahl der Blutkörperchen in der Volumeneinheit beinahe vollständig zur Norm zurückgekehrt. Leichtenstern machte seine Beobachtungen an einem an Hypochondrie leidenden Lehrer, dessen körperlicher Gesundheitszustand befriedigend war, und an einer von *Morbus Brightii* heimgesuchten Frau. Der Hypochondriker trank in drei Tagen 21·5 Liter Wasser; eine deutliche Veränderung des relativen Haemoglobingehaltes war nicht zu beobachten (in Anbetracht der von Leichtenstern angewandten Methodik sollte eigentlich sein Schluss etwas anders lauten; das Eine steht fest — die Verminderung des Haemoglobingehaltes hat 3 % nicht überstiegen [Tschirjew]). Was die nierenkranke Frau betrifft, so verminderte sich bei ihr in Folge des übermässigen Wassergenusses (täglich 3—5 Liter Wasser, 5 Tage hindurch) der Haemoglobingehalt deutlicher; gleichzeitig nahmen die Oedeme zu und es trat Erbrechen ein; die Harnausscheidung wurde stärker, jedoch nicht proportional zu der getrunkenen Wassermenge; das Körpergewicht stieg an. Schon daraus entnehmen wir, wie wichtig die normale Thätigkeit der Nieren für die Blutregulirung ist. Bei ungenügender Nierenthätigkeit vermag das Blutvolumen gelegentlich um 18 % und der Wassergehalt des Blutes (absolut genommen) um 1·7 % anzuwachsen (Tschirjew).

Wie bekannt, ändert sich der Blutdruck selbst bei Transfusion grosser Blutmengen nicht erheblich. Auf Grund dieses Umstandes allein ist zu erwarten, dass auch beim übermässigen Genusse von Flüssigkeiten der Blutdruck nur zwischen engen Grenzen schwanken wird. In der That sprechen die einschlägigen Experimente von Pawloff an Hunden, welche ein gewisses Quantum von Fleischbrühe erhielten, zu Gunsten dieser Annahme. Für die Erklärung der verstärkten Harnabsonderung beim reichlichen Trinken ist diese Thatsache von Belang. Den ganzen Vorgang auf erhöhten Blutdruck zurückzuführen ist nicht angängig: das wichtigste Moment liegt in der veränderten Zusammensetzung des Blutes, in seinem Wasserreichthum.

Die Regelung des Volumens und der Zusammensetzung des Blutes bei Einführung *per os* grosser Wassermengen setzt also voraus, dass das Nierengewebe in normaler Weise auf den vermehrten Wassergehalt im Blute reagirt (vgl. Heidenhain); dieses setzt seinerseits den normalen Zustand der Nieren voraus. Soviel bis jetzt bekannt, stehen andere Organe mit dieser Regelung nur in einer entfernteren Beziehung: *à la longue* ist die Nierenthätigkeit durch die Arbeit anderer secernirender Organe nicht zu ersetzen. Wir sind daher zur Annahme berechtigt, dass jedesmal, wo die Thätigkeit der Nieren insufficient wird, eine mehr oder minder ausgeprägte hydrämische Plethora entstehen muss, sobald das in den Gefässen aufgehaltene Wasser weder durch Schweiss, noch durch wässerige Darmentleerungen u. d. m. entfernt wird. Von der Bedeutung der Oedeme war schon oben die Rede.

Das experimentelle Studium der hydrämischen Plethora an Thieren, welche zu einer ausserordentlichen Wassereinnahme gezwungen werden, verspricht keine reinen Ergebnisse, da sich die Sache durch veränderliche Resorptionsbedingungen im Magendarmcanal complicirt. Leichter führt zum Ziele die unmittelbare Injection von Flüssigkeiten in die Gefässe. Es wurden Injectionen von destillirtem Wasser versucht; dieses Verfahren erwies sich aber als unzweckmässig, da destillirtes Wasser auf die morphologischen Blutelemente, und zwar ganz vorzüglich auf die rothen Blutkörperchen, zerstörend wirkt (Kierulf, M. Hermann). Empfehlenswerther sind ohne Zweifel die Injectionen von sog. künstlichem Serum.

So wandte z. B. Ponfick 1 %ige Chlornatriumlösung mit Zusatz von Hühnereiweiss an. Es stellte sich unter Anderem heraus, dass beim Hunde nach Einführung dieses Gemisches in einer Quantität, welche etwa der Hälfte der supponirten Blutmenge entspricht, sich nur eine geringfügige allgemeine Depression entwickelt; die Menge des Harns wächst kaum an, sein specifisches Gewicht sinkt, die Reaction wird stark alkalisch (man entdeckt dabei im Harne Hühnereiweiss); die Darmentleerungen werden reichlich. Man kann auch Blutplasma oder natürliches Serum nach Befreiung von den morphologischen Elementen (z. B. mittels Centrifuge) in Anwendung bringen; leider ist die Bereitung grösserer Quantitäten von derartigen Flüssigkeiten zu umständlich, und man müsste gleichzeitig mit dem Wasser manche Substanzen einverleiben, deren relativer Gehalt vor der Hand unbekannt ist. Es ist demnach begreiflich, warum man heutzutage die indifferente 0·6—0·75 %ige wässerige Kochsalzlösung, welche bis zur Körpertemperatur erwärmt wird, bevorzugt; die Lösung lässt sich nöthigenfalls sterilisiren. Ausser Chlornatrium sind auch andere Salze herangezogen werden, je nach den speciellen Zwecken der Versuche.

Die für uns so wichtigen Experimente mit der Injection von indifferenter Kochsalzlösung sind bereits im Jahre 1877 von Cohnheim und Lichtheim angestellt worden. Seitdem sind die Angaben dieser Forscher mehrmals nachgeprüft und vervollständigt worden. Im Allgemeinen haben die Schlüsse von Cohnheim und Lichtheim die Zeitprobe in befriedigender Weise bestanden.

Die Versuche von Cohnheim und Lichtheim zeigen zunächst, dass der Organismus sehr grosse Mengen von indifferenter Kochsalzlösung verträgt. Der Tod des Hundes erfolgt nach intravasculärer Injection von Flüssigkeitsmengen, welche etwa 60—70 % des Körpergewichtes ausmachen, d. h. wenn das Blutvolumen sich um das zehnfache vermehrt (dies ist natürlich ohne Bezugnahme auf die dabei stattfindenden Veränderungen der gesammten Blutmasse gesagt). Schon in diesem Punkte besteht also ein greller Unterschied im Vergleiche damit, was nach Bluttransfusion stattfindet. Unter gewissen Umständen bewältigen die Hunde selbst noch grössere Mengen von Salzlösung; bei eröffneter Bauchhöhle wurde z. B. einem Hunde eine Portion Salzlösung, welche 92 % seines Körpergewichtes betrug, injicirt, und erst dann ging das Thier zu Grunde. Kaninchen sind weniger tolerant: *in maximo* gelang es einem Kaninchen 46 % des Körpergewichtes zu injiciren. Selbstverständlich erhält man nicht immer dieselben Zahlenwerthe — die angegebenen sollen nur zur Illustration dienen. Den Tod leiten die Erscheinungen der Herzschwäche ein — Dyspnoë, manchmal Krämpfe

u. d. m. Verhältnissmässig selten erscheinen die Luftwege von hydropischer Flüssigkeit erfüllt (acutes Lungenödem). Besonders neigen zum Lungenödem die Kaninchen.

Wie tief wird nun die Concentration des Blutes bei Einspritzungen von indifferenter Kochsalzlösung herabgesetzt? Gewöhnlich enthält, wie hervorgehoben, das totale Hundeblut 20—21 % feste Substanzen. Bei intravenöser Eingiessung von grossen Mengen der genannten Lösung gelang es, diesen Gehalt bis auf 11·64—11·33—8·29—4·87 % zu vermindern. Einmal fanden Cohnheim und Lichtheim bei Infusion von 62 % des Körpergewichtes nur 2 % feste Substanzen im Blutserum.

Es wird wohl angezeigt sein, hier zu notiren, dass Andral und Gavarret bei einer mit Oedemen behafteten Nierenkranken 13·23 % feste Substanzen constatirt haben. In Betreff der Hydraemie darf also diese Kranke den oben citirten Versuchsthieren an die Seite gestellt werden.

Vergleicht man die Menge der in die Gefässe eingeführten Flüssigkeit mit dem Gehalte des Blutes an festen Substanzen, so sieht man, dass dasselbe niemals direct proportional verdünnt wird. Wir sind sogar in der Lage zu behaupten, dass je mehr Flüssigkeit injicirt wird, um so weniger wird relativ die Concentration des Blutes angegriffen. Dieses bedeutet, dass schon während der Injection ein Theil der einverleibten Flüssigkeit aus den Gefässen heraustritt; die Transsudation wird um so bedeutender, je höher der Grad der Gefässüberfüllung.

Nicht minder interessant sind die weiteren Veränderungen in der Zusammensetzung des Blutes nach Verdünnung desselben mittels indifferenter Kochsalzlösung. Ohne zu weit in die Détails einzugehen, wollen wir nur auf einige Thatsachen in den Arbeiten von Sanotzky und Grosglik hinweisen. Von Cohnheim und Lichtheim wird die betreffende Frage beinahe gar nicht berührt.

Vor Allem seien concrete Beispiele citirt (Sanotzky). — Hund von 7270 g; berechnete Blutmenge 559 g. Durch die *V. jugularis externa* wird Kochsalzlösung in einer Quantität von 100 % der vorausgesetzten Blutmenge injicirt. Ueber die Zusammensetzung des Blutes wird nach Proben, welche man der Carotis entnimmt, geurtheilt. Gehalt an festen Substanzen vor der Injection — 17·9 %; unmittelbar nach der Injection, welche 10 Min. gedauert hat, — 12·6 %. Darauf folgen 6 Proben in Intervallen von 10 Min. Die Analyse derselben ergiebt: 14·7, 15·6, 16·1, 16·2, 16·0 und 16·5 % feste Substanzen. Nach weiteren 50 Min. findet man 16·4 % feste Substanzen. 3 St. später — 18·1 %, d. h. fast ebenso viel, wie vor der Injection. Es hat sich also innerhalb etwa 2 St. der Procentgehalt an festen

Substanzen von 12·6 auf 16·4 gehoben, um nach abermaligen 3 St. schon vollständig die Norm zu erreichen. In einem anderen Versuche werden einer jungen Hündin von 5770 g Gewicht im Verlaufe von 14 Min. 200 % der berechneten Blutmenge (444 g) Chlornatriumlösung eingeführt. Vor der Injection — 19·1 % feste Substanzen; unmittelbar nach der Injection — 12·6 %; nach 1 St. — 17·6 %; nach 2 St. — 18·9 %; nach 3 St. — 17·9 %; nach 4 St. — 18·2 %; nach 5 St. — 18·4 %; nach 6 St. — 18·5 %; nach 7 St. — 18·7 %. Es sinkt demnach bei Eingiessung des doppelten Quantums von Kochsalzlösung der Procentgehalt an festen Substanzen von 19·1 auf 12·6 %. Nach 2 St. treffen wir aber wiederum 18·9 % an, d. h. fast dieselbe Menge, welche vor der Injection vorhanden war. In beiden Versuchen kam die Narcose nicht zur Anwendung; die Thiere blieben die ganze Zeit hindurch in Rückenlage auf dem Tische festgebunden.

Auf Grund derartiger Beobachtungen an Hunden behauptet Sanotzky, dass bei Chlornatrium-Injectionen von 100—300 % der gesammten Blutmasse die Entfernung des Wasserüberschusses aus dem Blute schon während der Injection sehr energisch von Statten geht, und dass die Wiederherstellung der normalen Verhältnisse in Bezug auf den Wassergehalt nach beendeter Injection in 4½—7 St. erfolgt. Etwa zwei Drittel des in die Venen eingespritzten Wassers verlassen das Gefässsystem bereits während der Infusion und in den ersten 10 Min. nach derselben; der Rest wird viel langsamer aus dem Gefässsystem ausgestossen. Ein Theil des in den ersten Momenten aus dem Gefässsystem herausgetretenen Wassers kehrt nochmals in die Gefässe zurück, um dann früher oder später dieselben endgültig zu verlassen. Eine rasche (in 6—7 St. zu Wege gebrachte) Wiederherstellung der normalen Blutzusammensetzung (in Bezug auf den Wassergehalt) wird durch Blutentziehungen von mehr als 1 % des Körpergewichtes verhindert. Bei Thieren, welche auf irgend eine Weise hydrämisch geworden sind, tritt die Restitution des normalen Wassergehaltes noch in 7 St. nicht ein. Trotz der Wiederherstellung des ursprünglichen (normalen) Wassergehaltes des Blutes kann sich das Gewicht der Versuchsthiere nach den Eingiessungen als gesteigert erweisen: der Ueberschuss an Wasser tritt aus dem Gefässsystem, ohne jedoch sofort den Organismus zu verlassen.

In vielen Beziehungen ähnlich lauten die Schlüsse, welche Grosglik aus seinen Versuchen mit Chlornatrium-Injectionen von 100 % der angenommenen Blutmenge gezogen hat. Die Anordnung seiner Versuche war im Allgemeinen dieselbe wie bei Sanotzky; eine Eigenthümlichkeit derselben lag in der mitunter vorgenommenen Durchschneidung der *Nn. vago-sympathici* am Halse oder in der Curarisirung des Thieres. GROSGLIK bemerkt unter Anderem, dass von den (relativen) Verlusten des Blutes an festen Substanzen während der ersten Stunde nach der Injection bei Curarisirung 69·21 % restituirt werden, bei Vagotomie — 75·44 %, bei einfacher, d. h. uncomplicirter Infusion — 79·11 %. Wie sich die speciellen Versuchsbedingungen auch gestalten mögen, die durch Injection modificirte Zusammensetzung des Blutes kann in 3—6 St. ausgeglichen werden. Die Wiederherstellung normaler Verhältnisse (wohl keine endgültige) erfolgt binnen angegebener Frist etwas schwerer bei Curarisirung und Vagotomie, als ohne diese Eingriffe. Das durch Kochsalzinfusion verdünnte Blut vermag nach einigen Stunden nicht nur die ursprüngliche Concentration wiederzugewinnen, sondern selbst noch dickflüssiger zu werden; jedenfalls beachte man, dass diese Erfahrungen an Thieren gesammelt worden sind, welche die ganze Zeit auf dem Operationstische festgebunden lagen.

Bei hungernden Thieren, welche durch absolute Carenz $^1/_3$ ihres Körpergewichtes verloren haben, wird die Regelung der Blutzusammensetzung nach Kochsalzinjectionen in 6 St. für gewöhnlich nicht erreicht. So viel ergab sich wenigstens aus meinen paar Versuchen.

Zweifelsohne sind die Schwankungen der Blutzusammensetzung nach künstlich erzeugter hydrämischer Plethora vom Zustande der Nieren, der Speicheldrüsen und der übrigen absondernden und ausscheidenden Organe abhängig. Je energischer die Thätigkeit dieser Apparate ist, um so schneller kehrt Alles zur Norm zurück (vgl. übrigens KOHAN). COHNHEIM und LICHTHEIM machen darauf aufmerksam, dass nach Injection von indifferenter Kochsalzlösung alle Drüsen stärker zu arbeiten beginnen. Besonders fallen auf der gesteigerte Speichelfluss und die reichliche Harnabsonderung; aber auch andere Secrete (z. B. die Galle) werden in grösserer Menge producirt. Beim Pferde und bei der Ziege beobachtet man unter den genannten Bedingungen vermehrte Schweissbildung. Freilich sind die drüsigen Vorrichtungen nur insofern von Bedeutung, als der Zustand der Gefässwände und andere Verhältnisse die Hinausbeförderung des überschüssigen Wassers aus den Gefässen begünstigen.

Es seien hier noch einige Worte über die Untersuchungen von HAMBURGER gesagt, welcher hauptsächlich an Pferden experimentirt hat. Dieser Forscher erzeugte hydrämische Plethora durch Injection von hyperisotonischen und hypisotonischen Salzlösungen (Na_2SO_4, NaCl, $NaNO_3$). Im Allgemeinen nennt HAMBURGER die Lösungen isotonisch, welche in gleichem Maasse, wie das Blutserum, die Eigenschaft besitzen, Wasser anzuziehen. Lösungen, welche diese Eigenschaft in höherem

Grade aufweisen, sind hyperisotonische Lösungen; die in geringerem Grade — hypisotonische (die Begriffe von der Isotonie und von den isotonischen Coefficienten sind von H. de Vries entwickelt worden). Hamburger hat gefunden, dass nach Einführung von starken hyperisotonischen Lösungen (Na_2SO_4, NaCl, $NaNO_3$) in Quantitäten, welche die Fähigkeit des Blutplasmas, Wasser anzuziehen, bedeutend heben müssten, wenn die Blutkörperchen und die Gefässwände gänzlich für Wasser und Salze undurchlässig wären, im Plasma sich bald der ursprüngliche Grad der Anziehungsfähigkeit für Wasser wiedereinstellt. Die gleiche Erscheinung sieht man nach Eingiessung grosser Mengen schwacher hypisotonischer Lösungen (Na_2SO_4, NaCl), welche die Fähigkeit des Plasmas, Wasser an sich zu reissen, bedeutend herabsetzen müssten. Beide Male erfolgt die Regelung durch den Eintritt resp. Austritt verschiedener Bestandtheile der Gewebsflüssigkeit und des Plasmas durch die Gefässwände. Nach der Injection von hyperisotonischen Salzlösungen findet verstärkte Ausscheidung von Wasser durch die Nieren und durch den Darmtractus statt; bei hypisotonischen Lösungen transsudirt das überschüssige Wasser in die Gewebe. Demnach ist es die absolute Salzmenge, von welcher die Ausscheidungsweise bestimmt wird. Auch bei Hydraemie in Folge ergiebiger Aderlässe bleibt die Fähigkeit des Plasmas, Wasser anzuziehen, unverändert.

Die Versuche mit Injection von indifferenter Kochsalzlösung lieferten Cohnheim und Lichtheim vieles Werthvolle auch in Betreff der Frage nach dem Zustandekommen der Oedeme in Abhängigkeit von der hydrämischen Plethora. Es ist bemerkenswerth, dass die genannten Forscher in keinem der bezüglichen Versuche Hautödem (*Anasarca*) beobachtet haben, obgleich die Menge der eingeführten Lösung vielfach variirt wurde. Dieser Umstand scheint darauf hinzudeuten, dass Anasarca in keinem directen ursächlichen Zusammenhange mit der hydrämischen Plethora steht. Ganz anders verhalten sich die Bauchhöhle und die Baucheingeweide. Bei Section von Thieren mit künstlicher hydrämischer Plethora trifft man ödematöse Schwellung der Mucosa und der Submucosa des Magendarmcanals, der mesenterialen Lymphdrüsen und besonders der Bauchspeicheldrüse an; ferner bemerkt man Ascites, welcher bei hochgradiger hydrämischer Plethora recht erheblich wird; manchmal sind auch die Wände der Gallenblase stark ödematös. Im Gegensatze zu den Bauchorganen erscheinen die Brustorgane in der Regel normal. In einem Versuche haben wir in die Gefässbahn des Hundes (*per V. jugularem externam*) eine colossale Menge von indifferenter (auf Körpertemperatur erwärmter) Kochsalzlösung, und zwar ca. 474 % der berechneten Blutmenge, eingegossen. Nach der Tödtung des Thieres durch Asphyxie, hatten wir einen reichlichen Ascites zu verzeichnen, während in der Pleural- und Pericardialhöhle fast jede Spur von Flüssigkeit fehlte. Die Halsorgane, d. h. die Lymph- und Speicheldrüsen, sind nach Kochsazlinfusion meistentheils ödematös. Ausserdem constatirt man Oedem in den Thränendrüsen und in der Bindehaut der Augen. Alle übrigen Organe, wie z. B. das Centralnervensystem, sind von Oedem frei.

Beim Sammeln der Lymphe aus dem *Ductus thoracicus* überzeugen wir uns, dass der Lymphstrom in demselben sehr beschleunigt ist (Cohnheim und Lichtheim). So ist in einem Falle nach Infusion von 50 % des Körpergewichtes aus dem *Ductus thoracicus* in der Zeiteinheit 25 Mal mehr Lymphe erhalten worden, als vor der Infusion. Die Lymphe wird dabei dünnflüssiger. Anders steht die Sache mit der aus den Extremitäten stammenden Lymphe: ihre Menge bleibt nach wie vor der Infusion unverändert. Die Mitte dazwischen nehmen die Lymphstämme des Halses ein — hier ist der Lymphstrom beschleunigt, wiewohl nur schwach. Die hydrämische Plethora regt also vorzüglich die Bildung derjenigen Lymphe an, welche den Baucheingeweiden ihren Ursprung verdankt.

Man kann nicht umhin, sich die Frage vorzulegen, warum gerade die Bauchorgane von Oedem befallen werden. Ist etwa der Umstand im Spiele, dass das venöse Blut der genannten Organe nicht direct ins Herz gelangt, sondern früher die Leber passiren muss? Haben wir vielleicht mit der passiven Hyperaemie zu thun, welche, wie bekannt, zu Oedemen Anlass giebt? Um diese Fragen zu beantworten, machten Cohnheim und Lichtheim folgenden interessanten Versuch, bei welchem sie das Capillarsystem der Leber aus dem Kreislaufe ausschalteten. Sie verbanden mittels gebogener Glasröhre die *V. portae* mit der *V. jugularis externa* oder mit der *V. femoralis.* Ungeachtet dessen, dass das Blut in diesem Versuche die Leber unberührt liess, fand sich bei künstlicher hydrämischer Plethora Oedem der Baucheingeweide ein. Die Leber ist demnach von keinem entscheidenden Einfluss. Daraus ist allerdings nicht zu folgern, dass die Leber als solche an der Entstehung von Ascites gar keinen Antheil hat — Pisenti zeigte vor Kurzem, dass die Leber fähig ist, seröse Flüssigkeit in die Bauchhöhle zu filtriren, wovon man sich durch einen einfachen Versuch überführen kann. Da das Oedem nicht nur in Organen entsteht, deren venöses Blut sich in den Stamm der *V. portae* ergiesst, so suchten Cohnheim und Lichtheim noch die Wirkung anderer Factoren ausser der Leber zu ergründen. Sie injicirten z. B. destillirtes Wasser statt der Kochsalzlösung. Bekanntlich wird die Infusion von destillirtem Wasser weniger gut vertragen, als diejenige von Kochsalzlösung; Oedeme entwickeln sich immerhin, wenn auch in geringerem Maasse, und zwar in denselben Körpertheilen. Ferner wurden geprüft: 3 %ige Traubenzuckerlösung, verschiedene indifferente Salzlösungen, schwache Eiweisslösungen und verdünntes Blutserum. In sämmtlichen Fällen waren die Ergebnisse denjenigen gleich, welche man mit indifferenter Kochsalzlösung erzielt. Selbst bei Einführung von unverdünntem gleichartigem Blute ist die Localisation der Oedeme, welche übrigens viel schwächer ausgeprägt sind, immer dieselbe. Es stellte sich also heraus, dass dem Gehalte der infundirten Flüssigkeit an Kochsalz keine specifische Bedeutung zuzuschreiben ist. Endlich entzogen Cohnheim und Lichtheim den Versuchsthieren eine gewisse Quantität Blut und ersetzten dieselbe durch die gleiche Menge Kochsalzlösung; dadurch wurde offenbar das Blut verdünnt, seine Gesammtmenge blieb jedoch im Wesentlichen unverändert. Wiederholt man die Operation tagtäglich, so gelingt es den Procentgehalt des Blutes an festen Bestandtilenhe tief herabzudrücken; die Verdünnung des Blutes vermag sich mehrere Tage lang zu behaupten. Bei Section solcher Thiere wird kein Oedem angetroffen. Man darf daraus den Schluss ziehen, dass nicht durch die Verdünnung des Blutes als solche, sondern durch die Plethora, resp. durch die Vergrösserung des absoluten Blutgehaltes im Gefässsystem, die Entwickelung der Oedeme veranlasst wird. Von diesem Standpunkte aus ist es von Interesse, dass bei der hydrämischen Plethora das Oedem vorzugsweise in den Organen zu Stande kommt, welche mit der Ausscheidung des Wassers betraut sind. Es ist wahrscheinlich, dass die Gefässe dieser Organe, ihrer Bestimmung entsprechend, für das Wasser permeabler sind, als die Gefässe anderer Körpertheile. Indem wir die Gesammtmasse der circulirenden Flüssigkeit künstlich vergrössern, verursachen wir gesteigerte Transsudation, die besonders deutlich dort auftreten wird, wo die Gefässwände am durchlässigsten sind. Die vermehrte Transsudation verräth sich durch stärkere Absonderung seitens der Drüsen und regere Lymphbildung; wird zu viel Lymphe erzeugt und findet Stagnation derselben statt, so erhalten wir Oedem (dabei sind jedoch die Auseinandersetzungen von Hamburger in Rechnung zu nehmen).

Man muss also zugeben, dass die Eigenthümlichkeiten der Gefässwand, welche in verschiedenen Abtheilungen des Gefässsystems wohl verschieden sind, es bedingen, dass das Oedem bei der hydrämischen Plethora eine so eigenartige Localisation aufweist. Im Anschluss daran unterziehen Cohnheim und Lichtheim einem Vergleiche die Haut des Menschen mit derjenigen des Hundes und des Kaninchens. Beim ersteren dient die Haut weit mehr der Secretion, als bei den zwei letztgenannten (Hund und Kaninchen schwitzen nicht). Lässt sich vielleicht damit die Thatsache erklären, dass in den obigen Versuchen das Oedem des Unterhautzellgewebes vermisst wird? Um dahinter zu kommen, haben COHNHEIM und LICHTHEIM Experimente an einem Schafe, einer Ziege und einem Pferde veranstaltet. Das erstere dieser Thiere gab dieselben Resultate, wie der Hund; die beiden letzteren gingen sehr früh an Lungenödem zu Grunde. Leider haben COHNHEIM und LICHTHEIM keine Gelegenheit genommen, diese Experimente zu wiederholen.

Beurtheile man diese Deutungen wie man will, so steht es allerdings fest, dass die Oedeme der Nierenkranken ihrer Localisation nach sich schroff von denjenigen unterscheiden, welche durch hydrämische Plethora an Hunden und Kaninchen künstlich hervorgebracht werden. COHNHEIM und LICHTHEIM sind der Ansicht, dass die Oedeme bei Nierenleiden einen besonderen Entstehungsmechanismus haben. Diesen Punkt wird es wohl besser sein etwas später zu besprechen.

Es dürfte hier angezeigt sein, die Frage über die mikroskopischen Veränderungen bei der hydrämischen Plethora zu erörtern. Die das Blut verlassende Flüssigkeit braucht nicht *in toto* in die Lymphgefässe zu übertreten, sie wird zum Theile von den Geweben aufgenommen. Einige Aufschlüsse darüber liefern die Beobachtungen von RAUM, welche sich auf die Leber beziehen. Er infundirte Hunden physiologische Kochsalzlösung in einer Menge von 300 $^0/_0$ der berechneten Blutmasse und verglich die mikroskopischen Bilder einer und derselben Leber vor und nach der Infusion. Es wurde festgestellt, dass bei der hydrämischen Plethora die Leberzellen vacuolisirt werden; die Vacuolisirung betrifft vorzugsweise den Zellenleib, erstreckt sich indessen hie und da auch auf den Zellenkern. Man beobachtet also eine Art hydropischer Durchtränkung der Zellen. Diese Umwandlung, deren genauere Beschreibung in das Gebiet der allgemeinen Pathologie der Zelle gehört, ist nicht von dauerhaftem Charakter: einige Stunden nach beendeter Infusion pflegen die Vacuolen zu verschwinden. Die überschüssige Flüssigkeit wird zum Zwecke der Blutregulirung zeitweise in den Zellen des betreffenden Organs aufgespeichert; später aber erfolgt die Regelung auch für den Gesammtorganismus, und die Vacuolen sind nicht mehr zu sehen.

Die von COHNHEIM und LICHTHEIM mit Hinsicht auf die Oedeme bei künstlicher hydrämischer Plethora formulirten Sätze bleiben noch heutzutage im Grossen und Ganzen vollgültig. Von den Arbeiten, welche in neuerer Zeit dieselbe Frage behandeln, sind diejenigen von Dembowski und von Dastre und Loye zu nennen.

Dembowski wiederholte die Versuche seiner Vorgänger hauptsächlich an Katzen und erhielt nahezu gleiche Resultate. Ueberdies constatirte er mehr oder minder ausgeprägtes Lungenödem, welches Andere nur selten entstehen sahen. Ferner waren der *M. triangularis sterni*, das ihn umgebende Bindegewebe und das *Mediastinum anticum* stets ödematös. Endlich verzeichnet Dembowski leichtes Oedem der Subcutis am unteren Theile des Sternums und ödematöse Schwellung längs den grossen Gefäss- und Nervenstämmen der Extremitäten (am deutlichsten war das Oedem in der *Regio inguinalis* und in der Achselhöhle; auch das Unterhautzellgewebe des Rückens erschien stärker durchfeuchtet). — In den Experimenten von Dastre und Loye ging die Infusion der Kochsalzlösung sehr langsam von Statten. Sie fanden, dass es eine Infusionsgeschwindigkeit giebt, bei der sich vollständiger Parallelismus nachweisen lässt zwischen der Curve, welche die Quantität der eingeführten Flüssigkeit, und derjenigen, welche die gleichzeitig secernirte Speichel- und Harnmenge ausdrückt. Die wichtigste Rolle bei der Regelung der Blutzusammensetzung spielen, nach den genannten Autoren, die Nieren. Anfangs bewahrt der Harn seine gewöhnlichen Eigenschaften, später wird er weniger concentrirt und nähert sich, was seine Beschaffenheit anbelangt, der infundirten Flüssigkeit; nach beendeter Injection gewinnt der Harn seine ursprüngliche Qualität zurück. Beachtenswerth ist schliesslich die Thatsache, dass sowohl bei jungen Thieren, als auch bei Chloroformnarcose der Regulationsmechanismus ausser Stande ist, seine Aufgabe zu erfüllen.

Wie verhält sich nun der Blutdruck bei der Kochsalzinfusion?

Cohnheim und Lichtheim äussern sich dahin, dass die von Worm Müller für die Bluttransfusion ermittelten Daten auch für die Kochsalzinfusion ihre Bedeutung bewahren. Von einem genauen und beständigen Verhältnisse zwischen der Menge der in die Gefässe eingegossenen Flüssigkeit und der Blutdrucksteigerung kann hier keine Rede sein. Anhaltenden Einfluss auf den Blutdruck, gemessen in irgend einer Arterie des grossen Kreislaufes, übt die hydrämische Plethora nicht. Befand sich der Blutdruck im Beginne des Versuches unter der Norm, so pflegt die Kochsalzinfusion eine Erhöhung desselben hervorzurufen; doch wird dabei die normale Höhe nicht überschritten. Wie fest sich der Blutdruck bei Kochsalzinfusion an die normalen Zahlenwerthe hält, ist aus folgendem Experimente von Cohnheim und Lichtheim ersichtlich. Man curarisirt einen 6290 g schweren

Hund, wonach künstliche Athmung eingeleitet wird. Der Druck in der *Art. femoralis sin.* beträgt 120 mm *Hg*. Es gelangen zur Injection durch die *V. jugularis ext.* 500 ccm indifferenter Kochsalzlösung: der Druck verändert sich nicht. Das gleiche Quantum wird nochmals eingeführt: keine Veränderung des Blutdruckes. Darauf werden 1000 ccm injicirt: der Blutdruck sinkt auf 104 mm. Nunmehr werden die *Nn. vago-sympathici* am Halse durchschnitten. Der Blutdruck steigt auf 192 mm, um bis 116 mm zurückzusinken und auf diesem Niveau zu beharren. Es werden weitere 500 ccm injicirt: Blutdruck — 116 mm. Während der Injection selbst nimmt der Druck bedeutend zu. Wieder 500 ccm Kochsalzlösung: Druck — 128 mm. Endlich noch einmal 500 ccm: Druck — 135 mm. Darauf wird der Hund durch Asphyxie getödtet. Im Ganzen sind folglich 3500 ccm Kochsalzlösung dem Thiere einverleibt worden. Nehmen wir an, dass der Hund in seinen Gefässen 484 g Blut enthielt, so sehen wir, dass nach Infusion einer ungeheueren Menge von Kochsalzlösung, welche die Blutmasse um das siebenfache übersteigt, der Blutdruck am Ende nur um 10 mm *Hg* anwuchs. Natürlich hat diese Angabe bloss einen relativen Werth, umsomehr als die *Nn. vagosympathici* durchschnitten waren (auch die Dauer des Versuches ist nicht bekannt). — Ferner will ich einige von mir erhobenen Zahlenwerthe vorführen. Einem 6400 g schweren Hunde wurde Kochsalzlösung (auf Körpertemperatur erwärmt) in einzelnen Portionen à 50 ccm durch die *V. jugularis externa* injicirt; zur Messung des Blutdruckes wählte man die *Art. carotis sin.* Das Thier wird curarisirt und die künstliche Athmung nach dem Metronom geregelt. Die Portionen folgen nacheinander mit Pausen von etwa 1 Min. Das Eingiessen (mittels Bürette) geschieht unter niedrigem Drucke und währt bei jeder Portion weniger denn 1 Min. Der normale Druck beläuft sich auf 145·2 mm *Hg*. Nach der fünften Portion ist er auf 180 mm gestiegen; nach der zehnten — auf 193·0 mm; nach der fünfzehnten — auf 194·4 mm; nach der zwanzigsten — auf 196·2 mm. Es ist also in diesem Versuche nach Einführung von 1000 ccm Kochsalzlösung, d. h. von mehr als 200 % der berechneten Blutmenge (= 493 g), eine Drucksteigerung um 51 mm *Hg* erhalten worden. Die Einwirkung der Infusion war diesmal stärker, als im Experimente von Cohnheim und Lichtheim; lehrreich ist auch der Umstand, dass zu Beginn der Blutdruck steiler zunahm, als bei den späteren Portionen. Im zweiten Versuche, der in gleicher Weise angestellt wurde, wog der Hund 7400 g. Der normale Blutdruck war bei ihm 132·5 mm *Hg* gleich. Nach der fünften Portion betrug derselbe 138 mm; nach der zehnten — 135·6 mm; nach der fünfzehnten — 135·2 mm; nach der zwanzigsten — 144·6 mm; nach der fünfundzwanzigsten — 151 mm; nach der dreissigsten — 156·8 mm; nach der fünfunddreissigsten — 138·8 mm; nach der vierzigsten — 130·3 mm; nach der fünfundvierzigsten — 118·4 mm; nach der fünfzigsten — 106·8 mm; nach der vierundfünfzigsten und letzten Portion — 87.2 mm. Dann wurde das Thier durch Verschluss der Trachea getödtet; der Druck stieg dabei nicht an. Nach dem Einstellen der künstlichen Athmung contrahirt sich das Herz noch etwa $4^1/_2$ Min. Während des ganzen Versuches waren die Herzcontractionen regelmässig und rhythmisch; die Zahl derselben pro Minute verminderte sich nur allmählich. Der Vollständigkeit halber sei noch erwähnt, dass die nervösen Apparate beide Male intact gelassen wurden. Die Zahlenwerthe, welche sich aus dem letzteren Versuche ergeben, sind nicht ohne allgemeine Bedeutung und ergänzen die Ergebnisse der zwei vorausgegangenen. In der That sehen wir eine ziemlich gleichmässige Druckzunahme bis zur dreissigsten Portion, d. h. bis zur Eingiessung von etwa 263 % der berechneten Blutmenge (570 g); der Zuwachs beträgt im Ganzen 24·3 mm *Hg*. Nach weiteren Infusionen beobachten wir ein allmähliches Absinken des Druckes; doch ist selbst nach der vierundfünfzigsten Portion, d. h. nach Einverleibung von 474 % der präsumtiven Blutmenge, derselbe noch keineswegs minimal. Die Dauer jeder folgenden Infusion wurde immer länger und länger (bis 2 und mehr Minuten), da in das überfüllte Venensystem die Bürette sich nur schwierig entleerte.

Die detaillirte Besprechung dieser drei Versuche allein würde uns zu weit bringen. Da aber die Veränderungen des Blutdruckes bei therapeutischen Kochsalzinfusionen hoch angeschlagen werden, so ist es immerhin nützlich zu wissen, wie mannigfaltig die Wirkung der Infusionen schon bei normalen (oder fast normalen) Thieren zu sein vermag.

Mit der Frage von der Stabilität des Blutdruckes bei Kochsalzeingiessungen beschäftigten sich vor Kurzem Johansson und Tigerstedt, welche an Kaninchen experimentirten. Auch sie haben Belege dafür geliefert, dass bei vorsichtiger nicht zu rascher Infusion die Versuchsthiere äusserst grosse Mengen von Kochsalzlösung (selbst bis $^2/_3$ des Körpergewichts) vertragen; Bluttransfusionen werden viel schlechter überstanden. Uebrigens liegt der Hauptwerth der Untersuchungen von Johansson und Tigerstedt darin, dass sie (mittels der Pericardialcanüle und des modificirten *„Piston Recorder“* von Ellis) das Schlagvolum des Herzens bei verschiedenen Füllungsgraden des Gefässsystems gemessen haben. Es zeigte sich, dass bei der Infusion das Schlagvolum ansteigt, wodurch dem Herzen die Möglichkeit gewährt wird, den Ueberschuss an Flüssigkeit rechtzeitig zu entfernen. Nach und nach ermüdet das Herz: es tritt Stauung ein und der Blutdruck fängt an zu sinken. Dasselbe ereignet sich bei relativ arbeitsfrischem Herzen, wenn die Infusion allzustürmisch von Statten geht. Unter diesen Umständen wirkt die Blutentziehung in günstiger Weise, indem sie die Compensation fördert. Aus alledem ist zu entnehmen, dass die Anpassung des Herzens an die neuen Arbeitsverhältnisse von hoher Wichtigkeit für die Stabilität des Blutdruckes ist. Als Regulatoren fungiren nach Johansson und Tigerstedt ausserdem die Veränderungen des Gefässlumens, die erhöhte secretorische Thätigkeit der Drüsen, die Ueberfüllung der Venen (besonders in der Leber). Dabei ist noch zu bemerken, dass nicht die sämmtliche die *V. jugularis externa* passirende Flüssigkeit ins Herz gelangt; ein Theil derselben dringt in die *V. azygos, V. cava inferior* u. s. w.

Cohnheim und Lichtheim studirten den Blutdruck auch in den Venen. Sie behaupten, dass die hydrämische Plethora weder von einer beständigen noch dauerhaften Blutdrucksteigerung in den Venen begleitet wird. Zur Zeit der Infusion hebt sich der Blutdruck, sinkt aber darauf zur ursprünglichen Höhe zurück. Ausgiebigere Veränderungen constatirte Dembowski, welcher den erhöhten Venendruck für ein wichtiges Moment bei der Entstehung von Oedemen anspricht.

Viel schärfer manifestirt sich die Wirkung der Kochsalzinfusion auf die Stromgeschwindigkeit des Blutes. Cohnheim und Lichtheim haben die betreffenden Erscheinungen an den durchsichtigen Körpertheilen des Frosches — Gekröse, Zunge, Schwimmhaut — und am Mesenterium des Hundes und des Kaninchens mikroskopisch verfolgt; ebenfalls bestimmten sie die Menge des Blutes, welche in der Zeiteinheit aus der Armvene des Hundes ausfliesst. Die Stromgeschwindigkeit erreicht ihr Maximum gewisse Zeit nach beendeter Infusion; natürlich macht sich eine deutliche Zunahme der Stromgeschwindigkeit bereits während der Eingiessung geltend. Nachträglich werden diese Abweichungen ausgeglichen. In der Schwimmhaut des Frosches hält die Zunahme der Stromgeschwindigkeit eine halbe Stunde und länger an.

Um die obigen Thatsachen zu erklären, haben wir uns das über die Blutverdünnung Gesagte zu vergegenwärtigen. Es ist sehr wahrscheinlich, dass die vermehrte Stromgeschwindigkeit der Hauptsache nach durch die verminderte innere Reibung bedingt wird. Ich möchte mich hier auf Poiseuille u. A. berufen, wenngleich die bezüglichen Versuche einem fremden Gebiete angehören. Man hat nachgewiesen, dass *ceteris paribus* die kalte Flüssigkeit sich in engen Röhren langsamer fortbewegt, als die warme. Diese Erscheinung wird darauf zurückgeführt, dass die kalte Flüssigkeit eine höhere innere Reibung, als die warme, aufweist.

Von den Veränderungen des Stoffwechsels und der Körpertemperatur brauchen wir uns nicht sonderlich auszulassen. Einerseits beachte man, dass das Wasser als ein den Stoffwechsel beschleunigender Factor gilt (vgl. z. B. Beneke); andererseits ist hervorzuheben, dass nach starker Diurese gewöhnlich eine Verminderung der Harnbildung eintritt (vgl. Lichatschew). Die an gesunden Thieren künstlich erzeugte acute hydrämische Plethora liefert keine Anhaltspunkte zur Beurtheilung dessen, was mit dem Stoffwechsel beim kranken Menschen geschieht, welcher von hydrämischer Plethora z. B. infolge einer Nierenaffection heimgesucht wird. Doch ist es mehr am Platze, diesen Gegenstand in der Pathologie der secretorischen Organe abzuhandeln. — Die Temperatur erfährt bei Infusion von erwärmter Kochsalzlösung keine auffallenden Schwankungen, es sei denn, dass tödtliche Quanta infundirt werden, wobei begreiflicherweise die Temperatur sinken muss. Es hängt hier wohl Vieles von dem Allgemeinbefinden der Thiere und von verschiedenen Nebenbedingungen der Versuchsanordnung ab.

Endlich ist noch zu erwägen: wie verhalten sich die Thiere bei wiederholten Bemühungen, sie in den Zustand der hydrämischen Plethora zu versetzen? In Betreff dieser Frage will ich einige Ergebnisse von M. Janowsky citiren.

M. Janowsky hat experimentell dargethan, dass die Widerstandsfähigkeit der rothen Blutkörperchen selbst bei einem und demselben Thiere in ziemlich weiten Grenzen schwankt. Um Haemoglobinurie bei einem Kaninchen hervorzurufen, welches zwei Wochen lang kein Wasser erhielt, genügt es, schon verhältnissmässig geringe Wassermengen *per os* beizubringen. Wird dagegen nur allmählich die anfangs sehr geringe Wasserdosis vergrössert, so können nach einigen Tagen zwei-, selbst dreimal grössere Wasserquanta genossen werden, ohne Haemoglobinurie zu verursachen. In noch reinerer Form beobachtet man ähnliche Erscheinungen am Hunde. Wie bekannt, entsteht beim letzteren Haemoglobinurie sehr leicht nach intravenöser Wassereingiessung. Machen wir derartige Injectionen mehrere Tage nacheinander, so wird die Haemoglobinurie immer schwächer; später verschwindet sie gänzlich, obgleich die Injectionen noch fortgesetzt werden. In beiden Fällen — beim Hunde und beim Kaninchen — scheinen also die rothen Blutkörperchen eine grössere Resistenz zu erlangen, als diejenige, welche sie ursprünglich besassen. Von Belang ist schliesslich, dass bei Kaninchen die Einverleibung grosser Wassermengen *per os* Haemoglobinurie erzeugt, wogegen für Hunde dieser

Eingriff relativ harmlos ist. Man gewinnt den Eindruck, als ob bei einer Thierart die Blutkörperchen leichter durch Wasser zerstört würden, als bei der anderen. Bei Beurtheilung der in Rede stehenden Erscheinungen haben wir demgemäss die Artunterschiede mit in Betracht zu ziehen.

Die Kochsalzinfusionen werden heutzutage in der ärztlichen Praxis ziemlich oft vorgenommen. Den Nutzen dieser Eingiessungen betonen in der allerletzten Zeit vorzüglich OTT, LEICHTENSTERN und SAHLI (vgl. auch BISCHOFF, KÜSTNER, KÜMMELL, SCHWARZ u. A.). Hier, wie bei der Bluttransfusion, werden verschiedene Methoden in Anwendung gebracht; so empfiehlt z. B. SAHLI die subcutane Injection. Ueber die erste Kochsalzinfusion beim Menschen hat im Jahre 1881 BISCHOFF berichtet. Es handelte sich um eine Wöchnerin, welche viel Blut nach Ablösung der Placenta verloren hatte. BISCHOFF injicirte in den peripherischen Abschnitt der *Art. radialis* 1250 ccm der Lösung. Man bevorzugt gewöhnlich die intravenöse Injection (KÜMMELL beobachtete bei Eingiessung in das peripherische Arterienende Zerreissung der Capillaren und Thrombosirung mit nachfolgender Necrose). Selbstverständlich muss die Lösung auf Körpertemperatur erwärmt und, wie alle zur Operation erforderlichen Instrumente, sterilisirt werden.

Gegenwärtig greift man zur Kochsalzinfusion nicht bei acuter Anaemie allein: es wurde angestrebt, auch die im Organismus aufgehaltenen Krankheitsstoffe, resp. Krankheitskeime auszuwaschen. SAHLI befürwortet die subcutanen Infusionen bei Uraemie, bei typhösen Zuständen u. d. m. DICKINSON behandelte mit intravenösen Injectionen das *Coma diabeticum*: in 36 St. führte er die stattliche Menge von 14 l alkalischer Kochsalzlösung ein. Es folgte eine vorübergehende Besserung; der Fall endete jedoch letal. Bei der Section sah man Flüssigkeitsansammlung sowohl in der Bauch- und Brusthöhle, als auch im Unterhautzellgewebe (*Anasarca*). Angesichts der bereits besprochenen Localisation der Oedeme bei Thieren ist diesem Befunde volle Aufmerksamkeit zu schenken. DASTRE und LOYE suchten den Verlauf der Infectionskrankheiten durch intravenöse Kochsalzinfusionen zu beeinflussen. Sie inficirten die einen Kaninchen entweder mit dem *Bacillus anthracis,* oder mit dem *Bacillus pyocyaneus*, die anderen wiederum unterwarfen sie der Einwirkung des löslichen Diphtheriegiftes von ROUX und YERSIN; die Hunde wurden mit Rotz geimpft. Gegen alle Erwartung hat die intravenöse Infusion weder Heilung gebracht, noch den Tod aufgeschoben; die Controlthiere, welchen man die Infusion nicht gemacht hat, blieben sogar länger am Leben. Hypodermoclysmen wurden auch von CANTANI bei Cholera empfohlen. Experimentelles über derartige

Eingiessungen hat BIERNACKI veröffentlicht. Die praktische Tragweite der Lehre von der hydrämischen Plethora erscheint demnach nicht geringer zu sein, als die theoretische. Es erübrigt uns den Wunsch auszusprechen, dass man sich von Extremen, an welchen die Geschichte der Bluttransfusion so reich ist, fern halte und dass der praktische Erfolg den Sinn für die theoretische Forschung nicht abstumpfe.

Dreizehnte Vorlesung.

Die verschiedenen Formen der Blutarmuth. — Die wahre Blutarmuth. — Die Hydraemie. — Die Eindickung des Blutes.

M. H.! Nichts wäre leichter, dünkt es auf den ersten Blick, als den Begriff von der Blutarmuth zu präcisiren. Der normale Gehalt des Körpers an Blut ist bekannt. Sinkt nun der Procentgehalt des Blutes unter das Mittel, so haben wir das Bild der Blutarmuth (*Oligaemia, Anaemia*) vor uns. Sowohl die klinische, wie die experimentelle Erfahrung zeigt aber, dass eine derartige Lösung der Aufgabe nur vom formellen, logischen Standpunkte aus zu befriedigen vermag: der reelle Inhalt des Begriffes bleibt dabei fast gänzlich unberührt.

Ueber die Blutarmuth hört man die Aerzte häufig reden; sie besitzt eine reichhaltige Litteratur; ihre Diagnose wird nicht selten sogar *par distance* gestellt. Und doch darf weder der klinischen Medicin, noch der allgemeinen Pathologie nachgerühmt werden, dass sie sich aus den groben Widersprüchen herausgearbeitet haben. Demgemäss wird es verständlich, dass eine knappe Darstellung der Lehre von der Blutarmuth kein allzu leichtes Unternehmen ist. Ich beschränke mich darum auf die Daten, welche eine directe allgemein-pathologische Bedeutung aufweisen und eine mehr oder weniger genaue Nachprüfung gestatten.

Vor Allem sollen wir der Thatsachen gedenken, welche die Grundsteine der Lehre von der wahren Blutarmuth (*Oligaemia vera*) bilden. Um in dem Gebrauche der Kunstausdrücke consequent zu sein, müsste man bei Zuständen, welche mit obigem Namen bezeichnet werden, die Gesammtmasse des Blutes im Verhältniss zum Körpergewichte verringert, die Beschaffenheit des Blutes dagegen unverändert voraussetzen. Gelangen nun derartige Fälle in der That zur Beobachtung?

Zu den klinischen Merkmalen der Blutarmuth gehören: Blässe der Haut und der Schleimhäute, Kurzathmigkeit, Herzklopfen, Verdauungsstörungen, Schwindelanfälle und Ohnmachten, allgemeine Schwäche, Schläfrigkeit oder abnorm erhöhte Reizbarkeit u. d. m. (vgl. Vogel, Uhle und Wagner u. A.). Wie gelegentlich der Blutfülle, so ist es auch hier einzuräumen, dass diese Symptome in ihrer Gesammtheit ziemlich charakteristisch sind. Haben wir aber daraus zu folgern, dass die Grundhypothese, welche dieselben erklären soll, völlig einwandfrei ist? Die Antwort wird natürlicher Weise negativ lauten. Die Blässe der Haut und der Schleimhäute kann durch abnorme Blutvertheilung, die Kurzathmigheit durch ungenügenden Haemoglobingehalt oder durch Störungen der Blutbewegung erzeugt werden u. s. w. Es überrascht uns daher nicht, dass die Kliniker, ohne auf die Forderungen einer genauen Terminologie zu achten, mit dem Worte Blutarmuth äusserst verschiedene Zustände belegen. Zu der Blutarmuth rechnet man sehr oft die Chlorose, die Leukaemie und manche andere Erkrankungen, bei welchen die Veränderungen der gesammten Blutmenge keineswegs in erster Linie stehen. Immermann sagt schlechtweg, dass eine genaue Bestimmung der Blutmenge bei anämischen Subjecten *intra vitam* unmöglich und selbst an der Leiche kaum je ausführbar ist; der Grad der Blutarmuth wird in jedem einzelnen Falle nur annähernd abgeschätzt. Man kann sich also mit den klinischen Symptomen der Blutarmuth nicht begnügen, wenn man eine streng wissenschaftliche Lösung der Schwierigkeiten bezweckt und nicht im Dunkeln herumzutappen wünscht.

Ebenso ungenügend sind wohl die meisten Erwägungen, welche die Aetiologie der anämischen Zustände betreffen. Immermann behauptet, dass beinahe ein jeder intensiv ablaufende pathologische Process früher oder später mit Anaemie endigt. Im Grunde genommen lässt sich dieser Satz nicht bestreiten; die Belehrung, welche aus ihm geschöpft wird, ist indessen sehr gering. Bei einer so breiten ätiologischen Basis darf offenbar von einartigen und einfachen Blutveränderungen, wie die bei der echten Oligaemie vorausgesetzten, nicht einmal die Rede sein.

Doch schweben uns vor die Fälle von starken und stürmischen Blutungen, wie sie z. B. bei Verwundungen, Gefässrupturen und Fehlgeburten vorkommen. Hier entwickelt sich die Blutarmuth, so zu sagen, vor unseren Augen. Ist es denn nicht zuzulassen, dass wenigstens in solchen Fällen die wahre Blutarmuth zustandekommt? Der relative

Blutgehalt des Körpers verringert sich hierbei; wir wissen aber, dass bei Blutverlusten die Gewebsflüssigkeit sehr rasch in die Gefässe zu übertreten pflegt und dass das Blut wasserreicher wird. Es bildet sich also nicht die wahre Blutarmuth aus, welche nur eine Verringerung der Blutmenge erheischt, sondern auch die Zusammensetzung des Blutes erleidet Störungen. Quantitative Veränderungen werden durch qualitative, die ja nicht ausser Acht zu lassen sind, complicirt. Gleichzeitig erhellt daraus, dass die einfachste Methode die Blutarmuth zu reproduciren, nämlich der Aderlass, uns keineswegs zur Behauptung berechtigt, dass die wahre Blutarmuth in der That existirt.

Zu den Ursachen, welche die Blutarmuth bedingen, zählt man ferner wiederholte Blutverluste von verschiedener Grösse. In eine Kritik dieses Satzes werden wir uns nicht einlassen (es ist unter Anderem bekannt, dass die Kinder habituelle Nasenblutungen ziemlich gut vertragen) und nehmen bereitwillig an, dass er im Allgemeinen richtig ist. Haben wir aber unter diesen Bedingungen mit der wahren Blutarmuth zu thun? Diese Frage muss ebenfalls verneint werden. Machen wir beim Hunde eine Reihe von mässigen Blutentziehungen in hinlänglich grossen Zeitintervallen, so wird dadurch das Thier auch nicht vorübergehend in den Zustand der wahren Anaemie versetzt; werden dagegen grössere Blutmengen entzogen, etwa 3—3·5 % des Körpergewichtes, und zwar alle 5—7 Tage, so verliert das Blut die Fähigkeit zur Norm zurückzukehren sowohl im quantitativen, als auch im qualitativen Sinne. Die Hunde büssen ihre Fresslust ein, sie werden wassersüchtig u. s. w.; in 4—11 Wochen gehen die Thiere unter Erscheinungen des allgemeinen Kräfteverfalls zu Grunde. Zweifellos erzeugen wiederholte und starke Blutverluste nicht die wahre Oligaemie, sondern eine Art Kachexie oder Marasmus, deren Besprechung ausserhalb des Planes dieser Vorlesungen liegt. Man vergleiche damit die Beobachtungen der Viehzüchter, welche periodisch zu mässigen Aderlässen greifen, um bei Milchkühen die Milchabsonderung und bei Mastthieren die Fettablagerung zu steigern; wir gewahren leicht, dass die Blutentziehungen thatsächlich sehr complicirte Veränderungen im Organismus verursachen (vgl. Tolmatschew, Bauer u. A.).

Endlich seien noch einige Worte den Blutveränderungen beim Fieber gewidmet. Durch Versuche an Hunden hat Tumas nachgewiesen, dass Thiere, welche infolge subcutaner Injection von faulenden Flüssigkeiten gefiebert haben, einen geringeren Blutgehalt verrathen, als die Controlthiere. So betrug derselbe bei fiebernden Thieren 6·3, 5·1, 6·5, 7·7 und 6·7 % (im Mittel 6·46 %); bei den Controlthieren

— 6·6, 8·9, 6·9 und 7·5 % (im Mittel 7·47 %). Die mittlere Fieberdauer — 11·6 Tage. Es wäre jedoch irrthümlich, zu glauben, dass sich dabei Alles auf eine Verringerung des Blutvolumens beschränkt. TUMAS betont z. B. noch die Verminderung der Zahl rother Blutkörperchen in der Raumeinheit des Blutes. Gleiche Beobachtungen, die Menge der Blutkörperchen betreffend, haben auch andere Forscher gemacht, welche die Zusammensetzung des Blutes bei spontanem und künstlichem Fieber studirten. Durch Hinweise auf den fieberhaften Process gewinnt also die Lehre von der wahren Blutarmuth ebenfalls nicht viel.

Aus dem Gesagten lässt sich der Schluss ziehen, dass wir kein Recht haben, die *Oligaemia vera* rücksichtslos zu acceptiren. Gewichtige Beweise für das Bestehen derselben sind weder von der klinischen, noch von der experimentellen Seite zu erbringen. Ich sehe aber nicht ein, warum man in den Folgerungen weiter gehen sollte, als es die Thatsachen gestatten. Mit anderen Worten, es ist gar nicht nothwendig, die *Oligaemia vera* ein für allemal aus der Pathologie zu streichen. *Mutatis mutandis* könnte man bei dieser Gelegenheit dieselben Erwägungen wiederholen, mit welchen wir die elfte Vorlesung abgeschlossen haben. Wenn eine Hypertrophie des Blutes im strengen Sinne des Wortes möglich ist, so ist auch der entgegengesetzte Zustand denkbar. Man soll nur von der sinnfälligen Realität die gedachte Möglichkeit zu unterscheiden wissen.

Als Ergänzung zu den Daten über die Oligaemie nach Blutverlusten sei hinzugefügt, dass die letzteren am schwersten von Neugeborenen und im Allgemeinen von Kindern überstanden werden; das weibliche Geschlecht scheint in dieser Beziehung widerstandsfähiger zu sein, als das männliche; alte und marantische (durch Krankheiten erschöpfte) Subjecte sind ebenfalls weniger tolerant. Ferner wird hervorgehoben, dass wohlgenährte, beleibte Personen stärker auf Blutverluste reagiren, als magere (vgl. HEINEKE).

Nunmehr schreiten wir zur Besprechung derjenigen Oligaemieen, wo notorisch die Zusammensetzung des Blutes verändert wird. Das Gebiet, das wir jetzt betreten, ist an positiven Thatsachen viel reicher. Um nicht zu weit in die Détails einzugehen, werde ich mich an die typischen Formen dieser Störungen halten. An der ersten Stelle soll die seröse Blutarmuth (*Oligaemia serosa*), an der zweiten die Eindickung des Blutes (*Inspissatio sanguinis, s. Oligaemia sicca*) vorgetragen werden.

Die seröse Oligaemie wird manchmal mit Dünnflüssigkeit des Blutes, Hydraemie, verwechselt. Dieses ist entschuldbar, wiewohl nicht vollständig correct. Das Blut vermag ja wasserreicher zu werden, ohne in seiner Masse eine Abnahme zu erfahren; Sie wissen schon, dass dünnflüssiges Blut selbst in übermässiger Quantität im Körper vorhanden sein kann (hydrämische Plethora). Die Begriffe: seröse Oligaemie und Hydraemie decken sich also gegenseitig nicht. Wenn wir nichtsdestoweniger die Verwechselung beider Termini entschuldbar genannt haben, so geschah dies zweier Umstände halber: erstens gehen die seröse Oligaemie und die Hydraemie sehr leicht ineinander über, und zweitens erscheint das abnorm wasserreiche Blut, wenn es auch in seiner Masse nicht vermindert ist, vom functionellen Standpunkte aus ebenso insufficient, wie das in seiner Quantität verminderte wässerige Blut.

Indem wir die Fälle, wo die seröse Oligaemie durch Blutverluste bedingt wird, bei Seite lassen, wollen wir die übrigen Momente aufzählen, welche die Entwickelung dieser Blutanomalie bestimmen.

Die erste Stelle kommt auch hier den verschiedenen Formen der Bright'schen Krankheit zu, welche von Albuminurie begleitet werden. Gleichen sich die Eiweissverluste nicht in entsprechendem Maasse aus, so verursachen sie mit der Zeit eine Verarmung des Blutes an Eiweissstoffen, resp. Hydraemie. Die einfache Berechnung lehrt, wie rasch dieses bei ungünstigen Bedingungen seitens des Magendarmtractus von Statten geht (Neubauer und Vogel). In der That beseitigen die Blutanalysen jedweden Zweifel darüber, dass Albuminurie mit der Hydraemie eng verbunden sind. So erbrachten z. B. Andral und Gavarret folgende Procentwerthe für die Zusammensetzung des Blutes bei der Bright'schen Krankheit:

	I	II	III
Fibrin	0·16	0·23	0·32
Blutkörperchen	12·76	6·16	8·24
Organische Serumbestandtheile	6·15	6·08	5·79
Mineralische Serumbestandtheile	0·76	0·76	0·69
Wasser	80·17	86·76	84·96

In acuten Fällen schwankt der Wassergehalt zwischen 82·5 % und 86·5 %. Der Seringehalt des Plasmas sinkt von 70 auf 65 und selbst auf 50 p. m. (vgl. Gautier). Bei der Schrumpfniere, mit tödtlichem Ausgange in Folge von Uraemie, konnte sich Bartels ebenfalls von dem gesteigerten Wassergehalte des Blutes überzeugen (fünf Beobachtungen). Nachstehende Zahlenwerthe ermittelte er für den Wassergehalt des durch Aderlass gewonnenen Blutserums: 86·69, 91·16, 87·15, 88·77, 90·66 %. Die entsprechenden specifischen Gewichte des

Serums betrugen: 1030·58, 1022·80, 1023·40, 1021·00, 1024,80. Der erhöhte Wassergehalt des Blutes bei Albuminurie scheint überhaupt so naheliegend zu sein, dass viele Autoren es verabsäumen, bei Erörterung dieser Thatsache irgend welche analytischen Daten vorzulegen.

Werthvolle Beobachtungen, die sich auf unsere Frage beziehen, publicirte C. Schmidt im Jahre 1850. Derselbe untersuchte auch die Folgen der Dysenterie, welche ihrem Einflusse auf die Zusammensetzung des Blutes nach vielfach mit der Albuminurie übereinstimmt. Bei der Dysenterie haben wir es mit Verlusten von Blut und mit eiweissreicher Transsudation durch den Darm, bei Nierenerkrankungen — mit eiweisshaltigem Harne und eiweisshaltigen Transsudaten in verschiedenen Körpertheilen zu thun.

Die mit Albuminurie behafteten Kranken, an welchen C. Schmidt seine Untersuchungen anstellte, verloren pro Tag ungleiche absolute Mengen von Eiweiss und von Salzen; dasselbe ist von den an Dysenterie Erkrankten zu sagen. Ich gebe hier die von C. Schmidt gewonnenen Zahlenwerthe wieder und vertheile sie in zwei Gruppen.

I. Albuminurie.

Tägliche Eiweissverluste in Grm.:

7·04, 3·92, 11·59, 17·40, 17·00, 21·42, 9·32, 7·34.

Tägliche Salzverluste in Grm.:

21·60, 1·35, 3·56, 3·85, 6·60, 3·65, 17·02, 7·03.

(Der Procentgehalt an Eiweiss schwankte zwischen 0·446 und 3·48; derjenige an Salzen — zwischen 0·273 und 1·35.)

II. Dysenterie.

Tägliche Eiweissverluste in Grm.:

79·4, 80·9, 18·2, 52·8, 71·8, 65·3, 60·0, 21·6, 41·7, 13·5.

Tägliche Verluste von anorganischen Bestandtheilen in Grm.:

14·8, 13·3, 2·8, 19·9, 32·1, 19·8, 15·8, —, —, 10·6.

(Der Procentgehalt an Eiweiss schwankte zwischen 1·50 und 3·97; derjenige an anorganischen Bestandtheilen — zwischen 0·37 und 1·18.)

Was die Zusammensetzung des Blutes anbelangt, so wird es am bequemsten sein, darüber nach der Tabelle zu urtheilen, welche wir mit gewissen Kürzungen C. Schmidt entlehnen. In dieser Tabelle finden Sie verzeichnet das specifische Gewicht des circulirenden Blutes und seinen Gehalt an festen Substanzen im Allgemeinen, ferner den

Gehalt an Albuminaten (und verwandten Stoffen) und an unorganischen Bestandtheilen (auf 1000 g Wasser berechnet).

Krankheitsform	Dichtigkeit des circulirenden Blutes	Auf 1000 Gramm Wasser kommen im Blute:		
		feste Stoffe	Albuminate etc.	anorganische Bestandtheile
Wassersucht u. Albuminurie	1·0439	177·42	166·49	10·93
	1·0513	219·11	208·67	10·44
Habituelle unbedeutende Wassersucht u. Albuminurie	1·0446	187·54	177·66	9·88
Darmruhr	1·0495	210·84	201·26	9·58
	1·0486	202·57	191·73	10·84

Hinzugefügt sei noch, dass die ersten drei horizontalen Reihen Männern im Alter von 34—39 Jahren gehören, die beiden letzten — einem 18jährigen weiblichen Individuum.

Zum Vergleiche geben wir die normalen Daten, und zwar ebenfalls nach C. Schmidt. Dieselben sind in der nachfolgenden Tabelle gruppirt.

Gesunde Personen	Dichtigkeit des circulirenden Blutes	Auf 1000 Gramm Wasser kommen im Blute:		
		feste Stoffe	Albuminate etc.	anorganische Bestandtheile
Mann von 25 J.	1·0599	267·91	257·92	9·99
Frau von 30 J.	1·0503	212·79	202·34	10·45

Was beweisen nun diese Tabellen? Vor Allem zeigen sie, dass das specifische Gewicht des Blutes unter dem Einflusse der Albuminurie und der Dysenterie deutlich sinkt. Ferner wirft sich in die Augen der verminderte Gehalt an festen Substanzen, was besonders scharf bei der Albuminurie auftritt. Unter den festen Substanzen sinkt auffällig der Gehalt an Albuminaten und verwandten Stoffen. Auch in dieser Beziehung sind die analytischen Daten, welche die Albuminurie betreffen, am meisten lehrreich. Endlich wird man durch die verhältnissmässig grosse Beständigkeit der Werthe, welche den Gehalt an mineralischen Bestandtheilen ausdrücken, überrascht. In der That beträgt der maximale Gehalt an Eiweissstoffen 25·8 % (Norm für den Mann), der minimale — 16·6 % (Albuminurie, erste Beobachtung), während das Maximum für den Gehalt an Salzen 1·09 % (Albuminurie, erste Beobachtung), das Minimum — 0·96 % (Dysenterie, erste Beobachtung) ausmacht. Bei den Eiweissstoffen wird also das Minimum durch das Maximum um 55 %, bei den Salzen dagegen nur um 13 % übertroffen.

Die Untersuchungen C. Schmidt's, von welchen ich hier nur einen geringen Theil benutze, sind nach dem Ausdrucke von Hoppe-Seyler eine unerschöpfliche Fundgrube für die Physiologie und Pathologie des Blutes und der Transsudate. Wir werden übrigens noch mehrmals Gelegenheit haben, zu diesen Untersuchungen zurückzukehren. Jetzt will ich Ihre Aufmerksamkeit bloss auf den allgemeinen Schluss lenken, welchen Tschirjew in Betreff der Hydraemie auf Grund der Daten von C. Schmidt formulirte (bei Tschirjew finden Sie auch weitere Citate aus der Monographie von C. Schmidt). „Die Zusammensetzung des Blutes erleidet unter dem Einflusse einer eiweissreichen Transsudation, wie z. B. bei Dysenterie und Albuminurie, folgende Hauptveränderungen: der Gehalt an festen Substanzen sinkt (*in maximo* um 6·06 %, was 28·7 % der ursprünglichen Menge ausmacht) und dementsprechend steigt der Wassergehalt (*in maximo* um 7·68 %). Diesen Verlust an festen Bestandtheilen tragen beinahe ausschliesslich die Eiweissstoffe (sie büssen *in maximo* 5·85 % ein, d. h. 30·4 % der ursprünglichen Menge); dagegen nimmt der Gehalt an unorganischen Bestandtheilen etwas zu (*in maximo* um 1·4 %, d. h. um 17·7 % der ursprünglichen Menge). Endlich bildet die bedeutende Steigerung des Fibringehaltes (*in maximo* um 0·45 %, d. h. um 46 % der ursprünglichen Menge) eine bemerkenswerthe Eigenthümlichkeit bei diesen Transsudationen. Was nun die Betheiligung des Plasmas und der Blutkörperchen an diesen Veränderungen anbelangt, so fällt der grösste Theil des absoluten Eiweissverlustes auf die Blutkörperchen, relativ dagegen verliert am meisten das Blutplasma. Die acquirirten anorganischen Verbindungen kommen sichtlich fast allein den Blutkörperchen zu Gute."

Man muss also zugeben, dass die Hydraemie kein so einfacher Zustand ist; es wäre unerlaubt, zu denken, dass Alles hier auf Zunahme des Wassergehaltes beruhe.

Die nächste Stelle nach der Albuminurie und der Dysenterie nimmt eine Reihe von Erkrankungen ein, bei welchen der Zusammenhang zwischen der Grundursache und der Blutveränderung weniger einleuchtend und die Verhältnisse minder constant sind. Man behauptet

z. B., dass im Beginne acuter Entzündungen der Wassergehalt des Gesammtblutes gehoben ist, während das Serum seine normale Zusammensetzung bewahrt; bald wird aber dasselbe wässeriger. Eine Ausnahme von dieser Regel scheinen der Gelenkrheumatismus, das Erysipel und das Puerperalfieber zu bilden; die Zahl der Blutkörperchen sinkt in diesen Fällen und das specifische Gewicht des Serums steigt (Gorup-Besanez; vgl. übrigens Gautier). Der Wassergehalt des Blutes nimmt ferner bei einigen chronischen Erkrankungen zu, z. B. bei Scorbut, wie Hammarsten angiebt; doch sind die Blutveränderungen bei Scorbut ziemlich verschiedenartig, in Abhängigkeit von der Periode der Krankheit und von anderen Umständen (W. Koch). Bei Tuberculose beobachtet man nicht selten neben anderen Veränderungen auch solche bezüglich des Wassergehaltes: nach Gautier schwankt letzterer zwischen 784 und 845 p. m. Bei manchen Vergiftungen entwickelt sich ebenfalls eine Art Hydraemie. Nach Andral und Gavarret wird die chronische Bleivergiftung von vergrössertem Wassergehalte des Blutes begleitet. Ueberhaupt ist es gestattet mit Gorup-Besanez zu sagen, dass die Bereicherung des Blutes an Wasser sehr vielen Krankheiten eigen ist. Man braucht kaum hinzuzufügen, dass, abgesehen von den Veränderungen des Wassergehaltes, dabei noch andere Abweichungen, und zwar in jedem einzelnen Falle verschiedene, vorhanden sind.

Die Zahlenwerthe, welche oben genannt worden sind, haben nur relative Bedeutung. Wir verhehlen uns keineswegs, dass unsere Kenntnisse von der normalen Beschaffenheit des Blutes Vieles zu wünschen übrig lassen; vor Allem bedauernswerth ist der Umstand, dass die Grenzen der physiologischen Schwankungen so wenig klargelegt sind. Daraus versteht es sich, warum C. Schmidt gezwungen war, eine 18jährige Kranke mit einer 30jährigen Gesunden zu vergleichen, u. d. m.

Die künstliche Erzeugung der Hydraemie ist eine leichte Aufgabe. Wir wissen schon, dass man durch Aderlässe eine Verdünnung des Blutes bewerkstelligen kann; freilich verringert sich dabei vorübergehend auch die gesammte Blutmenge. Ebenso leicht ist die Albuminurie hervorzurufen. Doch wählt man gewöhnlich nicht diese Eingriffe, welche ja indirect zum Ziele führen. Viel einfacher ist es, die Blutentziehung mit der Infusion einer entsprechenden Quantität Kochsalzlösung zu verbinden, wie dies gelegentlich der Versuche von Cohnheim und Lichtheim erwähnt worden ist.

Wir wollen nicht die Folgen dieses doppelten Eingriffes weitläufig auseinandersetzen; nur die wichtigsten Versuchsergebnisse sollen erwogen werden.

Es fragt sich nun, in welchem Verhältnisse die Hydraemie zur Bildung von Oedemen steht. Die Erörterung dieser Frage wird uns gleichsam als Einleitung zu demjenigen Abschnitte der Pathologie des Lymphkreislaufes dienen, welcher sich mit kachektischen Hydropsien befasst.

Wir haben bereits notirt, dass die einfache Hydraemie in den Versuchen von COHNHEIM und LICHTHEIM keine Oedeme erzeugte. Doch ist diese Bemerkung nur für die Fälle zutreffend, wo die Gefässwände als durchaus normal zu betrachten sind. Dieselben Autoren suchen zu beweisen, dass bei veränderten Gefässwänden selbst die einfache Hydraemie Oedeme hervorzurufen vermag. So wird z. B. nach Unterbindung der *V. femoralis* beim Hunde die ödematöse Schwellung des Hinterbeines vermisst; fügt man aber künstliche Hydraemie hinzu, so stellt sich das Oedem ein. Obige Erscheinung wird folgendermaassen erklärt: die Unterbindung der *V. femoralis* bedingt eine leichte venöse Hyperaemie, bei welcher die Gefässwände alterirt werden; ist das Blut normal, so entsteht trotz der Gefässschädigung kein Oedem; ist aber die Zusammensetzung des Blutes abnorm, d. h. ist Hydraemie vorhanden, dann entwickelt sich Oedem. Ferner beobachtet man Oedem bei hydrämischen Thieren in der Nachbarschaft heilender Wunden, wo die Gefässe durch den entzündlichen Process mehr oder minder gelitten haben. Endlich ist es auch möglich, dass schon die einfache Hydraemie als solche auf die Ernährung der Gefässwände ungünstig einwirkt, wenn sie nur längere Zeit anhält. Auf diese Weise sind die Hydropsien bei Tuberculösen, Krebskranken und anderen Kachektikern zu deuten. Kaum ist jedoch Alles auf die durch Hydraemie veranlasste Alteration der Gefässwände zurückzuführen; die Annahme ist wohl zulässig, dass in den einschlägigen Fällen noch andere Factoren mitwirken, welche die Ernährung der Gefässwände stören.

Nächstdem muss die Frage aufgeworfen werden, wie lange sich die künstlich erzeugte Hydraemie zu behaupten pflegt.

Einige Auskunft darüber liefert uns OTT, welcher im Laboratorium von COHNHEIM gearbeitet hat. Es ergab sich, dass die Hydraemie bei Hunden wochenlang andauern kann. Auch in diesen Versuchen wurde eine Portion Blut entzogen und die Infusion von Kochsalzlösung nachgeschickt. Die Blutentziehungen waren sehr ergiebig, ca. $^1/_2$—$^2/_3$ der berechneten Blutmenge. Zum vollständigen Wiederersatz der organischen Bestandtheile bedürfte es 26—51 Tage. Die ursprüngliche Zahl der rothen Blutkörperchen wurde in 16—47 Tagen erreicht. Demnach scheint die Restitution der organischen Bestandtheile des Blutes mehr Zeit in Anspruch zu nehmen, als die Regeneration der morphologischen

Elemente. Die Versuche von OTT zeigen ferner, dass bei Einführung des Pferde- oder Hundeserums an Stelle des vergossenen Blutes die Sache fast ebenso wie bei Infusion von Kochsalzlösung abläuft. Das Serum wurde hier nach Möglichkeit von morphologischen Elementen befreit.

Es seien noch die Zahlenwerthe von HÜNERFAUTH und LYON hervorgehoben. Diese Forscher bestimmten die Zeit, in welcher sich der normale Gehalt an rothen Blutkörperchen nach Blutenziehung ohne darauffolgende Kochsalzinfusion wiedereinstellt. Nach HÜNERFAUTH wird der normale Blutkörperchengehalt bei mittlerem Blutverluste von 4·15 % des Körpergewichtes in etwa 20 Tagen erzielt; nach LYON erfolgt bei einem Blutverluste von ca. 4 % des Körpergewichtes vollständige Regeneration der Blutkörperchen während 25 Tage. Zu Experimenten wurden Hunde benutzt. Es erhellt daraus, dass die nachträgliche Infusion von Kochsalzlösung nur in verhältnissmässig unbedeutendem Grade auf die in Rede stehende Erscheinung einwirkt. OTT verzeichnete allerdings eine übermässige Regeneration der Blutkörperchen, welche manchmal sehr auffallend war. Bei einfachen Blutentziehungen fehlt dieses für gewöhnlich. Indessen wissen Sie ja, dass die Berechnung der Zahl der Blutkörperchen nur für eine Raumeinheit des Blutes, nicht aber für die gesammte Menge desselben zu gelten hat.

Die Störungen des Stoffumsatzes bei experimentellen Formen der Hydraemie müssen selbstverständlich, je nach dem Grade der Blutveränderung und anderen Nebenumständen, variiren. Die klinischen Formen der Hydraemie weisen noch grössere Unterschiede auf. Mit aprioristischen Schlussfolgerungen darf man jedoch nicht zu weit gehen. Die Versuche von NEMSER an Kaninchen, denen ein Theil des Blutes ($^1/_2$—$^1/_3$) durch physiologische Kochsalzlösung ersetzt wurde, haben dargethan, dass bei der künstlichen Hydraemie im Gaswechsel keine schroffen Veränderungen eintreten. Was den Stickstoffumsatz betrifft, so beweisen die Versuche von MALTSCHEWSKY an Hunden, bei denen ebenfalls ein Theil des Blutes (50—85 %) durch Kochsalzlösung substituirt wurde, dass im Beginne derselbe ansteigt, dann aber sinkt; bei Blutentziehungen ohne Kochsalzinfusion ist dieses Sinken schärfer ausgesprochen. Die Stickstoffassimilation verbessert sich.

Der Hydraemie ist man gewöhnt den Zustand der Blutverdickung gegenüberzustellen. Das Blut wird dabei an Wasser ärmer und an festen Bestandtheilen reicher als unter normalen Umständen; seine Gesammtmenge ist in höherem oder geringerem Maasse vermindert — dieses soll wenigstens für diejenigen typischen Fälle richtig sein, welche uns am genauesten bekannt sind.

Die *Oligaemia sicca* (*Inspissatio sanguinis*) entwickelt sich in der Regel dann, wenn der Organismus viel Wasser verliert, ohne im Stande zu sein, die Verluste bald zu decken. Demgemäss findet sich die Eindickung des Blutes bei hochgradiger Diarrhöe ein, wie z. B. bei der europäischen und asiatischen Cholera (*Cholera nostras*, *Cholera asiatica*). Leichtere Grade der Bluteindickung stehen zu erwarten bei beschränkter Wasserzufuhr und bei starkem Schwitzen. Den beiden letztgenannten Factoren, welche sowohl vom pathologischen, wie auch vom therapeutischen Standpunkte beachtenswerth sind, haben wir nunmehr unsere Aufmerksamkeit zu schenken.

Die Trockendiät, wie es schon das Wort allein zeigt, besteht in verminderter Wassereinnahme mit der Nahrung; hierzu gehört unter Anderem die SCHROTH'sche Semmelkur. Zur Zeit interessiren uns die Folgen der Wassercarenz nur insofern, als sie das Blut betreffen. Aus den Beobachtungen von C. FALCK und SCHEFFER an jungen Hunden geht es hervor, dass das Blut bei derselben nur mässig eingedickt wird. Zugleich verändert sich die Zusammensetzung (resp. der Wassergehalt) anderer Organe, und zwar bald stärker, bald schwächer als die Zusammensetzung des Blutes. Die Beobachtungen über die Schwankungen des Haemoglobingehaltes bei dem SCHROTH'schen Verfahren, welche LEICHTENSTERN an einem Pleuritiker angestellt hat, zeugen ebenfalls dafür, dass die Wassercarenz den Wassergehalt im Blute und im ganzen Organismus zu verringern vermag. Allerdings ist zu bemerken, dass die Schwankungen des Haemoglobingehaltes und diejenigen des Gehaltes an festen Substanzen im Allgemeinen keineswegs gleichbedeutende Begriffe sind; wenn der Haemoglobingehalt vergrössert oder vermindert ist, so bedeutet dies noch nicht, dass die Quantität der übrigen festen Blutbestandtheile in demselben Sinne und Maasse Veränderungen erlitten hat (vgl. die Beobachtungen von GROLL an hungernden Thieren).

Ueber die Wirkung der verstärkten Schweissabsonderung ist noch schwieriger etwas Bestimmtes zu sagen. Aus den wenigen diesbezüglichen Beobachtungen, welche LEICHTENSTERN zur Prüfung des Haemoglobingehaltes vorgenommen hat, ist es ersichtlich, dass die bei reichlichen Schweissen vorausgesetzte Eindickung des Blutes keine hohen Grade erreicht. Jedenfalls ist es kaum wahrscheinlich, dass einzig und allein das Blut den Wasserverlust zu tragen hat (vgl. übrigens TARCHANOFF). An dieser Stelle sei die Bemerkung eingeschaltet, dass bei der durch Pilocarpin- oder Eserinvergiftung bedingten Anhydraemie die Fähigkeit des Blutplasmas, Wasser anzuziehen, unverändert bleibt (HAMBURGER). KAHAN sah am Hunde, welchen er nach 24stündigem Hungern 147 Min.

lang einer Temperatur von 45—50° aussetzte, dass der Gehalt des Blutes an festen Bestandtheilen gestiegen war; vor der Eindickung constatirte man eine geringe Verdünnung. Der Speichel wurde bei diesem Experimente mittels einer Canüle, die in den unterbundenen Oesophagus eingeführt war, nach aussen abgeleitet.

Wir treten jetzt zur Uebersicht der Daten heran, die sich auf die Eindickung des Blutes bei der asiatischen Cholera beziehen. Die Heimstätte der asiatischen Cholera ist Ostindien; die traurige Erfahrung lehrt aber, dass diese Krankheit alle ihr gesetzten Dämme einreisst und in zahlreichen Strömen sowohl den Süden wie den Osten und den Westen überfluthet (Laveran).

Schon in seinem Aussehen ist das Blut Cholerakranker bedeutend verändert: es ist dunkel gefärbt, erinnert an Johannisbeerengelée u. s. w. Auf die Eindickung des Blutes bei der Cholera hat bereits im Jahre 1830 Hermann aus Moskau aufmerksam gemacht (vgl. F. Widal). Im algiden Stadium nimmt manchmal das Körpergewicht der Cholerakranken trotz der Diarrhöe zu; dieses wird dadurch erklärt, dass die Kranken mehr Wasser zu sich nehmen, als von sich geben (Lorain). Immerhin ist die Aufsaugung aus dem Magendarmcanal als gestört zu betrachten; das getrunkene Wasser wird nur in geringem Maasse die Veränderungen in der Zusammensetzung des Blutes, welche durch die ausserordentliche Transsudation bedingt werden, ausgleichen können.

Die wichtigsten Untersuchungen über die Eindickung des Blutes bei der Cholera rühren von C. Schmidt her, dessen Verdienste wir oben gewürdigt haben. Dieser Forscher benutzte die Gelegenheit, welche sich ihm während der Dorpater Choleraepidemie 1848 (vom 26. Juli [7. August] bis zum 8. [20.] November) geboten hat.

Die Grundlage seiner Deductionen bilden die Blutanalysen von 6 Cholerafällen, nämlich von 3 Männern im Alter von 23, 45 und 71 Jahren und von 3 Frauen im Alter von 20, 20 und 35 Jahren. Das Blut erhielt er durch den Aderlass, und zwar zumeist auf der Höhe des Krankheitsprocesses. Zum Vergleiche diente das Blut derselben anscheinend gesunden Personen, welche wir bei Beurtheilung der Folgen von Albuminurie und Dysenterie erwähnt haben. Ueber die Grösse der Choleratranssudation giebt uns nähere Auskunft gleichfalls C. Schmidt: bei einer Kranken betrug die Quantität der entleerten Massen $5^1/_2$—$6^{\,l}$. Ferner ist zu berücksichtigen, dass die Transsudate bei Cholerakranken sehr niedriges specifisches Gewicht haben — sie enthalten 0·42—1·49 % feste Substanzen; in 1000 ^{ccm}

des Transsudates findet man 1·1 Theile Eiweissstoffe und 5·3 Theile Salze — die anorganischen Stoffe prävaliren also.

Das specifische Gewicht des Blutes (sowohl des Gesammtblutes, als auch der Blutkörperchen und der Intercellularflüssigkeit) ist bei Cholera gehoben. Je länger die Transsudation anhält, um so höher wird das specifische Gewicht. In 36 St. erreicht es sein Maximum (vgl. unten die Beobachtung III), um dann in dem Maasse, in welchem das Wasser aufgesogen wird, allmählich zu sinken.

Nachstehende Tabelle von C. Schmidt, welche wir in abgekürzter Form vorlegen, enthält die Belege für das Gesagte.

Von wem stammt das Blut	Geschlecht, Alter; Beobachtungsnummer	Transsudationsdauer	Specifisches Gewicht des circulirenden Blutes
Normales Individuum	M. 25 J. *A.*	0	1·0599
Cholerakranke . . .	„ 23 „ VII	4 St.	1·0728
	„ 45 „ II	7 „	1·0670
	„ 71 „ VI	9 „	1·0712
Normales Individuum	W. 30 „ *B.*	0	1·0503
Cholerakranke . . .	„ 20 „ V	18 St.	1·0609
	„ 20 „ III	36 „	1·0656
	„ 35 „ I	48 „	1·0601

Der relative Gehalt an festen (bei 120° nicht flüchtigen) Substanzen im Blute (sowohl im circulirenden Blute, wie auch in den soeben genannten Bestandtheilen desselben) wächst desto mehr an, je länger die Transsudation dauert; nach 36 St. ist er etwa um das Anderthalbfache gestiegen (vgl. Beobachtung III) und sinkt hinterher wieder.

Folgende Reihe von Zahlen mag diesen Satz bekräftigen: auf 1000 g Wasser enthält das circulirende Blut beim Kranken Nr. VII 338·13 Theile fester Stoffe, beim Kranken Nr. II — 314·24, beim Kranken Nr. VI — 341·77, bei der Kranken Nr. V — 281·09, bei der Kranken Nr. III — 317·15 und bei der Kranken Nr. I — 241·34. — Dabei sei erinnert, dass beim normalen Individuum *A* die festen Stoffe 267·91 Theile ausmachen und beim Individuum *B* — 212·79.

An dem Zuwachse der festen Substanzen betheiligen sich die organischen Stoffe (resp. die Albuminate) und die anorganischen Salze sehr ungleichmässig: im Blute (und in morphologischen Elementen desselben) steigt der Gehalt an organischen Stoffen (resp. an Albuminaten), während der Gehalt an Salzen nur nach dem ersten heftigen Anfalle zunimmt, um dann wieder zu sinken. Das Anwachsen der organischen Bestandtheile ist zeitlich mit der Transsudation verbunden und bietet nach etwa 36 St. maximale Werthe, worauf selbst in tödtlichen Fällen die Wiederaufnahme von Wasser beginnt (Beobachtungen III—I). Die Steigerung des Salzgehaltes zeigt seinen Höhepunkt etwa 4 St. nach dem ersten Anfalle, worauf ein Absinken bemerkbar wird: binnen einigen Stunden erscheint der Salzgehalt wieder normal, um annähernd nach 18 St. erheblich unter die Norm zu treten; auch später wird dieses Sinken immer schärfer ausgeprägt, selbst nach 36 bis 48 St.

Die Zahlenwerthe, auf welchen diese Schlüsse basiren, sind folgende:

Von wem stammt das Blut	Geschlecht, Alter; Beobachtungsnummer	Dauer des Transsudationsprocesses	Auf 1000 g Wasser kommen im circulirenden Blute	
			organische Bestandtheile	anorganische Bestandtheile
Normales Individuum	M. 25 J. *A*	0	257·90	9·99
Cholerakranke	„ 23 „ VII	4 St.	325·68	12·45
	„ 45 „ II	7 „	305·30	8·94
	„ 71 „ VI	9 „	331·09	10·68
Normales Individuum	W. 30 „ *B*	0	202·34	10·45
Cholerakranke	„ 20 „ V	18 St.	269·46	9·15
	„ 20 „ III	36 „	307·95	9·20
	„ 35 „ I	48 „	233·53	7·81

Das Durchschnittsverhältniss von Albuminaten u. dgl. zu den anorganischen Substanzen ist im circulirenden Blute = 25:1 (in den Blutkörperchen — 40:1, in der Intercellularflüssigkeit — 10:1), während im Transsudate der Darmcapillaren beim Choleraanfalle nur 1:2 oder *in maximo* 1·5 bis 2:2 gefunden wird. In dem weiterkreisenden Blute (und in seinen Hauptbestandtheilen) muss sich offenbar dieses Verhältniss mit der Zeit (bei mangelndem Wiederersatz von aussen) zu Gunsten der organischen Substanzen ändern. Directe analytische Daten beweisen, dass dieser Schluss richtig ist. So ergab sich als Grenzwerth für das circulirende Blut das Verhältniss 34:1 (für die Blutkörperchen — 58:1, für die Intercellularflüssigkeit — 20:1).

Bis jetzt haben wir vornehmlich das Gesammtblut in Betracht gezogen (dementsprechend sind auch die Werthe für das Plasma und die Blutkörperchen in Parenthese angeführt worden). Nicht minder bedeutungsvoll sind indessen auch die für die einzelnen Bestandtheile des Blutes, resp. für die Blutzellen und für die Intercellularflüssigkeit ermittelten Zahlenwerthe.

Das genauere Studium der Blutzusammensetzung hat dargethan, dass bei Choleratranssudation die festen Substanzen in der Intercellularflüssigkeit energischer zurückgehalten werden als das Wasser; die organischen Stoffe (Albuminate u. d. m.) energischer als die anorganischen (Salze); die Phosphate energischer als die Chlorverbindungen; die Kaliumsalze energischer als die Natriumsalze. C. Schmidt behauptet, dass die Transsudation zunächst im Plasma Veränderungen hervorruft; erst später tritt ein secundärer Transsudationsprocess ein, welcher das gestörte Diffusionsgleichgewicht zwischen dem Blutkörperchen und der Intercellularflüssigkeit ausgleicht und gewisse Stoffe aus dem einen in die andere überleitet. Bei diesem secundären Processe werden wiederum die festen Substanzen energischer zurückgehalten als das Wasser u. s. w., in Uebereinstimmung mit dem über die primäre Transsudation Geäusserten.

An der Hand sämmtlicher Analysen construirt C. Schmidt den Sachverhalt in nachstehender Weise.

Im Augenblicke des Anfalles transsudiren durch die Gefässwände das Wasser und die Salze, und zwar im Verhältniss von 1000 : 4; die intercelluläre Flüssigkeit, eines Theiles ihres Wassers beraubt, entzieht dasselbe den Blutkörperchen; sowohl in der Intercellularflüssigkeit, wie auch in den Blutzellen steigt der absolute Gehalt an Salzen, der relative dagegen — im Verhältniss zu den organischen Verbindungen — sinkt. Bei mangelndem Wiederersatz von aussen vermindert sich der Salzgehalt immer mehr und mehr, entsprechend der Dauer des Transsudationsprocesses; die Chlorverbindungen der Alkalien, welche minder wichtig für die Lebensthätigkeit der Zellen sind, treten als Diffusionsäquivalente in die intercelluläre Flüssigkeit an Stelle derjenigen Verbindungen ein, welche aus dem Blutplasma herausgestossen werden; der relative Gehalt an Phosphaten und Kaliumverbindungen in der vorhandenen Salzmenge steigert sich, der Transsudationsdauer entsprechend, auf Kosten des vorzugsweise ausgeworfenen Chlornatriums.

Wie werthvoll die Schlüsse von C. Schmidt auch sein mögen, so vergesse man nicht, dass die Zahl der von ihm untersuchten Fälle nicht gross genug ist und dass seine Methoden mancherseits beanstandet wurden (Bunge); ferner ist zu erwägen, dass in Folge eingetretener Aenderungen der Ansichten selbst die Bearbeitung des in Rede stehenden Materials in gewissen Punkten nicht mehr befriedigt. All' dieses zwingt uns, die Schlüsse von C. Schmidt und besonders seine Zahlenwerthe nicht als eine absolute Wahrheit, sondern nur als eine Approximation zu betrachten. Eine lehrreiche Beurtheilung der Hauptergebnisse von C. Schmidt liefert unter Anderem Tchirjew. Ich halte es allerdings für überflüssig, weiter in die Détails einzugehen, zumal die oben formulirten Schlüsse keine grosse Berichtigung erfordern (eine der maassgebendsten Autoritäten auf dem Gebiete der physiologischen Chemie — Hoppe-Seyler — citirt die Hauptschlüsse von C. Schmidt ohne jede Einschränkung). Nur zwei Fragen wollen wir etwas näher erörtern, wie weit nämlich die Eindickung des Blutes bei Cholera gehen kann und ob das Wasser seitens des Blutes allein verloren wird.

Den grössten Gehalt an festen Stoffen bietet das Gesammtblut im Falle VI dar, wo auf 1000^{g} Wasser $331 \cdot 09 + 10 \cdot 68 = 341 \cdot 77^{g}$ feste Substanzen kommen. Lassen wir das Geschlecht, das Alter u. s. f. bei Seite, so können wir sagen, dass dieser Fall das absolute Maximum darstellt. Durch entsprechende Berechnungen ist der Beweis leicht zu führen, dass „die Concentration des Blutes um 4·34 % gestiegen ist, dass das Wasser des Blutes 5·5 % und die Eiweissstoffe desselben 19·5 % an Gewicht verloren haben und dass endlich der Gehalt an anderen organischen Verbindungen sich um 78·4 % gehoben hat" (Tschirjew). Aus der Proportion $1341 \cdot 77 : 341 \cdot 77 = 100 : x$ entnehmen wir, dass der Gehalt an festen Substanzen dabei 25·47 % beträgt. Angesichts dessen, was über die äussere Beschaffenheit des Choleablutes berichtet wird, scheint dieser Procentwerth nicht auffällig gross zu sein; es ist Ihnen aber geläufig, dass das Auge uns keine genaue Auskunft über den Wassergehalt zu geben vermag.

Was die zweite Frage anbetrifft, so lehrt das Studium der Schmidt'schen Arbeit, dass bei der Choleratranssudation nicht allein das Blut, sondern der ganze Organismus Wasser verliert (Tschirjew). Uebrigens haben die chemischen Untersuchungen von Staedeler (1855) keine charakteristischen Veränderungen in den Organen entdeckt.

Neben den chemischen haben auch die morphologischen Untersuchungen recht Werthvolles zu Tage gefördert. Hayem beobachtete, dass im algiden Stadium die Zahl der rothen Blutkörperchen etwa um $1^{1}/_{2}$ Millionen pro 1^{cmm} vermehrt ist; ausserdem verändern sich die Dimensionen derselben u. d. m. Die weissen Blutkörperchen sind ebenfalls in ihrer Zahl gestiegen. Die Leistungsfähigkeit des Blutes leidet dadurch: schüttelt man defibrinirtes Blut eines Cholerakranken mit Luft auf, so röthet es sich weniger, als das Blut eines Gesunden. Der Kohlensäuregehalt des Blutes ist entweder gestiegen, oder (was öfter geschieht) tief gesunken (Hayem und Winter).

Die Eindickung des Blutes bleibt nicht ohne Einfluss auf die mechanischen Kreislaufsbedingungen, und zwar wegen der erhöhten Reibung. Oeffnet man eine Vene, so fliesst das Blut langsam und schwer. Bei Blosslegung der Gefässe bemerkte schon Dieffenbach (1831), dass selbst grosse Arterien zusammengefallen erscheinen; beim Anschneiden geben sie weniger Blut, als normalerweise. Die Ausgleichung der äusseren und inneren Körpertemperatur, die Sauerstoffzufuhr zu den Organen u. s. w. werden unvermeidlich gestört (vgl. Hoppe-Seyler).

Es unterliegt keinem Zweifel, dass im klinischen Bilde der Cholera die Eindickung des Blutes eine hervorragende Rolle spielt. Sie haben jedoch vernommen, dass die Blutveränderungen bei Cholerakranken sehr complicirt sind; es wäre ungerecht, den Wasserverlust überall in den Vordergrund zu stellen. Wie die Charakteristik der Hydraemie nicht durch die alleinige Zunahme des Wassergehaltes, so wird die Charakteristik der Eindickung nicht durch die alleinige Abnahme desselben erschöpft. Anbei sei erwähnt, dass auch die Reaction des Blutserums eine Veränderung erfährt: sie ist neutral oder sauer (Roux), niemals aber deutlich alkalisch (Hayem). Der Harnstoffgehalt des Blutes nimmt zu (O'Shaugnessy); es werden im letzteren auch Gallensäuren entdeckt (Pouchet). Die Menge der Extractivstoffe vermehrt sich (Hoppe-Seyler). Es verwundert uns daher nicht, dass die Grösse der Transsudation nicht immer in directer Beziehung zur Schwere der Erkrankung steht. Wiewohl die Verarmung des Blutes an Wasser zweifelsohne eine der gefährlichen Seiten der Krankheit präsentirt, dennoch sind die Transsudate bei den dem Tode Geweihten oft nicht grösser, als bei den Genesenden (Lebert). Nach Entdeckung der specifischen Ursache der Cholera durch R. Koch (*Spirillum s. Bacillus cholerae asiaticae*) und nach den Untersuchungen von Bouchard über die Choleratoxine muss diese Bemerkung für um so richtiger gelten. Ausserdem steht es fest, dass in Folge von Nierenerkrankung die Cholera sehr leicht durch Uraemie complicirt wird. Wie tief eingreifend die quantitativen und qualitativen Veränderungen des Blutes sein können, leuchtet demnach von selbst ein.

Welchen Einfluss die Eindickung des Blutes auf den Stoffumsatz, die Temperatur u. s. w. ausübt, ist nicht mit Sicherheit zu beantworten. Die Choleraeindickung des Blutes ist für derartige Untersuchungen wenig verwerthbar, da hier mehrere Factoren gleichzeitig im Spiele sind. Geeigneter sind die Fälle von Wassercarenz; leider stehen auch hier dem Forscher grosse Schwierigkeiten im Wege. Nach Mosler's Beobachtungen an Menschen soll der Stoffumsatz bei der Trockendiät sinken. Andererseits wird die Anwendung der SCHROTH'schen Cur nicht selten von Temperatursteigerung begleitet; diese Steigerung pflegt man darauf zurückzuführen, dass bei Abgabe von Wasser seitens der Gewebe abnorme Zerfallsvorgänge in letzteren wachgerufen werden (vgl. SAMUEL). Die weiteren Détails gehören in einen anderen Abschnitt unseres Cursus, und zwar in die Lehre vom Hungern.

Zum Schlusse dieser Skizze ist noch ein wichtiger Umstand in Rechnung zu nehmen, auf welchen der Vergleich des Blutes von Cholerakranken und von Personen, die an Albuminurie und Dysenterie leiden, hinweist. Rechnen wir die im Blute der Kranken beider Kategorien vorhandenen Quantitäten von Eiweissstoffen und Salzen auf 1000 Theile Wasser um, so bemerken wir, dass die Zusammensetzung des Blutes bei der Hydraemie von derjenigen bei der *Oligaemia sicca* sich hauptsächlich durch den Gehalt an organischen Bestandtheilen, resp. Eiweissstoffen unterscheidet, während der Gehalt an unorganischen Bestandtheilen, resp. Salzen in beiden Fällen nahezu gleich ist. Dieses ist einer anderen Thatsache, zu der wir noch später in der Pathologie des Lymphsystems zurückkehren werden, an die Seite zu stellen. Wir werden sehen, dass die pathologischen Transsudate gleiche Eigenschaften äussern: der Gehalt derselben an organischen Bestandtheilen ist viel grösseren Schwankungen unterworfen, als derjenige an unorganischen Substanzen.

Auf Grund dieser Daten und unter Berücksichtigung der physiologischen Verhältnisse stellt TSCHIRJEW zwei Sätze auf, welche das Verständniss der Veränderungen des Blutes bei der Albuminurie und Dysenterie einerseits und bei der Cholera andererseits erleichtern: „1) jede normale und pathologische Transsudation erfolgt im Organismus unter Vermittelung einer Salzlösung, welche auf 100 Gewichtseinheiten Wasser etwa 0·85 Theile anorganischer Verbindungen enthält: der Unterschied zwischen den einzelnen Transsudaten und alle Veränderungen der Blutzusammensetzung beruhen auf grösserer oder geringerer Beimischung von organischen Verbindungen, besonders von Eiweissstoffen, zu dieser Salzlösung; 2) die normale und pathologische Transsudation, wie energisch und anhaltend sie auch sein möge, bleibt beinahe ohne jeden Einfluss auf das Verhältniss des Wassers zu den darin gelösten anorganischen Verbindungen im Blute oder in den Transsudaten und sie kann nur das Verhältniss zwischen dieser Lösung und den übrigen Bestandtheilen der genannten Flüssigkeiten ändern.“

Demnach beruht das Wesen der Hydraemie auf erhöhtem, dasjenige der Eindickung auf herabgesetztem Gehalte dieser Salzlösung im Blute. Zu den erwähnten Hauptveränderungen gesellen sich die minder wichtigen Störungen, wodurch die betreffenden Bilder vielfach modificirt und die beiden uns interessirenden Zustände so verschieden gestaltet werden.

Vierzehnte Vorlesung.

Die pathologischen Veränderungen der rothen Blutkörperchen.

M. H.! Bei Besprechung der Vollblütigkeit und der Blutleere haben wir das Blut als Ganzes in Betracht gezogen und uns dabei überzeugt, dass sowohl die flüssigen, als auch die geformten Bestandtheile desselben pathologische Veränderungen eingehen. Doch nicht immer entwickeln sich die Störungen im Plasma des Blutes und in seinen Zellen *pari passu.* Wiewohl, allgemein gefasst, jede Aenderung im Blutplasma auf die Formelemente zurückwirken muss und umgekehrt, so ist dergleichen Wechselbeziehung nur in seltenen Fällen nachweisbar — theils in Folge von mangelhaften Vorkenntnissen, theils wegen unvollkommener Untersuchungsmethoden. Es versteht sich daher von selbst, dass man, um zur vollen Einsicht zu gelangen, die Störungen, welche sich speciell auf die Formelemente und auf die flüssigen Theile des Blutes beziehen, getrennt einer Betrachtung unterwerfen muss. Freilich sind auch hier keine scharfen Grenzen zu ziehen: so werden wir z. B. beim Studium der pathologischen Abweichungen in Hinsicht auf die Blutzellen mitunter genöthigt sein, das Plasma zu berühren; doch hat dies angesichts des soeben Angedeuteten nicht viel zu sagen. Statthaft ist es sogar zu behaupten, dass je mehr die Haemopathologie fortschreiten wird, um so nothwendiger wird es sich erweisen, die Veränderungen in den Blutkörperchen mit denjenigen in der Intercellularflüssigkeit, d. h. im Blutplasma, zu vergleichen.

Die heutige Vorlesung will ich der Aufzählung wesentlichster Daten widmen, die die allgemeine Pathologie des rothen Blutkörperchens, als morphologischen Hauptbestandtheiles des Blutes bei höheren Thieren und dem Menschen, betreffen. Bekanntlich sind umfangreiche Thiergruppen vorhanden, bei denen das Gefässsystem als solches fehlt, und welche der rothen Blutkörperchen ebenfalls entbehren (Einzelheiten darüber s. bei Halliburton); für die vergleichende Pathologie des Blutes ist die Zeit indessen noch nicht gekommen. Einstweilen lässt sich nur die Vermuthung aussprechen, dass die Ergründung pathologischer Veränderungen in der sog. Hydrolymphe und Hämolymphe der Wirbellosen wohl nicht wenig Klarheit in das Gebiet der Pathologie des Blutes bringen wird. Recht interessant erscheint die Frage nach der respiratorischen Function des Blutpigmentes, das an keine bestimmten Formelemente gebunden ist. In welchem Sinne auch immer diese Frage gelöst wird, es darf nicht bezweifelt werden, dass für das Blut höherstehender Thiere im Allgemeinen und des Menschen im Besonderen die rothen Blutkörperchen sowohl unter physiologischen, als auch pathologischen Bedingungen von hervorragender Bedeutung sind.

Was die Zahl, Grösse und Form der rothen Blutkörperchen anbelangt, so unterscheidet man folgende pathologische Zustände: die Vermehrung der Zahl rother Blutkörperchen in der Volumeinheit des Blutes (*Polycythaemia*); die Verminderung ihrer Zahl (*Oligocythaemia*); die Grössenzunahme des rothen Blutkörperchens (*Makrocythaemia*); die Grössenabnahme desselben (*Mikrocythaemia*); die unregelmässige Veränderung oder die Verstümmelung seiner Form (*Poikilocytosis*). In besonderen Paragraphen werden die Abweichungen, welche die Resistenz rother Blutkörperchen gegen äussere Einflüsse aufweist, und die Schwankungen im Haemoglobingehalte abgehandelt. Nachträglich haben wir zu zeigen, dass viele von diesen Zuständen sich miteinander verbinden und sehr zusammengesetzte Bilder liefern können, welche vor der Hand einer einfachen Erklärung spotten.

Indem wir die Polycythaemie und Oligocythaemie in Angriff nehmen, schicken wir zwei Bemerkungen voraus. Erstens beziehen sich alle unsere Erwägungen über die Veränderungen in der Zahl der rothen und weissen Blutkörperchen nicht auf die Gesammtmasse des Blutes, sondern nur auf eine bestimmte Volumeinheit desselben (gewöhnlich 1^{cmm}). Nicht selten übersieht man dies: die Begriffe von der Polycythaemie und Oligocythaemie werden mit den ganz heterogenen Begriffen von dem allgemeinen Reichthum oder der allgemeinen Armuth des Körpers an Blut, resp. Blutkörperchen zusammengeworfen. Da die Gesammtmasse des Blutes am Lebenden nicht genau bestimmbar ist, so steht es uns nicht an, die auf die Volumeinheit bezogenen Zahlen für den ganzen Organismus oder für das ganze Blut gelten zu lassen. Daraus z. B., dass pro 1^{cmm} Blut eine übermässig grosse Zahl von Erythrocyten festgestellt wird, folgt noch keineswegs, dass die Gesammtmenge rother Blutkörperchen der Norm gegenüber erhöht ist; es fehlt uns ja die Kenntniss davon, wie viel solche Cubikmillimeter im Gefässsystem enthalten sind.

Zweitens beachte man, dass die Race, das Lebensalter, Geschlecht, die Tages- und Jahreszeit, die Nahrungsaufnahme, Diät, das Klima, die verschiedenen physiologischen Zustände (Menstruation, Schwangerschaft, Säugung) u. s. w. nicht ohne Einfluss auf die Zahl der Erythrocyten in der Volumeinheit des Blutes sind (vgl. v. LIMBECK und WIERJUSCHSKY); manche Forscher behaupten ausserdem, dass in verschiedenen Abschnitten des Gefässsystems der relative Gehalt an Formelementen Schwankungen aufweist (vgl. übrigens REINERT). Es wäre ein grosser Fehler, würde man beim Studium der klinischen und experimentellen Daten diejenigen methodologischen Regeln vernachlässigen, die sich aus dem Gesagten ergeben.

Die künstliche Erzeugung von Polycythaemie ist mit keinen sonderlichen Schwierigkeiten verknüpft — wir brauchen uns nur an die Bluttransfusion und die künstlich angeregte Schweissabsonderung zu erinnern. Auch unter natürlichen Verhältnissen entsteht Polycythaemie gar nicht selten. Bei jedem erheblicheren Wasserverluste, der nicht rasch genug ersetzt wird, entwickelt sich Bluteindickung und die Zahl der Erythrocyten in der Volumeinheit nimmt zu. So fand HAYEM in einem Falle von Magendarmkatarrh, dass die Zahl rother Blutkörperchen von $4^1/_2$ Millionen auf 6 Millionen *pro* 1 ^{cmm} angestiegen war. Aehnliches berichtet SCHIFF über ein Kind (die Zahl der Erythrocyten wuchs bei ihm in Folge von Diarrhoe von 6 882 000 auf 8 044 000 an). Ferner sei der Fall von v. LIMBECK angeführt: bei einem Subjecte, das an atrophischer Lebercirrhose und hochgradiger Bauchwassersucht litt, konnte er in 1 ^{cmm} Blut 6 200 000 rothe Blutkörperchen constatiren. Am einfachsten wäre hier anzunehmen, dass die reichliche Transsudation die nächste Ursache für die Polycythaemie abgegeben hat. In solchen Fällen ist der Mechanismus der besagten Erscheinung nicht schwer zu enträthseln. Zweifelhafter sind die Beobachtungen, wo die Polycythaemie in keiner deutlichen Beziehung mit dem Wasserverluste des Blutes steht. Es drängt sich die Frage auf: kann die Neubildung der Erythrocyten an sich die Grenzen des Normalen überschreiten? In früheren Zeiten glaubte man, dass eben bei vollblütigen Individuen derartiges anzutreffen ist (ANDRAL, PIORRY); aus den früheren Besprechungen ist indessen bekannt, auf wie unsicherer Grundlage die Lehre von der *Plethora vera* fusst. Wir werden der Wahrheit viel näher kommen, wenn wir eingestehen, dass eine präcise Beantwortung der soeben aufgestellten Frage heutzutage unmöglich ist. Auch wird die Zahl der rothen Blutkörperchen, abgesehen von der veränderten Neubildung derselben, noch durch den Umfang ihres Zerfalls bestimmt. Demgemäss sind krankhafte Polycythaemien denkbar, welche als Resultat eines zeitweise verhinderten Zerfalls der Erythrocyten erscheinen.

Viel zahlreicher sind die Thatsachen, welche sich für die Lehre von der Oligocythaemie verwerthen lassen. Leider werden hier ebenfalls die willkürlichen Schlussfolgerungen nicht immer vermieden. Ohne die obigen Bemerkungen zu wiederholen, haben wir noch folgende Fehlerquellen zu berücksichtigen. Erstens spricht man häufig den Gedanken aus, dass die Zahlverminderung der Erythrocyten in der Volumeinheit des Blutes äusserst ungünstige Bedingungen für die Respiration schafft. Räumen wir selbst ein, dass die gegebene Oligocythaemie mit Verminderung der Blutmasse Hand in Hand geht, so kann man ohne specielle Untersuchungen nicht sagen, dass die Athmung dabei nothwendigerweise gestört wird. Der lehrreichen Befunde von Kandaratsky wurde bereits gedacht. Dies ist aber bei weitem nicht Alles: gegenwärtig wissen wir, dass das Haemoglobin recht verschiedene Mengen Sauerstoff zu binden vermag (Bohr); ferner ist nachgewiesen worden, dass kein zwingendes Verhältniss zwischen der chemischen und der mechanischen Seite des Respirationsvorganges besteht (A. Mosso). Wir ziehen daraus den Schluss, dass keineswegs in jedem Oligocythaemiefalle unzweideutige Veränderungen seitens der Athmung zu erwarten sind. Zweitens verstehen wir unter der Oligocythaemie nur eine numerische Abweichung von der Norm, ganz ebenso wie unter der Polycythaemie. Was mit den Dimensionen, der Form und der Zusammensetzung des rothen Blutkörperchens in genannten Zuständen geschieht, bleibt unberührt. Es ist indessen klar, dass die functionelle Bedeutung der rothen Blutkörperchen, sowohl die respiratorische, als auch jede andere, nicht allein an die Zahl derselben gebunden ist.

Um Oligocythaemie künstlich hervorzurufen, genügt, entweder das Blut zu verdünnen, oder die rothen Blutkörperchen der zerstörenden Wirkung gewisser Agentien preiszugeben, wobei das Blutplasma nach Möglichkeit vor Veränderungen zu schützen ist; natürlich kann selbst der Neubildungsprocess der Erythrocyten ungünstig beeinflusst werden, u. s. w. Einige Arten artificieller Oligocythaemie haben wir beiläufig in früheren Vorlesungen genannt.

Unter welchen Umständen entwickelt sich die spontane Oligocythaemie? Eine sorgfältige Gruppirung einschlägiger Beobachtungen finden wir bei v. Limbeck.

Erstens begegnen wir der Oligocythaemie bei Blutverlusten kraft des Umstandes, dass der Gewebssaft in die Gefässse eindringt und das Blut verdünnt; bei wiederholten Blutentziehungen tritt noch ein anderer Factor hinzu — die Blutbildung als solche wird mehr oder minder alterirt. Abgesehen von traumatischen Haemorrhagien müssen wir bei dieser Gelegenheit auf einige Parasiten hindeuten, die sich mit dem Blute ihres Wirthes ernähren (*Anchylostomum duodenale*, welches in Egypten, Brasilien und manchen Gegenden Europas vorkommt; *Distomum haematobium* [unlängst beschrieb WINOGRADOFF eine neue Art unter dem Namen *Distomum sibiricum*], u. s. w.). Es sei hervorgehoben, dass die Oligocythaemie sich bei Anwesenheit auch solcher Entozoen entwickelt, die das Blut ihres Wirthes direct nicht benutzen (z. B. *Bothriocephalus latus*) [LICHTHEIM]. Wahrscheinlich wirken unter solchen Bedingungen mehrere Momente ein: Entziehung des Nährmaterials, Dyspepsie, Intoxication mit den Lebensproducten der Parasiten und reflectorische Nerveneinflüsse (SCHAPIRO, MIZKUNER).

Zweitens — bei verschiedenen Formen mangelhafter Ernährung. Bei Untersuchung des Blutes von Proletariern, die auf schwere Arbeit und ärmlichen Lohn angewiesen sind, haben die Aerzte sehr oft hochgradige Oligocythaemie constatirt. Man braucht nur die Lebensweise zu ändern, damit die Blutzusammensetzung sich schnell, und zwar von Medicamenten unabhängig, verbessere. Aus den Beobachtungen STIERLIN's ist es gleichfalls bekannt, wie wohlthätig der Aufenthalt in Sommercolonien für die durch das Stadtleben erschöpften Kinder wird; die früher so geringe Zahl der Erythrocyten nimmt deutlich zu. Die allgemeine Gültigkeit des aufgestellten Satzes lässt sich also nicht bezweifeln. Immerhin halte ich für nützlich, noch einmal die Widerwärtigkeiten zu unterstreichen, mit denen die Haemopathologie zu kämpfen hat. Es handelt sich nämlich darum, dass der Zusammenhang zwischen Nahrungsmangel und Oligocythaemie gar nicht so einfach ist, als dies auf den ersten Blick erscheint. Zahlreiche Thierversuche zeigen, dass bei vollständiger Inanition die Menge der Blutkörperchen in 1 ^{cmm} eher anzusteigen, als zu sinken pflegt. Aehnliche Ergebnisse lieferten die interessanten Beobachtungen von SENATOR und LUCIANI an professionellen Fastern CETTI und SUCCI. Selbst die recht lange andauernde mangelhafte Ernährung hat im Versuche von v. HOESSLIN am Hunde keine sinnfällige Oligocythaemie hervorgerufen. Alles dies warnt uns vor einer unbedachten Beschuldigung der fehlerhaften Ernährung ohne Rücksichtnahme auf die anderen ungünstigen Einflüsse, an denen das Leben so reich ist.

Drittens wollen wir manche Vergiftungen, Intoxicationen, anführen. Schon mässige Gaben Arsenik sind fähig, leichte Grade von Oligocythaemie zu verursachen (CUTLER und BRADFORD, DELPEUCH, STIERLIN); arsenige Säure wird bei Vergiftungen in rothen Blutkörperchen, nicht aber im Serum angetroffen (NOTHNAGEL und ROSSBACH). Die Ansichten über die Wirkung des Quecksilbers in therapeutischen Dosen auf die Blutzusammensetzung sind widerspruchsvoll. Mehr Sicherheit bieten die Erfahrungen bezüglich der chronischen Bleivergiftung. So sinkt nach MALASSEZ beim Saturnismus die Zahl der Erythrocyten auf 3·7—2·2 Millionen, nach v. LIMBECK auf 3·4—2·8 Millionen. Wodurch eine solche Oligocythaemie bedingt wird, ist endgültig noch nicht festgestellt. Höchst wahrscheinlich greifen die Bleipräparate von zwei Seiten an, indem sie die Thätigkeit des Magen-Darmcanals stören und die Blutbildung beeinträchtigen. Von den sonstigen Giften seien noch Phosphor und Toluilendiamin genannt (vgl. v. LIMBECK und STADELMANN). Uebrigens sind die Ergebnisse beim Phosphor je nach der verabreichten Menge verschieden; bekanntlich wird der Phosphor in kleinen Dosen therapeutisch verwendet. Nicht ohne Einfluss ist auch die Thierspecies (TAUSSIG).

Viertens entwickelt sich Oligocythaemie bei Ansteckungen, Infectionen. In der allgemeinen Pathologie der Zelle haben wir die Veränderungen erörtert, welchen die rothen Blutkörperchen bei Malaria unterworfen sind (Melanaemie). In letzter Zeit häufen sich mehr und mehr Beobachtungen an, die zu Gunsten der Anwesenheit von Sporozoa im Blute bei dieser Krankheit sprechen (vgl. z. B. KOROLKO). Es ist nicht schwer einzusehen, warum es hier zur Oligocythaemie kommt. Minder klar ist der Mechanismus der Erscheinungen in anderen Fällen. Wie zahlreich die Angaben über die morphologischen Veränderungen des Blutes bei verschiedenen Infectionskrankheiten auch sind (ARNHEIM, BOECKMANN, ZAESLEIN, HALLA, HAYEM, TUMAS, PICK, PÉE; vgl. v. LIMBECK), so fehlt uns doch an Einsicht, wohin wir die Grundursachen zu verlegen haben. Als Beispiel mögen folgende Thatsachen dienen. Beim Pferde ist das normale Verhältniss der Blutkörperchen zum Plasma gleich 344:665; beim Rotz sinkt dieses Verhältniss auf 255:744 und beim Milzbrand auf 234:764 (vgl. SAMUEL). Die Sache ist kaum auf Temperaturerhöhung zu beziehen. Freilich ist diesem Factor, wie aus den Versuchen von OSTAPENKO ersichtlich, ein gewisser Antheil nicht abzusprechen; es ist indessen plausibel, dass den Lebensproducten der Bakterien keine geringere Bedeutung zukommt.

Fünftens haben wir die Geschwülste, ganz besonders aber die bösartigen, zu erwähnen, welche die Ausbildung von Kachexien bedingen. Die Aetiologie der Neubildungen — z. B. der Carcinome — ist zur Zeit weniger abgeschlossen, als je zumal. Ich hatte schon Gelegenheit, diesen Gegenstand an einer anderen Stelle zu besprechen; ich möchte demnach nur betonen, dass in den letzten zwei Jahren die parasitäre Aetiologie der Neoplasmen neue Fortschritte gemacht hat. Selbst bei grösster Zurückhaltung können wir uns des Gedankens nicht erwehren, dass z. B. manche in den Krebszellen vorhandene Gebilde Sporozoa sind (es sei unter Anderem an die Arbeiten von KOSIŃSKI und STEINHAUS erinnert); Einige glauben sogar, dass die Frage im Wesentlichen als gelöst zu betrachten ist (W. W. PODWYSSOZKI, SAWTSCHENKO, SUDAKEWITSCH). Angesichts dessen ist es erlaubt, die Oligocythaemien von besagter Kategorie mit den bei Infectionskrankheiten beobachteten in eine Reihe zu stellen. Allerdings wird dabei die Bedeutung solcher Momente nicht ausgeschlossen, wie Blutungen (beim ulcerösen Zerfall der Neubildungen), Verdauungsstörungen (wo die Geschwülste sich im Magendarmcanal entwickeln) und ungünstige Beeinflussung der Blutbildung (bei Localisation der Geschwülste z. B. in Lymphdrüsen).

Sechstens kennzeichnet die Oligocythaemie gewisse „Blutkrankheiten." Hierher ist die Bleichsucht (*Chlorosis*) zu zählen (bei welcher übrigens die Oligocythaemie fehlen kann), die bösartige Blutarmuth (*Anaemia perniciosa*) u. s. w. Wir geben diesen Erkrankungen den Namen Blutkrankheiten nur deshalb, weil wir in der Mehrzahl der Fälle ausser Stande sind, über die nächsten und äusseren Krankheitserscheinungen zu dringen. In der That haben weder die Klinik, noch die experimentelle Pathologie definitiv die Frage zu lösen vermocht, ob es primäre und spontane Krankheiten des Blutes giebt, und wenn ja, worauf die Aetiologie und die Grundcharakteristik derselben beruhen. Dass die sog. Blutkrankheiten sich in sehr naher Beziehung mit dem Allgemeinzustande des Organismus befinden, wird wohl von Niemandem bezweifelt: wem ist es z. B. nicht geläufig, wie oft die Bleichsucht sich der Pubertät anschliesst, in welcher der Organismus tiefgehende Veränderungen mannigfacher Art durchzumachen hat? Auf ähnliche Thatsachen muss beim Studium auch anderer Erkrankungen dieser Kategorie hingewiesen werden. Es nimmt daher kein Wunder, wenn es misslingt, sich in der Verkettung der Erscheinungen zurechtzufinden. Meinerseits bin ich der Ansicht, dass selbständige Blutkrankheiten möglich sind: das Blutgewebe erkrankt als solches, wiewohl seine *Matrix* (d. h. die Gesammtheit der blutbildenden Organe) intact bleibt; hieraus folgt aber nicht, dass die Veränderungen, welche gerade bei den obengenannten Erkrankungen zur Wahrnehmung gelangen, ausreichend wären, um diesen Satz zu begründen. Zu den Krankheiten des Blutes dürfte Alles dies gerechnet werden, was von der Invasion der Parasiten ins Blut, resp. in die Formelemente desselben abhängig ist. Es existiren zweifellos noch andere pathogene Einflüsse, welche das Blut unmittelbar angreifen und erst indirect auf seine Matrix und auf andere Körpertheile wirken.

Die Chlorose beschränkt sich nicht auf Oligocythaemie allein; nachträglich werde ich Ihre Aufmerksamkeit darauf lenken, in welcher Weise sich dabei der Haemoglobingehalt verändert. Gleiches ist über perniciöse Anaemie zu sagen, die sich durch äusserst mannigfaltige Veränderungen auszeichnet (Biermer, Immermann, Hunter u. A.). Ohne in das Gebiet der Klinik und der pathologischen Anatomie einzuschreiten, will ich hervorheben, dass man bei *Anaemia perniciosa* neben der Zahlverminderung der rothen Blutkörperchen pro 1 ^{cmm} noch ungebührlich hohen Haemoglobingehalt (Laache, Kahler), regellose Formveränderungen (Quincke), erhebliche Grösseschwankungen (Gram, Ehrlich, Hayem u. A.) und veränderte Widerstandsfähigkeit derselben vorfand (vgl. A. Gilbert). Dass sowohl die weissen Blutkörperchen, als auch das Plasma sich an der Erkrankung betheiligen, braucht in dieser Vorlesung nicht näher erörtert zu werden.

Einige Hoffnung auf weitere Fortschritte in der Lehre von den „Blutkrankheiten" geben uns die Untersuchungen von Bernheim, Frankenhäuser, Petrone, Henrot u. A., welche bei perniciöser Anaemie im Blute Bakterien nachgewiesen haben; es ist nur zu bedauern, dass die Meinungen der Forscher so weit auseinander gehen. Ebenfalls nicht ohne Belang sind die Versuche von Silbermann, nach dessen Ansicht bei Vergiftung der Thiere mit Pyrogallol ein Bild erhalten wird, das der perniciösen Anaemie sehr ähnlich ist (vgl. ferner Wiltschur). Gelingt es uns der experimentellen Forschung die Bahn zu eröffnen, so wird die Haemopathologie der Nothwendigkeit enthoben werden, dieses wichtige Kapitel fast ausschliesslich auf klinische Beobachtungen zu stützen.

Welche Grade die Oligocythaemie erreichen kann, ohne das Leben unmittelbar zu gefährden, ist noch nicht genügend ergründet. In Anbetracht dessen, dass man bei Beurtheilung der Oligocythaemie von der Gesammtmenge des Blutes abstrahirt, ist der Schluss gestattet, dass diese verhängnissvollen Grade in verschiedenen Fällen sehr variabel sein müssen. Nach v. Limbeck wird die Verarmung des Blutes an rothen Blutkörperchen mitunter ausserordentlich gross — man findet z. B. 320 000—280 000 Erythrocyten pro 1 ^{cmm}.

Dem zu Beginn der Vorlesung aufgezeichneten Plane gemäss haben wir nunmehr die Makro-, Mikro- und Poikilocythaemie abzuhandeln.

Das rothe Blutkörperchen zählt beim gesunden Menschen etwa 7·7 μ im Durchmesser. Man stösst freilich bald auf grössere, bald auf kleinere Elemente. Nach HAYEM übersteigt aber die Zahl der Erythrocyten, welche von der normalen Grösse stark abweichen, nicht $^1/_5$ der Gesammtmenge derselben. Hinsichtlich der Form werden die rothen Blutkörperchen beim Menschen mit biconcaven Linsen, deren Ränder abgerundet sind, verglichen.

Bei anderen Säugern, resp. bei anderen Thieren überhaupt, ist sowohl die Grösse, als auch die Form der rothen Blutkörperchen eine abweichende. Wie verschieden die Grösse ist, ersehen wir am besten aus dem Vergleiche der menschlichen Erythrocyten mit den Erythrocyten von *Amphiuma tridactylum* und *Moschus javanicus*: die Erythrocyten des ersteren sind etwa zehnmal grösser als beim Menschen, diejenigen des zweiten — nahezu 40 Mal kleiner.

Auf Grund der Messungen, die an rothen Blutkörperchen von über 500 Wirbelthierarten ausgeführt wurden, gelangte man zum Schlusse, dass die rothen Blutkörperchen um so winziger sind, je höher, resp. je vollkommener der Organismus und je grösser sein Athmungsbedürfniss ist. Dieser Satz ist bloss in seiner allgemeinsten Form richtig; es wäre widersinnig zu behaupten, dass die Organisation z. B. des Moschusthieres diejenige des Menschen übertrifft (vgl. N. KOWALEWSKY).

Die Geschlechts- und Altersunterschiede (abgesehen von den Neugeborenen) sind nicht scharf ausgeprägt; ebenso zeigen sich die Einflüsse der Race, des Klima u. s. w. als unbedeutend (vgl. übrigens GRAM).

Unter pathologischen Verhältnissen wächst der Durchmesser des rothen Blutkörperchens bis auf $9^1/_2$, 12, 14, ja selbst bis auf 16 μ an (HAYEM). Natürlich darf man von Makrocythaemie selbst in Fällen reden, wo der Durchmesser das Maximum nicht erreicht und wo nur der relative Gehalt der mittelgrossen Erythrocyten gegenüber der Norm zugenommen hat. Nach HAYEM enthält das normale Blut die grossen (8·5 μ), die mittelgrossen (7.5 μ) und die kleinen (6·5 μ) Erythrocyten im folgenden Verhältnisse — 12·5 : 75 : 12·5. Zählen wir dementsprechend nicht 12·5 % grosser Erythrocyten, sondern mehr, so liegt eine Art von Makrocythaemie vor.

Makrocythaemie beobachten wir bei *Anaemia perniciosa*, bei Bleivergiftung (MALASSEZ), bei schweren Malariaformen, bei acuten Oligaemien, bei Blutverlusten u. s. w. Es verdient ausserdem die von W. MANASSEIN aufgedeckte Thatsache erwähnt zu werden: der Durchmesser des rothen

Blutkörperchens vergrössert sich bei Einwirkung von Sauerstoff, Blausäure, Alkohol und Chinin. Offenbar existirt eine ganze Reihe von Stoffen, die befähigt sind, binnen kurzer Zeit die Dimensionen der Erythrocyten zu verändern. Mit anderen Worten, nicht ein jeder Fall von Makrocythaemie kann als Beleg für tiefgreifende Störungen in der Blutbereitung, d. h. in der Neubildung und Reifung rother Blutkörperchen, dienen. Wahrscheinlich ist es, dass die Ursache der Makrocythaemie oft genug in abnormer Zusammensetzung des Plasmas und in allerhand vorübergehenden Störungen zu suchen ist.

Auch in entgegengesetzter Richtung variirt der Durchmesser rother Blutkörperchen unter pathologischen Bedingungen — wir haben also bald mit pathologischer Makrocythaemie, bald mit pathologischer Mikrocythaemie zu rechnen. Diese Zustände schliessen aber keineswegs einander aus — wenigstens sie schliessen sich nicht absolut aus (Hayem). Bei einer und derselben Krankheit, in einer und derselben Blutportion, können neben den Makrocyten die Mikrocyten angetroffen werden. Selbstverständlich ist darauf Obacht zu geben, welche Gebilde prävaliren.

Die Mikrocythaemie diagnosticirt man dann, wenn die relative Menge kleiner Erythrocyten über die Norm hinaus erhöht ist und wenn äusserst kleine Elemente vorhanden sind (Hayem's *„Globules nains“*). Dieselbe kommt zur Beobachtung bei Septicaemie, beim Hungern, bei Steigerung der Körpertemperatur (Fieberzustände), bei Einwirkung der Kohlensäure und des Morphiums auf das Blut (W. Manassein u. A.). Eine grosse Anzahl von Mikrocyten sieht man im Blute nach Verbrennungen (beiläufig sei bemerkt, dass bei letzteren ein eigenartiges Ptomain von Kianitzin im Blute, in den Organen und im Harne entdeckt wurde), bei schweren klinischen Formen von Anaemie, bei manchen Leberkrankheiten u. s. w. (Masius und Vanlair). Nach Aderlässen und Blutungen constatirt man gleichfalls das Auftreten von Mikrocyten (Rindfleisch; vgl. indessen W. Manassein). Nicht selten unterscheiden sich die Mikrocyten von normalen rothen Blutkörperchen durch ihre Form — wir haben vor uns sphärische im Durchmesser 2—3 μ messende Gebilde ohne jegliche Impressionen; die Haemoglobinfarbe tritt dabei sehr deutlich hervor. Solche kugelförmige Mikrocyten sind von vielen Autoren beschrieben worden (vgl. Gabritschewsky).

Was die Entstehungsbedingungen der Makrocyten und Mikrocyten anbetrifft, so sind die Ansichten der Forscher noch ziemlich widersprechend. Es ist nicht zu bestreiten, dass in einer Reihe von Fällen die Sache auf fehlerhafte Anfertigung mikroskopischer Präparate ausläuft (GRAEBER); man thäte indessen unrecht, wollte man Alles damit erklären. Selbst bei peinlichster Beobachtung histologischer Regeln werden die Makrocyten und Mikrocyten nicht vermisst. Zu den bezüglichen Voruntersuchungen eignet sich am besten das Blut kaltblütiger Thiere, z. B. des Frosches: bei combinirter Färbung der mit Sublimat behandelten Präparate finden wir Musterexemplare von Erythrocyten in verschiedener Form und Grösse (GARLIŃSKI). Man muss also annehmen, dass die besagten Abweichungen auf intravitale Vorgänge, keineswegs aber auf künstliche Production zu beziehen sind. Leicht denkbar ist es, dass die Schwankungen in der Grösse der Erythrocyten theils mit ihrem Lebensalter und Wachsthum, theils mit veränderten Imbibitionsbedingungen, theils mit ihrer Knospung (MALASSEZ) u. s. w. zusammenhängen. Welchem dieser Factoren die bestimmende Rolle im einzelnen Falle zukommt, ist meistentheils nicht zu entscheiden. Damit haben wir uns einstweilen zufrieden zu stellen, ohne uns von verschiedenen illusorischen Erklärungen hinreissen zu lassen.

MALASSEZ vertrat den Standpunkt, dass je nach dem Ueberwiegen der Mikrocyten oder der Makrocyten die anaemischen Zustände in zwei Gruppen getheilt werden können. Zur ersteren zählt er die sog. symptomatischen Anaemien, die sich den schweren, erschöpfenden Erkrankungen anschliessen, zur zweiten — die Chlorose und diejenige Anaemie, welche zum klinischen Bilde der Bleivergiftung gehört. In der ersten Gruppe sollen die Mikrocyten, in der zweiten — die Makrocyten überhand nehmen. Später gelangte man zur Einsicht, dass solche Eintheilung nur relative Bedeutung hat und dass MALASSEZ in seinen Verallgemeinerungen zu weit gegangen ist (HAYEM). „Die Riesenerythrocyten (*Globules géants*) und die Zwergerythrocyten (*Globules nains*) sind für keine bestimmte Art Blutarmuth pathognomonisch" — dies ist der allgemeine Schluss, welchen vor kurzem GILBERT, dem Beispiele HAYEM's folgend, formulirt hat.

Bei Poikilocytose (*ποικίλος*, mannigfaltig, verschiedenartig) erreicht die pathologische Formveränderung rother Blutkörperchen noch höhere Grade, als bei Mikrocythaemie. Die rothen Körperchen erscheinen dabei bald birnförmig, bald polyëdrisch, bald biscuitförmig, bald nierenähnlich, bald geschwänzt u. d. m. (HAYEM beharrt darauf, dass bei Poikilocytose die Blutkörperchen ihre Biconcavität wahren); die Grösse derselben verändert sich demgemäss auf allermannigfachste Weise. Angesichts dessen ist es begreiflich, warum der von QUINCKE vorgeschlagene Terminus *Poikilocytosis* sich so eingebürgert hat (eine andere Bezeichnung *Schistocytosis* ist von EHRLICH empfohlen worden). Die ersten

Nachrichten über tiefe und regellose Verunstaltung der Erythrocyten stammen von Damon und Friedreich; später wurden die Poikilocyten bei den anämischen Zuständen recht häufig gesehen (Rommelaere, Quincke, Bradbury, Osler, Gardner, Finny, Mitchinson, Eisenlohr, Eichhorst, Heuck, Laache, Gram, Graeber, Koliński u. A.; vgl. v. Limbeck). Am schärfsten ausgeprägt ist die Poikilocytose bei perniciöser Anaemie, bei Leukaemie, Chlorose, Krebskachexie und Amyloid-Degeneration. Nach Quincke besitzen die Poikilocyten bei *Anaemia perniciosa* sogar einen diagnostischen Werth. Im gewissen Sinne ist dies richtig; doch vergesse man nicht, dass nach Aussage einiger Forscher die Krankheit ohne Poikilocytose verlaufen kann (v. Jaksch; vgl. Wierjuschsky).

Auf welche Weise entstehen die Poikilocyten? Es ist zunächst möglich, dass die unregelmässigen und überaus mannigfaltigen Verunstaltungen der Erythrocyten mit den Veränderungen ihrer Elasticität einhergehen. Wir wissen, dass *normaliter* die rothen Blutkörperchen eine relativ vollkommene Elasticität äussern. Auf allerlei mechanische Einwirkungen antworten dieselben mit Formveränderungen; hören nun diese Einwirkungen auf, so gewinnen die Erythrocyten ihre ursprüngliche Gestalt. Anderes findet statt, wenn die Elasticität in Abnahme begriffen ist. Berücksichtigen wir, dass im strömenden Blute die rothen Blutkörperchen fortwährenden Insulten ausgesetzt sind, so liegt es auf der Hand, dass bei verringerter Elasticität Poikilocytose auftreten muss. Dann haben wir der Bewegungsfähigkeit der Erythrocyten zu gedenken. In der That wurde die träge Contraction ihres Protoplasmas nicht selten beobachtet (vgl. v. Jaksch). Diesen Bewegungen fehlt aber derjenige Charakter, welchen die lebenden mobilen Elemente zur Schau tragen (Browicz). Im Allgemeinen machen die Poikilocyten den Eindruck von Gebilden, die bestimmt sind, zu Grunde zu gehen, sich also im Zustande der Degeneration und des Absterbens befinden (Maragliano).

Wie veränderlich die Widerstandsfähigkeit der rothen Blutkörperchen ist, haben wir gelegentlich in der zwölften Vorlesung verzeichnet. In letzterer Zeit hat dieses Thema wiederholt die Aufmerksamkeit auf sich gezogen. Landois, Hamburger, Laker, Maragliano, v. Limbeck u. A. lieferten eine Reihe diesbezüglicher methodologischer Hinweise, die zum Theile auch in der Klinik Verwerthung gefunden haben. Man hat längst die Beobachtung gemacht, dass bei Versetzung des Blutes mit destillirtem Wasser der Blutfarbstoff aus den Erythrocyten heraustritt; benutzt man anstatt des destillirten Wassers eine Salzlösung von bestimmter Concentration, so bleibt diese

Erscheinung aus. Die Bestimmung der Widerstandsfähigkeit der Blutkörperchen beruht auf Ermittelung derjenigen Concentration, bei welcher sich das Haemoglobin aus dem Stroma der Erythrocyten zu befreien anfängt. Je geringer diese Concentration, um so grösser ist die Resistenz des Blutkörperchens gegenüber dem Wasser. Nicht überflüssig ist zu bemerken, dass die verschiedenen Salze sich dabei different verhalten; bei vergleichenden Untersuchungen müssen daher Lösungen gleichnamiger Salze angewandt werden. Auch ist das Verhalten der gegebenen Lösung zu den rothen Blutkörperchen bei verschiedenen Thierarten kein gleiches. In Laboratorien, wo über nicht allzugeringe Quantitäten Blut verfügt werden kann, bietet die Methode von Hamburger die grössten Vortheile; den Zwecken der Klinik leistet am meisten Genüge die Modification von v. Limbeck. Selbstverständlich lässt sich die Widerstandsfähigkeit der Erythrocyten auch mit Bezug auf andere Agentien prüfen; leider hat die entsprechende Methodik die erwünschte Vollkommenheit noch nicht erlangt.

In pathologischen Zuständen schwankt die Widerstandsfähigkeit der Erythrocyten innerhalb ziemlich breiter Grenzen, indem sie sich sowohl in der Richtung des *Plus*, als auch in derjenigen des *Minus* ändert. Uebrigens verhalten sich selbst die einem und demselben Blute zugehörenden rothen Blutkörperchen dabei nicht identisch. Nach den Beobachtungen von M. Janowsky wächst die Zahl der widerstandsfähigeren Erythrocyten bei manchen Fieberkrankheiten an, um in der Convalescenzperiode zu sinken. Nach Maragliano werden die Erythrocyten bei Syphilis, Tuberculose und Lebercirrhose weniger resistent; Silbermann hat gefunden, dass auch nach Verbrennungen die Resistenz sich vermindert. Das Gegentheil geschieht nach v. Limbeck bei der Gelbsucht. Diese paradoxe Erscheinung haben wir so zu deuten, dass alle geschwächten resp. senilen Erythrocyten eingehen und zur Untersuchung nur die unversehrt gebliebenen resp. die dauerhafteren Elemente gelangen. Diese Beispiele genügen, um die einschlägigen Untersuchungen nach Gebühr zu würdigen.

Jetzt sollen die Thatsachen folgen, welche sich auf den Haemoglobingehalt und auf die Färbekraft des Blutes beziehen.

Bekanntlich gehört das Haemoglobin zu den complicirtesten organischen Verbindungen; einige Forscher sind der Meinung, dass in einem Molecül desselben wenigstens 700 Atome Wasserstoff enthalten sind. Als Oxyhaemoglobin tritt es in der Rolle eines Oxyds auf; als reducirtes Haemoglobin — in derjenigen eines Oxyduls. Sein typischer Bestandtheil ist das Eisen; mit dem Schwefel zusammen verleiht das Eisen dem Haemoglobin die Fähigkeit, Sauerstoffträger im Körper zu sein. Aus Analysen BUNGE's ersieht man, dass die Menge des Eisens im thierischen Organismus keine so geringe ist. Durch Einäschern ganzer Thiere hat er festgestellt, dass auf 1 kg Körpergewicht eines jungen Kaninchens 0·044 g Eisen entfallen, auf dieselbe Körpergewichtseinheit bei einer jungen Katze 0·047 g und bei einem jungen Hunde — 0·075 g. Durchschnittlich nimmt man an, dass beim Menschen von 70 kg Körpergewicht die Gesammtmenge des Eisens sich auf 3·1—5·2 g beläuft. Der grösste Theil dieses Eisens, nämlich 2·4—2·7 g, gehört dem Haemoglobin an; eine nicht unbeträchtliche Quantität des Eisens ist demnach ausserhalb des Blutes zu suchen. Wir sind mit dem Schicksale des Eisens im Blute und mit den inneren Beziehungen verschiedener Organe und Gewebe noch zu wenig vertraut. Man ist indessen berechtigt zu glauben, dass die Organe und Gewebe ihre Bestandtheile gegenseitig auszutauschen vermögen. Warum sollte es denn nicht zugelassen werden, dass z. B. die Verarmung des Blutes an Eisen von Retention desselben in anderen Körpertheilen abhängt und nicht von primärer Störung in der Blutbildung selbst, oder von ungenügender Zufuhr von Eisen in den Körper? Dies ist freilich nur die eine von vielen Möglichkeiten; doch halte ich für angezeigt, Sie auf diesen Punkt aufmerksam zu machen, um Sie vor einseitiger Beurtheilung der Dinge zu warnen.

Es wäre höchst wichtig, zu erfahren, auf welchem Wege das Haemoglobin im Körper gebildet wird (die Frage nach der Zeit des ersten Auftretens von Haemoglobin bei Hühnerembryonen hat unlängst SMIECHOWSKI bearbeitet). Weiter unten werden wir die Zustände namhaft machen, in denen das Blut hämoglobinarm erscheint. Mit dergleichen Fällen hat der Arzt gegenwärtig vielleicht öfter zu thun, als je zuvor. Nicht umsonst klagt KRAFFT-EBING, dass unser eisernes Zeitalter über eine Menge von Menschen verfügt, in deren Blute die nothwendige Quantität Eisen fehlt. Zur richtigen Beurtheilung dieser Eigenthümlichkeit unseres Säculums ist die Lösung der soeben hervorgehobenen Frage absolut nothwendig. Sehen wir von den zahlreichen Widersprüchen ab, so liegt die Vermuthung am nächsten, dass das Haemoglobin aus besonderen eisenhaltigen organischen Verbindungen entsteht, die mit der Nahrung in den Körper gelangen. Von diesem Gesichtspunkte aus bieten die Untersuchungen BUNGE's über den Eidotter und die Milch grosses Interesse. Aus dem Eidotter glückte es ihm ein eisenhaltiges Nuclein ($C = 42·11$; $H = 6·08$; $N = 14·73$; $S = 0·55$; $P = 5·19$; $Fe = 0·29$; $O = 31·05$), das sog. Haematogen zu isoliren, das als Vorstufe des Haemoglobins angesehen werden darf. Ob das Eisen in Form einfacher anorganischer Verbindungen vom Körper verwerthet wird, ist noch zweifelhaft; jedenfalls sprechen viele Thatsachen gegen die Assimilirbarkeit solcher Verbindungen (vgl. KUNKEL, KUMBERG, BUSCH, STENDER, SCHMUL, ANSELM u. A.).

In Betreff der Pathologie des Haemoglobins ist vor Allem zu bemerken, dass sein Gehalt im Blute bei verschiedenen Oligocythaemien geringer wird. Doch nicht immer halten die Zahlverminderung der rothen Blutkörperchen pro 1 ^{cmm} und die Haemoglobinabnahme gleichen Schritt; die rothen Blutkörperchen weisen keineswegs constante Zusammensetzung auf und es ist daher nicht immer gestattet, aus der Haemoglobinmenge über die Erythrocytenzahl zu urtheilen (OCHREMOWSKY). Auch unter normalen Bedingungen entwickeln sich die Veränderungen in der Erythrocytenzahl und in dem Haemoglobingehalte, wie sie z. B. beim Uebergange aus einem Lebensalter ins andere beobachtet werden, nicht vollkommen parallel (vgl. die Zusammenstellungen bei TSCHIRJEW). Am meisten studirt wurde das Absinken des Procentgehaltes des Haemoglobins, die sog. *Oligochromaemia*, bei Bleichsucht oder Chlorose (WELCKER, DUNCAN, SOERENSEN, MALASSEZ, GRAM, MORIEZ, LAACHE, ENGELSEN, HAYEM, MAUCHER, GRAEBER, DOWD, v. LIMBECK, BARBACCI, DWUKRAJEW, REINERT, SADLER u. A.). In der Regel haben wir bei der Bleichsucht sowohl mit Oligocythaemie, also auch mit Oligochromaemie zu rechnen. Es sind indessen Fälle bekannt, in welchen die Oligochromaemie bei weitem die Oligocythaemie übertrifft; die letztere kann mitunter gänzlich fehlen. Gewisse Hinweise in diesem Sinne finden wir schon in den Beobachtungen von DUNCAN, wiewohl denselben manche Ungenauigkeit anhaftet. Nachträglich wurden viel strengere Beweise dafür erbracht, dass bei Chlorose jedes Körperchen hämoglobinarm resp. chlorotisch zu werden vermag. Wir wollen uns nur auf die Fälle von HAYEM berufen. Derselbe zählte z. B. 5 352 000 Erythrocyten in 1 ^{cmm} dort, wo man, nach dem Haemoglobingehalte zu schätzen, etwa $2^1/_2$ Millionen erwarten sollte. Wie mannigfaltig die Fälle von Chlorose im Sinne der Oligocythaemie sind, ist ferner den Untersuchungen von REINERT zu entnehmen. Theils aus der Literatur, theils aus eigener Erfahrung hat er 247 Fälle von Chlorose gesammelt. Es zeigte sich, dass in 99 Fällen der Gehalt an Erythrocyten in 1 ^{cmm} 4 Millionen und mehr betrug, in 148 aber derselbe niedriger war. Im Allgemeinen ist bei Chlorose die Incongruenz zwischen der Zahl der rothen Blutkörperchen und dem Haemoglobingehalte zu Ungunsten des letzteren deutlicher ausgesprochen, als bei anderen Zuständen der sog. Blutarmuth. Bei schwerer Bleichsucht vermissen wir im Blute annähernd $^3/_4$ der normalen Haemoglobinmenge.

Die absolute Zahl der weissen Blutkörperchen in der Raumeinheit bleibt bei Chlorose entweder unverändert (Hayem, Graeber) oder erfährt sogar eine Vermehrung (Leichtenstern, Stifler, Sörensen, Reinert). Die Zahl der Blutplättchen scheint in ungünstig ablaufenden Fällen anzuwachsen (v. Limbeck); übrigens wird dasselbe auch bei sonstigen Anaemien, die eine hohe Entwickelungsstufe erreicht haben, wahrgenommen. Was die anderen Alterationen der Blutzusammensetzung anbetrifft, so werden wir sie angesichts ihrer untergeordneten Bedeutung für allgemeine Pathologie bei Seite lassen (die neuesten Angaben vgl. bei R. Muir).

Die Ursachen der chlorotischen Blutveränderung sind ebenso räthselhaft, wie die Ursachen der Chlorose selbst. Diese Krankheit ist schon seit lange bekannt (allerdings wurde die Chlorose, als solche, erst im Jahre 1620 aus der Reihe anderer ähnlichen Leiden von J. Varandal ausgeschieden [A. Gilbert]). Man darf aber nicht sagen, dass in der Erklärung ihres Wesens grosse Fortschritte gethan wurden. Worauf hat man denn die Chlorose nicht bezogen? Es wurde bald die Genitalssphäre verantwortlich gemacht (Geschlechtsreife bei Mädchen), bald das Nervensystem (*Phthisis nervosa* Morton's; Trousseau, S. P. Botkin u. A.), bald der Verdauungsapparat, bald die angiocardiale Hypoplasie (R. Virchow), bald die innere Blutung (Hösslin) u. s. w. Alle diese Beschuldigungen, die als Resultat einer einseitigen oder übertriebenen Beurtheilung einzelner klinischer Facta erscheinen, lösten sich gegenseitig mit grösster Leichtigkeit ab, da sie in überwiegender Mehrzahl der Fälle nur oberflächlich diese Thatsachen streiften und Niemanden gänzlich befriedigten. Eine wissenschaftliche Bedeutung ist den obigen Hypothesen freilich nicht abzusprechen — sie haben die Wissbegierde angefacht und die Forscher nach verschiedenen Richtungen hin angespornt. Immerhin muss zugegeben werden, dass die Chlorose ihrem experimentellen Erforscher noch entgegensieht, welcher von der klinischen Beobachtung zum Versuche übergehend sich des Mechanismus der Erscheinungen bemächtigen wird.

Wiewohl wir noch weit davon entfernt sind, Chlorose künstlich hervorzurufen, so besitzen wir nichtsdestoweniger Stoffe, durch welche das Haemoglobin des Blutes angegriffen wird (hierher gehören CO und NO, die mit Haemoglobin in Verbindung treten; andererseits verfügen wir über eine Reihe von Substanzen, die zur Bildung von Methaemoglobin führen). Ausserdem gewinnt man immer mehr und mehr Einsicht in die Blutveränderungen bei verhältnissmässig einfachen und nicht complicirten pathologischen Zuständen, die künstlich erzeugt werden können, wie z. B. bei vollständiger Inanition, beim Fieber nach Einspritzung faulender Stoffe u. s. w. Durch operative Entfernung mancher Organe (etwa der Milz) wird nach und nach Einblick in die nächsten Bedingungen der Blutbildung verschafft. Die sorgfältige morphologische Untersuchung, welche alle Erwerbnisse derzeitiger histologischer Technik benutzt, entdeckt fortwährend neue Beziehungen zwischen einzelnen Arten der Blutzellen. All' dieses und vieles Andere erlaubt zu hoffen, dass die künstliche Reproduction der Bleichsucht nicht mehr lange auf sich warten lassen wird.

Dem verminderten Haemoglobingehalte begegnen wir weiter bei perniciöser Anaemie. Es liegen hier der Chlorose entgegengesetzte Verhältnisse vor: die Haemoglobinabnahme ist weniger bedeutend, als die Abnahme der Erythrocyten in der Raumeinheit (vgl. Wierjuschsky). Doch steht die Sache nicht immer so: unlängst beschrieb C. Sadler vier Fälle von *Anaemia perniciosa,* wo sich die beiden Werthe parallel veränderten. Aus Früherem wissen wir ebenfalls, dass das Blut der mit perniciöser Anaemie Behafteten noch viele andere Abweichungen von der Norm darbietet. Man behauptet z. B., dass an der Störung sowohl die Leukocyten (ihre Zahl sinkt oder steigt; letzteres hat Litten als vorübergehende Erscheinung in zwei Fällen beobachtet), als auch die Blutplättchen (die Zahl derselben vermindert sich [Hayem]) theilnehmen. Die Gerinnungsfähigkeit erscheint bei *Anaemia perniciosa* gesunken im Gegensatz dazu, was gewöhnlich bei Chlorose angetroffen wird.

Aller dieser Thatsachen ungeachtet ist es ungemein schwer, über die Aetiologie der *Anaemia perniciosa* ins Klare zu kommen. Dem Gesagten wollen wir bloss hinzufügen, dass man die Zeichen eines tiefgreifenden Zerfalls bei dieser Krankheit nicht allein im Blute, sondern auch in anderen Geweben gesehen hat. Bereits Quincke machte darauf aufmerksam, dass in der Leber, der Milz und den Nieren entsprechender Kranker eine Ablagerung von Eisen (*Siderosis*) statfindet, was für den Zerfall der Erythrocyten sprechen würde. Auf gleiche Weise deutet man den Pigmentreichthum der Leber (W. Hunter), der Nieren, der Milz und des Knochenmarks (Birch-Hirschfeld). Der Harnstoffgehalt des Urins ist erhöht (Eichhorst); Peptonurie soll ebenfalls vorkommen (v. Jaksch, Lussana, Birch-Hirschfeld). Bemerkenswerth ist es, dass die Chlorose auch mit Hinsicht auf die Harnbeschaffenheit manche Unterschiede verräth (Ketscher, Birch-Hirchfeld).

Nicht minder Lehrreiches ergiebt sich beim Studium des Blutes skorbutischer Kranker — wenigstens in manchen Fällen. Wierjuschsky, der sich mit Skorbut speciell befasst hat, sagt darüber Folgendes: „Im Entwickelungsstadium des Skorbuts bemerkt man an Blutkörperchen vorwiegend numerische Veränderungen. Die Menge der Formelemente des Blutes sinkt, und es lässt sich auf der Höhe der Krankheit zwischen dem Haemoglobin und der Zahl der Blutkörperchen dasselbe Verhältniss beobachten, welches für perniciöse Anaemie als charakteristisch gilt, d. h. eine überaus starke Verminderung der Blutzellen bei weniger deutlicher Verarmung des Blutes an Haemoglobin... In der Reconvalescenzperiode des Skorbuts zeichnet sich das Blut durch Eigenthümlichkeiten aus, die das chlorotische Blut aufweist, nämlich durch relative Armuth an Haemoglobin." Nach den Beobachtungen von Masjutin an verschiedenen anaemischen Subjecten wird der verminderte Haemoglobingehalt nur in einem Drittel aller Fälle constatirt.

Bei Syphilis erscheint die Menge des Haemoglobins gleichfalls vermindert; allerdings ist diese Verarmung nicht immer scharf ausgesprochen, was mit dem Krankheitsstadium und mit der Behandlungsweise zusammenhängt. Einige wichtigen Daten finden wir darüber in der Arbeit von Zelenew; beiläufig sei bemerkt, dass derselbe bei seinen Haemoglobinbestimmungen die Vorrichtung von Glan, welche Tschirkow ganz vorzüglich empfiehlt, in Anwendung gezogen hat.

In bestimmten krankhaften Zuständen verräth der Haemoglobingehalt die Neigung zum Ansteigen. So beobachtet man nach Kisch eine Zunahme des Haemoglobins bei *Lipomatosis universalis*; immerhin kommt auch eine Abnahme vor (unter den Männern ist die erstere siebenmal häufiger, als die letztere, unter den Frauen — zweimal häufiger).

Es würde nicht viel Mühe kosten, aus der reichhaltigen Literatur über pathologische Abweichungen im Haemoglobingehalte noch manche anderen Thatsachen zusammenzubringen (Mey hat z. B. auf den verminderten Haemoglobingehalt beim Flecktyphus hingewiesen u. s. w.). Ich meine indessen, dass das Obige genügt. Nur möchte ich die Veränderungen der Färbekraft des Blutes bei vollständigem Hungern, d. h. bei vollkommener Nahrungs- und Wasserentziehung, nicht verschweigen. Die einschlägigen Thierversuche können zur Beurtheilung verschiedener krankhafter Zustände dienen, welche mit Inanition einhergehen. Vorläufig werden wir uns bei der Arbeit von Raum aufhalten; die übrigen Angaben sind in einem anderen Theile unseres Cursus, nämlich in der Lehre vom Hungern, zu erörtern.

Gestützt auf Bestimmungen mittels des Fleischl'schen Apparates, behauptet Raum, dass sowohl bei Kaninchen, als auch bei Hunden die Färbekraft des Blutes während vollständiger Carenz wächst. Füttert man die Thiere nachträglich auf, so entfalten sich die Veränderungen in umgekehrter Reihenfolge. Bei abwechselndem Hungern und Auffüttern erhalten wir bald eine Vermehrung, bald eine Verminderung der Färbekraft des Blutes. Wir ersehen daraus, dass der verschiedene Krankheiten complicirende Einfluss des Hungerns keineswegs gering zu schätzen ist. Den in Rede stehenden Alterationen ist um so mehr Aufmerksamkeit zu widmen, als sich die Gesammtmasse des Blutes bei vollständigem Hungern in Bezug auf das Körpergewicht nur wenig verändert.

Zum Schlusse der heutigen Vorlesung haben wir noch einige Worte über die kernhaltigen Erythrocyten oder über die sog. Erythrokaryocyten zu sagen. Diesen Elementen müssen wir bei den verschiedensten Arten der Blutarmuth Rechnung tragen; im normalen Blute fehlen sie in der Regel. Der relative Gehalt an Erythrokaryocyten ist selbst bei einem und demselben Leiden erheblichen Schwankungen ausgesetzt. Gabritschewsky hat drei Fälle von Leukaemie (einer Krankheit, die wir in der nächsten Vorlesung eingehender besprechen werden) untersucht: in dem einen Falle fand er 0·1 %, in dem zweiten — 1·6 % und im dritten — 11·9 % Erythrokaryocyten im Verhältnisse zur allgemeinen Zahl weisser Blutzellen. Nach der Schilderung desselben Forschers bewegt sich die Grösse resp. der Durchmesser der Erythrokaryocyten zwischen 5 und 12 μ. Die Mikro- und Makrokaryocyten werden ebenfalls vorgefunden, und zwar um so häufiger, je schärfer die Blutveränderungen zur Aeusserung gelangen; übrigens stellen die Mikrokaryocyten einen selteneren Befund dar, als die Makrokaryocyten. Die Form des Erythrokaryocyten weicht desto mehr von der Form des normalen (kernlosen) rothen Blutkörperchens ab, je bedeutender die Zellendimensionen sind. Das Protoplasma der Erythrokaryocyten ist sehr häufig polychromatophil, d. h. nimmt (bei Anwendung combinirter Färbung) gleichzeitig mehrere Farben an (vgl. auch v. Limbeck über achromatophile, mono- und polychromatophile Erythrocyten). Nach Ehrlich haben wir die Erythrokaryocyten zu den Regenerationsformen zu rechnen. Er unterscheidet zwei Arten derselben: Normoblasten — die kleineren, und Gigantoblasten oder Megaloblasten — die grösseren Elemente. Bei den Normoblasten färbt sich der Kern recht intensiv, bei den Megaloblasten — schwach. Die erstgenannten Zellen wandeln sich, indem sie ihre Kerne einbüssen, in typische rothe Blutkörperchen um. Die zweitgenannten Gebilde werden am häufigsten bei Embryonen angetroffen. Normoblasten sind den einfachen und secundären Anaemien eigen; ihre Zahl wechselt ausserordentlich. Megaloblasten charakterisiren die perniciöse Anaemie — sie sind recht spärlich und werden oft übersehen.

Höchst wahrscheinlich wird unser Abriss der allgemeinen Pathologie des rothen Blutkörperchens Manchen von Ihnen unbefriedigt lassen. Es haben sich viele wichtige und äusserst interessante Fragen angehäuft, aber nur wenige derselben sind bestimmt und einwandfrei beantwortet worden. Doch legen Sie dies der allgemeinen Pathologie nicht zur Last. Für die Ergründung der krankhaften Zustände des Blutes hat sie nicht weniger gethan, als die Physiologie für die Ergründung normaler Verhältnisse. Auch wäre es ungerecht den Pathologen vorzuwerfen, dass sie die Thatsachen der normalen Biologie in zu geringem Maasse ausnützen. Wir sind berechtigt sogar noch weiter zu gehen. Vielleicht in keinem Falle hat die normale Physiologie der pathologischen so viel zu verdanken, wie gerade in dem vorliegenden, wo das Blut und seine Erythrocyten in Frage kommen. Bei einer so grossen und complicirten Arbeit sind zahlreiche Lücken indessen schwer zu vermeiden. Mit Recht gestehen selbst die Morphologen, denen vorwiegend die Formbeschreibung, nicht aber die Erklärung des Mechanismus der Erscheinungen obliegt, dass sie dem Blute gegenüber kaum allen ihren Verpflichtungen nachgekommen sind. „Im Allgemeinen“, sagt Ranvier, „ist mit Hinsicht auf das Blut noch eine grosse Anzahl von Problemen zu lösen.“ Doch wollen wir auf künftige Fortschritte hoffen, welche nur denjenigen trügen, der die bereits geopferte Mühe nicht nach Gebühr zu schätzen weiss.

Fünfzehnte Vorlesung.

Die pathologischen Veränderungen der weissen Blutkörperchen. — Allgemein-pathologische Bemerkungen über die Blutplättchen.

M. H.! Die weissen oder farblosen Blutkörperchen, die — wenn auch nicht ganz treffend (Ranvier) — Leukocyten genannt werden, sind erst seit Hewson (1739—1774), welcher sie entdeckt hat, zum Gegenstande wissenschaftlicher Forschung geworden. Die ersten Nachrichten über die morphologischen Elemente des Blutes stammen von dem berühmten Marcello Malpighi (1628—1694) her; es verfloss jedoch ein ganzes Jahrhundert, bevor die weissen Blutkörperchen als solche erkannt worden sind. In diesem Sinne erscheinen die weissen Blutkörperchen jünger als die rothen, während sie in phylogenetischem Sinne viel älter sind als die letzteren. Die den Leukocyten analogen Gebilde findet man schon in der Hydrolymphe der Stachelhäuter, der Lamellibranchiaten u. s. w. (über die weissen Blutkörperchen der wirbellosen Thiere vgl. METSCHNIKOFF). Man darf ferner nicht behaupten, dass die Pathologen sich um die weissen Blutkörperchen weniger gekümmert haben, als um die rothen. Eine Zeit lang haben Leukocyten die pathologische Anatomie beinahe vollständig beherrscht (COHNHEIM). Auch für die Physiologen schien ihre Bedeutung festzustehen. Nicht mehr als vor 20 Jahren äusserte sich einer von unseren hervorragenden Physiologen folgendermaassen: „Im Blute sind drei physiologische Bestandtheile zu unterscheiden: der athmende — rothe Blutkörperchen, der aufbauende — weisse Blutkörperchen, der ernährende und gleichzeitig absondernde — das Plasma“ (N. KOWALEWSKY). Die aufbauende Leukocytenthätigkeit, für welche sich die Pathologen in so hohem Maasse begeistert haben, erregt gegenwärtig viele Zweifel (ZIEGLER, MARCHAND, GRAWITZ), wenngleich die Angelegenheit noch nicht endgültig gelöst ist (METSCHNIKOFF befürwortet die Annahme, dass bei den Wirbelthieren die einkernigen Leukocyten sich in epithelioide Zellen und in Riesenzellen umzuwandeln vermögen). Sei dem, wie ihm wolle, wir überzeugen uns jedenfalls immer mehr und mehr, dass die Beantwortung der Fragen, die sich auf Leukocyten beziehen, ebenso schwierig ist, wie die Beantwortung derjenigen, welche die Erythrocyten betreffen. Es sind neue Untersuchungsmethoden zur Geltung gekommen, welche eine wunderbare Verschiedenartigkeit in der Structur der weissen Blutkörperchen aufzudecken halfen (EHRLICH). Nunmehr sind die Physiologen und die Pathologen in ihren Schlüssen bescheidener geworden und räumen ein, dass die Aufgaben, welche beim Studium der Leukocyten auftauchen, viel zusammengesetzter sind, als es im Beginne den Anschein hatte.

Die normalen Daten über die Leukocyten setze ich als im Allgemeinen bekannt voraus, umsomehr als gewisse Einzelheiten schon in der elften Vorlesung hervorgehoben wurden. Ferner sei notirt, dass der Gehalt an Leukocyten in der Raumeinheit des Blutes nicht nur von der Nahrungsaufnahme, sondern auch vom allgemeinen Ernährungszustande, vom Alter (vgl. u. A. GUNDOBIN), vom Geschlechte (Einfluss der Schwangerschaft; vgl. OSTROGORSKY) u. s. w. abhängig ist. An dieser Stelle sind schliesslich die Angaben zu vervollständigen, welche über die verschiedenen Arten der Leukocyten gemacht wurden, da diese Seite der Sache für die allgemeine Pathologie immer grössere Dignität gewinnt.

Eine natürliche, auf der Entwickelungsgeschichte basirende Classification der Leukocyten besteht noch nicht. Man hat versucht, dieselben nach ihrem Ursprungsorte, nach ihrem Alter u. s. w. zu gruppiren. Alle diese Versuche, wiewohl sie recht wichtig sind, dürfen auf allgemeine Anerkennung keine Ansprüche erheben (vgl. z. B. die Bemerkungen von Gabritschewsky und Kurloff über die Uskoff'sche Classification). Dann ist zu beachten, dass die bei der einen Thiergattung vorhandenen Leukocytenarten bei der anderen vermisst werden. Wir geben daher derjenigen Classification den Vorzug, welche von allzu kleinen Unterabtheilungen absieht und nichts über die Genese verschiedener Gruppen präjudicirt.

Auf Grund der Beobachtungen von R. Virchow, Wharton Jones, Max Schultze, Ehrlich und vielen Anderen muss man im menschlichen Blute vier Grundtypen von Leukocyten annehmen, welche hauptsächlich nach morphologischen Merkmalen von einander zu unterscheiden sind. Dem ersten Typus gehören die kleinen Lymphocyten an — sphärische Gebilde mit eben solchem Zellenkerne, der sich mit Anilinfarben intensiv färbt und den Zellenleib fast vollständig ausfüllt; die Dimensionen dieser Elemente sind etwa denjenigen der Erythrocyten gleich. Den zweiten Typus repräsentiren die grossen Lymphocyten, welche etwa zweimal grösser sind, als die erstgenannten; ihr Kern ist relativ kleiner, färbt sich ebenfalls intensiv; der Protoplasmasaum ist breiter. Zum dritten Typus zählt man die einkernigen Uebergangsformen, welche auch bedeutend (etwa dreimal) grösser als die Erythrocyten sind; ihr Kern ist solitär und in der Regel mit einer Ausbuchtung versehen, so dass er mehr oder weniger hufeisenförmig erscheint; die Kernfärbung ist minder intensiv; im Protoplasma, welches in reichlicherer Menge (d. h. nicht in Form eines engen Saumes) hervortritt, findet man Spuren der sog. neutrophilen Körnung. Den vierten Typus machen die polynucleären Leukocyten aus. Sie sind etwas kleiner als die einkernigen Uebergangsformen, jedoch grösser als die Erythrocyten. Entweder sind thatsächlich mehrere Kerne enthalten, oder aber der einfache polymorphe Kern ist in mehrere Theile zerklüftet, welche untereinander durch Chromatinfäden (oft sehr dünne) verbunden sind. Die Färbung des Kernes resp. der Kerne ist gesättigt. Im Protoplasma begegnet man deutlicher neutrophiler Granulation (vgl. Uskoff, Wierjuschsky, Gabritschewsky, v. Limbeck u. A.). — Ohne viel zu wagen, lässt es sich behaupten, dass die Elemente des zweiten Typus aus denjenigen des ersten entstehen; nebstdem ist sehr wahrscheinlich, dass die vielkernigen Leukocyten ein Umwandlungsproduct der einkernigen Uebergangsformen darstellen (M. Heidenhain sucht nachzuweisen, dass bei den Salamandern die vielkernigen Leukocyten sich in einkernige verwandeln können).

Schon aus dieser Aufzählung ersehen wir, dass der Leukocytenleib hin und wieder besondere Körnchen beherbergt. Auf das Studium dieser Körnchen richteten ihre Aufmerksamkeit Ehrlich, seine Schüler und Anhänger. Verschiedene Färbungsmethoden gestatten, fünf Arten von Körnchen zu differenciren: die oxyphile (α-Granulation), die amphophile (β-Granulation) [Färbung mittels saurer und basischer Farbstoffe], die zwei basophilen (γ- und δ-Granulation) und die neutrophile (ε-Granulation). Die Namen weisen darauf hin, wie sich die besagten Körnungen den sauren, basischen und neutralen Anilinfarbstoffen gegenüber verhalten. Als typischer Vertreter der oxyphilen Granula gilt das eosinophile Körnchen. Die Leukocyten mit eosinophilen Körnchen nennt man schlechtweg eosinophile Zellen. Sie werden im normalen Blute nicht vermisst. Ihrer Grösse, ihrer Form und den Eigenschaften ihres Kernes nach sind sie sehr verschieden; am meisten ist in denselben nur ein einziger Kern vorhanden (vgl. übrigens M. Heidenhain und W. Janowski). Amphophile Körnung wird im menschlichen Blute nicht angetroffen. Die basophilen Körnungen werden im normalen menschlichen Blute ebenfalls nicht beobachtet; die δ-Granulation ist überhaupt noch wenig bekannt. Die basophile γ-Granulation charakterisirt die sog. Mastzellen. Am verbreitetsten soll die neutrophile Körnung sein. Welche morphologischen Eigenschaften den Leukocyten gehören, die die neutrophilen Körnchen enthalten, ist bereits oben erwähnt worden. Die Granula der aufgezählten Kategorien unterscheiden sich noch durch ihre Dimensionen und andere Eigenthümlichkeiten.

Stellen wir nun alle diese Daten über die morphologischen Typen der Leukocyten und über die Arten der Körnungen zusammen, so kommen wir zum Schlusse, dass es am einfachsten wäre, die weissen Blutkörperchen des gesunden menschlichen Blutes in vier Gruppen zu theilen: a) Lymphocyten (zwei Typen), b) mononucleäre Leukocyten, c) polynucleäre neutrophile Zellen, d) eosinophile Zellen.

Ueber die Genese dieser Elemente werden gewöhnlich folgende Ansichten geäussert. Die Lymphocyten entstehen in den Lymphdrüsen. Die mononucleären Leukocyten und die polynucleären neutrophilen Zellen stehen allem Anschein nach in engem Zusammenhange mit der Milz und dem Knochenmarke; möglicherweise entwickeln sich die polynucleären Elemente aus den mononucleären auch im Blute selbst. Die eosinophilen Zellen stammen hauptsächlich aus dem Knochenmarke.

Am wenigsten wird über die Herkunft der Lymphocyten und der eosinophilen Zellen disputirt.

Bei experimentellen Untersuchungen an Thieren müssen selbstverständlich die typischen Eigenthümlichkeiten des betreffenden Blutes in Rechnung gezogen werden. So finden wir z. B. nach den Beobachtungen von Okintschitz im Blute normaler Kaninchen vier Leukocytenarten (Fixirung des Bluttropfens auf dem Objectträger im Trockenschranke bei 120° C. während $1^1/_2$ St., Färbung mit der Ehrlich'schen Glycerinlösung von Eosin-Nigrosin-Aurantia [24 St.], Auswaschen in Wasser und Einschluss in Canadabalsam). Vor Allem werfen sich in die Augen die Lymphocyten. Sie sind verschieden gross, bis $1^1/_2$ Mal grösser oder kleiner als die rothen Blutkörperchen; charakteristisch ist für sie der grosse Kern, welcher beinahe die ganze Zelle ausfüllt und sich mit Nigrosin sehr intensiv färbt; es kann darin keine deutliche innere Structur entdeckt werden (diffuse Färbung). Der Protoplasmasaum ist schwach ausgedrückt; manchmal hat es den Anschein, als ob er gänzlich fehle. Zweitens haben wir grosse rundkernige Elemente zu nennen, die 3 bis 4 Mal grösser sind als die rothen Blutkörperchen; diese Elemente ähneln vorzüglich den grossen Ehrlich'schen mononucleären Zellen, welche die erste Unterabtheilung seiner dritten Gruppe bilden. Die Kerne dieser Zellen erscheinen entweder sphärisch, oder ellipsoidförmig; die Nigrosinfärbung der Kerne ist schwächer als bei den Lymphocyten und nicht so diffus. Zur dritten Kategorie rechnen wir die Zellen mit polymorphem Kerne, resp. mit polymorphen Kernen. Der Durchmesser dieser Zellen ist $2^1/_2$ bis 3 Mal grösser als derjenige der Erythrocyten. Die Form der Kerne ist sehr mannigfaltig und die Nigrosinfärbung derselben ab und zu ebenso stark, wie bei den Lymphocyten. Das Protoplasma ist reichlich vorhanden, hell, nicht selten mit concentrischen Streifen versehen; die Contouren treten immer deutlich hervor. Viertens nimmt man eosinophile Zellen wahr, die durch ihre Körnung auffallen; die Körnchen sind manchmal so zahlreich, dass sie den Kern verdecken. Bei mässigem Körnchengehalte erscheinen die Kerne als polymorphe Gebilde, die sich entweder gut mit Nigrosin färben, oder aber ungefärbt bleiben und sich als helle Flecke darstellen. Es werden endlich einfache Haufen von eosinophilen Körnchen beobachtet, die nur im Entfernten an Zellen erinnern.

Auf welche Weise sich die obigen Körnungen entwickeln, ist noch nicht entschieden. Was die Bedeutung der typischen Färbungen betrifft, so finden Sie darüber werthvolle Auseinandersetzungen bei Ehrlich. Auch will ich bemerken, dass nach Löwit, welcher die Zellen des

Krebsblutes untersucht hat, die Körnchen im Zellenleibe unter Mitwirkung des Zellkernes gebildet werden. M. HEIDENHAIN ist der Ansicht, dass die Leukocytengranula degenerative Metamorphosen eingehen können. Derselbe Forscher berichtet über die Centrosomen und Attractionssphären der Leukocyten (vgl. ferner FLEMMING u. A.). Demnach werden die Bilder, die wir bei der Untersuchung der Leukocyten zu Gesichte bekommen, mit jedem Tage weniger einfach.

Eine der bedeutendsten biologischen Eigenschaften der Leukocyten ist ihre, zuerst von WHARTON JONES im Jahre 1846 beschriebene, Bewegungsfähigkeit. Zu dieser Zeit waren schon einige andere Beispiele der activen Bewegung protoplasmatischer Gebilde bekannt (die ersten Beobachtungen über die Protoplasmabewegung rühren von RÖSEL VON ROSENHOF [1755] her; vgl. ENGELMANN). Der Boden war also vorbereitet und die Befunde von WHARTON JONES erfuhren später eine vielseitige Erweiterung. Nicht alle Arten der Leukocyten sind übrigens gleich bewegungsfähig, wie dies schon MAX SCHULTZE gelehrt hat. Am deutlichsten tritt die Bewegungsfähigkeit bei den grossen Lymphocyten und bei den neutrophilen Elementen auf, der Charakter der Bewegung ist aber nicht derselbe. Nach METSCHNIKOFF zeichnen sich durch ihre phagocytären Eigenschaften die mononucleären und die neutrophilen Leukocyten aus. Nicht nur die Untersuchung *in vivo* auf dem Wärmetische, sondern auch das Studium von todten Objecten giebt in der uns hier beschäftigenden Frage manche Aufschlüsse. Als Beispiel führe ich die Arbeit von POLAK an, welcher die Wanderung der Leukocyten durch das Epithel der Mandeln (STÖHR) unter normalen und künstlich erzeugten pathologischen Umständen verfolgte. Es ergab sich, dass die Hauptmasse der Leukocyten, welche beim Gesunden durch das Epithel der Mandeln in die Mundhöhle emigriren, aus Lymphocyten besteht, welche dem adenoiden Gewebe ihren Ursprung verdanken; ausserdem sind reichliche Elemente mit polymorphen Kernen vorhanden, welche die oberflächlich gelegenen Haargefässe und die capillären Venen verlassen. Bei acuten, durch chemische Reizmittel hervorgerufenen Entzündungen emigriren nahezu ausschliesslich Leukocyten der letztgenannten Kategorie.

Bei der Untersuchung des Auswurfes verschiedener Kranken wurden eosinophile Zellen verzeichnet (GOLLASCH, FINK, GABRITSCHEWSKY); unlängst hat MANDYBUR den diagnostischen Werth derartiger Befunde erörtert.

Die allgemein-pathologische Bedeutung der Leukocyten geht weit über die Grenzen des Blutgefässsystems hinaus — dank ihrer Bewegungsfähigkeit dringen sie in die Gewebe ein und betheiligen sich an verschiedenen Processen des gesunden und kranken Lebens. Dann spielen sie eine hervorragende Rolle im Lymphgefässsystem. In diesem Abschnitte der allgemeinen Pathologie gedenken wir allerdings nicht, die Daten, welche sich auf Leukocyten beziehen, zu erschöpfen; unsere Aufgabe ist viel beschränkter, da wir uns mit den genannten Elementen nur insofern beschäftigen wollen, als sich in ihnen das pathologische Leben des Blutes abspiegelt.

Vor Allem sind die numerischen Veränderungen ins Auge zu fassen. Hierbei berücksichtigen wir ebenfalls eine gewisse Volumeinheit des Blutes und nicht die ganze Blutmasse; dementsprechend haben unsere Zahlen bloss einen relativen Werth und erlauben keineswegs, über die absolute Menge der Leukocyten im voraus zu urtheilen. An der Hand indirecter Erwägungen gelingt es freilich nicht selten, auch in dieser Richtung mehr oder minder wahrscheinliche Schlüsse aufzustellen. Die Zählungsmethoden für Leukocyten sind besonders sorgfältig von Thoma ausgearbeitet worden.

A priori sind zwei Zustände denkbar: der verminderte und der erhöhte Gehalt an Leukocyten in 1 ^{cmm} Blut. Die Wirklichkeit bestätigt diese Annahme. Den ersten Zustand nennen wir Aleukocytose (das *a privativum* hat in diesem Falle selbstverständlich nicht den Sinn einer absoluten Verneinung), den letzteren — Leukocytose. Das Vorhandensein dieses oder jenes Zustandes kann nur dann eingeräumt werden, wenn die Abweichungen von der Norm in der That augenfällig und durch unmittelbare Zählungen erwiesen sind. Mit Recht betont Hayem den Umstand, dass die Leukocytenzahl überhaupt innerhalb sehr weiter Grenzen schwankt.

Mit den Erscheinungen der Aleukocytose sind die Pathologen bis jetzt weniger vertraut, als mit denjenigen der Leukocytose, die viel schärfer entgegentreten. Daraus folgt aber nicht, dass jene Gruppe von Erscheinungen eine geringere theoretische und praktische Bedeutung besitzt.

Eine ziemlich erhebliche Verringerung der Leukocytenzahl wird erstens bei protrahirten, von entzündlichen Organläsionen möglichst freien, fieberhaften Zuständen und zweitens bei hochgradigen Anaemien (Hayem) beobachtet. Alles auf die Inanition zurückzuführen, wäre kaum zulässig. Reyne hat an einem hungernden Hunde constatirt, dass der Leukocytengehalt sich um die normalen Werthe bewegt. Bei Abdominaltyphus kann die Zahl der Leukocyten bis auf 2000 pro 1 ^{cmm} sinken (Hayem). Doch nicht immer ist bei Typhösen das Blut so arm an Leukocyten (Tumas); mitunter bleibt der Leukocytengehalt sogar normal (SADLER). Das Sumpffieber scheint von mehr oder minder bedeutender Aleukocytose begleitet zu werden (SADLER) [vgl. weiter die Angaben von RIEDER über die einfache uncomplicirte Influenza].

Die Leukocytose, als physiologische und vorübergehende Erscheinung, ist während der Verdauung, in der Schwangerschaft u. s. w. zu constatiren (vgl. die Untersuchungen von MOCHNATSCHEWA, OSTROGORSKY u. A.). Derartige Leukocytosen sind im Allgemeinen nur mässig. Für uns sind begreiflicherweise diejenigen Fälle am wichtigsten, wo die Vermehrung der Leukocyten in der Volumeinheit des Blutes höhere Grade erreicht und länger anhält. Wenn wir bei mehrmaliger Untersuchung 10 000 Leukocyten in 1 ^{cmm} Blut finden, so schliessen wir, dass das Blut erkrankt ist; übrigens werden auch andere Grenzwerthe angegeben.

Es fragt sich nun: unter welchen Umständen kommt die pathologische Leukocytose zu Stande?

Zunächst erwähnen wir die entzündlichen Krankheiten, welche mit der Bildung entzündlicher Exsudate, manchmal auch mit der Eiterung einhergehen. Es sind dies die Fälle von Leukocytose bei croupöser Pneumonie, Pleuritis, Peritonitis, Meningitis u. s. w. Zur zweiten Kategorie gehören die Infectionskrankheiten, wie Pocken, Rotz, Rückfallstyphus, Gelenkrheumatismus u. s. w. Leider sind diese beiden Gruppen von Krankheiten nicht scharf von einander zu trennen, da sehr oft die entzündlichen Processe auf Infection beruhen und die Infectionskrankheiten sich mit Entzündungen vergesellschaften. Immerhin erweckt die Thatsache selbst keinen Zweifel. Zahlreiche Blutuntersuchungen (R. VIRCHOW, BOECKMANN, HALLA, TUMAS, v. JAKSCH, v. LIMBECK, PICK, PÉE, MALASSEZ, HAYEM, GRANCHER, VULPIAN, TROISIER, BOUCHUT, DUBRISAY, GILBERT, USKOFF, SADLER u. A.) haben es bewiesen, dass die Vergrösserung der Leukocytenzahl eins der typischen Merkmale der genannten Erkrankungen darstellt. Indem wir es der speciellen Pathologie und Therapie anheimlegen, die weiteren Détails abzuhandeln, beschränken wir uns auf die Formulirung allgemeiner Schlüsse, welche wenigstens zum Theile durch das Experiment unterstützt werden.

Erstens muss man im Auge behalten, dass die entzündlich-infectiöse Leukocytose, so oft sie auch beobachtet wird, keine absolut beständige Eigenthümlichkeit der entzündlichen und infectiösen Erkrankungen ist: Pneumonie, Pleuritis und andere ähnliche Leiden verlaufen hin und wieder ohne Leukocytose (SADLER).

Ferner weist die Bereicherung des Blutes an Leukocyten bei den obigen Krankheiten verschiedene Schwankungen auf, je nach dem Stadium und anderen nebensächlichen Bedingungen (vgl. u. A. LUSSUNOFF).

Die numerischen Veränderungen der Leukocyten werden gewöhnlich von Veränderungen des morphologischen Bestandes derselben begleitet: die verschiedenen Arten der Leukocyten variiren oft planmässig, in charakteristischer Weise (USKOFF, KIKODSE u. A.).

Je nach der Betheiligung dieser oder jener blutbildenden Organe an der Erkrankung ist das Bild der entzündlich-infectiösen Leukocytose in seinen Einzelheiten sehr variabel.

Die Leukocytose endet gewöhnlich gleichzeitig mit dem Fieber, selbst wenn das Exsudat noch nicht resorbirt ist; bei einer Exacerbation, welche sich durch abermalige Temperatursteigerung kundgiebt, wächst die Leukocytenzahl wieder an, und zwar nicht selten vor der Temperaturerhöhung (v. LIMBECK).

Der Charakter des entzündlichen Exsudates (seröser, fibrinöser, sero-fibrinöser, fibrinös-eitriger, eitriger) bleibt nicht ohne Einfluss auf den Grad der Leukocytose. Am häufigsten begegnen wir der Leukocytose bei eitriger Beschaffenheit des Exsudates (v. LIMBECK, SADLER).

Versuche an Thieren sprechen dafür, dass man Leukocytose auch künstlich durch Einführung von Eiterkokken (Staphylokokken und Streptokokken) zu erzeugen vermag. Als Beispiel sei hier ein Versuch von v. LIMBECK citirt. Einem Hunde werden $0 \cdot 5^{\text{ccm}}$ einer Bouilloncultur von *Staphylococcus pyogenes aureus* in das Kniegelenk injicirt. Vor der Injection wurden in 1^{cmm} Blut 8500 Leukocyten gezählt; 2 St. nach der Injection — 18 500; nach weiteren $2^1/_2$ St. — 38 000; noch $2^3/_4$ St. später — 41 500. Das Thier wird darauf mittels Chloroform getödtet. Im Kniegelenke findet man noch keine deutliche Exsudatbildung. Analoge Wirkung haben die Lebensproducte der Bacterien. Nach den Versuchen von JOAS geht der entzündlichen Leukocytose immer eine entzündliche Emigration von Leukocyten voraus (die entzündliche Leukocytose ist nach JOAS als Ausdruck der Regeneration des Blutes zu betrachten, welches durch Emigration einen Theil seiner morphologischen Elemente eingebüsst hat). Von grossem Interesse sind schliesslich die Untersuchungen von ROEMER, welcher mittels Injection der aus dem Leibe von Bacterien erhaltenen Alkaliproteïne Leukocytose erzeugte u. d. m. (unter Anderem ist dieser Forscher bestrebt darzuthun, dass die Leukocyten in Folge chemischer Reizung sich zu theilen beginnen).

Man sollte dergleichen Befunde nicht zu sehr verallgemeinern. Es kann ja die Leukocytose sich ohne jegliche Vermittelung von Bacterien entwickeln. Bemerkenswerth sind in diesem Sinne die Versuche von

HORBACZEWSKI, welcher nach Einführung von Nucleïn Leukocytose gesehen hat. Nach POHL entsteht dieselbe unter dem Einflusse von ätherischen Oelen, Bitterstoffen und gewissen Alkaloiden.

Es würde schwer fallen, die entzündlich-infectiöse Leukocytose auf die Wiederkehr der Leukocyten ins Blut aus den purulenten Infiltraten oder aus dem Eiter zurückzuführen. Wahrscheinlicher ist das allmähliche Zugrundegehen der Eiterelemente *in loco* (GABRITSCHEWSKY).

In Anbetracht obiger Sätze gestatten wir uns die Behauptung, dass die entzündlich-infectiöse Leukocytose in keinem ursächlichen Zusammenhange mit der Verarmung des Blutes an Wasser, mit der fieberhaften Temperatursteigerung und mit localen exsudativen Processen steht; am einfachsten wäre anzunehmen, dass wir hier zum Theile eine gesteigerte Neubildung von Leukocyten in den blutbildenden Organen, zum Theile aber eine beschleunigte Beförderung der schon vorhandenen Elemente ins Blut vor uns haben; diese Vorgänge spielen sich ab unter dem Einflusse besonderer chemischer Agentien, welche proliferative Thätigkeit anregen und positiv-chemotaktische Eigenschaften den Leukocyten gegenüber entfalten.

Eine dritte Gruppe machen diejenigen Leukocytosen aus, welche bei bösartigen Geschwülsten zur Beobachtung gelangen. In dieser Hinsicht verfügen wir gleichfalls über mehrere Mittheilungen (ANDRAL und GAVARRET, LUECKE, SAPPEY, NEPVEU, HAYEM, ALEXANDRE u. A.). Wie stark sich dabei das Blut mit Leukocyten bereichern kann, erhellt daraus, dass HAYEM in einem Falle von Knochensarcomotose pro 1 cmm Blut 50 000 Leukocyten gefunden hat, und in einem Falle von Carcinom der Schilddrüse sogar 70 000; bei Nierencarcinom mit Metastasen beobachtete v. LIMBECK eine Steigerung der Leukocytenzahl bis auf 80 514. Uebrigens ist bei malignen Tumoren die Bereicherung des Blutes mit Leukocyten keine durchaus beständige Erscheinung. Der Zusammenhang zwischen der Entwickelung der bösartigen Neubildungen und dem Auftreten der Leukocytose ist bis jetzt räthselhaft. Vielleicht wird die parasitäre Theorie der Neoplasmen, welche nunmehr ihre ersten Schritte thut, auf diese Frage mehr Licht werfen.

Endlich — die sog. leukämische Leukocytose (die Bezeichnung: *Leukaemia* wurde von R. VIRCHOW eingeführt; es ist ebenfalls die Benennung: *Leukocytaemia* im Gange, die von J. H. BENNETT stammt). Wir übertreiben nicht, wenn wir sagen, dass sowohl die Kliniker, wie die Pathologen gerade diese Art von Leukocytose mit dem allergrössten Eifer studirt haben. Manche vermeiden es, die Bezeichnung: Leukocytose bei der Leukaemie zu gebrauchen, da sie unter Leukocytose etwas

Vorübergehendes und Unwesentliches verstehen; mir scheint, dass dieses nur verwirrt. Ebenso wie die Glycosurie sich mit Diabetes nicht deckt, ist auch die Leukaemie durch Vergrösserung des Leukocytengehaltes resp. durch Leukocytose noch nicht erschöpft. Mit demselben Rechte, mit welchem wir von der diabetischen Glycosurie reden, dürfen wir uns des Ausdruckes: leukämische Leukocytose bedienen, ohne den Vorwurf der Tautologie zu befürchten. Die Erforschung der Leukaemie, als einer besonderen Krankheitsform, gehört nicht zu unserer Aufgabe; dagegen liegt die Untersuchung der leukämischen Leukocytose, wie jeder anderen, zweifelsohne in unserem Plane.

Die ersten Beweise für die Existenz der Leukaemie als einer Krankheit *sui generis* hat R. Virchow geliefert, welcher bei der Section einer 50jährigen Frau mit stark ausgeprägter Milzhypertrophie von dem eiterähnlichen Aussehen des Blutes betroffen wurde. Dies geschah im Jahre 1845; drei Jahre nachher war ihm ein zweiter ähnlicher Fall unter die Hand gekommen. Den damaligen Anschauungen nach konnte man an Pyaemie denken. Eben diese Meinung vertraten D. Craigie und J. H. Bennett, welche fast gleichzeitig mit R. Virchow ihre Beobachtungen veröffentlicht haben. Doch bald darauf änderte J. B. Bennett seine Meinung, und es entspann sich eine Polemik in Betreff der Priorität. Die Durchmusterung der Litteratur zeigte, dass Analoges bereits früher von anderen Forschern publicirt wurde (Bichat, Velpeau, Oppolzer und Liebmann, Rokitansky u. A.; vgl. Becher). Keiner von ihnen erachtete es aber für nothwendig, die nosologischen Rubriken auf Kosten des traditionellen Begriffes der Pyaemie zu erweitern. Nur der durchdringende Geist von R. Virchow versuchte die Schranken der landläufigen Anschauungen zu brechen; die weitere Entwickelung der allgemeinen Pathologie hat seine Kühnheit völlig gerechtfertigt.

„Das weisse Blut“ (R. Virchow), welches für die Leukaemie charakteristisch ist, verdankt seine weissliche Färbung dem erhöhten Leukocytengehalte. Das Anwachsen der Leukocytenzahl im Blute erweist sich in der Regel als hochgradig. So notirt Hayem folgende Zahlenwerthe pro 1 ^{cmm}: 128 600, 420 500, 207 000, 582 800, 400 000, 476 200 Leukocyten. Natürlich ist die Diagnose auf Leukaemie selbst bei geringerem Leukocytengehalte zu stellen, wenn das ganze klinische Bild für diese Krankheit spricht. Ich würde es nicht für rathsam halten, eine scharfe Grenze zu stecken (z. B. 70 000 Leukocyten pro 1 ^{cmm} Blut), da die Zählungsergebnisse sowohl von dem Stadium der Krankheit, wie auch von dem allgemeinen Ernährungszustande und von vielen Nebenumständen, die manchmal schwer eruirbar sind, abhängen.

Bei jeder deutlichen Zunahme der Leukocytenzahl ändert sich ihr quantitatives Verhältniss zu den Erythrocyten. Diese Veränderung wird um so auffälliger, je stärker die Oligocytaemie ist. Selbstverständlich liegt der Schwerpunkt nicht im abnormen Verhältnisse, sondern in absoluter Vermehrung der Leukocyten. Es ist demnach zu bedauern, dass manche Autoren bloss die Verhältnisszahlen anführen, ohne die Werthe, aus welchen dieselben berechnet worden sind, mitzucitiren. Am häufigsten findet man das Verhältniss 1:20—30, wo also auf 1 Leukocyten nur 20—30 Erythrocyten entfallen (vgl. Fleischer und Pentzoldt). In schweren Erkrankungsformen beträgt das Verhältniss 1:6 (Mosler), 1:4 (Welcker), 1:2 (Schreiber), 1:1 (Isambert) und selbst 2:1 (Robin) [vgl. Gilbert]. Bei Kindern begegnet man einer ausgiebigen Leukocytose auch abgesehen von Leukaemie (v. Jaksch). Die Zahl der Blutplättchen ist im Blute von Leukaemikern gleichfalls erhöht (Prus).

Die morphologische Zusammensetzung des Blutes bei der Leukaemie wird nicht allein durch die quantitativen Abweichungen von der Norm gestört. Vom klinischen und ganz vorzüglich vom allgemein-pathologischen Standpunkte aus ist die Thatsache zu beachten, dass bei der genannten Krankheit die normalen Verhältnisse zwischen den einzelnen Leukocytenarten und die normalen Structureigenthümlichkeiten der morphologischen Blutelemente eine Alteration erfahren.

Was den ersten Punkt betrifft, so hat schon R. Virchow die Nothwendigkeit einer Unterscheidung betont zwischen dem Ueberwiegen von Leukocyten, die den Milzzellen ähnlich sind, und demjenigen von solchen Elementen, die der oben angeführten Classification gemäss Lymphocyten genannt werden sollen. Und in der That ist dieses Auseinanderhalten nicht zu entbehren. Mitunter beläuft sich der Gehalt an grossen Elementen mit mächtigem, chromatinarmem Kerne und spärlichem Protoplasma auf 70—80 $^0/_0$ (Löwit). Noch auffallender ist der Zuwachs von eosinophilen Elementen, was freilich nicht allen Fällen von Leukaemie eigen ist (Spilling, Schwarze). Eine Zeit lang glaubte man sogar, dass die eosinophilen Zellen pathognomonisch für die Leukaemie sind. Interessant ist ferner das Auftreten im leukämischen Blute von Elementen mit basophiler γ-Granulation (Westphal), welche bekanntlich unter normalen Bedingungen vermisst wird. Von nicht geringerer Wichtigkeit ist bei der Leukaemie die neutrophile Granulation: während sie *normaliter* eine typische Eigenthümlichkeit der vielkernigen Leukocyten darstellt, wird sie bei Leukaemie mit voller Deutlichkeit selbst in den mononucleären Elementen resp. in den Uebergangsformen wahrgenommen; Ehrlich verbindet dieses mit den abnormen

Reifungsbedingungen der Leukocyten im Blute. Im Allgemeinen ändert sich bei Leukaemie der Gehalt an neutrophilen Elementen demjenigen an eosinophilen Zellen parallel (Gabritschewsky). Schliesslich sind die Fettkörner in den Leukocyten, resp. die Merkmale einer fettigen Degeneration dieser Zellen nachgewiesen worden (Biesiadecki).

In Betreff des zweiten Punktes wurden nicht minder lehrreiche Daten gesammelt. So sind im leukämischen Blute ziemlich oft die mit Haemoglobin infiltrirten Leukocyten beschrieben worden (Hayem). Ausserdem weiss man, dass kernhaltige Erythrocyten keinen allzu seltenen Befund bei dieser Krankheit ausmachen (Erb, Boettcher, Klebs, Neumann). Troje ist es geglückt, Karyokinese in den rothen Blutkörperchen zu beobachten. Mitosen in den weissen Blutkörperchen bei den Leukämikern haben Spronck und Wertheim verzeichnet (vgl. übrigens Roux, welcher die Chromatinarmuth der Leukocyten und die Seltenheit der mitotischen Figuren hervorhebt).

Schon aus diesen flüchtigen Andeutungen ist ersichtlich, wie tief die Veränderungen des Blutes bei der Leukaemie gehen können. Fügen Sie noch hinzu, dass das Blutplasma dabei nicht verschont wird, so werden Sie leicht einsehen, dass das „weisse Blut“ mit gutem Grunde die Aufmerksamkeit der Pathologen gefesselt hat.

Worin liegt nun das Wesen der Leukaemie? Woher kommt diese Unmasse von Leukocyten? Wodurch werden alle die Blutveränderungen bei der Leukaemie bedingt?

Solcher Fragen könnte man noch sehr viele aufwerfen; aber schon die angeführten lassen sich nur theilweise beantworten.

Die Aetiologie der Leukaemie harrt bis jetzt einer einheitlichen Auffassung. Es wurden allgemeine Factoren, wie Schwangerschaft und mangelhafte Ernährung, ferner Infectionskrankheiten, wie Syphilis, Tuberculose, Malaria u. d. m., oder die perniciöse Anaemie zur Erklärung herangezogen; auch erbliche Belastung wurde beschuldigt (vgl. v. Limbeck); endlich hat man sich auf lebhafte Gemüthsbewegungen berufen (F. Weber). All' dieses ist aber kaum zutreffend. Wider die Bacterien wurde ebenfalls Anklage erhoben. Leber (1878) hat die Meinung geäussert, dass man auf Grund gewisser Thatsachen die Leukaemie für eine infectiöse Krankheit erklären dürfe (vgl. Ebstein, Obrastzow u. A.). Bei Untersuchung des leukämischen Blutes sind verschiedenartige Bacterien gefunden worden (Klebs, Gillavry und Osterwald, Mayet u. A.; vgl. auch Flügge). Unlängst hat Pawlowsky im Blute und in den Organen der leukämischen Kranken besondere Bacillen entdeckt, welche in Culturen isolirt wurden. Von hohem Interesse ist der Umstand, dass die Leukaemie manchmal nicht als eine chronische, sondern als eine acute Krankheit verläuft (Ebstein, Senator, Westphal, Müller, Leyden u. A.). Unwillkürlich wird man auf die Vermuthung geleitet, dass es der parasitären Theorie der Leukaemie gelingen wird, sich festen Boden zu erobern.

Worin die *Causa efficiens* der Leukaemie auch bestehen mag, zweifellos ist es, dass die Veränderungen des Blutes eng mit denjenigen verbunden sind, die in den blutbildenden Organen statt haben — „es giebt keine Leukaemie ohne Lymphadenie" (resp. ohne Neubildung von lymphoidem Gewebe), sagt Gilbert. Die pathologischen Anatomen sind schon längst bemüht, verschiedene Formen der Leukaemie, je nachdem diese oder jene blutbildenden Organe vom pathologischen Processe ergriffen werden, aufzustellen und die Kliniker folgen ihnen auf diesem Pfade. Am häufigsten begegnet man der lienalen (R. Virchow u. A.), der lymphatischen (R. Virchow u. A.) und der medullären (Neumann u. A.) Localisation der Lymphadenie; viel seltener werden die Tonsillen, der lymphoide Apparat des Darmes und die Haut heimgesucht (daher stammen die Bezeichnungen: *Leukaemia lienalis, lymphatica, medullaris* u. s. w.). Der Zuwachs des lymphoiden Gewebes verräth entweder einen typischen oder einen atypischen Charakter; die Lymphadenie bemächtigt sich selbst solcher Organe, die unter normalen Verhältnissen kein lymphoides Gewebe enthalten (die Lymphome der Leber, der Nieren, der Lungen u. s. w.). Uebrigens haben alle diese Eintheilungen nur einen provisorischen Sinn, da man viel häufiger Gelegenheit hat, Leukaemie gemischten Ursprungs, wobei sich also die Lymphadenie gleichzeitig in mehreren Körpertheilen abspielt, zu diagnosticiren.

Durch die Lymphadenie erklärt sich die Vergrösserung der Leukocytenzahl im Blute von Leukaemikern ziemlich einfach: die Quelle der Leukocytose liegt offenbar in der gesteigerten Production von Leukocyten. Diese Ansicht wird vor Allem durch die Erwägung gestützt, dass je nach dem Sitze der Lymphadenie der morphologische Bestand des Blutes ein anderer wird. Möglicherweise gesellen sich hierzu noch andere Momente, wie das ungenügend rasche Zugrundegehen der Leukocyten (Löwit, Roux u. A.), ihre gesteigerte Vermehrung im Blute selbst (Gilbert) u. s. w. Zwar sind die Kliniker darüber noch nicht ins Reine gekommen, ob die einzelnen Formen der Leukaemie mittels Untersuchung des Blutes erkannt werden können; aber man hat andererseits zuzugeben, dass die klinischen Anforderungen hierin nichts weniger als billig sind. Liefert die Blutuntersuchung kein genügendes Material zur differentiellen Diagnose, so dürfen wir doch die Eigenthümlichkeiten, welche beim Studium des „weissen Blutes" in verschiedenen Fällen festgestellt werden, nicht gering schätzen. Wahrscheinlich sind die unsicheren Ergebnisse zum Theile darauf zu reduciren, dass reine Formen der Leukaemie (d. h. der lienalen, lymphatischen u. d. m.) recht selten sind; bei Leukaemien gemischten Ursprungs müssen unsere Befunde nothwendigerweise variabel sein. Je mehr die Lymphadenie auf die Lymphdrüsen beschränkt ist, um so deutlicher prävaliren im Blute die Lymphocyten; bei möglichst reinen lienalen Formen findet man im Blute hauptsächlich grössere Elemente, die den mononucleären Uebergangsformen ähnlich sind; für die medulläre Leukaemie ist charakteristisch der gesteigerte Gehalt an eosinophilen Zellen, das Auftreten von kernhaltigen Erythrocyten und die Anwesenheit deutlicher neutrophiler Körnung in vielen mononucleären Elementen (vgl. Wierjuschsky).

Die Lehre von der Leukaemie wird somit mehr und mehr abgerundet. Wir wollen jedoch mit endgültigen Schlüssen, besonders was die Kräfte betrifft, durch deren Vermittelung die Leukocyten ins Blut gelangen, nicht eilen — als Warnung steht vor uns die Gruppe von Erkrankungen, welche unter dem gemeinsamen Namen von Pseudoleukaemie (Cohnheim) bekannt ist [andere Bezeichnungen: Hodgkin'sche Krankheit, *Anaemia lymphatica, Cachexie sans leucémie, Lymphadénie aleucémique* u. s. w.]. Die ersten Angaben über diese Erkrankungen lieferte Hodgkin im Jahre 1832. Heutzutage wissen wir, dass verschiedene Lymphadenien mit gleicher Localisation, wie bei der Leukaemie, doch ohne Leukocytose, resp. ohne Veränderungen des Blutes, auf welchen die Diagnose der Leukaemie wesentlich beruht, vorkommen. So haben eine lymphatische aleukämische Lymphadenie Bonfils und Trousseau, eine lienale — Müller, Strümpell, v. Jaksch, Luzet u. A., eine medulläre — Pepper u. A. beschrieben. Die Mitbetheiligung von Bacterien an diesen Erkrankungen wurde ebenfalls behauptet (Rindfleisch, Auspitz u. A.). Das Wesen der Pseudoleukaemie bleibt trotzdem unaufgeklärt. Drei Ansichten kämpfen miteinander: entweder ist die Pseudoleukaemie nicht als eine selbstständige Krankheitsgruppe zu betrachten (die besagten Symptome sind in Abhängigkeit von der Tuberculose, von der Syphilis u. d. m. zu bringen) [Brentano und Tangl]; oder aber stellt die aleukämische Lymphadenie nur das Anfangsstadium der wahren Leukaemie dar (in diesem Sinne lassen sich die Beobachtungen von Mosler, Westphal und Rothe auslegen); oder endlich ist die Pseudoleukaemie eine Erkrankung *sui generis*, deren pathologisch-anatomisches Substrat ebenso veränderlich erscheint, wie dasjenige der wahren Leukaemie. Welche von diesen Ansichten siegen wird, steht dahin; als die wahrscheinlichste hat wohl die zweite Ansicht zu gelten, wenn auch zugegeben werden muss, dass nicht jede Diagnose der sog. Pseudoleukaemie ohne Weiteres zu acceptiren ist, sobald Hinweise auf Tuberculose, Syphilis u. d. m. vorliegen.

Vom künstlichen Hervorrufen der Leukaemie und der Pseudoleukaemie darf selbstverständlich gar nicht die Rede sein. Transfusionsversuche mit leukämischem Blute, an Thieren angestellt, gaben keine Resultate (Mosler, Bollinger, Gilbert & Cadiot und Roger). Auf Immunität dies zurückzuführen wäre kaum möglich, da ja nicht nur der Mensch, sondern auch das Pferd, der Ochs, der Hund, das Schwein, die Katze und die Maus von Leukaemie befallen werden (vgl. Friedberger und Fröhner).

Was den Stoffumsatz anbelangt, so haben Pettenkofer und Voit gezeigt, dass unter gleichen Bedingungen der Leukämiker und der Gesunde sich fast identisch verhalten. Bemerkenswerth ist es, dass der Leukämiker ebenso viel Sauerstoff aus der Luft zu schöpfen vermag, wie der Gesunde, ungeachtet der Oligocytaemie. Allerdings glaube man nicht, dass der Harn der Leukämiker völlig normal sei; die Abweichungen variiren mit dem Stadium der Krankheit und mit dem Grade derselben (vgl. Salkowski und Leube). Die Harnstoffmenge ist gewöhnlich verringert, dagegen wachsen die harnsauren Salze und die Harnsäure an. Nach Bartels lieferte ein Leukämiker 4·2 ^{g} Harnsäure in 24 St. Schultzen fand in einem Falle von Leukaemie 4·5 ^{g} freier Harnsäure und 1·45 ^{g} harnsauren Ammoniums. Auf 1 ^{g} Harnsäure secernirt der Leukämiker etwa nur 12 ^{g} Harnstoff (Ranke). Sehr demonstrative Untersuchungen in dieser Richtung haben Fleischer und Penzoldt ausgeführt. Sie haben einen Gesunden und einen Leukämiker in gleicher Weise ernährt: die beiden Untersuchten gaben pro Tag das gleiche Quantum Harnstoff ab; was die Harnsäure betrifft, so schied der Leukämiker 1·29 ^{g} aus, während der Gesunde nur 0·66 ^{g}, also zweimal weniger, producirte. Dieser Zuwachs von Harnsäure legt die Vermuthung nahe, dass die genannte Verbindung das Endproduct des Stoffumsatzes der Leukocyten ist (Bunge). Die weissen Blutkörperchen sind sozusagen selbständige niedere Organismen, welche sich den anderen Theilen unseres Körpers gegenüber als Symbionten verhalten. Es ist bekannt, dass bei verschiedenen niederen Thieren die Harnsäure das Endglied der Umsetzung stickstoffhaltiger Substanzen bildet. Von diesem Standpunkte aus gewinnt einen besonderen Werth die Thatsache, dass das Chinin, welches die amöboiden Bewegungen der Leukocyten hemmt, auch eine Verringerung der Harnsäureausscheidung verursacht. Im Harne der Leukämiker sind weiter Hypoxanthin (Mosler) und Pepton (Köttnitz) entdeckt worden.

Somit gehört die Leukocytose zu den häufigsten Erscheinungen im pathologischen Leben der weissen Blutkörperchen. Das Studium der leukämischen Leukocytose hat uns zugleich ergeben, dass die verschiedenen Arten der weissen Blutkörperchen nicht in gleichem Maasse an der Leukocytose Theil nehmen. Wir wollen noch gewisse Einzelheiten nennen, welche sich nicht mehr auf die Leukocyten im Allgemeinen, sondern auf bestimmte Arten derselben beziehen.

Nach den Beobachtungen von Wierjuschsky findet bei Skorbut und Chlorose eine gewisse Zunahme von eosinophilen Zellen im Blute statt. Aehnliches haben Gabritschewsky, F. Fink u. A. beim Bronchialasthma gesehen. Nach Aldehoff und Bischoff soll der gesteigerte Gehalt an eosinophilen Zellen dem Sumpffieber eigen sein. Die basophilen γ-Granulationen sind von Wierjuschsky in schweren Fällen von Skorbut und von perniciöser Anaemie constatirt worden. Die Zahl der neutrophilen Elemente steigt nach Uskoff bei der Tuberculose und bei der croupösen Pneumonie an; beim Abdominaltyphus pflegt dieselbe zu sinken. Derselbe Forscher beobachtete das Anwachsen der Lymphocyten beim Abdominaltyphus. Interessante Angaben über die Zunahme der eosinophilen Zellen im Blute bei manchen Hautkrankheiten, bei Störungen des Stoffwechsels (Arthritis, Oxalurie u. s. w.), bei der Osteomalacie, bei der sexuellen Neurasthenie, bei Migräne u. d. m. werden von E. Neusser gemacht (derselbe meint, dass es zwei Arten von Chlorose giebt: eine myelogene und eine lymphatische; bei der ersten Art ist das Knochenmark betroffen und es vergrössert sich im Blute die Zahl der medullären Elemente, resp. der eosinophilen Zellen und der Erythrokaryocyten, bei der zweiten vermehrt sich die Zahl der Lymphocyten) [vgl. Zappert].

Wir folgern aus dem Gesagten, dass auch abgesehen von der Leukaemie der Gehalt an verschiedenen Leukocytenarten unter pathologischen Umständen wesentlich verändert werden kann.

Da durch den Hungerzustand die Bilder vieler Krankheiten complicirt werden, so muss schon im voraus zugestanden werden, dass die morphologische Zusammensetzung des Blutes bei vollständiger Inanition volle Aufmerksamkeit verdient. Ohne die absoluten Zahlenwerthe für die rothen und die weissen Blutkörperchen bei hungernden Thieren zu berücksichtigen, werden wir nur die Ergebnisse ins Auge fassen, welche Okintschitz beim Studium des Blutes von normalen, hungernden und wiederaufgefütterten Kaninchen gewonnen hat. Bereits oben habe ich erwähnt, welche Arten von Leukocyten im Kaninchenblute zu unterscheiden sind. Es hat sich herausgestellt, dass der relative Gehalt an Lymphocyten und an Elementen mit polymorphen Kernen beim Hungern sinkt, während derjenige an eosinophilen Zellen und grossen rundkernigen Elementen steigt; übrigens sind es nur die Lymphocyten und die rundkernigen Elemente, welche von Anfang an den für sie charakteristischen Weg einschlagen, wogegen die eosinophilen Zellen und die Leukocyten mit polymorphen Kernen zu Beginn Veränderungen erleiden, die den später auftretenden direct entgegengesetzt sind. Im Allgemeinen werden beim Hungern nicht alle Leukocytenarten in gleichem Grade vom Organismus geschützt. Beim Auffüttern von Kaninchen, die gehungert haben, ist die Reihenfolge der Veränderungen nicht minder gesetzmässig: einerseits wächst der Gehalt an Lymphocyten und Elementen mit polymorphen Kernen, andererseits sinkt die Zahl der eosinophilen Zellen und der rundkernigen Elemente. Am meisten schwankend ist der Gehalt an Leukocyten mit polymorphen Kernen: beim Hungern vermindert sich ihre Zahl bedeutend und ebenso scharf ausgeprägt ist ihr Zuwachs bei darauffolgender Auffütterung. Weitere Untersuchungen werden darüber Aufklärung bringen, in wiefern diese Befunde, welche man an einem Pflanzenfresser gemacht hat, auf andere Thiere, besonders auf Fleischfresser, übertragbar sind. Jedenfalls halte man fest, dass schon das alleinige, von Krankheiten nicht begleitete Hungern im Stande ist, das quantitative Verhältniss zwischen den einzelnen Leukocytenarten zu stören.

Die pathologischen Abweichungen in den Dimensionen und in der Form von Leukocyten sind bis jetzt wenig studirt worden. Die üblichen Methoden der Blutuntersuchung erweisen sich für derartige Forschungen als unbrauchbar. Ebenso dürftig sind unsere Kenntnisse über die Veränderungen der chemischen Zusammensetzung (die normalen Daten s. bei Halliburton) und über die Resistenz der weissen Blutkörperchen.

Störungen in der Bewegungsfähigkeit der Leukocyten unter krankhaften Umständen sind nicht nur denkbar, sondern gelangen thatsächlich zur Beobachtung (vgl. Gabritschewsky). Die Bewegungsfunction der Leukocyten wurde von den Pathologen besonders dann in Angriff genommen, als der Zusammenhang zwischen dieser Function und der phagocytären Thätigkeit dargelegt wurde (Metschnikoff); freilich betonte man auch vordem die active Beweglichkeit der Leukocyten gelegentlich ihrer Emigration aus den Gefässen. In die Grundbegriffe der Phagocytose habe ich Sie in der allgemeinen Pathologie der Zelle eingeweiht; genauer werde ich diese wichtige Frage an einer anderen Stelle, nämlich im Abschnitte über die Empfänglichkeit und die Immunität, erörtern. Unlängst ist der gegenwärtige Stand der Frage über die Thätigkeit der Phagocyten bei den Infectionskrankheiten von KNIPOWITSCH geschildert worden. Für unsere Zwecke genügt es vorläufig, einige flüchtige Bemerkungen zu machen. Vor Allem heben wir die Versuche von TSCHISTOWITSCH hervor. Nach Injection von *Diplococcus pneumoniae* und *Streptococcus lanceolatus Pasteuri* ins Gefässsystem der Kaninchen, untersuchte er deren Blut auf den Leukocytengehalt. Es ergab sich, dass beim günstigen Ausgange die Zahl der Leukocyten steigt, um nach der Genesung zur Norm zurückzukehren; gleichzeitig mit diesem Zuwachse entwickelt sich Phagocytose. Beim ungünstigen Ausgange fehlt sowohl die Leukocytose wie die Phagocytose. Weiter haben die Versuche von TRAPESNIKOW gezeigt, dass die Phagocyten auch pathogene Sporen auffangen, die sich lange lebensfähig, wiewohl in ihrer weiteren Entwickelung gehemmt, erhalten können. Endlich erlaube ich mir, eine Bemerkung über den Chemotrophismus einzuschalten, welcher so schwer bei Beurtheilung der Bewegungserscheinungen seitens der Leukocyten ins Gewicht fällt. Ausser den eigentlichen vitalen Eigenschaften beweglicher Elemente beeinflussen den Sachgang noch rein physikalische Factoren. Es seien hier die Versuche von OKINTSCHITZ herangezogen, welcher dargethan hat, dass in Capillarröhrchen, die mit verschiedenen Substanzen gefüllt sind, auch todte, fein vertheilte Partikeln (z. B. Fetttropfen, Talk, Lycopodium u. d. m.) unter Umständen einzudringen vermögen, und zwar in Quantitäten, welche mit der relativen Stellung des Röhrchens und mit der Art des Untersuchungsobjectes schwanken. Natürlich wird durch derartige Beobachtungen der Chemotrophismus als solcher keineswegs negirt; dieselben sollen uns aber vor leichtfertigen Schlüssen, die einer Nichtbeachtung der physikalischen Seite der Frage entspringen, wahren.

Was die Blutplättchen oder Haematoblasten anbetrifft, so berührten wir ihre Pathologie theils in der achten Vorlesung, welche der Lehre von der Thrombose gewidmet ist, theils in den letzten Vorlesungen, in welchen über krankhafte Störungen der Erythrocyten und Leukocyten die Rede war. Die Arbeiten von HAYEM, AFANASSIEW, FUSARI, PRUS, GABRITSCHEWSKY u. A. berechtigen zur Hoffnung, dass es mit der Zeit gelingen wird, die vereinzelten Angaben auf bestimmte Veränderungstypen zurückzuführen. Schon heutzutage deutet man auf pathologische Zustände hin, in denen die Zahl der Blutplättchen gestiegen, und auf solche, in welchen ihre Zahl gesunken ist. So wurde eine Zunahme der Blutplättchen nach bedeutenden Blutverlusten, beim Ausgange der acuten Erkrankungen in Genesung u. s. w. beobachtet; einen verminderten Blutplättchengehalt constatirte man in lange andauernden fieberhaften Zuständen, bei gewissen Kachexien

u. s. w. (Hayem). Es wäre kaum thunlich, sich mit Bestimmtheit über die allgemein-pathologische Bedeutung derartiger Befunde auszusprechen. Die Versuche von Bizzozero an Hunden, welchen zu wiederholten Malen Blut entzogen und nach Defibrinirung wieder in die Gefässe injicirt wurde, beweisen, dass das Blut beinahe vollständig von Plättchen befreit werden kann, ohne dass das Thier zu sterben braucht. Derselbe Forscher versichert, dass die Blutplättchen sich sehr schnell regeneriren: Hunde, die in der genannten Weise ihrer Blutplättchen beraubt worden sind, besitzen nach etwa fünf Tagen wieder einen normalen und selbst die Norm übersteigenden Gehalt an Blutplättchen. Die Schwankungen des Blutplättchengehaltes gehen manchmal mit den Veränderungen des Gehaltes an anderen morphologischen Blutelementen parallel; hin und wieder ist jedoch ein solcher Parallelismus nicht vorhanden (vgl. Muir). Uebrigens wechselt der relative Gehalt an Haematoblasten sogar unter normalen Bedingungen sprungweise: von Tag zu Tag vermag ihre Zahl sich um das Zwei-, ja das Dreifache zu vergrössern (Hayem). Es leuchtet daher ein, wie umsichtig man den Schlüssen gegenüber zu verfahren hat, die nicht auf einem genügend grossen Material basiren. Abgesehen von numerischen Schwankungen weichen mitunter die Blutplättchen in ihren Dimensionen und in ihrer chemischen Zusammensetzung von der Norm ab.

Resumiren wir Alles, was über die pathologischen Veränderungen der Erythrocyten, der Leukocyten und der Haematoblasten gesagt wurde, so sehen wir uns veranlasst zuzugeben, dass von den zwei Polen — des „Bekannten“ und des „Unbekannten“, welche Cl. Bernard in jedem wissenschaftlichen Gebiete auseinanderzuhalten lehrt, auf den ersten in dem uns beschäftigenden Abschnitte der allgemeinen Pathologie kein geringer Theil entfällt, wiewohl dieser Theil viel beschränkter ist, als es wünschenswerth wäre. Es bleibt uns nichts Anderes übrig, als der Trost, dass nur „das Unbekannte anzuregen und zu quälen im Stande ist, indem es unsere Bemühungen auf das Auffinden neuer Wahrheiten richtet“ (Cl. Bernard). Zweifelsohne wird eine „wissenschaftliche Formel“ für den zweiten Pol ebenfalls ermittelt werden, nur hat man sich mit dem bereits Erkannten nicht sofort zufrieden zu stellen.

Sechzehnte Vorlesung.

Die pathologischen Veränderungen des Blutplasmas. — Die Blutparasiten.

M. H.! Nachdem wir das Bild der pathologischen Erscheinungen, welche sich an den Kreislaufsorganen abspielen, allmählich enthüllt haben, sind wir an die Grenze unserer Aufgabe angelangt. Mit dem Herzen beginnend, gingen wir nachher zu den Gefässen und zum Blute über; nunmehr kommt an die Reihe die Frage über das pathologische Leben des Blutplasmas, derjenigen Flüssigkeit, in welcher die verschiedenen morphologischen Blutelemente — die Erythrocyten, die Leukocyten und die Haematoblasten — suspendirt sind. Auf möglichst ungezwungenem und directem Wege haben wir uns also an die structurlose intercelluläre Grundsubstanz des Blutes genähert, welche so weit vom Herzen mit seiner zusammengesetzten Morphologie und seiner nicht minder complicirten Function absteht. Haben Sie jedoch die wichtigsten Daten in Betreff des Blutplasmas kennen gelernt, so werden Sie sich überzeugen, dass auch hier die wissenschaftliche Forschung eine ganze Welt eigenartiger Vorgänge aufdeckt. Die sich bei denselben bethätigenden Kräfte sind der Hauptsache nach chemischen Charakters; nicht umsonst legt man aber Nachdruck darauf, dass die „chemische Individualität" ebenso massgebend ist, wie die „anatomische" (Bordier).

Die allgemeine Pathologie des Blutplasmas erscheint demgemäss als allgemeine Pathologie einer der wichtigsten intercellulären Substanzen. Die letztgenannten sind gegenwärtig durch die Zellen in den Hintergrund gedrängt worden — fast sämmtliche Fortschritte der modernen Mikrobiologie betreffen die Zellen und nicht die dazwischen liegenden Gebilde; dies kann allerdings nicht lange mehr bestehen (H. Buchner). Alles weist darauf hin, dass schon in einer nahen Zukunft neben der allgemeinen Pathologie der Zelle eine zweite, nicht minder wichtige Disciplin — die allgemeine Pathologie der intercellulären Substanzen sich das Bürgerrecht erwerben wird.

Zu den auffallendsten Eigenthümlichkeiten des Blutplasmas gehört seine Gerinnungsfähigkeit. Man hat versucht, die Blutgerinnung mit den Erscheinungen des Absterbens der Gewebe auf gleiche Stufe zu stellen (Paschutin); es ist indessen bis nun unaufgeklärt, wie weit sich hier die Analogie erstreckt. Die nähere Erforschung dieser Frage müssen wir der Physiologie anheimlegen (beiläufig sei bemerkt, dass nach Lilienfeld die Blutgerinnung eine Function der Leukocytenkerne ist). Für die Zwecke der allgemeinen Pathologie haben wir nöthig, nur in diejenigen Daten Einsicht zu gewinnen, welche die Gerinnungsfähigkeit des Blutes unter pathologischen Umständen bestimmen.

Eine verminderte Gerinnungsfähigkeit wird in pyämischen Zuständen und bei acuten infectiösen Krankheiten, wie z. B. Masern, Pocken, Scharlach, beobachtet; das Blut erscheint in diesen Fällen dunkel und gerinnt sowohl ausserhalb des Organismus, wie auch in den Gefässen nach dem Tode ziemlich schwer; die Menge des dabei entstehenden Fibrins ist gering. Bei Gelenkrheumatismus, croupöser Pneumonie und bei anderen entzündlichen Erkrankungen gerinnt das Blut ebenfalls langsam, doch ist der Fibringehalt nicht verringert; im Gegentheil kann er bei derartigen acuten Erkrankungen sogar gesteigert sein. Das normale Menschenblut enthält verhältnissmässig wenig Fibrin — etwa 2·5 Theile auf 1000; in Krankheiten wächst der Fibringehalt bis auf 10 Theile pro 1000, d. h. bis auf 1 $^0/_0$, an (vgl. Halliburton). Bei der mikroskopischen Untersuchung von Präparaten aus solchem Blute finden wir gewisse Abnormitäten im Fibrinnetze und eine abweichende Lagerung der Erythrocyten, die, wie bekannt, unter normalen Verhältnissen eine Neigung, sich zu Geldrollen zu verbinden, äussern (Hayem).

Je langsamer die Blutgerinnung vor sich geht, um so mehr Zeit haben die Erythrocyten, auf den Boden des Gefässes, in welches das Blut aufgefangen wurde, zu sinken. Ist nun die Gerinnung vollendet, so erblicken wir eine oberflächliche, gelblich- oder röthlichgraue Schicht, die eine Art Häutchen bildet; dasselbe ist aus Fibrinfäden und dazwischen liegenden Leukocyten zusammengesetzt. Das Auftreten dieser sog. *Crusta inflammatoria s. phlogistica* hat man früher als pathognomonisch für entzündliche Krankheiten betrachtet. In Uebereinstimmung mit dem Obigen ist das Zusammentreffen einer *Crusta inflammatoria* mit entzündlichen Erkrankungen nicht zu leugnen. Unrichtig wäre es aber, zu vergessen, dass auch in anderen Fällen, wo die Gerinnung verzögert ist und wo die rothen Blutkörperchen rasch zu Boden fallen, eine gleiche Membran zu entstehen pflegt. Nicht ohne Einfluss sind dabei verschiedene Nebenumstände, wie z. B. die Form des Gefässes, in welchem das Blut aufbewahrt wird, u. s. w. (vgl. Gorup-Besanez).

Die vermehrte Gerinnungsfähigkeit des Blutes, oder die sog. Inopexie (von ἡ ἴς, ἰνός, Faserstoff, und ἡ πῆξις, Gerinnung; die Bezeichnung stammt von Vogel), spielte zuvor eine ausschlaggebende Rolle in der Lehre von der Thrombose. Da unsere Anschauungen über die Thrombenbildung sich seitdem vielfach modificirt haben, so wäre es überflüssig, alle die Momente aufzuzählen, welche nach den älteren Theorien die Entstehung der Inopexie begünstigen (Vogel); wir hätten ja fast die ganze achte Vorlesung wiederholen müssen. Man behalte nur im Auge, dass die erhöhte Gerinnungsfähigkeit des Blutes keineswegs nothwendig einen erhöhten Fibringehalt voraussetzt.

Aus alledem erhellt es, dass zwischen der Gerinnungsfähigkeit und dem relativen Fibringehalte kein unmittelbares und zwingendes Verhältniss existirt. Der erhöhte Fibringehalt wird als Hyperinose, der verringerte — als Hypinose bezeichnet (Simon).

Bei welchen Erkrankungen die Hyperinose zur Wahrnehmung gelangt haben wir soeben vorausgeschickt. Hinzufügen möchten wir noch die Anfangsstadien der Tuberculose, der Carcinomatose und der Bright'schen Krankheit. Ein gewisser Grad von Hyperinose soll den späteren Schwangerschaftsmonaten eigenthümlich sein. Die Hypinose wird bei Skorbut, *Purpura haemorrhagica,* constitutioneller Syphilis, Abdominaltyphus, Malaria, anämischen Zuständen, Herzkrankheiten, langwierigen Eiterungen, Cretinismus u. s. w. constatirt. Allerdings sind die bezüglichen Angaben der Autoren überaus reich an Widersprüchen. Es kann uns daher die Behauptung von Gorup-Besanez nicht verwundern, wonach eine beständige Verminderung des Fibrins bis nun in keiner Krankheit mit Sicherheit festgestellt wurde; ebenso vorsichtig spricht sich über diesen Gegenstand Hammarsten aus.

Die pathologischen Abweichungen in Betreff der Blutgerinnung werden hoffentlich eine Erklärung an der Hand physiologischer Untersuchungen erhalten. Ich hatte Gelegenheit der Arbeiten von Wooldridge zu gedenken. Für angemessen halte ich, noch einige von derartigen Versuchsergebnissen anzuführen. Fano und Schmidt-Mülheim haben gefunden, dass durch intravasale Einspritzung von Pepton bei Hunden ($0 \cdot 5^{g}$ pro 1 Kilo Körpergewicht) die Gerinnungsfähigkeit des Blutes vorübergehend aufgehoben wird. Pawlow und Bohr erbrachten den Beweis, dass das Blut, wenn es ausschliesslich durch die Brustorgane und den Kopf des Thieres geleitet wird, seine Gerinnungsfähigkeit einbüsst; offenbar erfolgt in den Bauchorganen (Leber, Darm) die Versorgung des Blutes mit den Componenten des Fibrins. Zu beachten ist dann, dass die Gerinnungsdauer nach den Tageszeiten schwankt, was wohl mit der Nahrungsaufnahme in Verbindung steht (H. Vierordt). Die nucleinähnliche Substanz, welche aus Milz, Lymphdrüsen, Leukocyten, Leber und anderen Körpertheilen von Al. Schmidt und Demme gewonnen und Cytoglobin genannt worden ist, hemmt ebenfalls die Blutgerinnung (vgl. Rennenkampff). Einige Fermente besitzen nach Albertoni und Salvioli dieselbe Eigenschaft. Der gesteigerte Gehalt an Kohlensäure (z. B. bei Asphyxie) verzögert sehr deutlich die Blutgerinnung (vgl. Bonne). Haycraft behauptet, dass die Infuse aus Blutegelköpfen die Gerinnung verhindern (vgl. ausserdem Dickinson und Landois); ähnliche Wirkung wird dem Schlangengifte und der giftigen Substanz aus dem Blutserum des Aales zugeschrieben (Wall, Mosso). All' dieses liefert Belege dafür, dass die Gerinnungsfähigkeit des Blutes sowohl von einer ganzen Reihe von Stoffen, die entweder im Körper selbst, oder aber in fremden Organismen gebildet werden, als auch von den Bedingungen des Kreislaufes abhängig ist.

Bevor wir zur weiteren Uebersicht der Veränderungen schreiten, welche im Plasma zu Stande kommen, haben wir noch einige Worte über die Reaction des Blutes in Krankheiten zu sagen. Die normale Blutreaction ist bekanntlich alkalisch; dieses trifft ebenso für das totale Blut, wie für das Blutplasma zu.

Die Bestimmung der Reaction des Blutes, resp. derjenigen des Plasmas und des Serums, ist nicht sonderlich schwer — das Ziel lässt sich selbst mittels Lakmuspapier erreichen (Schäfer). Man hat übrigens complicirtere Methoden ersonnen, welche es erlauben, nicht allein die Säuren-, resp. die Basencapacität, sondern auch die Menge der von Alkalien gebundenen Kohlensäure zu bestimmen (Hofmeister-Kraus). Die alkalische Reaction des Blutes nimmt bei der Gerinnung etwas ab. Es sei indessen daran erinnert, dass im Blute saure Salze (saures kohlensaures Natron [Drechsel]) enthalten sind.

Die Alkalescenz des Blutes ist eine variable Grösse. Selbst beim gesunden Menschen schwankt sie je nach dem Geschlechte, dem Alter, der Nahrung u. s. w. (vgl. v. Limbeck). Unter dem Einflusse von Abführmitteln steigt die Alkalescenz des Blutes gleichzeitig mit seiner Eindickung (J. Świątecki). Noch schärfer treten die Veränderungen bei natürlichen und experimentell erzeugten pathologischen Zuständen hervor.

Am häufigsten begegnet man der Alkalescenzverminderung. So ist z. B. bei einigen Erkrankungen des Blutes (verschiedene Formen der Blutarmuth, Leukaemie) die Alkalescenz gesunken; gleiches tritt ein bei der urämischen Selbstvergiftung (v. Jaksch u. A.) und beim diabetischen Coma (Minkowski, Kraus) (über Autointoxicationen im Allgemeinen vgl. Albertoni). Auch bei der Krebskachexie pflegt die Alkalescenz des Blutes abzunehmen (v. Jaksch, Peiper u. A.). Verminderung der Alkalescenz soll nach Eisenhart bei der puerperalen

Osteomalacie vorhanden sein. Die grösste Tragweite besitzt die Verminderung der Blutalkalescenz beim Fieber. Diese Erscheinung ist für den Menschen bei verschiedenen Krankheiten dieser Art nachgewiesen worden (v. Jaksch, Kraus, Klemperer, v. Limbeck). Vermuthlich hat die Art der Infection dabei keine grosse Bedeutung; nur das kann behauptet werden, dass die Alkalescenz des Blutes um so geringer ist, je schwerer die Infection. Es ist sehr wahrscheinlich, dass die Herabsetzung der Alkalescenz durch die Entstehung abnorm saurer Producte im Organismus verursacht wird. In der That hat Rumpf die besagte Veränderung der Blutreaction am Menschen bei Vergiftungen mit Säuren beobachtet. Nach Aussage desselben Forschers wird das durch Koch'sches Tuberculin erzeugte Fieber ebenfalls von einer Alkalescenzabnahme begleitet.

Im Anschluss an das Vorstehende seien einige Experimentaluntersuchungen citirt, bei welchen man die klinischen Befunde zu reproduciren trachtete. Wir verfügen über mehrere Gifte, die die Blutalkalescenz herabsetzen. Hierzu gehören die Substanzen, welche auf die rothen Blutkörperchen zerstörend wirken (möglicherweise wird dabei Lecithin frei; in Folge seines Zerfalls entwickeln sich saure Producte; Kraus). Vor Allem sind Arsenwasserstoff, Pyrogallol, Aether, Glycerin und Cholsäure zu erwähnen. Nebstdem haben wir die Versuche an fiebernden Thieren zu berücksichtigen: man stellte fest, dass bei ihnen die Alkalescenz des Blutes ebenfalls sinkt (Senator, Geppert, Minkowski). Endlich wurden sowohl an Pflanzenfressern, wie auch an Fleischfressern Vergiftungsversuche mit Säuren angestellt (Walter); dieselben berechtigen zum Schlusse, dass die verminderte Alkalescenz eine Ursache der schweren Erscheinungen *intra vitam* und selbst des Todes ist.

Ueber das specifische Gewicht des Blutplasmas als solchen haben wir kaum Etwas mitzutheilen. Die wichtigsten Schwankungen im specifischen Gewichte des totalen Blutes sind schon früher an verschiedenen Stellen besprochen worden (vgl. auch Hammerschlag). Die Frage nach dem vergrösserten und verminderten Eiweissgehalte (*Hyperalbuminosis* und *Hypalbuminosis*) lassen wir gleichfalls bei Seite (s. bei Vogel nach). In welchem Maasse diese Schwankungen an der Eindickung und Verdünnung des Blutes Antheil haben, ist in der dreizehnten Vorlesung erledigt worden. Semmola legt darauf Gewicht, dass bei der Bright'schen Krankheit die Eiweissstoffe des Blutes qualitative Veränderungen erfahren, die eine Erhöhung ihrer Fähigkeit, die Gefässwände zu passiren, nach sich ziehen; damit wird auch die Albuminurie der Nierenkranken erklärt. Diese Theorie fand jedoch weder bei den Klinikern, noch bei den Pathologen Anklang. Directe Versuche an Hunden lehrten, dass das Blut, von einem kranken Individuum in die Gefässe eines gesunden injicirt, keine Albuminurie erzeugt (HAYEM). Weniger beanstandet sind die Schwankungen des relativen Gehaltes an Albuminen und Globulinen beim Hungern. Der Gehalt an Albuminen soll bei Inanition sinken, während derjenige an Globulinen steigt (TIEGEL, BURCKHARDT; vgl. auch A. DANILEWSKY). Die Blutgase, welche für das Verständniss der Störungen in der Athmungsfunction von so grossem Belang sind, wird es wohl entsprechender sein, im Abschnitte über die Pathologie der Athmung abzuhandeln.

Jetzt wollen wir das thatsächliche Material in Betreff des Gehaltes an Fetten, Zucker, Salzen und gewissen Stoffwechselproducten einer näheren Betrachtung unterwerfen, und zwar insofern dasselbe für die allgemeine Pathologie des Blutes maassgebend ist.

Der Gehalt an ätherlöslichen Stoffen, resp. an neutralen Fetten (Palmitin, Stearin, Oleïn), Cholesterin u. s. w. schwankt unter normalen Verhältnissen zwischen 0·2 und 0·6 % (vgl. HALLIBURTON). Der Seifengehalt des Serums kann sich bis auf 0·05—0·1 % belaufen (HOPPE-SEYLER). Lecithin ist nur in geringen Mengen nachweisbar. Die Vermehrung der Fette trifft man im Blute derjenigen Individuen an, die eine Neigung zur allgemeinen Fettsucht haben (SPECK); gleiches wird bei chronischem Alkoholismus (wer kennt die abgerundeten Formen und die zarte Haut der Alkoholiker nicht!) und bei Diabetes wahrgenommen. Die Anfangsstadien fieberhafter Erkrankungen, die Leberkrankheiten, *Morbus Brightii,* die Tuberculose, die Malaria und die Cholera sind bei dieser Gelegenheit ebenfalls zu nennen (vgl. GORUP-BESANEZ u. A.). Künstlich wird der Fettgehalt des Blutes am leichtesten durch Mästung erhöht (recht geeignet erweisen sich zu derartigen Versuchen die Gänse). Flüchtige Fettsäuren sind von v. JAKSCH im Blute bei Leukaemie und fieberhaften Erkrankungen ermittelt worden (*Lipacidaemia*). Allem Anschein nach lassen sich diese Befunde im Sinne einer Störung der Oxydationsprocesse deuten. — Ueber den verringerten Fettgehalt des Blutes besitzen wir noch keine genügenden Kenntnisse.

Der Zuckergehalt des Blutplasmas ist sehr gering. Nach ABELES u. A. kommen dem Blutzucker die Eigenschaften der Dextrose zu. Uebrigens kennt man noch eine andere reducirende Substanz im Blute, welcher aber die Gährungsfähigkeit abgeht (OTTO). In einzelnen Fällen finden sich auch Milch- und Rohrzucker vor (letzterer in der *V. portae* bei Ernährung der Thiere mit Rohrzucker [vgl. HOPPE-

SEYLER]). Im Hundeblutserum (aus der *Carotis*) hat v. MERING (bei verschiedener Nahrung) 0·115—0·235 % Zucker bestimmt. Aehnliche Werthe werden für das Menschenblut angegeben: nach OTTO enthält dasselbe 0·118 % Zucker und 0·029 % einer anderen reducirenden Substanz. Die Beschaffenheit der Nahrung ist nur dann von Einfluss auf die Zuckermenge im Blute, wenn sehr grosse Quantitäten von Zucker oder Dextrin einverleibt werden. Unter pathologischen Umständen ändert sich dieses Bild recht scharf — es kann Glucosaemie eintreten, d. h. ein Zustand, in welchem der Procentsatz des Zuckers im Blute gesteigert ist. Am meisten untersucht ist bis jetzt die diabetische Glucosaemie. Zwar verändert sich der Zuckergehalt im Blute bei leichten Formen des Diabetes nur wenig (SEEGEN); in schweren Fällen ist er aber stark gehoben: so fand HOPPE-SEYLER im Serum des durch Aderlass erhaltenen Blutes beinahe 1 % (genau 0·9 %) Zucker; über ziemlich hohe Werthe berichten ferner CANTANI, SEEGEN u. A. Dann haben wir die Krebskranken in Rücksicht zu nehmen. Vor Kurzem stellte TRINKLER in dieser Richtung Untersuchungen an und sah eine deutliche Steigerung des Zuckergehaltes (im Mittel 0.182 %). Dieser Forscher lenkte seine Aufmerksamkeit auch auf die zweite reducirende, jedoch gährungsunfähige Substanz im Blute; es ergab sich, dass ihre Menge erheblichen Schwankungen unterworfen ist. Was andere Krankheiten anbelangt, so sind darüber noch keine bestimmten Schlüsse erlaubt. TRINKLER untersuchte den Zuckergehalt bei Abdominaltyphus, croupöser Pneumonie, Dysenterie, Herzfehlern, Peritonitis, Tuberculose, Syphilis, Nephritis und Uraemie. Den analytischen Daten zufolge bleibt in allen diesen Fällen der Procentgehalt des Zuckers entweder normal, oder sinkt etwas ab. Verhältnissmässig sehr geringe Werthe sind für Nephritis und Uraemie dargethan worden. Endlich entwickelt sich ein gewisser Grad von Glycosurie, die gewöhnlich Glycosaemie voraussetzt, nach zahlreichen Vergiftungen (vgl. SAMUEL u. A.).

Das Studium der Glycosaemie in Verbindung mit der Frage nach dem Diabetes ist eine der wichtigsten Aufgaben der allgemeinen Pathologie des Stoffwechsels. Indem wir uns auf dasjenige berufen, was in der allgemeinen Pathologie der Zelle über die Kohlehydratmetamorphose mitgetheilt wurde, gedenken wir in dieser Vorlesung nur der experimentellen Ergebnisse, welche unserem Thema am nächsten stehen. In erster Linie seien die Versuche von BUTTE vorgeführt, welche die allgemeine Wirkung des Traubenzuckers auf den Organismus klarzulegen suchen. Nach intravenöser Injection von 3—4 g Traubenzucker pro 1 kg Körpergewicht bemerkte BUTTE eine ziemlich auffällige

Erhöhung der Körpertemperatur, eine mehr oder minder gesteigerte Kohlensäureausscheidung, tiefere und häufigere Athembewegungen und eine vermehrte Sauerstoffaufnahme. Die innere Gewebsathmung scheint also gesteigert zu sein. Nicht ohne allgemein-pathologisches Interesse sind ferner die Versuche von QUINQUAUD an Hunden, die ihn zum Schlusse veranlassten, dass selbst bei langdauerndem Hungern, wenn die Leber bereits glycogenfrei geworden ist, im Blute Zucker entdeckt werden kann. Wird solchen Thieren Blut entzogen, so erzielt man eine Steigerung des Zuckergehaltes im Blute. Man erhält den Eindruck, als ob ausser dem Leberglycogen noch andere Stoffe fähig wären, sich an der Zuckerbildung zu betheiligen. Welchen Ursprungs die Glycosaemie auch sein mag, der überflüssige Zucker wird nicht unbegrenzt lange im Blute aufgespeichert — er geht in den Harn (*Glycosuria*) und in andere Secrete über. Bei Einspritzung genügend grosser Mengen von Zucker in das Blut der Thiere entdeckt man denselben in den verschiedensten Excreten und Secreten (unter Anderem auch im Speichel; WEYERT).

Die im Blutplasma präexistirenden Salze stellen ein buntes Gemisch dar, worin das Chlornatrium den ersten Platz einnimmt (60—90 $^0/_0$ der Gesammtasche); viel geringer ist die Menge des Chlorkaliums (etwa 4 $^0/_0$ der Gesammtasche). Auf die Chloride folgen die Carbonate, die Phosphate, die Sulfate (vgl. HALLIBURTON, HOPPE-SEYLER u. A.). Bei den Analysen muss man natürlich die Zersetzungen, welche die Verbrennung des trockenen Rückstandes mit sich bringt, nach Gebühr würdigen (DRECHSEL). Ein unmittelbarer Einfluss der Nahrung — insofern man dieselbe nicht längere Zeit hindurch mit einem abnormen Salzgehalte verabreicht — wird verneint; der Organismus wählt offenbar nur das Nöthige, das Uebrige lässt er unberührt (LANDSTEINER). Wie gross der Procentsatz der Salze ist, haben Sie schon gehört. Nun fragt es sich: welche pathologische Veränderungen geht die mineralische Zusammensetzung des Blutes ein?

Die *Oligaemia sicca,* die *Oligaemia serosa* und die sonstigen Zustände ähnlicher Art, von denen oben die Rede war, werden wir hier nicht berücksichtigen und heben nur die Thatsachen hervor, deren Beurtheilung am ehesten in diese Vorlesung passt.

Die allgemeine Herabsetzung des Salzgehaltes scheint ein häufiges Vorkommniss bei verschiedenen, besonders bei intensiven entzündlichen Erkrankungen zu sein. Bei acuten Exanthemen, Typhus, Malaria u. s. w. steigt der Salzgehalt (GAUTIER, GORUP-BESANEZ).

Noch in den vierziger Jahren wurde behauptet, dass bei forcirter Einführung von Kochsalz in den menschlichen Körper der Gehalt des

Blutes an Salzen, speciell derjenige an Kochsalz, eine Vermehrung erfährt (Poggiale). Doch nimmt man in der Regel an, dass der Ueberschuss durch die Nieren eliminirt wird. Bei ungenügender Zufuhr von Kochsalz sinkt sein Gehalt im Harne, während das Blut *in statu quo* beharrt (vgl. C. Voit, Samuel, Nothnagel & Rossbach u. A.). Die Stickstoffausscheidung wächst unter dem Einflusse von Chlornatrium an (Voit, Feder, Weiske); erst bei grösseren Gaben wird die Wirkung eine entgegengesetzte (Dubelir). Im Allgemeinen unterliegt die hohe Bedeutung des Kochsalzes in der Körperökonomie keinem Zweifel (ausführlich wird diese Frage von Manasseina erörtert). Von der pathologischen Seite ist am meisten beachtenswerth die Einschränkung der Kochsalzausscheidung bei fieberhaften Erkrankungen. Auf die Zusammensetzung des Blutes wirkt dieses sichtlich nur wenig. Nach Heller, welcher sich mit dieser Frage ebenfalls schon in den vierziger Jahren befasst hat, ist im Blute der Pneumoniker der Kochsalzgehalt sogar gesteigert. Nach anderen Untersuchungen soll dabei der Chlornatriumgehalt sinken (Schenk). Ich will hier die Zahlenwerthe auch rücksichtlich anderer krankhafter Zustände citiren: angenommen, dass im gesunden menschlichen Blute 4 p. m. Kochsalz enthalten sind, so begegnen wir bei der Plethora 3·5—3·7, bei Phlegmasien 3·0, bei Pleuritis und Pneumonie 3·0—2·8, bei acutem Rheumatismus 3·5, bei Typhus 2·9, bei Chlorose 3·1, bei Phthisis 3·1—3·3, bei Syphilis 3·4 (Becquerel und Rodier; vgl. Gautier).

Trotz der grossen Aehnlichkeit des Chlorkaliums mit dem Chlornatrium, sind zwischen beiden wesentliche physiologische Unterschiede vorhanden. Zur Bekräftigung dieses Satzes mögen die Versuche von Podkopajew dienen, welcher durch subcutane Injectionen bewiesen hat, dass das Chlorkalium etwa zehnmal giftiger ist als das Chlornatrium. Mit diesem Umstande ist nicht nur bei der therapeutischen Anwendung der Kalium- und Natrium-Salze, sondern auch in vielen anderen Fällen zu rechnen. Landois meint, dass beim Zerfall der rothen Blutkörperchen nach Transfusion von fremdartigem Blute die freiwerdenden Kalisalze ihre giftige Wirkung auf das Herz entfalten (vgl. ferner Beneke). Nach den Versuchen von Krüger (an Hunden) hebt die übermässige Zufuhr von Kaliverbindungen den Gehalt an Kali in den Erythrocyten, während im Serum sein Gehalt sinkt.

Die physiologische Tragweite der Phosphate kann durch mehrere Beobachtungen illustrirt werden. Die neuesten Studien von Löw haben dargethan, dass die Phosphate ganz unmittelbar in die Lebensthätigkeit der Zellen, resp. in ihre Vermehrungsfunction eingreifen. Das phosphorsaure Kali ist einer der wichtigsten Bestandtheile der rothen Blutkörperchen. Nach der Ansicht von Beneke beeinträchtigt jede quantitative oder qualitative Abweichung im Verhalten dieses Salzes im Chymus die Bildung rother Blutkörperchen. Die Phosphate der Erdalkalien spielen eine grosse Rolle bei den Ossificationsprocessen. Der Mangel dieser Salze im Blute ist nicht ohne Einfluss auf den Verlauf solcher Krankheiten, wie z. B. Rhachitis u. d. m. Es ist noch daran zu erinnern, dass die Ausscheidung von Erdphosphaten beim Fieber sehr oft verringert ist (Beneke). Bei Diabetes sinkt der Gehalt der genannten Salze im Blute (Gautier).

Auf Veränderungen in der mineralischen Zusammensetzung der Nahrung, und darauf auch des Blutes, wurden verhältnissmässig viele Erkrankungen reducirt (Scorbut, Rhachitis, Osteomalacie, Struma, Chlorose u. s. w.). Leider fehlt es an genau analysirten Thatsachen: die Untersuchung der mineralischen Zusammensetzung des Blutes stösst auf grosse Schwierigkeiten; es ist demgemäss verständlich, warum wir an spitzfindigen Hypothesen reicher sind als an factischen Ergebnissen.

Veränderungen im Gehalte des Blutes an Stoffwechselproducten begegnen wir zunächst bei Krankheiten der Leber und der Nieren.

Der Uebertritt der Gallenbestandtheile ins Blut giebt zur sog. Cholaemie Anlass (die Bedeutung des *Ductus thoracicus* bei diesem Vorgange hat M. v. Frey beleuchtet). Die Farbe des Blutes ist bei der Cholaemie verändert; mittels entsprechender Reactionen werden im Blutserum Gallenpigmente und Gallensäuren entdeckt (Hammarsten). Je nach den Umständen, unter welchen sich die Gelbsucht entwickelt, kommen auch andere Veränderungen zum Vorschein: so vermag der Gehalt an Cholesterin und Fetten zu steigen (Flint). Die gallensauren Salze wirken auf die rothen Blutkörperchen deletär. Nach Rywosch soll die Wirkung des glycoholsauren Natriums schwächer sein, als diejenige des taurocholsauren. Die Anwesenheit von Urobilin im Blutserum, wodurch die Blutfarbe keine Einbusse erleidet, wird durch das Spectroskop festgestellt.

Die Retention von Substanzen im Blute, welche *normaliter* durch die Nieren ausgeschieden werden, ist eine typische Eigenthümlichkeit der urämischen Zustände. Ohne uns in die Abschätzung sämmtlicher klinischer und experimenteller Daten zu vertiefen, wollen wir nur dasjenige erwägen, was sich auf das Blut bezieht. Der Harnstoffgehalt steigt (Babington, Picard), wiewohl nicht immer (Wurtz, Chalvet, Gübler); übrigens unterliegt auch unter normalen Umständen der Harnstoffgehalt bedeutenden Schwankungen (Hoppe-Seyler)

Die Gegenwart des kohlensauren Ammoniums wird von einigen behauptet, von anderen verneint (vgl. BARTELS). v. JAKSCH hat im Blute der Nephritiker einen erheblichen Zuwachs an Harnsäure gefunden. Nach MEISSNER erfährt die Bernsteinsäure eine starke Zunahme. Ueber vergrösserten Gehalt an Extractivstoffen berichten SCHOTTIN und OPPLER. Auf die Vermehrung der Kalisalze weisen FELTZ & RITTER und ASTASCHEWSKY hin; SNYERS und HORBACZEWSKI bezweifeln indessen diese Angaben. Die Alkalescenz des Blutes vermindert sich bedeutend (v. JAKSCH, PEIPER, RUMPF, v. LIMBECK). Es dürfen schliesslich die von PAWLOW in Gemeinschaft mit NENCKI und USKOFF vorgenommenen Versuche nicht unerwähnt bleiben. Man ist nämlich dahintergekommen, dass ein der Uraemie ähnliches Krankheitsbild durch das Ablenken des Blutstromes von der *V. portae* nach der *V. cava inferior* erzeugt wird, wobei sich der Harn mit Carbaminsäure beladet (der Gehalt an Ammoniak und Harnsäure ist gleichfalls erhöht) [das Vorhandensein von carbaminsauren Salzen im normalen Hundeblute hat DRECHSEL betont]. Bei Vergiftung der Thiere durch intravasale Einspritzung von carbaminsauren Salzen erhalten wir den gleichen Symptomencomplex; die Vergiftung *per os* bedingt nur dann dieselben Erscheinungen, wenn die Leber durch Ableitung des Blutes von der *V. portae* in die *V. cava inferior* aus dem Kreislaufe ausgeschaltet wird. Demnach ist der Schluss naheliegend, dass bei Störungen in der Leberthätigkeit nicht alle Producte des Stickstoffumsatzes in Harnstoff umgewandelt werden und den Organismus vergiften. Bei Meerschweinchen mit unterbundenen Ureteren habe ich manche Abweichungen auch in der Gallenabsonderung bemerkt.

In Verbindung mit Störungen des Stickstoffwechsels steht die arthritische Diathese (*ἡ διάθεσις*, Krankheitsanlage) oder Gicht, bei welcher der Gehalt an Harnsäure im Blute zunimmt (*Uricacidaemia*). Schon bei Gesunden lässt sich die Harnsäure im Blute entdecken, wiewohl nur in minimaler Menge (ABELES; vgl. auch SCHERER, STRECKER und MEISSNER); unter pathologischen Verhältnissen, besonders aber bei Gicht, bereichert sich das Blut mit Harnsäure ziemlich stark: so fand GARROD bis $0{\cdot}5^{g}$ pro 1^{l} Blut (gleichzeitig scheint der Harnstoffgehalt anzuwachsen; vgl. GAUTIER). Ausserdem ist der hohe Harnsäuregehalt bei Erkrankungen, welche mit Athmungsstörungen zusammenhängen, bei schweren anämischen Zuständen und bei Nierenentzündungen beobachtet worden (v. JAKSCH). Künstlich wurde die Uricacidaemie von ZALESSKI an Vögeln erzeugt, und zwar durch Unterbindung der Ureteren; allerdings findet dabei die Harnsäureablagerung auch ausserhalb des Gefässystems statt. Ferner sah v. Schröder nach Exstirpation der Nieren bei Schlangen und Vögeln Anhäufung von Harnsäure im Blute und in den Geweben. Daraus folgt, dass die Harnsäure nicht in den Nieren allein gebildet wird. Es sind Anhaltspunkte für die Annahme vorhanden, dass bei den Vögeln die Leber in einer sehr nahen Beziehung zur Harnsäurebildung steht (Minkowski); wahrscheinlich hat die Milz ebenfalls einen Antheil an diesem Processe (Ranke, Kühne); über die Leukocyten haben wir schon oben gesprochen. Alle diese an sich so werthvollen Untersuchungen genügen indessen nicht, um die Fragen zu beantworten, welche vor dem Pathologen bei eingehenderem Studium der *Diathesis arthritica* auftauchen. Heutzutage dürfen wir nicht einmal behaupten, dass der vermehrte Harnsäuregehalt des Blutes eine Folge der gesteigerten Harnsäureproduction im Organismus ist. Während des Gichtanfalles nimmt die Harnsäureausscheidung ab; bei jeder Besserung steigt sie an. Der Schluss liegt daher nahe, dass man es hier mit einer periodischen Retention der Harnsäure zu thun hat (vgl. Ebstein und Haig). Ein sehr buntes Bild enthüllt die pathologisch-anatomische Untersuchung: abgesehen von den typischen Veränderungen in den Gelenken werden bei der Section zahlreiche Störungen in den inneren Organen verzeichnet (Moore). Im Allgemeinen befriedigt der jetzige Stand der Frage über die *Diathesis arthritica* kaum Jemanden; dieses befremdet uns nicht, da selbst die chemische Structur der Harnsäure noch nicht endgültig erforscht ist (Bunge); es ist demnach leicht verständlich, dass mit Hinsicht auf das Schicksal der Harnsäure im Körper nur Vermuthungen möglich sind.

Ueber die Anhäufung von kohlensaurem Ammonium (*Ammoniaemia*), Aceton (*Acetonaemia*), Schwefelwasserstoff (*Hydrothionaemia*) u. d. m. im Blute werden wir einstweilen nicht sprechen. In einem anderen Abschnitte, und zwar in der Lehre von den Autointoxicationen, haben wir noch einmal auf diese Veränderungen des Blutes zurückzukommen. An derselben Stelle werden die Daten über die Cholaemie, Uraemie u. s. w. ergänzt — insofern es sich um die Hauptsymptome, ihr Entstehungsmechanismus und ihre künstliche Reproduction handelt.

Seit den Untersuchungen von Selmi, Gautier, Brieger u. A. steht es fest, dass sowohl beim fauligen Zerfall von organischen Substanzen und bei der Thätigkeit von Bacterien, wie auch durch die eigene Lebensäusserung der Gewebselemente, alkaloidähnliche Körper entstehen, welche mitunter deutliche Giftwirkung entfalten. Derartige Stoffe, von den Bacterien erzeugt, werden Ptomaïne (πτῶμα, Leiche) genannt, die von den Gewebszellen, unabhängig von den Bacterien erzeugten — Leukomaïne (λεύκωμα, Eiweiss). Da mehrere Ptomaïne und Leukomaïne miteinander vollständig identisch sind, so sind die beiden Gruppen nicht scharf zu trennen. „Jedenfalls hat die Entdeckung der Ptomaïne und Leukomaïne im thierischen Körper es ermöglicht, das neue und wichtige Gesetz für die thierische Physiologie zu statuiren, dass nämlich der thierische Organismus, gleich dem pflanzlichen, Alkaloide zu bilden im Stande ist; die einen von denselben kommen normalerweise zur Entwickelung, die anderen nur unter speciellen Bedingungen“ (Jagodzinski). Bemerkt sei noch, dass die giftigen Ptomaïne den allgemeinen Namen von Toxinen tragen. Eine ausführliche Uebersicht der Thatsachen und Theorien, die Ptomaïne und Leukomaïne betreffend, finden wir u. A. bei Jagodzinski (vgl. auch Halliburton). Es wird nicht überflüssig sein, hinzuzufügen, dass gewisse Bacterienarten giftige Eiweissstoffe, die sog. Toxalbumine (L. Brieger und C. Fraenkel), produciren und dass zu den Bestandtheilen des Bacterienleibes besondere Proteïne („Bacterienproteïne“) gehören, welche eine eigenartige Wirkung auf die Gewebe und die Leukocyten ausüben.

Die Lehre von den Ptomaïnen und Leukomaïnen ist von höchster Tragweite für die Pathologie. Darauf ist schon im Beginne der siebziger Jahre hingedeutet worden. In der allgemeinen Pathologie der Zelle haben wir einige diesbezüglichen Daten mitgetheilt. Nunmehr treten wir an die Erörterung der Frage heran, ob die genannten Stoffe in der Pathologie des Blutes eine maassgebende Rolle spielen. Vor Allem seien die Leukomaïne ins Auge gefasst.

Zu den chemisch bestimmten Leukomaïnen rechnet man: das Betaïn, das Karnin, das Guanin, das Sarcin oder Hypoxanthin, das Xanthin das Pseudoxanthin, das Adenin, das Kreatinin, das Xanthokreatinin u. s. w. (vgl. Jagodzinski). Viele Leukomaïne harren indessen einer genaueren chemischen Qualification; hierzu zählen wir manche mit dem Harne, mit den Faeces, mit dem Schweiss, mit dem Speichel u. s. w. ausgeschiedenen Substanzen (Bouchard, Gautier). Am meisten verbreitet in den inneren Organen ist, nach den Untersuchungen der italienischen Commission zur Erforschung der Ptomaïne, das Neurin, welches auch im Blute zu finden ist; wahrscheinlich entsteht dasselbe durch Zerfall von Lecithin. Nach Foà und Pellacani können die inneren Organe ihrer Giftigkeit nach in folgende absteigende Reihe gruppirt werden: Gehirn, Nebennieren, Hoden, Nieren, Lymphdrüsen und Leber. Die einschlägigen Fragen sucht man übrigens auch von den anderen Seiten zu beleuchten. So zerstörten vor Kurzem Abelous und Langlois bei den Meerschweinchen die beiden

Nebennieren, was motorische Paralyse mit letalem Ausgange zur Folge hatte. Das Blut der operirten Thiere, den Fröschen in die Gefässbahn injicirt, rief bei diesen ebenfalls eine Lähmung hervor (allem Anschein nach werden dabei die Nervenendplatten betroffen). Gleiches constatirt man nach Zerstörung der Nebennieren bei Fröschen.

Die Kenntniss von den toxischen Eigenschaften des Blutes, insofern diese letzteren an die Anwesenheit der Leukomaïne gebunden sind, verdanken wir hauptsächlich den Arbeiten von Bouchard. Dieser Forscher bemühte sich zu bestimmen, welches Quantum von Blut erforderlich ist, um 1 Kilo Körpergewicht abzutödten. Durch seine Versuche wurde dargethan, dass 1000^g Blut fähig sind, $1250—3000^g$ lebende Substanz zu vergiften. Die Giftigkeit des Blutes soll je nach dem Gefässe, welchem man das Blut entnimmt, verschieden sein; ferner wirkt das gleichartige Blut weniger giftig, als das fremdartige (vgl. die elfte Vorlesung). Das Serum ist an sich giftig; die Blutkörperchen zeigen ihre toxische Wirkung nur dann, wenn die in ihnen enthaltenen Substanzen ausgelaugt und aufgelöst werden. Je mehr giftige Stoffe mit dem Harne abgeschieden werden, um so freier von ihnen erscheint das Blut. Damit sich ein Thier mit seinem eigenen Blute vergifte, müsste seine Blutmenge etwa $2^1/_2$ mal grösser werden. Die Abwesenheit deutlicher Selbstvergiftungserscheinungen im gesunden Zustande erklären wir uns in verschiedener Weise: zum Theile werden die Gifte hinausbefördert, zum Theile werden sie im Organismus selbst zerstört (durch Oxydation und durch die specielle Wirkung der Leber [Roger] und anderer Organe, welche die Gifte aufhalten und zersetzen), zum Theile endlich gewöhnt sich der Organismus an die Gifte.

Weiter sind die Untersuchungen von R. Wurtz zu notiren, welcher sich mit den Leukomaïnen des normalen Ochsenblutes befasste. Seine Befunde können in nachstehender Weise formulirt werden. Das normale Blut enthält ausser den schon bekannten Basen (Kreatin, Xanthin, Hypoxanthin) noch eine geringe Menge von anderen fixen und flüchtigen organischen Basen. Der Gehalt des normalen Ochsenblutes an diesen Stoffen übertrifft nicht einmal 3^g pro 100^l. Unter den fixen Basen ist nur eine einzige in der die Analyse ermöglichenden Quantität vorhanden, nämlich — $C_5H_{15}Az_5$. Die flüchtige Base, welche in geringer Menge vertreten wird, ist das Methylamin. Die fixen Basen werden, wie es scheint, durch die Nieren ausgeschieden, das Methylamin dagegen durch die Lungen. Die genannten Verbindungen haben eine schwache physiologische Wirkung (die Versuche waren hauptsächlich an Fröschen und Meerschweinchen angestellt). Interessante Aufschlüsse über die Giftigkeit des Blutes vom gemeinen Flussaale giebt uns die Arbeit von Springfeld.

Ueber die Blutleukomaïne in krankhaften Zuständen besitzen wir bis jetzt noch keine genauen Kenntnisse. Es ist aber wahrscheinlich, dass der Gehalt an denselben sich bei vielen Krankheiten ändert; dann müssen wir zugeben, dass die unter krankhaften Umständen von den Körperzellen erzeugten Stoffe anders geartet sind, als die im gesunden Zustande gebildeten. Zu weit darf man jedoch in diesen Voraussetzungen nicht gehen. Einige Forscher glauben, dass durch die Entdeckung der Leukomaïne die Bedeutung der bacteriellen Infectionen vollständig aufgehoben oder gänzlich modificirt werde (M. Peter). Derartige Extreme schaden nur der Sache, da sie eine fruchtlose Gedankenverwirrung nach sich ziehen.

Aus dem Gesagten erhellt, dass die Zusammensetzung des Blutplasmas bei Krankheiten ziemlich variabel sein kann. Freilich verfügt der Organismus über regulirende Apparate, welche es ihm gestatten, die Veränderungen in der Zusammensetzung des Plasmas auszugleichen; doch wird das Spiel dieser Apparate verhältnissmässig oft gestört. Das Verhalten des Plamas zu den morphologischen Elementen erleidet dabei gewisse Abweichungen. Eine relativ einfache Methode zum Nachweise dieses gestörten Verhaltens ist in der Bestimmung der Hyperisotonie des Blutserums gegeben (v. Limbeck). Zu abgemessenen, verschieden grossen Blutmengen wird eine beständige Quantität einer hypisotonischen Salzlösung gegossen; darauf werden die Mischungen geschüttelt und 24 St. ruhig stehen gelassen. Nunmehr hat man die Blutportion zu finden, welche die blutkörperchenauflösende Wirkung der hypisotonischen Salzlösung compensirt.

Abgesehen von den physikalisch-chemischen Factoren, welche krankhafte Vorgänge im Blutgewebe verursachen, existirt noch eine Gruppe von Einwirkungen, welche wesentlich neue Momente in das pathologische Leben des Blutes hineinbringen — ich meine hier die Parasiten, welche das Blut, resp. das Blutplasma und die Blutkörperchen zu ihrem Wohnsitze wählen.

Zu den Blutparasiten *κατ' ἐξοχην* gehören: *Filaria sanguinis,* eine Nematode, *Billharzia haematobia,* eine Trematode, *Haemoplasmodium malariae,* ein Sporozoon, und *Spirochaete Obermeieri,* eine Bacterie. Die detaillirte Beschreibung dieser Parasiten liegt nicht im Bereiche unserer Aufgabe; es sei nur daran erinnert, dass das *Haemoplasmodium malariae* die rothen Blutkörperchen zerstört, was bereits in der allgemeinen Pathologie der Zelle zur Rede gebracht wurde. Auch bei

Thieren begegnen wir verschiedenen Parasiten im Blute (so berichtet B. Danilewsky über Sporozoen, welche in den Leukocyten der Vögel hausen); manche von diesen Parasiten stehen anscheinend denjenigen nahe, die beim Menschen beobachtet werden (vgl. die Untersuchungen von Kruse über die dem *Haemoplasmodium malariae* sehr ähnlichen Sporozoen des Froschblutes).

Die genannten Blutparasiten sind bei weitem nicht die einzigen bis jetzt entdeckten. Wie bekannt, existiren viele Infectionskrankheiten bacteriellen Ursprungs, bei denen die Infectionskeime, resp. diese oder jene Bacterien auch im Blute constatirt werden. Man nimmt gewöhnlich an, dass das Blut unter normalen Verhältnissen bacterienfrei ist; nur einzelne Forscher bestreiten dies. Vulpian behauptet z. B., dass bei scheinbar gesunden Fröschen im Blute zahlreiche Mikrobien, wiewohl ohne pathogene Eigenschaften, enthalten sind; nach Cyclamineinspritzungen erwerben aber diese Mikrobien pathogene Eigenschaften — es entwickelt sich bei den Thieren das Bild einer Infection. Aehnliches wird von Rossbach in Betreff der Kaninchen gemeldet: nach Papaïotininjectionen vermehren sich die seiner Meinung nach schon normalerweise im Blute vorhandenen Mikrobien sehr lebhaft, und die Thiere gehen bald zu Grunde. Offenbar ist dies ein latenter Microbismus (*Microbisme latent*), der nur einer günstigen Gelegenheit bedarf, um manifest zu werden (vgl. Bordier). In eine Kritik dieser Theorie, deren experimentelle Prüfung zur Zeit noch aussteht, werden wir uns nicht einlassen; für unsere Zwecke genügt der alleinige Hinweis auf diese Lehre. Wie es dem auch sei, in der überwiegenden Mehrzahl der Fälle beherbergt das normale Blut keine Bacterien. Etwas ganz Anderes tritt uns bei den Infectionskrankheiten entgegen.

Wie aus den Zusammenstellungen von J. Eisenberg (1891) ersichtlich, sind bei der Untersuchung des Blutes von Menschen und Thieren, welche sich unter natürlichen Verhältnissen inficirt haben, bis jetzt etwa zwanzig Bacterienarten isolirt worden (*Micrococcus Biskra* [Heydenreich], Bacillus der hämorrhagischen Infection [Tizzoni und Giovannini], *Bacillus anthracis* [Pollender, Davaine, R. Koch], *Bacillus typhi abdominalis* [Eberth, Gaffky], *Spirochaete Obermeieri*, Bacterium der Wild- und Rinderseuche [Kitt, Hueppe], *Streptococcus septicus liquefaciens* [Babes], *Haematococcus bovis* [Babes], *Bacillus neapolitanus* [Emmerich], u. s. w.). Nicht in allen diesen Fällen wurden die pathogenen Eigenschaften der Bacterien endgültig festgestellt; für einige aber (z. B. für den Milzbrand) sind sie über allen Zweifel erhoben.

Das Eindringen pathogener Bacterien ins Blut hat sehr verschiedene Folgen, je nach der Eigenart der betreffenden Bacterien und je nach den Eigenschaften des Blutes. Die Bacteriologie lehrt im Allgemeinen, dass Bacterien, welche für eine Thiergruppe pathogen sind, sich für eine andere als indifferent erweisen können (vgl. u. A. Steinhaus); auch wäre es unthunlich, die Bedeutung der Individualität gänzlich fallen zu lassen (vgl. übrigens Baumgarten).

Obige Bemerkungen sind nicht als Einführung in das Gebiet der Bacteriologie und der Lehre von der Empfänglichkeit, resp. Immunität zu betrachten. Dieser Gegenstand wird in einem anderen Theile unseres Cursus, und zwar in demjenigen, wo die Grundtypen der pathologischen Processe abgehandelt werden, in Rücksicht genommen. Hier möchte ich Ihre Aufmerksamkeit nur darauf lenken, dass das Studium der Bluteigenschaften, insofern dieselben bei der Wechselwirkung von Blut und Bacterien zur Aeusserung gelangen, weite und verlockende Horizonte eröffnet. Selbstverständlich werde ich nur das Wichtigste hervorheben.

Nach Bouchard können die Bacterienproducte sehr complicirte physiologische Wirkungen entfalten (er hält acht Formen dieser Wirkungen auseinander). Die einen Producte rufen Diapedese und Exsudation hervor, die anderen hemmen diese Vorgänge, die dritten äussern direct vaccinirende Eigenschaften, indem sie Immunität bedingen, u. s. w. Nicht minder mannigfaltig ist die Rückwirkung des Blutes. Buchner unterscheidet die keimtödtende (resp. bactericide) Wirkung des frischen Blutserums, seine zerstörende Wirkung auf die Blutzellen (globulicide Wirkung) und die eigentlich antitoxische Wirkung. Wir wissen noch nicht genau, ob diese Einwirkungen auf eine gemeinsame Ursache zurückführbar sind, oder nicht; Vieles weist jedoch darauf hin, dass das Blut der Hauptsache nach den in ihm enthaltenen Globulinen und Albuminen diese Eigenschaften verdankt (vgl. übrigens Emmerich und Pane). Höchst bemerkenswerth ist die Thatsache, dass selbst minimale Eingriffe genügen, um die genannten Functionen des Blutserums zu verändern, resp. zu beseitigen. So verschwindet die bactericide Wirkung des Hundeserums nach kurzer Erwärmung auf 55° C.; in gleicher Weise kann die globulicide Wirkung u. s. w. aufgehoben werden (vgl. ferner Daremberg). Ferner ist zu beachten, dass die globulicide Wirkung nur gegenüber fremdartigen Blutzellen (Erythrocyten und Leukocyten) zum Vorschein tritt, während die Zellen gleichartiger Thiere unberührt bleiben. Wird das Serum mit der 5—10fachen Menge Wasser verdünnt, so verliert es seine bactericiden Eigenschaften; beim darauffolgenden Zusatze von Kochsalz bis zum normalen Gehalte (d. h. bis 0·7 %) kommt das Serum in den Besitz seiner früheren Eigenschaften zurück. Obgleich die aufgezählten Qualitäten des Blutserums recht allgemein sind, lassen sich dennoch manche Schwankungen nicht verkennen: das menschliche Blutserum tödtet bei Körpertemperatur Typhus- und Cholerabacterien und Blutkörperchen von Lamm, Kaninchen, Katze und Hunde (bei den letzten zwei Thierarten viel langsamer, als bei den ersten), wogegen das Kaninchenserum, welches Typhusbacillen und andere Bacterien ebenfalls abtödtet, nur sehr langsam auf die Blutkörperchen des Meerschweinchens und des Menschen und noch langsamer auf diejenigen des Hundes und des Kalbes einwirkt. Auch die antitoxische Wirkung des Serums gelangt vielfach zur Geltung. Behring, Kitasato u. A. fanden, dass das Serum der künstlich gegen Tetanus und Diphtherie immunisirten Thiere die Wirkung von specifischen Toxalbuminen, welche von den entsprechenden Mikrobien gebildet werden, paralysirt; zu gleichen Schlüssen in Betreff des Serums von Thieren, welche gegen den Pneumoniediplococcus immunisirt worden sind, kamen Emmerich und Fawitzki, Foà und Carbone, G. und F. Klemperer; zu dieser Kategorie gehören endlich die Untersuchungen von Tizzoni und Schwarz über die Hundswuth. Das Blutserum enthält also Substanzen, welche den Werth einer schützenden Vorrichtung haben. Derartige Stoffe nennt Buchner im Allgemeinen Alexine (Schutzstoffe). Auffallend ist es, dass das Serum einer Thierart auf die Alexine einer anderen zerstörend einwirkt. So löst z. B. das Hundeblutserum die Blutkörperchen des Kaninchens auf und lähmt die bactericide Wirkung seines Serums.

Demgemäss ist der Gehalt an Alexinen, der von manchen Forschern zu einseitig beurtheilten Phagocytose analog, einer der wesentlichsten Factoren, die den Verlauf der Infectionsprocesse bestimmen. Beiläufig will ich einschalten, dass es Hankin gelungen ist, aus den Lymphdrüsen verschiedener Thiere besondere Eiweisskörper zu isoliren, die verderblich auf die Bacterien wirken. Möglicherweise ist nicht das Blut allein mit Alexinen bedacht. — Nach Faggioli greift das Blutserum des Frosches in stark schädigender Weise die Protozoen an, welche im Darmcanal dieses Thieres parasitiren; ein solches Verhalten des Blutes gegenüber den Entoparasiten wurde auch in einigen anderen Fällen nachgewiesen. Vielleicht sind dabei von der grössten Bedeutung die Salze des Blutes. Immerhin ist es von Belang, dass das Blut nicht nur gegen Bacterien gewappnet ist.

Das hohe Interesse, welches heutzutage die Untersuchungen des

Blutplasmas erregen, verspricht selbst für die Therapie fruchtbar zu werden. Man hat bereits versucht, das Serum immunisirter Thiere bei der Behandlung gewisser Infectionskrankheiten in Anwendung zu bringen (G. Klemperer u. A.). Zwar erscheinen die Ergebnisse in praktischer Hinsicht noch unsicher, doch sind es ja nur die ersten Schritte. Die Bemühungen Behring's, der „Blutserumtherapie" eine rationelle Basis zu verschaffen, müssen jedenfalls willkommen geheissen werden.

Siebzehnte Vorlesung.

Allgemeine Pathologie des Lymphkreislaufes. — Die pathologische Transsudation. — Die Eigenschaften der pathologischen Transsudate.

M. H.! Wir verlassen jetzt den Blutkreislauf und wenden uns an die allgemeine Pathologie des Lymphstromes. Dieser Uebergang wird durch die Natur der Dinge vorherbestimmt, da die Lymphe sich eng an das Blutplasma, welchem die vorausgehende Vorlesung gewidmet ist, anschliesst.

In den verschiedensten Organen und Geweben erblicken wir durchgehends saftführende Bahnen, welche sogar dort zu entdecken sind, wo eigentliche Blutgefässe fehlen, wie z. B. in der Hornhaut (lehrreiche Daten über den Knorpel hat unlängst Wolters publicirt; vgl. auch Vejnar). Diese Bahnen, welche je nach dem Orte verschiedenartig beschaffen sind, tragen den allgemeinen Namen des Lymphgefässsystems. Den Saft, welcher dieses System von Spalten und Canälen ausfüllt, bezeichnet man als Lymphe. Das Lymphgefässsystem gilt für ein Anhängsel des Blutgefässsystems; das gegenseitige Verhältniss beider wird gewöhnlich folgendermaassen aufgefasst: das erstere ist ein System der Berieselung, das letztere — der Drainage. Das Blutplasma dringt, zum Theile unter dem Einflusse des Binnendruckes, durch die Gefässwände, besonders durch die Wände der kleinen Venen und Capillaren, hindurch; mit dem Flüssigkeitsstrome werden in geringer Menge auch morphologische Blutelemente nach aussen befördert. Auf diese Weise erreicht das Transsudat die Gewebselemente und dient ihnen zur Nahrung; dasselbe liefert gleichzeitig

Material zur secretorischen Thätigkeit der drüsigen Organe. Ein Theil des Transsudates, der nicht als Nährmaterial verbraucht worden ist, wird nebst den Producten der Lebensthätigkeit der Zellen und der Intercellulargebilde mit dem Lymphstrome weiter geführt und gelangt endlich in das Blutgefässsystem (bekanntlich sind zwei grössere Lymphstämme vorhanden, welche in das Venensystem münden, und zwar an der Vereinigungsstelle der *V. jugularis communis* mit der *V. subclavia*: rechts der *Truncus lymphaticus dexter*, links der *Ductus thoracicus*). Wir ersehen daraus, dass das Blutplasma auf zwei verschiedenen Bahnen kreist: einerseits haben wir einen directen und abgeschlossenen Weg, der aus Arterien, Capillaren und Venen besteht, andererseits einen indirecten, nicht abgeschlossenen, der durch die Gewebsspalten und die in die Venen mündenden Lymphgefässe gebildet wird.

Die Chylusgefässe (*Vasa chylifera*) des Darmtractus machen nur einen Theil des Lymphgefässsystems aus. Durch seine Vermittelung tritt das Lymphsystem mit dem Verdauungsapparat in Verbindung. Aus der Physiologie ist es uns geläufig, welch' grosse Rolle die Chylusgefässe bei der Aufsaugung, vor Allem derjenigen der Fette, spielen. Die mehr oder weniger fettreiche Lymphe dieser Gefässe ist milchig gefärbt und wird, zur Unterscheidung von der gewöhnlichen durchsichtigen Lymphe, Chylus genannt.

Die Lymphgefässe werden in ihrem Verlaufe durch eigenartige Gebilde, die sog. Lymphdrüsen, unterbrochen. Diese Organe dienen als Hauptquelle, aus welcher die Lymphe (und das Blut) ihre morphologischen Elemente, resp. ihre lymphoiden Körperchen bezieht.

Ueber den Lymphstrom sagt Brücke Folgendes: „... die Lymphe ist ihrer Hauptmasse nach der Rest des in die Gewebe ausgeschiedenen Plasmas. Das Blutplasma wird unter dem Drucke ausgeschieden, welcher in den Capillaren herrscht. Dieser Druck ist aber jedenfalls grösser als der Druck in den Venen, und namentlich grösser als der Druck in den Venen da ist, wo die grossen Lymphstämme, der *Ductus thoracicus* und der *Ductus lymphaticus communis dexter* in das Venensystem einmünden. Nun erreicht zwar der Druck in den Geweben nicht den, der in den Capillargefässen herrscht, denn dadurch eben, dass er geringer ist, wird ja Plasma aus den Capillaren in die interstitiellen Gewebsräume ausgeschieden, aber immerhin müssen wir annehmen, dass der Druck hier grösser sei als im Bildungswinkel der *Vena anonyma dextra* und *sinistra*, wo er zur Zeit der Inspiration so beträchtlich sinkt, und dass die Lymphe in den Lymphgefässen schon deshalb fortgetrieben wird, weil sie aus der Gegend des grösseren Druckes gegen die Gegend des geringeren Druckes hinfliesst; zweitens aber müssen alle Bewegungen, insofern sie einen wechselnden Druck auf die Lymphgefässe ausüben, mit dazu beitragen, die Lymphe in ihrer natürlichen Stromesrichtung vorwärts zu schieben, weil jede Bewegung in entgegengesetzter Richtung durch die zahlreichen Klappen gehindert ist. Insbesondere aber sind es wieder die Respirationsbewegungen, welche einen wesentlichen Werth für die Fortbewegung der Lymphe haben, indem bei der Inspiration der Druck in der Brusthöhle vermindert und der Druck in der Bauchhöhle vermehrt wird, und so die Lymphe aus den Gefässen der Unterleibshöhle in den *Ductus thoracicus* förmlich aufgepumpt wird. Aber auch der Einfluss der activen und passiven Bewegungen der Glieder ist stets aufs deutlichste hervorgetreten, wenn man an den grossen Lymphstämmen der Extremitäten experimentirte und die aus ihnen ausfliessende Lymphe auffing. — Man kann aber auch kaum zweifeln, dass die Contractilität der Wände der Lymphgefässe selbst mit zur Fortbewegung der Lymphe beiträgt. Es ist sehr wahrscheinlich, dass die Lymphe, wenn sie ein Lymphgefäss bis zu einem gewissen Grade prall anfüllt, als Reiz für die Muskelfasern in den Wänden dieses Lymphgefässes wirkt und sie zur Contraction anregt, so dass das Lymphgefäss seinen Inhalt austreibt. Nach den Beobachtungen von Arnold Heller ist die Contraction sogar eine rhythmische. Arnold Heller hat an durch Chloralhydrat betäubten Meerschweinchen, deren Mesenterium er über einen Korkring herausgelegt hatte, unter dem Mikroskope die Lymphgefässe sich im Mittel sechsmal in der Minute zusammenziehen und sich wieder erweitern gesehen. Es schritt dabei die Contraction von der Peripherie gegen das Centrum, also vom Darme gegen die Anheftungsgestelle des Mesenteriums hin vorwärts, und somit in der natürlichen Richtung, in welcher die Lymphe fortbewegt wird. Lymphherzen, wie man sie bei den anderen Wirbelthieren kennt, locale Pumpwerke, durch welche die Lymphe aus dem Lymphgefässsystem in das Blutgefässsystem eingepumpt wird, kennt man bis jetzt bei den Säugethieren und beim Menschen nicht." Näheres über die Lymphherzen s. bei Wieliky.

Was die Geschwindigkeit des Lymphstromes anbetrifft, so hat Weiss gefunden, dass im cervicalen Hauptlymphstamme des Pferdes die Lymphe 238 bis etwa 300 ^{mm} in der Minute zurücklegt. Der Seitendruck in dem *Ductus thoracicus* des Pferdes beträgt 12 ^{mm} *Hg*.

Nicht verschweigen dürfen wir die Versuche, welche den Einfluss des Nervensystems auf die Lymphgefässe klarlegen. Goltz injicirte Kochsalzlösung in die subcutanen Lymphsäcke des Frosches; die

Flüssigkeit wurde sehr bald resorbirt, aber nur bei unversehrtem Centralnervensystem; war letzteres zerstört, so erfolgte keine Resorption. Auf ähnliche Weise experimentirte Lautenbach. Wird ein Froschschenkel bis zur Aufhebung des Kreislaufes abgebunden, ohne dass die Nerven mitgefasst werden, so schwillt derselbe nach Eintauchen in Wasser an (eine todte Extremität schwillt unter diesen Umständen nicht an). Bei Durchschneidung des *N. ischiadicus* oder Zermalmung des Rückenmarkes findet keine Aufsaugung von Wasser statt. Uebrigens ist zu erwähnen, dass nach den Versuchen von Archarow die Aufsaugung aus den Lymphsäcken auch ohne Betheiligung des Centralnervensystems vor sich gehen kann; seiner Ansicht nach wirkt das letztere auf die Resorptionsgeschwindigkeit nur indirect, indem es die Herzthätigkeit verändert oder die Bewegungen der betreffenden Extremität beeinflusst. Interessant sind weiter die Versuche von Bert und Laffont bezüglich der Innervation der Chylusgefässe. Die Reizung der Mesenterialnerven verengert die Gefässe, diejenige der Splanchnici erweitert sie. Waren die *Nn. vagi* vorher durchschnitten, so folgte auf die genannte Erweiterung eine dauernde Verengerung. Bei curarisirten Thieren wirken auch die Mesenterialnerven im Sinne einer Erweiterung. Die grössere oder geringere Füllung der Blutgefässe hat dabei keinen Einfluss. Die Reizung des *R. infraorbitalis N. trigemini* beim Pferde und beim Esel hat eine Erweiterung der Lymphgefässe der oberen Lippe zur Folge.

Die Lymphe ist diejenige Flüssigkeit, worin unsere Gewebselemente leben, sie ist das innere Medium, in welchem die Zellen des Körpers „wie die Fische im Wasser“ athmen (Cl. Bernard). Freilich findet man ein wahres Lymphgefässsystem nur bei den Wirbelthieren; die Lymphdrüsen werden ausschliesslich bei Vögeln (am Halse) und bei Säugethieren angetroffen. Den Lymphdrüsen reihet sich die Milz an; sie wird bei allen Wirbelthieren mit Ausschluss des *Amphioxus lanceolatus* und der cyclostomen Fische beobachtet; ihre höchste Entwickelung erreicht sie bei den Säugethieren. Die Schilddrüse, die Thymus und die Nebennieren sind ebenfalls bloss den Wirbelthieren eigen (vgl. z. B. E. Brandt).

Diese flüchtigen Abschweifungen ins Gebiet der vergleichenden Anatomie sind nicht ohne Werth für die Pathologie des Menschen. Bei Erörterung der Frage über den Entstehungsort der Leukocyten wird nämlich sehr oft ausser Acht gelassen, dass diese Zellen schon bei den Cyclostomen, welche der Lymphdrüsen, des Knochenmarks und der Milz entbehren, vorhanden sind; die Leukocyten entwickeln sich bei den genannten Fischen aus den Mesodermzellen des Embryo und vielleicht auch aus den endothelialen Elementen der Blutgefässe (METSCHNIKOFF).

Es wurde bereits gesagt, dass die Lymphbildung auf dem Durchtritt des Blutplasmas durch die Wände der kleinsten Gefässe beruht, was seinerseits — bis zu einem gewissen Grade — vom intravasculären Drucke abhängig ist. Die Gefässwände selbst dürften sich dabei passiv verhalten; nach der üblichen Annahme soll der ganze Vorgang auf Filtration (resp. Transsudation) und Hydrodiffusion (resp. Osmose) zurückführbar sein. In der letzten Zeit bricht sich jedoch eine andere Anschauung Bahn, wonach die Lymphbildung ein ziemlich zusammengesetzter Process von secretorischem Charakter ist. Diese Lehre wird von R. HEIDENHAIN vertheidigt. Nach ihm besitzen wir eine ganze Reihe von Stoffen, welche Lymphagoga genannt zu werden verdienen. Sie können in zwei Gruppen getheilt werden: die einen beschleunigen den Uebergang der Flüssigkeit aus dem Blute in die Lymphräume, die anderen bedingen das Freiwerden der Flüssigkeit aus den Gewebselementen. Die Lymphagoga der ersten Kategorie stammen aus allerhand Quellen (die Krebsmuskeln, Blutegel-Köpfe und -Leiber u. s. w.); Pepton und Hühnereiweiss gehören hierzu. Die Lymphagoga der zweiten Kategorie werden von Harnstoff, Zucker und einigen Salzen repräsentirt. Der Ueberschuss an Krystalloiden verlässt das Blut sehr schnell, indem gleichzeitig den Geweben Wasser entzogen wird, welches zum Theile ins Blut übergeht, zum Theile aber den Lymphstrom im *Ductus thoracicus* verstärkt. Die Lymphagoga der ersten Kategorie werden unwirksam, wenn die Zellen, aus welchen die Capillarwände bestehen, ihre Reizbarkeit in Folge anhaltender Blutleere eingebüsst haben; diejenigen der zweiten Kategorie zeigen entgegengesetzte Eigenschaften. Auch in Betreff der Harnabsonderung sind Unterschiede zu nennen: die ersteren Lymphagoga regen die Harnsecretion nicht an, die letzteren steigern sie. Bemerkenswerth ist es, dass bei den diesbezüglichen Versuchen der Zucker- und der Kochsalzgehalt in der Lymphe höhere Stufen erreicht als im Blute, resp. im Blutserum: augenscheinlich bethätigen sich hier specielle Kräfte, welche die obigen Lymphagoga aus dem Blute in die Lymphräume befördern, denn durch die Diffusion allein werden diese Erscheinungen nicht erklärt.

Im Anschluss an das Gesagte wollen wir die Ergebnisse citiren, welche HALLIBURTON bei der Untersuchung der Cerebrospinalflüssigkeit, die entweder bei Lebzeiten oder aber nach dem Tode entnommen wurde, erzielt hat (seine Beobachtungen beziehen sich auf *Spina bifida, Hydrocephalus* und *Meningocele*). Im Ganzen sind 15 Analysen angestellt worden. Sein Hauptaugenmerk richtete der Verfasser auf die Bestimmung der Eiweissstoffe und der stets nachweisbaren reducirenden Substanz. Es kam zu Tage, dass neben dem Globulin beinahe immer eine Albumose zugegen ist (sehr oft eine Protoalbumose, nur selten eine Deuteroalbumose); die reducirende Substanz ist kein Zucker, wofür man dieselbe früher hielt, sondern Pyrokatechin, dessen Menge bei wiederholter (intravitaler) Punction zu steigen pflegt. Die Anwesenheit von Albumosen und Pyrokatechin bildet, nach HALLIBURTON, ein charakteristiches Merkmal der untersuchten Flüssigkeit, wodurch die letztere sich von allen anderen Körpersäften unterscheidet. Dieser Umstand ist so wesentlich, dass die Cerebrospinalflüssigkeit nicht mehr den Transsudaten (im früheren Sinne des Wortes), sondern den Secreten an die Seite gestellt werden muss.

Der secretorische Ursprung der Lymphe wurde auch vor HEIDENHAIN in Erwägung gezogen (vgl. die entsprechenden Daten bei F. HOPPE-SEYLER und v. RECKLINGHAUSEN). Uebrigens gründeten sich die Schlüsse der Autoren auf Beobachtungen, die an und für sich nicht geeignet sind, derartige Fragen einer Lösung näher zu bringen. LUSCHKA, der schon im Jahre 1854 die secretorische Abstammung der Cerebrospinalflüssigkeit behauptete, stützte sich auf mikroskopische Befunde. NICATI betrachtet die Bildung des *Humor aqueus* als von einem speciellen drüsigen Apparate abhängig.

Es ist, wie Sie sehen, kein leichtes Unternehmen, die Bedingungen der Lymphbildung endgültig aufzuklären. Zur Zeit steht uns noch nicht das Recht zu, die alten Ansichten, welche ausschliesslich die gröberen physikalisch-chemischen Factoren gelten liessen, vollständig zu ignoriren. Ungeachtet dessen begrüssen wir freudig den Versuch, dieses so lange brach liegende Gebiet mit neuen Gedanken zu beleben. Schon heute können wir die Angaben von R. HEIDENHAIN bei der Beurtheilung gewisser pathologischer Transsudationen ausnützen.

Um Ihnen einen Begriff von der Zusammensetzung der Lymphe zu geben, welche als physiologisches Vorbild des pathologischen Transsudates aufzufassen ist, werde ich zunächst die analytischen Daten von HENSEN und DÄHNHARDT vorführen.

Die Lymphe wurde beim Menschen aus einer Lymphfistel am Oberschenkel gesammelt; die Bedingungen waren offenbar nicht völlig normal (daraus erklärt sich vielleicht der geringe Gehalt an festen Substanzen), aber hinsichtlich des Menschen haben wir kaum etwas Besseres zu erwarten. Die Zusammensetzung dieser Lymphe war folgende (vgl. F. Hoppe-Seyler und Halliburton):

1000 Gewichtstheile enthalten:	*a*	*b*	*c*	*d*	Im Mittel
Wasser	987·7	—	986·126	985·201	986·34
Feste Substanzen	12·3	—	13·874	14·799	13·66
Fibrin	} 2·6	1·070	} 3·811		1·07
Globulin		0·894			} 2·30
Serumalbumin		1·408		6·875	
Fett, Cholesterin, Lecithin	0·03	—			} 1·31
Extractivstoffe	1·28	—			
Salze	8·38	—	10·06	7·924	8·78

Vergleichen wir die Zahlen der letzten verticalen Reihe mit den Werthen, welche die Zusammensetzung des menschlichen Blutplasmas illustriren, so bemerken wir sofort, dass der Unterschied in Bezug auf feste Substanzen fast ausschliesslich durch den verschiedenen Gehalt an Eiweiss (und anderen organischen Stoffen) bedingt wird; was die Salze anbelangt, so ist ihre Menge entweder gleich derjenigen im Blutplasma oder etwas höher (vgl. die elfte Vorlesung). Unter den Salzen nimmt das Kochsalz, welches vorwiegend im Plasma enthalten ist, quantitativ den ersten Platz ein; in den lymphoiden Zellen findet man hauptsächlich Kalium und Phosphorsäure.

Ferner seien noch die Analysen von Nasse hervorgehoben; dieselben betreffen die Lymphe des Hundes, an welchem so oft die pathologische Transsudation untersucht wurde. Dieser Forscher hat ermittelt, dass die Zusammensetzung der Lymphe je nach den Ernährungsbedingungen messbaren Schwankungen unterworfen ist. So entfallen auf 1000 Gewichtstheile Lymphe:

	beim Hungern	bei Fleischkost	bei pflanzlicher Nahrung
Wasser	954·68	953·70	958·20
Feste Substanzen	45·32	46·30	41·70
Fibrin	0·591	0·716	0·455
Chlornatrium	6·72	6·50	6·77

Von den Gasen enthält die Lymphe relativ viel Kohlensäure, Spuren von Sauerstoff und eine gewisse Menge Stickstoff. Dieses wird durch die Analysen von Hammarsten, welcher die Gase der Hundelymphe studirte, dargelegt.

Die Zusammensetzung des Chylus differirt bei hungernden Thieren sehr wenig von derjenigen der Lymphe. Bei Aufnahme von Nahrung, vorzüglich der fettreichen, bereichert sich auch der Chylus mit Fett, wodurch die Unterschiede zwischen ihm und der Lymphe deutlicher werden (vgl. u. A. I. Munk und A. Rosenstein).

Gleich dem Blutplasma führen sowohl die Lymphe wie der Chylus Serumalbumin und Serumglobulin. Die fibrinogene Substanz und das Fibrinferment werden nur in geringen Mengen entdeckt (Hammarsten). In den Lymphgefässen gerinnt die Lymphe selbst nach dem Tode nicht; fliesst sie aus den Gefässen heraus, so gerinnt sie nach längerer oder kürzerer Zeit (sehr leicht geschieht dies mit der Lymphe von hungernden Thieren [Nasse]). Das Blutplasma liefert bei seiner Gerinnung etwa fünfmal mehr Fibrin, als die Lymphe. Injicirt man langsam Pepton in die *V. jugularis*, so gerinnt das Blut nach Shore in normaler Weise, während die Lymphe ihre Gerinnungsfähigkeit einbüsst. Erfolgt die Peptoneinspritzung rasch, so werden beide, Lymphe und Blut, gerinnungsunfähig (Fano).

Der Zuckergehalt der Lymphe ist annähernd demjenigen des Blutserums gleich. Der Harnstoffgehalt beträgt 0·12 bis 0·28 p. m. (Wurtz).

Die morphologischen Elemente der Lymphe und des Chylus erweisen sich als identisch mit den Leukocyten des Blutes; auch eine geringe Anzahl von Erythrocyten wird nicht vermisst. In 1 ^{cmm} Hundelymphe zählt man etwa 8200 lymphoide Elemente (Ritter).

Die Farbe der Lymphe ist blassgelb, ihre Reaction — alkalisch. Das specifische Gewicht beläuft sich auf 1012—1022 (Halliburton), nach anderen Angaben — auf 1045 (H. Vierordt).

Die Gesammtmenge der Lymphe beim Menschen ist nicht genau bestimmt. Nach Bidder und Schmidt macht die Lymphe sammt dem Chylus beim Füllen ca. $^1/_{12}$ des Körpergewichtes aus.

Nachdem wir uns die normalen Thatsachen vergegenwärtigt haben, gehen wir zu den pathologischen über. Die Störungen der Darmresorption lassen wir bei Seite: es wird bequemer sein, dieser Frage in der allgemeinen Pathologie der Verdauung zu gedenken. Wir wollen unsere Aufmerksamkeit auf diejenigen Zustände richten, in welchen die Körpertheile an Lymphe, resp. an einer lymphähnlichen Flüssigkeit überreich werden.

Vom Standpunkte der symmetrischen Systematisirung wäre es richtiger, die allgemeine Pathologie des Lymphgefässsystems in gleicher Weise einzutheilen, wie dies mit dem Blutgefässsystem gethan wurde — natürlich nicht ohne Einschränkungen, welche durch die Natur der

Sache aufgedrängt werden. Leider ist gegenwärtig ein derartiger Plan aus Mangel an genügenden Daten kaum ausführbar. Ich hoffe jedoch, Ihnen zeigen zu können, dass in pathologischer Hinsicht zwischen dem Blut- und Lymphgefässsystem belangreiche Analogien vorhanden sind.

Unter Oedem oder Hydrops verstehen wir jede Anhäufung von Flüssigkeit, die dem Blutplasma, oder besser der Lymphe, mehr oder minder ähnlich ist. Sammelt sich die Flüssigkeit in den Gewebsspalten an, so sprechen wir von Oedem; findet dies in serösen Höhlen statt, so haben wir Hydrops vor uns. Je nach dem Orte, wo der pathologische Process abläuft, werden specielle Bezeichnungen gebraucht. So wird z. B. Oedem der Subcutis — *Anasarca* genannt, Hydrops der Bauchhöhle — *Ascites*, Hydrops des Pericardialsackes — *Hydropericardium*, Hydrops der Pleurahöhle — *Hydrothorax*, Hydrops der *Tunica vaginalis testis* — *Hydrocele* u. s. w.

Im Allgemeinen darf die Wassersucht als Correlat der Hyperaemie betrachtet werden. Ebenso wie bei dieser der Blutgehalt, so ist bei jener der Lymphgehalt (resp. der Gehalt an einer lymphähnlichen Flüssigkeit) örtlich gesteigert. Ohne etwas über die Identität der Entstehungsbedingungen beider Zustände präjudiciren zu wollen, nennen wir die Wassersuchtszustände Hyperlymphien, als ein Seitenstück zu den uns bekannten Hyperaemien. Bei der Hyperlymphie kommt die Frage nach der Gesammtmasse der Lymphe nicht direct in Betracht — sie ist eine locale Störung des Lymphstromes oder der Lymphbildung. Doch muss berücksichtigt werden, dass das Verbreitungsgebiet der Hyperlymphie manchmal ein sehr grosses ist — durch eine Reihe von Uebergängen gelangen wir zu allgemeinen Störungen, bei welchen wohl auch die Gesammtmasse der Lymphe gesteigert ist: es entwickelt sich der sog. *Hydrops universalis,* wobei die Wassersucht nahezu den ganzen Organismus befällt. Die Steigerung der Gesammtmasse der Lymphe über die Grenzen der Norm hinaus ist es erlaubt mit dem Namen Polylymphie, als Pendant zu der uns geläufigen Polyaemie oder Plethora zu belegen. Der entgegengesetzte Zustand, bei welchem die Gewebe saftarm werden und die Gesammtmenge der Lymphe verringert ist, fesseln den Pathologen verhältnissmässig weniger. Für diesen Zustand eignen sich die Bezeichnungen Hypolymphie und Oligolymphie; erstere Bezeichnung entspricht in der Pathologie des Blutkreislaufs dem Begriffe der Ischaemie, letztere — demjenigen der Anaemie oder allgemeinen Blutarmuth.

Die Erörterung der klinischen Bedingungen, unter welchen die Hyperlymphien und Polylymphien entstehen, verlegen wir in die nächste Vorlesung; dort sollen auch die wichtigsten experimentellen

Daten in Betreff ihres Entstehungsmechanismus Erwähnung finden. Jetzt beabsichtigen wir über die äusseren Merkmale der Hyper- und Polylymphien zu berichten und werden trachten, tiefere Einsicht in die Eigenschaften der Transsudate zu gewinnen.

Je stärker das Oedem ist, um so saftreicher erscheint die heimgesuchte Partie. Ein zahlenmässiger Ausdruck ist hier, wie bei der Hyperaemie, schwerlich zu geben. Bei der Abschätzung des Wassergehaltes in einem Körpertheile fehlt uns die Möglichkeit, die relative Wassermenge auf einen einzigen Factor, d. h. auf eine mehr oder minder bedeutende Füllung der Lymphspalten zu reduciren, da die Veränderungen im Wassergehalte von der Zusammensetzung der Gewebselemente (vgl. Raum), von der Füllung der Blutgefässe und von der Zusammensetzung des Blutes abhängen. Der Kliniker bildet sich ein Urtheil über das Vorhandensein von Oedem aus den Veränderungen des Gewichts, der Form, des Volumens, der Elasticität, der Färbung und der Temperatur des erkrankten Organs. Die Form ist in der Regel verunstaltet, das Gewicht und Volumen vergrössert, die Elasticität verringert, die Färbung abgeschwächt und die Temperatur gesunken. Bei Ansammlung hydropischer Flüssigkeit in serösen Höhlen werden letztere ausgedehnt, ihre Contouren verzerrt u. s. w. Bei Gegenwart aller dieser Merkmale stösst natürlich die Diagnose des Oedems oder des Hydrops auf keine Schwierigkeiten; allerdings ist es klar, dass man sich dabei weniger der genauen Messmethoden, als des einfachen Augenmaasses bedient. Auch die experimentelle Pathologie ist zumeist darauf angewiesen, dieselben Kriterien zu benutzen. Zwar sind wir mitunter in der Lage, die Spannung in den Geweben (Landerer) und in den Höhlen direct zu bestimmen, aber die bezüglichen Verfahren bedürfen noch weiterer Ausarbeitung. Die mikroskopische Untersuchung ist ebenfalls oft von Nutzen (pathologisch-anatomische Einzelheiten s. bei Uhle & Wagner, Ziegler u. A.); doch ist zu berücksichtigen, dass bei Herstellung mikroskopischer Präparate die mit seröser Flüssigkeit erfüllten Gewebsspalten ihre abnorme Weite einbüssen können. Je schneller die Fixirung des Präparates geschieht, um so sicherer gelingt es, die vitalen Verhältnisse zu bewahren. Zur Illustration mögen die Präparate von Nieren mit unterbundenen Ureteren dienen. Schneiden wir aus den Nieren zu verschiedenen Zeiten nach Unterbindung der Ureteren Stücke heraus und fixiren wir dieselben in concentrirter Sublimatlösung (mit 0·7 $^0/_0$ Kochsalz), so ergiebt sich, dass die Harnkanälchen um so mehr ausgedehnt sind, je länger die Ligatur gewirkt hat. Also ungeachtet dessen, dass bei der Präparation ein Theil der Flüssigkeit verloren geht, verändern sich die Verhältnisse keineswegs regellos; offenbar ist hier der Umstand im Spiele, dass die Flüssigkeit der Capillarität wegen nicht so leicht enge Röhren verlässt. Von Belang sind endlich die Aufschlüsse, welche uns das Studium der functionellen Störungen liefert; es ist indessen nicht zu verkennen, dass die richtige Beurtheilung dieser Störungen mit zahlreichen Hindernissen zu kämpfen hat und dass die Messungen meistentheils unanwendbar sind.

Die physikalisch-chemischen Eigenschaften der Transsudate lassen sich schon eher in Angriff nehmen. Die Anwendung genauer analytischer Methoden (vgl. F. Hoppe-Seyler) bewährt sich bei dieser Gelegenheit wie in anderen Fällen.

Der allgemeinen Charakteristik der serösen Ergüsse senden wir einige Tabellen voraus, welche in typischen Beispielen die Zusammensetzung von Transsudaten veranschaulichen.

I. Fall von Albuminurie. Analysen von C. Schmidt	Hydropische Flüssigkeit aus der Pleurahöhle	Hydropische Flüssigkeit aus der Bauchhöhle	Hydropische Flüssigkeit aus den Hirnventrikeln	Oedemflüssigkeit aus der Subcutis der Extremitäten
1000 Gewichtstheile enthalten:				
Wasser	963·95	978·91	983·54	988·70
Feste Stoffe	36·05	21·09	16·46	11·30
Organische Substanzen	28·50	11·32	7·98	3·60
Anorgan. Substanzen .	7·55	9·77	8·48	7·70

II. Fall von Albuminurie. Analysen von F. Hoppe-Seyler	Flüssigkeit aus der Pleurahöhle	Flüssigkeit aus der Bauchhöhle	Oedemflüssigkeit der Füsse
1000 Gewichtstheile enthalten:			
Wasser	957·59	967·68	982·17
Feste Stoffe	42·41	32·32	17·83
Albumin	27·82	16·11	3·64
Aetherextract		5·27	0·50
Alkoholextract			3·71
Wasserextract			1·10
Anorganische Salze	14·59	10·94	9·00
Fehler der Analyse			0·12

III. Fall von Lebercirrhose. Analysen von F. HOPPE-SEYLER	Peritonealtranssudat		
	1. Punction	2. Punction	Nach dem Tode
1000 Gewichtstheile enthalten:			
Wasser	984·50	982·53	983·33
Feste Substanzen	15·50	17·47	16·67
Albumin	6·17	7·73	6·11
Aetherextract	0·34	0·16	0·25
Alkoholextract	0·24	0·56	2·16
Wasserextract	0·67	1·12	0·84
Anorg. Salze lösl.	8·30	7·99	8·05
Anorg. Salze unlösl.	0·16	0·14	0·19
Fehler der Analyse	0·38	0·23	0·93
Druck im Peritoneum in ^{mm} *Hg*	23·5	25·25	—

IV. Fall von Lebercirrhose. Analysen von F. HOPPE-SEYLER	Peritonealtranssudat				Zusammensetzung des Blutserums
	1. Punction	2. Punction	3. Punction	Nach dem Tode	
1000 Gewichtstheile enthalten:					
Wasser	969·64	972·99	974·97	976·11	907·26
Feste Substanzen	30·36	27·01	25·03	23·89	92·74
Albumin	19·29	14·33	13·52	11·54	74·16
Aetherextract	0·43	0·30	} 2·67	0·51	} 12·50
Alkoholextract	1·37	1·34		2·64	
Wasserextract	0·98	2·44	1·47	0·78	
Anorg. Salze lösl.	7·27	7·65	7·06	7·64	7·29
Anorg. Salze unlösl.	0·71	0·69	0·31	0·56	1·56
Harnstoff	0·31	0·26	?	0·21	?

V. Fälle von Hydropericardium	Beim Menschen. Analysen von GORUP-BESANEZ	Bei Pferden. Analysen von FRIEND	
1000 Gewichtstheile enthalten:			
Wasser	955·1	964·011	957·953
Feste Substanzen	44·9	35·989	42·047
Eiweiss	24·7	28·641	25·846
Fibrinogen (bestimmt als Fibrin)	0·8	0·117	0·260
Serumglobulin	—	11·069	11·603
Serumalbumin	—	17·455	13·983
Aetherextract	12·7	—	2·432
Salze	6·7	7·575	13·769
Specifisches Gewicht	—	1018	1018
Reaction	—	alkalisch	alkalisch

VI. Fälle von Hydrocele	Analysen von Hammarsten. Im Mittel aus 18 Fällen	Fall von Hydrocele	Analyse von W. Müller
1000 Gewichtsth. enth.:			
Wasser	938·35	Wasser	934·0
Feste Substanzen . .	61·15	Feste Substanzen . .	66·0
Fibrin	0·59	Albumin	51·7
Globulin	13·52	Extractivstoffe . . .	5·1
Serumalbumin . . .	35·94	Anorg. Salze	9·2
Aetherextract	4·02		
Lösliche Salze . . .	8·60		
Unlösliche Salze . . .	0·66		
Extractivstoffe . . .	—		

VII. Ascites verschiedenen Ursprungs. Analysen von Halliburton.	Reaction	Specifisches Gewicht	%-Gehalt an Eiweissstoffen	Serumglobulin	Serumalbumin
1. Lebercirrhose	In allen Fällen alkalisch.	1010	0·955	0·413	0·542
2. Syphilitische Affection der Leber		1012	0·744	0·252	0·492
3. Lebercirrhose		1012	2·021	1·114	0·907
4. Nicht entzündlichen Ursprungs		1016	2·235	1·516	0·719
5. Herzkrankheit		1016	4·11	1·48	2·63
6. Herzkrankheit		1018	4·334	2·937	1·397

Die Transsudate, mit welchen der Pathologe zu thun hat, sind durchsichtige, farblose oder blassgelbe (Serumlutein von Krukenberg und Halliburton), geschmacklose oder schwach salzig schmeckende Flüssigkeiten von alkalischer (sehr selten saurer) Reaction; ihr specifisches Gewicht ist niedriger als dasjenige des Blutserums (vgl. u. A. Uhle & Wagner). Je nach der Ursprungsstätte weisen die verschiedenen Transsudate gewisse Abänderungen bezüglich aller dieser Eigenschaften. In der ersten Linie sind die Schwankungen des specifischen Gewichtes einer Betrachtung zu unterziehen. Nach Reuss steht das specifische Gewicht des Transsudates bei Hydrothorax unter 1015, bei Ascites unter 1012, bei Anasarca unter 1010, bei Hydrocephalus unter 1008·5, während bei entzündlichen Processen der Pleura, des Peritoneums und der Haut das specifische Gewicht der betreffenden Exsudate über 1018 beträgt. Kurz, je niedriger das specifische

Gewicht, desto grösser ist die Wahrscheinlichkeit, dass wir ein Transsudat und nicht ein entzündliches Exsudat vor uns haben (CITRON). Die Höhe des specifischen Gewichtes befindet sich hauptsächlich in Abhängigkeit von dem Gehalte an Eiweissstoffen. Es sind mehrere Formeln empfohlen worden, welche die Wechselbeziehung zwischen dem specifischen Gewichte und dem Eiweissgehalte der Transsudate auszudrücken bestimmt sind (vgl. H. VIERORDT). Bezeichnet man das specifische Gewicht mit S und den Procentgehalt an Eiweissstoffen mit E, so bekommt man nach REUSS $E = {}^3/_8\ (S - 1000) - 2 \cdot 8$. Nach RUNEBERG ist bei nichtentzündlichen Transsudaten $E = {}^3/_8\ (S - 1000) - 2 \cdot 73$, bei entzündlichen (resp. Exsudaten, die hier nicht weiter in Frage kommen) $E = {}^3/_8\ (S - 1000) - 2 \cdot 88$. Wenn wir das specifische Gewicht mit S und den Procentgehalt an organischen Substanzen mit O bezeichnen, so erhalten wir nach K. SCHMIDT $S = \frac{383141 \cdot 8}{380 \cdot 6 - O}$. K. RANKE schlägt folgende Gleichungen vor: sind e = Eiweissprocente, o = organische *Fixa* in $^0/_0$, f = Gesammtfixaprocente und S = specifisches Gewicht (in Aräometergraden), so ist $e = 0 \cdot 52\ (S - 1000) - 5 \cdot 406$; $o = 0 \cdot 37\ (S - 1000) - 2 \cdot 074$; $f = 0 \cdot 399\ (S - 1000) - 1 \cdot 745$; $S = \frac{o + 2 \cdot 074}{0 \cdot 3} + 1000$.

Der Hauptmasse nach bestehen die Transsudate aus Wasser. Wie aus den Tabellen ersichtlich, bewegt sich der Wassergehalt innerhalb ziemlich weiter Grenzen. *In minimo* haben wir ca. 93 $^0/_0$, *in maximo* — ca. 99 $^0/_0$. Es sind dies natürlich nur annähernde Werthe, da unsere Tabellen bei weitem nicht das ganze aufgesammelte Material decken. Im Mittel nimmt man an, dass die Transsudate 95—97 $^0/_0$ Wasser enthalten. Jedenfalls sind dieselben wasserreicher, als das Blutserum. Alte, im Körper lange Zeit getragene Transsudate sind oft dünnflüssiger, als die frisch entstandenen; doch ist das keine beständige Erscheinung, wie noch unten des Näheren erörtert wird. Der gesammte Procentgehalt an festen Stoffen beläuft sich auf etwa 3—5 $^0/_0$.

Die erste Stelle unter den festen Substanzen gehört den Eiweissstoffen. Nach den vorstehenden Tabellen beträgt ihr Gehalt im Mittel 2—2·5 $^0/_0$. Auch folgt aus denselben, dass der Eiweissgehalt sehr mannigfaltig zu sein vermag. *In minimo* haben wir ca. 0·4 $^0/_0$, *in maximo* ca. 5 $^0/_0$. Nach SENATOR schwankt der Eiweissgehalt zwischen 0·5 und 20 (und noch mehr) p. m. Die Bestimmungen von F. A. HOFFMANN zeigen, dass in den gewöhnlichen Fällen von Anasarca der Eiweissgehalt weniger als 1 $^0/_0$ ausmacht. Geringe Eiweissprocente entsprechen den schweren Formen von Nierenleiden (amyloide Degeneration). In der Mehrzahl der Transsudate variirt der Eiweissgehalt zwischen 0·1 % und 0·8 %. In seltenen Fällen, wenn das Nervensystem mitbetheiligt ist, wird der Eiweissgehalt grösser und erreicht selbst 4 %. Was die Arten der Eiweisskörper betrifft, so handelt es sich vorwiegend um das Serumalbumin und um das Serumglobulin, i. e. um diejenigen Eiweissstoffe, welche im Blutplasma, in der Lymphe und im Chylus angetroffen werden. Der sog. Eiweissquotient, resp. das Verhältniss des Procentgehaltes an Serumalbumin (*a*) zum Procentgehalte an Serumglobulin (*b*) $\left[\text{d. h. } \frac{a}{b}\right]$, stellt für die Transsudate und das Blut desselben Individuums sehr nahe, sogar identische Werthe dar; dasselbe gilt für die Lymphe und den Chylus (vgl. Hoffmann, Salvioli, Pigeaud). Daraus ist zu schliessen, dass das Serumalbumin und das Serumglobulin mit gleicher Leichtigkeit durch die lebenden Gefässwände transsudiren. Nach den Versuchen von Senator, A. Schmidt und Gottwald soll das Serumglobulin durch todte thierische Membranen schwerer diffundiren, als das Serumalbumin (vgl. Halliburton). Freilich ist der obige mit Rücksicht auf den Eiweissquotient formulirte Satz noch durch weitere Untersuchungen zu erhärten (nach Hammarsten ist im Mittel der Quotient für die Hydroceleflüssigkeit höher, als für das Blutserum — das Blut enthält füglich verhältnissmässig mehr Globulin). — Da die Transsudate eine, wenn auch unbedeutende, Menge von Zellen beherbergen, so ist ein Theil des bei der Analyse ermittelten Eiweisses auf Rechnung dieser letzteren zu stellen. Nebst dem beeinflussen den Eiweissgehalt: das Alter des Transsudates, die Geschwindigkeit des Blutstromes, die Beschaffenheit des Blutes und der Zustand der Capillarwände, welcher ja in verschiedenen Körperregionen ein verschiedener ist (vgl. Gorup-Besanez, Uhle & Wagner u. A.) So wächst bei Stagnation von Transsudaten, wenn das Wasser und die Salze theilweise ins Blut zurückkehren, der Gehalt an Eiweissstoffen (F. Hoppe-Seyler); bei rasch nacheinanderfolgenden Punctionen kann der Eiweissgehalt sinken (F. Hoppe-Seyler). Je langsamer das Blut durch die Capillaren fliesst, um so reicher an Eiweiss und Fibrin wird das Transsudat. Bei Hypalbuminose, vor Allem im Verlaufe der Bright'schen Krankheit, sind die Transsudate ebenfalls relativ eiweissarm. Recht ausgeprägt tritt der Einfluss der Gefässwände hervor, worauf bereits C. Schmidt hingedeutet hat. Wie verschieden die Zusammensetzung der Transsudate im Einzelnen auch sein mag, immerhin gelingt es, gewisse Eigenthümlichkeiten zu entdecken, durch welche die Transsudate einer

Körperregion sich von denjenigen einer anderen auszeichnen. Am prägnantesten kommt dies zu Tage, wenn wir verschiedene Transsudate von einem und demselben Individuum, resp. Transsudate, welche unter sonst identischen Verhältnissen in verschiedenen Körpertheilen entstanden sind, vergleichen. Den grössten Reichthum an Eiweiss verrathen die Transsudate, die sich in grossen serösen Höhlen — in der Pleura, im Pericardialsacke, im Peritoneum — ansammeln; eiweissreicher ist nur die Hydroceleflüssigkeit (Betheiligung entzündlicher Processe). Viel eiweissärmer sind die Transsudate in den Hirnventrikeln und in der Subcutis. Nach Reuss lässt sich der Eiweissgehalt der serösen Ergüsse durch folgende Reihe ausdrücken: Pleura — 22·51 p. m.; Pericardium — 18·33 p. m.; Peritoneum — 11·14 p. m.; Subcutis — 5·79 p. m.; Cerebrospinalhöhlen — 1·44 p. m. (vgl. v. Recklinghausen).

Die Fähigkeit pathologischer Transsudate das Fibrin auszuscheiden ist sehr variabel. Verhältnissmässig selten finden wir fertiges Fibrin in frisch entleerten Transsudaten. Viel öfter beginnt die anfangs durchsichtige Flüssigkeit sich erst ausserhalb des Körpers zu trüben. Die zur Gerinnung erforderliche Zeit ist sehr verschieden (Stunden, Tage). Das Fibrinogen soll in den Transsudaten stets gegenwärtig sein, während die übrigen nach A. Schmidt zur Fibrinbildung nöthigen Stoffe (Fibrinferment und fibrinoplastische Substanz) manchmal fehlen. Am reichsten an Fibrinogen sind die Flüssigkeiten aus dem Pleurasacke und bei Hydrocele; in der Regel ist der Gehalt an Fibrinogen demjenigen an Eiweiss proportional. Der Zusatz kleiner Mengen von Blutserum, das Hinzutreten von Blut durch todte Gefässwände u. d. m. rufen schnell eine Gerinnung der Transsudate hervor. Uebrigens zieht nach F. Hoppe-Seyler der Zusatz von frisch geschlagenem Blute zur Cerebrospinalflüssigkeit keine Gerinnung dieser letzteren nach sich; zu beachten sind analoge Angaben von Naunyn über die Peritonealtranssudate bei der amyloiden Degeneration. Verbleiben die Transsudate längere Zeit in den serösen Höhlen, ohne resorbirt zu werden, so verlieren sie allmählich die Fähigkeit, auf Blutzusatz zu gerinnen; in derartigen alten Transsudaten pflegt sich das Cholesterin in krystallinischer Form auszuscheiden, wodurch jene einen eigenthümlichen Seideglanz erhalten, der bei der Punction sofort ins Auge fällt (F. Hoppe-Seyler).

Der Fettgehalt der Transsudate ist gewöhnlich gering; in den alten Ansammlungen ist er etwas höher, als in den frischen. Es kommen allerdings Fälle vor, in welchen der Fettgehalt so gross wird, dass man von fettigem Hydrops (*Hydrops adiposus*; Quincke) reden darf. Der Fettreichthum erklärt sich hier durch die fettige Metamorphose der lymphoiden (resp. Eiter-) Körperchen und anderer Zellen. Noch auffallender sind die sog. chylösen Transsudate, worin das Fett zu einer feinen Emulsion vertheilt ist. Eine Zusammenstellung solcher Fälle finden wir in den Arbeiten von L. W. Popoff, Zawadzki und Chełchowski. Am unzweideutigsten ist die Entstehungsweise der chylösen Transsudate dann, wenn eine Ruptur grosser Lymphstämme vorliegt; manche Fälle sind indessen räthselhaft. Die entzündlichen Complicationen erschweren in hohem Maasse die Beurtheilung der bezüglichen Bilder. Als Beispiel seien die analytischen Daten für den chylösen Ascites und den Chylothorax angeführt.

Chylöser Ascites	Analysen von M. Hay	Analysen von Guinochet
1000 Gewichtstheile enthalten:		
Fett	10·30	9·48
Eiweissstoffe	28·78	21·08
Andere organische Substanzen . .	8·02	11·685
Salze	9·95	1·595
Feste Substanzen	59·15	43·795

Zwei Fälle von Chylothorax. Analysen von Chełchowski.	Erster Fall		Zweiter Fall
	1. Punction	2. Punction	
Procentgehalt			
an festen Substanzen	7·295	6·880	5·0701
„ Eiweiss	5·7824	5·262	3·3626
„ den in Wasser und Alkohol löslichen Salzen	0·6152	} 0·683	0·6897
„ unlöslichen Salzen	0·1252		0·0465

Der Zucker (F. Hoppe-Seyler) oder wenigstens eine in alkalischer Lösung das Kupferoxyd reducirende Substanz (Hammarsten) ist ebenfalls ein gewöhnlicher Bestandtheil der Transsudate. Die serösen Ansammlungen bei Diabetikern weisen sogar beträchtlichen Zuckergehalt auf.

Die Menge der sog. Extractivstoffe ist sehr unbeständig, wiewohl sie stets einen nicht unbedeutenden Theil des Trockenrückstandes ausmachen. In alten Transsudaten sind die Extractivstoffe stärker vertreten, als in frischen. Ihren Eigenschaften nach sind es dieselben Stoffe, welche auch im Blute angetroffen werden; zu den wenigen Ausnahmen gehört das Allantoin (in der Ascitesflüssigkeit), welches im Blute bis jetzt nicht entdeckt wurde (MOSCATELLI). Der Harnstoff ist, wie es scheint, in allen Transsudaten zugegen. Besonders hoch wird sein Gehalt bei *Morbus Brightii,* wo er 1 $^0/_0$ erreichen kann. Harnsäure, Milchsäure, Bernsteinsäure, Xanthin, Kreatin u. s. w. sind ebenfalls, wenn auch in unbedeutenden und unbeständigen Mengen, in den Transsudaten nachweisbar. Die Gallenbestandtheile (Säuren, Pigmente) werden in den Transsudaten bei Leberkrankheiten, und ganz vorzüglich bei Gelbsucht, vorgefunden. In alten Transsudaten, zu welchen sich Blut aus kleinen Ergüssen beigemengt hat, glaubte man wiederholt das „Bilirubin" ermittelt zu haben (F. HOPPE-SEYLER).

Nun haben wir die anorganischen Bestandtheile der Transsudate in Rücksicht zu nehmen. Von höchster Wichtigkeit ist die Thatsache, dass, im Gegensatze zu den Eiweisskörpern, die Salze dort in nahezu constanten Mengen enthalten sind. Die obigen Tabellen lassen darüber keinen Zweifel zu. Ferner wird man zur Einsicht geleitet, dass der mittlere Salzgehalt der Transsudate demjenigen des Blutes fast gleichkommt. Die Transsudate erscheinen eher etwas reicher an Salzen, als das Blut (C. SCHMIDT, RUNEBERG). Die Verhältnisse sind also denen, welche bei den Eiweissstoffen obwalten, direct entgegengesetzt. Von Salzen sei zunächst das Chlornatrium genannt, dessen Gehalt äusserst constant ist (etwa 6—7 p. m.; MÉHU, RANKE, RUNEBERG, SENATOR). Die Natriumsalze und die Chlorverbindungen nehmen in quantitativer Hinsicht den ersten Platz ein. Der Gehalt an Kalisalzen ist sehr niedrig (STSCHERBAKOFF). Ueberhaupt weisen die Transsudate alle diejenigen Salze auf, welchen wir im Blutplasma begegnen.

Beständiger Salzgehalt neben veränderlichem Eiweissgehalte ist demnach die typische Eigenthümlichkeit der Transsudate. Unwillkürlich wird man an die Schlusssätze der dreizehnten Vorlesung erinnert. Es seien auch hier die Worte TSCHIRJEW's angeführt, auf den wir uns schon berufen haben. „Es stellt sich heraus," sagt dieser Forscher, „dass alle pathologischen Transsudate (aus dem Blute), bei dem schwankenden Gehalte an übrigen Bestandtheilen, eine bemerkenswerthe Constanz des Verhältnisses zwischen Wasser und anorganischen Salzen verrathen ... HOPPE-SEYLER stellte die sämmtlichen bekannteren Analysen der pathologischen Transsudate zusammen. Wird aus ihnen die Menge der anorganischen Bestandtheile pro 100^g Wasser berechnet, so erhält man als arythmetisches Mittel 0·84^g, mit mittleren Schwankungen 0·78 und 0·91^g. Die Choleratranssudate, wenn wir nur die berücksichtigen, welche durch den Stuhlgang nach aussen befördert werden, enthalten im Mittel 0·835^g anorganischer Verbindungen auf 100^g Wasser, die Darmentleerungen, welche durch *Laxantia* hervorgerufen werden, — 0·88^g, diejenigen bei Dysenterie — 0·70^g, endlich der Harn bei Albuminurie — 0·79^g. Diese Aehnlichkeit verschiedener Transsudate unter einander und mit dem Blutplasma in Betreff des Gehaltes an anorganischen Verbindungen ist bereits von C. Schmidt bemerkt worden.“

Der Gasgehalt der Transsudate differirt wesentlich von demjenigen der Lymphe nicht. Die Kohlensäure nimmt überhand; viel schwächer ist der Stickstoff vertreten; von Sauerstoff sind nur Spuren vorhanden (Ewald u. A.). Dem Kohlensäuregehalte nach stehen recht hoch die Hydrothorax- und Hydroceleflüssigkeiten; niedriger — die Transsudate in der Subcutis und in der Bauchhöhle. Die Tension der Kohlensäure in Transsudaten kann die im Blute übertreffen. — Ammoniak wird in minimalen Mengen gefunden; bisweilen scheint er gänzlich zu fehlen (vgl. Uhle & Wagner).

Es muss zugegeben werden, dass die Zusammensetzung der Transsudate durch Einverleibung fremdartiger Stoffe (Gifte, Arzneien) sich künstlich verändern lässt (Senator). In dieser Richtung liegt noch ein weites Forschungsgebiet offen (G. Leuch).

Die Transsudate sind nur mit wenigen morphologischen Elementen bedacht. Den grössten Theil derselben bilden lymphoide Zellen. Nicht selten mengen sich ihnen die von serösen Flächen abgelösten Endothelzellen bei. So wichtig die Rolle der Zellen in entzündlichen Exsudaten ist, so unbedeutend erscheint dieselbe in nicht entzündlichen Transsudaten. Jedenfalls dürfen die zelligen Elemente in den letzteren nicht ausser Acht gelassen werden. Die grössere oder geringere Zellenbeimengung erklärt unter Anderem gewisse Eigenthümlichkeiten in der Zusammensetzung der Transsudate: beim Zerfall der Zellen werden Verbindungen frei, welche ursprünglich die seröse Flüssigkeit nicht besass (Senator).

Auf Grund physikalisch-chemischer Eigenschaften und mikroskopischer Ergebnisse ist es also gestattet zu behaupten, dass zwischen den pathologischen Transsudaten einerseits und dem Chylus und der Lymphe andererseits sehr nahe Verwandtschaft besteht. Das pathologische Transsudat ist nichts Anderes, als Lymphe, welche in abnorm grosser Menge gebildet und in ihrer Bewegung gehindert wurde.

Wie gross die serösen Ergüsse im Organismus zu sein vermögen, lässt sich in bestimmten Zahlenwerthen kaum ausdrücken. Wenn wir eine seröse Höhle mittels Punction vom Transsudate zu befreien suchen, so sind wir nie sicher, dass die Flüssigkeit bis auf den letzten Tropfen entleert wurde; ausserdem müssten bei Hydropsien verschiedener Körperhöhlen gleichzeitig mehrere Punctionen ausgeführt werden. Fast ebenso schwer ist es, den Gewebsspalten, z. B. bei Oedem der Subcutis, und den einzelnen hydropisch durchtränkten Gewebselementen die lymphoide Flüssigkeit zu entziehen. Die im Körper angesammelte seröse Flüssigkeit genau *intra vitam* zu messen sind wir demnach noch weniger im Stande, als die Gesammtmasse des Blutes. Gewisse Anhaltspunkte für die Abschätzung des pathologischen Lymphgehaltes liefern uns systematische Wägungen: aus den Schwankungen des Körpergewichtes hydropischer Individuen bilden wir uns eine Vorstellung darüber, ob das Transsudat im Zunehmen oder im Abnehmen begriffen ist. Man behalte jedoch, dass das Körpergewicht auch in Folge von Wasserretention im Blute Veränderungen erleiden kann. Mit anderen Worten: es variirt das Körpergewicht nur theilweise in Abhängigkeit von der Hyperlymphie; von keineswegs geringerem Einflusse ist die hydrämische Plethora, welche — *cum grano salis* — als Hydrops des Blutes zu betrachten ist. Mit dieser Einschränkung sind wir hauptsächlich bei der sog. kachektischen Wassersucht, deren Erörterung uns noch bevorsteht, zu rechnen gezwungen.

Mehr Zutrauen verdienen die pathologisch-anatomischen Befunde. Je rascher nach dem Tode die Section gemacht wird, je sorgfältiger man die Flüssigkeit aus den serösen Höhlen sammelt, je mehr dabei die Blutgefässe geschont werden u. s. w., um so zuverlässiger sind die Ergebnisse. Die seröse Durchtränkung der Gewebe wird übrigens sogar vom pathologischen Anatomen nicht immer mit gleicher Leichtigkeit diagnosticirt. Dieser Umstand erklärt die zahlreichen Widersprüche in den Angaben über das Oedem des Gehirns und verschiedener drüsiger Organe (vgl. z. B. die Lehre von der Uraemie).

Aus dem Gesagten folgt, wie wichtig das Studium der Zusammensetzung von Transsudaten ist: wir begehen allerlei Fehler bei Bestimmung der Gesammtmenge pathologischer Lymphe, um so aufmerksamer sind daher die Veränderungen in der Zusammensetzung zu ergründen, welche eine verhältnissmässig präcise Beurtheilung zulassen.

Unter welchen Umständen entwickelt sich nun die pathologische Transsudation und worauf beruht der Mechanismus ihrer Entstehung?

Achtzehnte Vorlesung.

Die verschiedenen Formen pathologischer Transsudation. — Mechanische und kachektische Oedeme und Hydropsien. — Die sonstigen Formen der wassersüchtigen Zustände.

M. H.! Die ersten Anfänge der Lehre von der „Wassersucht" verlieren sich im Dunkel der entfernten Vergangenheit. Schon den alten Hebräern, Indiern und Griechen waren die ödematösen und hydropischen Zustände bekannt (BAAS). Entsprechend den kärglichen anatomisch-physiologischen Erfahrungen der damaligen Zeit war selbstverständlich die Beurtheilung dieser Zustände höchst mangelhaft und willkürlich.

Selbst bis in die neuere Zeit sind die Anschauungen über Hydrops und Oedem sehr widersprechend und verworren geblieben. Wie in vielen anderen Fällen, wurden auch hier gänzlich fremdartige Dinge unter einem Begriffe zusammengefasst, woraus sowohl theoretische wie practische Missverständnisse resultirten. „Mit der Bezeichnung Wassersucht", sagt R. VIRCHOW, „war man sehr freigebig."

Erst allmählich tauchten naturgetreuere Ansichten auf, indem die Experimentalforschung, welche die pathologischen Erscheinungen künstlich zu reproduciren und allseitig zu beleuchten trachtet, wiederum beste Dienste leistete. Die ersten Versuche, das Experiment zur Lösung betreffender Fragen heranzuziehen, sind ein Verdienst von RICH. LOWER (1621—1691), der 37 Jahre zählte, als WILLIAM HARVEY starb.

Heutzutage sind viele Seiten der Lehre von den wassersüchtigen Zuständen hinreichend ausgearbeitet. Der vorausgegangenen Vorlesung haben Sie die Ueberzeugung entnehmen können, dass unsere Kenntnisse z. B. von der Zusammensetzung pathologischer Transsudate nicht zu den dürftigsten gehören. In der heutigen Vorlesung werden ebenfalls ziemlich werthvolle Einzelheiten über den Entstehungsmechanismus der Wassersuchten zur Rede kommen. All' dieses erlaubt zu hoffen, dass die noch vorhandenen, mitunter recht wichtigen Lücken bald schwinden werden, nur muss man den Pfad streng-thatsächlicher Forschung beibehalten.

Seit geraumer Zeit theilt die Pathologie die Wassersuchtzustände in mehrere Kategorien. Erste Stelle räumen wir den mechanischen Oedemen und Hydropsien ein, welche bei verschiedenen, durch Behinderung des Blutabflusses verursachten Circulationsstörungen entstehen. Auf dem Boden der einschlägigen klinischen und experimentellen Daten wuchs die mechanische Theorie der Wassersucht empor, deren Urheber RICH. LOWER ist.

Zu den alltäglichen klinischen Befunden gehören die pathologischen Transsudate, welche bei gestörtem Abflusse des venösen Blutes beobachtet werden. Als charakteristisches Beispiel nennen wir den die atrophische Lebercirrhose begleitenden Ascites: durch das wuchernde Bindegewebe werden die Pfortaderäste zusammengedrückt, so dass die Weiterbeförderung des Blutes aus den Pfortaderwurzeln eine Behinderung erfährt (die Détails über die Entwickelung der Wassersucht bei Lebercirrhose sind von GEORGIEWSKY zusammengestellt worden; vgl. auch DUJARDIN-BEAUMETZ). Weiter bildet sich nicht selten locale Wassersucht bei Verlegung grösserer Venenstämme, wenn der Blutabfluss mittels anastomotischer Aeste in mehr oder minder hohem Grade erschwert ist. So brachte schon BOUILLAUD locale Oedeme in Abhängigkeit von der Venenthrombose; HALLER betonte die Bedeutung umfangreicher Tumoren, welche auf die grossen Beckenvenen einen Druck ausüben; SABATIER wies auf Kothansammlungen im Dickdarme hin, u. s. w. Ausser diesen örtlichen Hydropsien werden bei Erkrankungen des Herzens und der Athmungsorgane, d. h. bei Erkrankungen, welche circulatorische Störungen mit dem Charakter venöser Hyperaemie bedingen, auch allgemeine Hydropsie constatirt; hierzu sind vor Allem die Herzfehler, das Lungenemphysem und die chronische Bronchitis zu rechnen. Die wichtigsten Angaben in dieser Richtung verdanken wir WILLIS, PEYER, RUYSCH, FR. HOFFMANN und MONRO (vgl. v. RECKLINGHAUSEN). Dem modernen Arzte erscheint diese Gruppe von ödematöshydropischen Zuständen so natürlich abgegrenzt und im Grossen und Ganzen so leicht erklärlich, dass er sich kaum in die Lage derjenigen Forscher zu versetzen vermag, welche für die Feststellung dergleichen Dinge ihre Lanzen gebrochen haben.

Betrachten wir die erwähnten klinischen Daten näher, so bemerken wir bald, dass sie uns nichts wesentlich Neues bieten und dass der wichtigste Factor, welcher hier in Betracht kommt, namentlich die passive oder venöse Hyperaemie, mit der wir uns in der siebenten Vorlesung befasst haben, ein Factor mechanischer Natur ist. Aus den früheren Auseinandersetzungen wissen Sie, dass die seröse Durchtränkung eine der typischen Eigenthümlichkeiten dieser Form örtlicher Kreislaufsstörung darstellt. Unsere Aufgabe besteht demgemäss in einer eingehenderen Erforschung gerade dieses Punktes.

Welche Hauptmomente bestimmen die Entwickelung der mechanischen Wassersuchten? Es empfiehlt sich, diese Frage zunächst auf aprioristischem Wege zu beantworten. Gesetzt, der Abfluss des venösen

Blutes sei behindert. Im System der betreffenden Gefässe wird bei unveränderter Blutzufuhr der intravasculäre Druck ansteigen. Das Blutplasma, welches schon normalerweise durch die Wände der kleinsten Gefässe dringt, um sich in Lymphe zu verwandeln, transsudirt jetzt in grösserer Quantität, da die Filtration, resp. Transsudation in gewisser directer Abhängigkeit vom Drucke steht. Die unter diesen Umständen die Gefässe verlassende Flüssigkeit ist unsere Oedem- oder hydropische Flüssigkeit. Die Unterschiede zwischen derselben und dem Blutplasma lassen sich von den Gesetzen ableiten, welche die Filtration von Eiweiss- und Salzlösungen durch thierische Membranen und die Osmose beherrschen.

Wir übergehen die physikalischen Ausführungen hinsichtlich der Filtration (Transsudation) und der Hydrodiffusion (Osmose) und nehmen an, dass die gegebene Antwort in logischer Hinsicht fehlerfrei ist. Was liefert denn die unmittelbare, thatsächliche, auf dem Experimente basirende Untersuchung?

Vor Allem sei gesagt, dass über einen Zusammenhang zwischen Wassersucht und passiver Hyperaemie kein Zweifel gestattet ist. Zur Vervollständigung der vorgelegten Thatsachen wollen wir noch andere analogen, vorwiegend auf experimentellem Wege gewonnenen Befunde aufzählen. Bereits Rich. Lower ligirte bei Hunden die *V. cava ascendens* in der Brusthöhle und sah eine consecutive Entwickelung von Ascites; er unterband auch die Jugularvenen am Halse, was ödematöse Schwellung am Kopfe, Speichel- und Thränenfluss zur Folge hatte. In nämliche Reihe passen diejenigen Oedeme, die bei Anwendung des Tourniquets entstehen (Fr. Hoffmann). Es seien ferner die Versuche von C. Ludwig und Tomsa in Erinnerung gebracht, welche darthun, dass beim Hunde je nach dem Grade der Unwegsamkeit des *Plexus pampiniformis* die Quantität der Lymphe, die aus der in den Lymphgang eingeführten Canüle fliesst, mehr oder minder erhöht wird und selbst um das Drei- bis Vierfache die Norm überschreiten kann.

Obgleich die Beweiskraft dieser Versuche nicht zu bestreiten ist, dennoch sollte man auch in diesem Falle mit Verallgemeinerungen nicht allzubehende sein, da ja die acute venöse Hyperaemie bei Weitem nicht immer von Oedem begleitet wird. Angesichts der Thatsache, dass das Venensystem überreich an Anastomosen ist, kann uns dieses nicht befremden; nebstdem wissen wir, dass je nach dem Körpertheile dieser Reichthum individuell verschieden ist. In der That waren die Forscher, welche die Versuche von Rich. Lower wiederholt haben, in Betreff positiver Ergebnisse nicht immer so glücklich wie er selbst. Bei dieser Gelegenheit müssen wir den Untersuchungen von Ranvier

Rechnung tragen. Nach Unterbindung mächtiger venöser Stämme bei Hunden erhielt er negative Resultate; es bildete sich Oedem des Hinterbeines nur dann, wenn der Ligatur der *V. cava inferior* die Durchschneidung des *N. ischiadicus* mit seinen gefässverengenden Fasern angeschlossen wurde. Bei der durch diesen Eingriff bedingten Paralyse der Vasoconstrictoren stieg die Temperatur der Extremität in Folge der sich zugesellenden activen Hyperaemie an, und es entstand allmählich im Verlaufe von 24 St. Oedem; die andere Extremität, deren Nerv unversehrt geblieben war, zeigte trotz des gehinderten Blutabflusses keine Anschwellung. Das auf diese Weise zu Stande gebrachte Oedem erweist sich jedoch als vorübergehend: innerhalb 3—4 Tagen pflegt sich dasselbe spontan auszugleichen. Zu ähnlichen Schlüssen gelangte auch Hehn. Aus den Versuchen von Vulpian, welche nach demselben Plane angestellt waren, ergab sich, dass die Oedembildung von Thrombose complicirt wird. Immerhin ist es hervorzuheben, dass in manchen Fällen die alleinige Unterbindung der *V. femoralis* genügte, um Oedem zu verursachen. Für andere Körperregionen sind die Lower'schen Behauptungen gleichfalls von nur relativer Bedeutung. So findet man z. B. nach Unterbindung der Jugularvenen, selbst beim durchschnittenen Halssympathicus, Verschiedenes je nach der Thierart: beim Hunde tritt gewöhnlich kein Oedem auf, während beim Kaninchen an der dem durchschnittenen Nervenstamme entsprechenden Seite des Kopfes sich Oedem entwickelt. Auf die gefässverengenden Fasern im Halssympathicus habe ich Ihre Aufmerksamkeit mehrmals gelenkt. Nebenbei seien noch die Versuche von J. E. Berggrün verzeichnet, welcher vor Kurzem die diesbezüglichen Angaben von J. Müller prüfte: es zeigte sich, dass bei hungernden Fröschen die einseitige Durchschneidung des *N. ischiadicus* Verlangsamung des Blutstromes und Oedem der gleichnamigen Extremität erzeugt, während bei normalen Fröschen weder Stauung, noch Oedem (manchmal allerdings Andeutungen derselben) unter sonst gleichen Bedingungen zum Vorschein kommen. Aehnliche Versuche sind in der sechsten Vorlesung erwähnt worden.

Was für einen Schluss darf man aus dem Gesagten ziehen? Offenbar ist die passive Hyperaemie befähigt, selbst wenn sie sich plötzlich in einem bisher gesunden Organismus etablirt, Oedeme hervorzurufen, doch ist dies keine zwingende Nothwendigkeit. Der Körper besitzt verschiedenartige Anpassungsmechanismen, welche oft ausreichen, damit eine venöse Hyperaemie spurlos verschwinde. Nur dann, wenn die passive Hyperaemie sich mit anderen ungünstigen Einflüssen verbindet, wachsen die Chancen für Oedembildung. Aber selbst unter diesen

Bedingungen ist das Zustandekommen des Oedems nicht mit Sicherheit vorherzusagen: die Wirklichkeit täuscht sehr oft unsere Erwartungen. Unter den complicirenden Momenten nimmt die Paralyse der gefässverengenden Nerven, welche den Blutzufluss erhöht, die erste Stelle ein. Genügte früher der venöse Apparat den Anforderungen des zufliessenden Blutes nur schwer, so wird nunmehr seine Aufgabe noch schwieriger. Ich möchte hier nochmals auf die Rolle der arteriellen Hyperaemie bei der Lymphbildung hinweisen. Ausser der Paralyse der Vasoconstrictoren kennen wir übrigens noch andere complicirenden Momente. Es ist sehr wahrscheinlich, dass selbst eine mässige venöse Hyperaemie, wenn sie durch wiederholte Ligaturen genügend lange Zeit unterhalten wird, an und für sich Oedem verursachen kann. Dieses zeitliche Element ist keinesfalls ausser Acht zu lassen: es wäre irrthümlich, die acuten künstlich erzeugten passiven Hyperaemien mit denen zu identificiren, welche allmählich, z. B. bei Herzfehlern, zum Vorschein kommen und Monate lang, ja noch länger, anhalten. Auch lässt sich der Allgemeinzustand des kranken Organismus nicht mit dem Allgemeinbefinden eines gesunden, resp. mit dem eines Thieres, das ohne jede Vorbereitung auf den Versuchstisch gelangt, zu verwechseln.

Gehen wir aber noch weiter. — Ist bei jeder passiven Hyperaemie eine Steigerung des intravasculären Druckes, die wir unserer aprioristischen Antwort zugrundelegen, vorhanden? Man sieht leicht ein, dass sogar in diesem Punkte Einschränkungen gemacht werden müssen. nothwendig sind. Bei den Formen der passiven Hyperaemie, mit welchen der Kliniker und der Pathologe meistentheils zu thun haben, werden nicht alle venösen Bahnen vollständig verlegt. Ferner sind die Wände der Venen und der Capillaren sehr nachgiebig, geschweige denn, dass für gewöhnlich eine mehr oder minder grosse Anzahl von Gefässen, welche nur dürftig mit Blut versorgt sind, zur Verfügung steht. Bei erschwertem Abflusse des venösen Blutes vermehrt sich die Blutfüllung der Gefässe; daraus folgt indessen nicht, dass der Druck in ihnen in gleichem Maasse steigen soll. Dann wissen wir, dass man umfangreichen venösen Hyperaemien am häufigsten bei Herzfehlern begegnet, wo der Aortendruck wegen gestörter Compensation gesunken ist. Vermindert sich dieser Druck, so werden — freilich bis zu einem gewissen Grade — günstige Bedingungen zum Absinken des Druckes im Venensystem geschaffen, insofern die Ueberfüllung des letzteren nicht entgegenarbeitet. All' dieses berechtigt uns zum Schlusse, dass der Zustand der passiven Hyperaemie nicht mit dem des gesteigerten intravasculären Druckes zusammenzuwerfen ist. Die directen Versuche COHNHEIM's befinden sich in erwünschter

Uebereinstimmung mit diesem Satze. Der Verschluss der *V. femoralis* beim curarisirten Hunde bewirkt zwar eine Drucksteigerung in dem unmittelbar über der Verschlussstelle liegenden Abschnitte des Gefässes, doch nicht auf lange Zeit und nur in mässigem Grade; der Druck in der *Art. femoralis* erfährt dabei keine Zunahme. Endlich darf man nicht unterschätzen, dass bei der passiven Hyperaemie die Geschwindigkeit des Blutstromes selbst verringert wird. Diesem Umstande haben wir vielleicht eine noch grössere Bedeutung beizulegen, als der Drucksteigerung (Cohnheim).

Die passive Hyperaemie ist also im Stande, abnorme Transsudation zu verursachen, diese Fähigkeit verdankt sie aber kaum einer Steigerung des intravasculären Druckes. Mit anderen Worten, eine grobmechanische Erklärung der betreffenden Erscheinungen befriedigt nicht. Es liegt uns die Aufgabe vor, nach Factoren zu suchen, welche sich sowohl bei Hyperaemien mit Blutdrucksteigerung, wie bei solchen ohne Druckzunahme bethätigen. Wenn auch nach Ranvier der vermehrte Blutzufluss, bezw. die Blutdrucksteigerung maassgebend zu sein scheint, so müssen wir doch einräumen, dass die passive Hyperaemie sogar ohne Mitbetheiligung der Vasoconstrictorenparalyse zu Oedemen führen kann.

Angenommen, es habe sich in unsere Beweisführung ein Irrthum eingeschlichen und es werde thatsächlich die erhöhte Transsudation bei der passiven Hyperaemie durch eine Druckerhöhung bedingt: — wie steht es jetzt mit dem zweiten Theile unserer aprioristischen Antwort? sind wir berechtigt zu behaupten, dass die erhöhte Transsudation als solche die Oedembildung erklärt?

Die in den Gewebsspalten angesammelte Lymphe stagnirt unter normalen Umständen nicht. Sie wird weiter befördert, gelangt in die grossen Lymphstämme und ergiesst sich in das Venensystem. Bei Beurtheilung der venösen Hyperaemie treibt man sehr oft mit der Annahme einer Blutdrucksteigerung Missbrauch, hier — sündigt man in entgegengesetzter Richtung. Es lässt sich indessen nicht in Abrede stellen, dass der Nachgiebigkeit des Lymphgefässsystems bestimmte Schranken gesetzt sind. Die *vis a tergo*, resp. die treibende Kraft des Lymphstromes ist ebenfalls nicht allzu gering. Wird mehr Lymphe gebildet, so fliesst mehr Lymphe ab. Das Ergebniss davon wird eine Beschleunigung des Lymphstromes sein, nicht aber die Entwickelung von Oedem. Für diese Erwägungen spricht auch das Experiment. Ich erinnere Sie an die Versuche von Rogowitsch u. A., welche schon in der Lehre von der arteriellen Hyperaemie citirt worden sind. Die erhöhte Lymphbildung im Ohrlappen an der Seite des durchschnittenen

N. sympathicus giebt sich nach Indigocarmininjection weniger durch Oedem, als durch einen typischen Farbenwechsel kund (vgl. übrigens Durdufi). Eine gesteigerte Transsudation zieht also nicht immer seröse Ansammlungen nach sich: nur unter gewissen Verhältnissen sind beide Dinge gleichbedeutend.

Welcher Art sind diese Verhältnisse? Selbstverständlich ist von grossem Belang die Menge des Transsudates: je reichlicher dasselbe, um so mehr wird seine Fortbewegung behindert. Eine noch wichtigere Rolle spielen die elastischen Eigenschaften der Gewebe. Die Versuche und Auseinandersetzungen von Landerer beweisen, dass im Allgemeinen diesem Factor eine hohe Bedeutung zukommt. Er fand, dass die ödematöse Haut sich bei gleicher Belastung mehr dehnt, als die gesunde; auch kehrt die ödematöse Haut nach Entlastung rasch zur Norm zurück, während die gesunde dies nur langsam und unvollständig thut. Je geringer die Elasticität der Gewebe, je dehnbarer letztere sind, um so grössere Mengen von Transsudat können sich *in loco* ansammeln, bevor für die Fortschaffung desselben ausreichende mechanische Bedingungen gegeben werden. Diese Annahme ist um so plausibler, da, wie bereits oben verzeichnet, die Ernährung der Gewebe bei der passiven Hyperaemie leidet.

Sie werden mir wohl die Frage vorlegen, warum die Oedembildung nicht auf einfache Unwegsamkeit der Lymphbahnen zu beziehen wäre. Es sind in diesem Sinne Vermuthungen mehrfach laut geworden; in früheren Zeiten war man geneigt, diesem Momente eine entscheidende Bedeutung zuzuschreiben. Später bemerkte man allerdings, dass der behinderte Lymphabfluss an sich noch nicht viel zu sagen hat. Dafür zeugen sowohl klinische resp. pathologisch-anatomische, wie auch experimentelle Daten. Es wurde z. B. der Verschluss des *Ductus thoracicus* ohne Ascites beobachtet (Astley Cooper, Andral, Gendrin); zwar sind in einzelnen Fällen hydropische Erscheinungen notirt worden, doch bleibt es unerwiesen, ob gerade der Verschluss der Lymphabflusswege deren Ursache ist (vgl. v. Recklinghausen) [auch Rupturen übermässig gedehnter Gefässe sind denkbar]. Die Versuche von Monro und Dupuytren mit Unterbindung des *Ductus thoracicus* haben gleichfalls negative Ergebnisse geliefert. Die Anwesenheit von collateralen Bahnen, welche mitunter *ad oculos* zu demonstriren sind, scheint der Entstehung betreffender Störungen vorzubeugen; ausserdem kann ein Theil der serösen Flüssigkeit unmittelbar in die Blutgefässe zurücktreten (wie gross der Antheil dieser Resorption ist, bleibt vorläufig unbestimmt); endlich soll die Lymphbildung bei einem gewissen Grade von Anfüllung der Lymphräume beschränkt werden (vgl. R.

Heidenhain). Das Gesagte gilt für die Unterbindung grosser Lymphstämme; anders verhält es sich, wenn die Hindernisse in den Wurzeln des Lymphgefässsystems liegen. So werden bei pathologischen Veränderungen der serösen Häute, wobei die Stomata theilweise zum Verschlusse kommen, für die Anstauung der Lymphe günstige Verhältnisse geschaffen (Pawlowsky, Notkin u. A.).

Der erschwerte Lymphabfluss prädisponirt also im Grossen und Ganzen zur Entwickelung von serösen Ergüssen nicht. Nur bei gleichzeitig bestehender passiver Hyperaemie erhält dieser Factor einen zweifellosen Werth. Legen wir eine *ligature en masse* an, und zwar unter der Vorausbedingung, dass die Ligatur den Zufluss von arteriellem Blute nicht versperrt, so erhalten wir das Oedem eher, als wenn die Venen allein unterbunden würden. In ersterem Falle haben wir nicht nur mit einer passiven Hyperaemie, sondern auch mit einer passiven Hyperlymphie zu thun; in letzterem ist bloss eine passive Hyperaemie zugegen.

Nachdem die Nothwendigkeit neuer Correcturen bezüglich der aprioristischen Antwort dargelegt wurde, ist die Beurtheilung des Schlusssatzes angezeigt. In wiefern werden die Eigenthümlichkeiten der Transsudate durch die Gesetze der Filtration und der Osmose erklärt?

Diese Frage ist äusserst complicirt; übrigens trifft sie für alle Wassersuchtsarten zu. Diesmal begnügen wir uns mit der Bemerkung, dass der im Vergleich mit dem Blutplasma gesunkene Gehalt an Eiweissstoffen und der etwas gesteigerte Gehalt an Salzen wenigstens theilweise aus diesen Gesetzen abgeleitet werden dürfen (vgl. die Zusammenstellungen von Tschirjew). Es ist aber in der vorausstehenden Vorlesung betont worden, dass in den Transsudaten manchmal Stoffe entdeckt werden, welche im Blutplasma fehlen (freilich hat man in jedem Falle zu untersuchen, ob diese Substanzen nicht weitere Zerfallsproducte irgend welchen Bestandtheiles des Transsudates sind, der ihren Ursprung dem Blutplasma verdankt). Andererseits bestrebt sich die heutige Physiologie, mit R. Heidenhain an der Spitze, den Gefässwänden eine active Betheiligung an der Lymphbildung zu vindiciren. Manche Daten, welche wir in dieser Vorlesung aufgezählt haben, lassen sich gleichfalls in dem Sinne auslegen, dass je nach der Thierart und je nach der Körperregion das Bild wechselt — wahrscheinlich ist auch dieses auf die localen Eigenthümlichkeiten der Gefässwand zu beziehen. Freilich kommt auch nach der mechanischen, resp. Filtrations-Theorie den physikalischen Eigenschaften des Filters ein bestimmter Einfluss zu; allein schon Virchow hat die Nothwendigkeit hervorgehoben, die Eigenschaften der Transsudate in Abhängigkeit sowohl von den anatomischen, wie von den chemischen Eigenschaften der Gefässwände zu bringen. „Mag man daher auch den Vergleich mit der Filtration (Colatura) beibehalten", sagt er, „so muss man sich wenigstens erinnern, dass es sich hier um zusammengesetztere Filtra handelt, als wir sonst anzuwenden gewohnt sind." Ebenso beruft sich C. Schmidt vergleichsweise auf die Taylor'schen Kohlenfiltra, welche in den Rübenzuckerfabriken gebraucht werden: derartige Filtra klären das hämatinhaltige Serum vollständig — die Eiweissstoffe und der Farbstoff bleiben auf der Kohle. Dass dies nur eine grobe Analogie ist, liegt auf der Hand.

Endlich wollen wir noch der Versuche von Senator gedenken. Derselbe verschaffte sich Oedemflüssigkeit aus den Extremitäten von Kranken, und zwar vor und nach der Anlegung elastischer Binden. Es ergab sich dabei, dass die Druckerhöhung in den Venen, resp. die Verhinderung des Blutabflusses zu einer Steigerung der Menge des Transsudates und seines Eiweissgehaltes führt; der Salzgehalt (ClNa) bleibt im Mittel nahezu unverändert.

Fassen wir alle Einschränkungen und Bemerkungen zusammen, welche in Sachen der oben gestellten aprioristischen Antwort gemacht worden sind, so überzeugen wir uns, dass die Entstehungsweise der mechanischen Wassersucht nicht so einfach ist, wie es auf den ersten Blick scheinen möchte. Die Beziehungen zur passiven Hyperaemie, welche der mechanischen Wassersucht zu Grunde liegen, müssen genauer präcisirt werden: neben dem rein mechanischen Factor — dem erschwerten Abflusse des venösen Blutes — sind biologische Factoren, d. h. die durch Ernährungsstörungen zu Stande kommenden Veränderungen der Gefässwände und der umgebenden Gewebe, zu berücksichtigen; die vasomotorischen Einflüsse und die anatomischen Eigenschaften des Lymphgefässsystems haben wir ebenfalls nicht zu ignoriren. Sie sehen, dass die Rahmen der Theorie nach allen Richtungen hin erweitert werden, und dass über die passive Hyperaemie sich andere Factoren aufthürmen. Wenn wir trotzdem die übliche Bezeichnung: „mechanische Wassersucht" bestehen lassen, so thun wir es aus zwei Gründen: einerseits manifestiren sich bei dieser Art von Wassersucht die mechanischen Factoren deutlicher als bei den übrigen Arten; andererseits ist es nothwendig, der Tradition gerecht zu werden, welche so vielen misslungenen Bezeichnungen sich tief einzuwurzeln half.

Nachdem wir einen allgemein-pathologischen Begriff von der mechanischen Wassersucht gewonnen haben, werden wir versuchen, die Daten, welche sich auf die übrigen Arten von pathologischer Transsudation beziehen, einer Analyse zu unterwerfen. Die zweite Stelle wird von der kachektischen Wassersucht beansprucht.

Mit dem Worte Kachexie (die schlechte Beschaffenheit, von κακός, schlecht, und ἡ ἕξις, das Befinden) bezeichnet man im Allgemeinen jeden mangelhaften Ernährungszustand, der auf ungenügender Assimilation der Nahrung oder auf erschöpfenden Krankheiten beruht und der von Blutveränderungen begleitet wird. Man nimmt an, dass eben durch die Kachexie die kachektische Wassersucht verursacht wird. Bei der Kachexie erscheint nämlich das Blut relativ wasserreicher (*Hydraemia*) und eiweissärmer (*Hypalbuminosis*).

Zu den typischen Beispielen der kachektischen Wassersucht gehören diejenigen Transsudationen, welche bei verschiedenen Formen der BRIGHT'schen Krankheit zur Beobachtung gelangen. Dass zwischen den Nierenerkrankungen und der Wassersucht ein gewisser Zusammenhang existirt, wussten bereits die arabischen Aerzte; VAN HELMONT erblickte in den Nieren die wahre Ursache der Wassersucht (vgl. R. VIRCHOW). Die berühmten Mittheilungen von RICH. BRIGHT, welche diesen Anschauungen einen festen Boden gaben, fallen in die 30er und 40er Jahre. Zur kachektischen Wassersucht zählen wir ferner diejenigen Fälle, welche sich bei langdauernden Eiterungen der Haut und der Knochen, bei chronischen Katarrhen der Nase, des Darmes, der Geschlechtsorgane, bei einfachen, dysenterischen, chronisch-syphilitischen, tuberculösen und carcinomatösen Eiterungen, bei wiederholten und reichlichen Blutungen einstellen. Ausserdem sind die kachektischen Wassersuchten bei Scorbut und ähnlichen Zuständen, welche als secundäre Leiden bei vielen chronischen und einigen acuten Krankheiten auftreten, zu beobachten. Hieran reihen sich die Wassersuchten bei Malaria, bei chronischen Arsenvergiftungen u. d. m. (vgl. R. VIRCHOW, UHLE & WAGNER u. A.). Bemerkenswerth ist es, dass bei Versuchen mit absolutem Hungern die Wassersuchtszustände in der Regel fehlen. Dagegen bedingt die mangelhafte Ernährung, resp. das unvollständige Hungern, vor Allem beim Menschen, Oedeme und Hydropsien. Hinweise darauf findet man in Beschreibung mancher Hungersnoth (ARAN); man denke jedoch nicht, dass solche Transsudationen eine beständige Erscheinung sind (R. VIRCHOW). Ob sich in diesen Fällen die Wassersuchten ausschliesslich in Folge des Hungerns entwickeln steht dahin — möglicherweise betheiligen sich daran allerlei Nebenumstände, wie unzweckmässige Wahl von Nahrungssurrogaten, Complicationen durch Infectionskrankheiten, rheumatische Einflüsse, Störungen seitens des Nervensystems u. d. m. Auf diese Seite der Frage hat unlängst M. KAPUSTIN gelegentlich der letzten Hungersnoth in Russland hingedeutet.

In allen vorgetragenen Fällen werden annähernd dieselben Blutveränderungen, wie bei *Morbus Brightii*, vorausgesetzt. Daraus erhellt es, warum man alle Bemühungen, den Mechanismus der kachektischen Wassersucht zu ergründen, vorwiegend auf dieser Krankheitsform concentrirte.

Wie bekannt, verliert der Körper bei der Bright'schen Krankheit tagtäglich nicht unerhebliche Eiweissmengen mit dem Harne (auf die Ausscheidung von Eiweiss durch die Nieren hat zuerst Cotugno im Jahre 1770 aufmerksam gemacht), während die verdauende und aufsaugende Fähigkeit des Magendarmtractus meistentheils darniederliegt. Gleichzeitig mit der Albuminurie beobachten wir nicht selten eine ungenügende Ausscheidung von Wasser. Demgemäss sind bei der Bright'schen Krankheit Bedingungen vorhanden, welche einerseits der Hypalbuminose und Hydraemie, andererseits der hydrämischen Plethora Vorschub leisten. Weiter wird auf das Ansteigen des intravasculären Druckes, wofür man früher die hydrämische Plethora verantwortlich machte, das Augenmerk gelenkt. Die Drucksteigerung findet zum Theile wirklich statt, wie dies die klinischen Beobachtungen lehren; auch die Sectionsergebnisse sprechen in demselben Sinne — es wird hier die Herzhypertrophie der Brightiker gemeint. Heutzutage neigen aber die Pathologen zur Ansicht, dass die Herzhypertrophie und die Drucksteigerung nicht allein von der Ueberfüllung des Gefässsystems abhängen. Diese Momente wollen wir einstweilen unbeachtet lassen, da sie nicht bei jeder kachektischen Wassersucht mit im Spiele sind und da der Begriff der Kachexie als solcher dieselben keineswegs nothwendig involvirt. Die einschlägigen Abweichungen seitens des Herzens und des Blutdruckes werden in der allgemeinen Pathologie der Secretionsorgane eine allseitige Besprechung erfahren.

Wie hat man sich nun die Entstehung der kachektischen Wassersucht zu denken?

Vorerst werden wir suchen, auch diese Frage auf aprioristischem Wege und möglichst allgemein zu beantworten.

Die Transsudation ist unter Anderem von der inneren Reibung abhängig. Angenommen, dass die Druckkraft *in statu quo* bleibt und dass die Eigenschaften der porösen Membran, d. h. der Gefässwand, keine Veränderung erleiden, so liegt der Gedanke nahe, dass das dünnflüssige Blut schon darum leichter und schneller transsudirt, weil es weniger zähe ist — die geringere innere Reibung begünstigt eine gesteigerte Transsudation, welche sich ihrerseits durch seröse Ansammlungen äussert. Der Vorgang ist also, wie Sie bemerken, leicht fasslich.

Was lehrt aber das Experiment, besonders dasjenige am lebenden Thiere? Sollte es sich nicht ergeben, dass auch hier die Einfachheit der theoretischen Antwort bloss eine scheinbare ist?

Schon bezüglich des ersten Punktes ist eine Einschränkung erforderlich. Zwar haben die Versuche von Runeberg u. A. gezeigt, dass die Eiweisslösungen um so leichter durch thierische Membranen dringen, je weniger concentrirt die Lösungen sind. Doch wird die Filtration der Eiweisslösungen noch von zahlreichen Nebenumständen beeinflusst. Eine wichtige Rolle kommt den Salzen zu. F. Hoppe-Seyler, Wittich und Nasse sprechen sich ziemlich übereinstimmend dahin aus, dass bei Erhöhung des Salzgehaltes der Flüssigkeit die filtrirende Eiweissmenge zunimmt. Dieses gilt ganz vorzüglich für das Chlornatrium, den Salpeter und das Chlorcalcium; auch dem Harnstoff wohnt dieselbe Fähigkeit inne. Andererseits darf man den Begriff von der inneren Reibung mit dem von der Concentration nicht verwechseln. Hinsichtlich dieser Frage berufe ich mich auf die Beobachtungen von W. Schmidt und F. Hoppe-Seyler. Den vorstehenden fragmentarischen Bemerkungen nach ist also bei Beurtheilung der physiologischen und pathologischen Transsudation dem relativen Gehalte an Eiweissstoffen im Blutplasma keine allzu grosse und entscheidende Bedeutung zuzumessen. — In gleichem Sinne sprechen die experimentellen Untersuchungen über Hydraemie. In der zwölften und dreizehnten Vorlesung haben wir die Versuche von Cohnheim und Lichtheim erörtert, welche darthun, dass die acute, einfache Hydraemie keine serösen Ansammlungen verursacht; mit anderen Worten, die Bereicherung des Blutes mit Wasser bei relativer Verarmung an Eiweissstoffen, resp. an festen Substanzen, ist noch kein genügender Grund für die Entstehung von Wassersucht im thierischen Körper. — Auch nach der Ansicht vieler Kliniker braucht nicht jede Hydraemie sich mit Wassersucht zu vergesellschaften. Zwar glauben Becquerel und Rodier, dass bei dem auf 6 % gesunkenen Eiweissgehalte ausreichende Bedingungen für die Wassersucht gegeben sind; spätere Versuche haben aber diese Annahme nicht erhärtet. So kann z. B. nach Ochremowsky selbst beim Absinken des Eiweissgehaltes im Blute etwa auf 5 % die Wassersucht ausbleiben. Von den neueren Autoren seien Benczúr und Csatáry erwähnt, welche ermittelt haben, dass zwischen der Concentration des Blutes (worüber nach dem Haemoglobingehalte geurtheilt wurde) und der Entwickelung von Wassersucht ein unmittelbares und einfaches Verhältniss nicht existirt; aus der Grösse der serösen Ansammlungen ist auf den Grad der Hydraemie nicht zu schliessen.

Wir folgern demnach, dass die Verdünnung des Blutes sich in keinem streng bestimmten Connexe mit dem Entstehungsmechanismus der kachektischen Wassersucht befindet.

In Betreff der Unveränderlichkeit des intravasculären Druckes müssen wir ebenfalls einschränkende Bemerkungen machen. Es wurde bereits hervorgehoben, dass bei Nierenkrankheiten, für welche die kachektische Wassersucht am meisten charakteristisch ist, sehr oft eine Hypertrophie des linken Ventrikels mit daraus resultirender Drucksteigerung ins Aortensystem sich beobachten lässt. Wir sind daher veranlasst zuzugeben, dass sogar an den gewöhnlichsten Formen der kachektischen Wassersucht mechanische Factoren seitens des Gefässsystems gewissen Antheil haben können. Weiter beachte man, dass die oben genannte Verminderung der inneren Reibung eigentlich ein mechanischer Factor ist. Demgemäss bezeichnet man die kachektische Wassersucht wohl nur bildlich als Wassersucht chemischen Ursprungs.

Noch weniger Recht besitzen wir, die Veränderungen der Gefässwände auszuschliessen. Ohne alles Vorausgeschickte zu wiederholen, sei noch einmal erwähnt, dass schon Cohnheim und Lichtheim Beweise für die Bedeutung dieses Factors erbracht haben. Die Vermuthung liegt nicht fern, dass die reine Hydraemie, wenn sie entsprechend lange Zeit anhält, die Gefässwände verändert, resp. sie durchlässiger macht. Betrachtet man die klinischen Daten von diesem Gesichtspunkte aus, so wird es klar, wesshalb bei manchen Formen acuter Nephritis sich so schnell Anasarca einstellt. Cohnheim und Lichthem weisen besonders auf den Scharlach hin. Bei dieser acuten Infectionskrankheit sehen wir neben der eigenartigen Erkrankung des Rachens ein Hautexanthem, welches von dem Befallensein der Haut und ihrer Gefässe ein Zeugniss abgiebt. Das Scharlachgift schädigt auch die inneren Organe, in erster Linie die Nieren. Gleichzeitig mit der Scharlachnephritis treten Blutveränderungen ein, welche vielleicht an und für sich nicht genügen würden, um Anasarca zu erzeugen; da aber die Hautgefässe durch den pathologischen Process verändert sind, so entwickelt sich das Oedem sehr leicht. Weiter ist es bekannt, dass die Oedeme der Brightiker sich durch eine auffällige Unbeständigkeit auszeichnen. Heute schwillt die eine Region des Unterhautzellgewebes an, morgen die andere. Minimale Circulationsstörungen, durch unpassende Körperstellung oder Erkältung bedingt, reichen aus, damit die Oedeme bald an dieser, bald an jener Körperstelle Platz greifen. Nach der Auffassungsweise von Cohnheim und Lichtheim sind solche Ereignisse verständlich — Sie entsinnen sich wohl des Versuches mit Unterbindung der *V. femoralis* bei reiner Hydraemie.

Leider ist der Zusammenhang zwischen den Veränderungen der Gefässwände und der serösen Transsudation nicht für jede kachektische Wassersucht so augenfällig, wie bei Scharlach. Um das Verständniss dieser Fälle zu erleichtern, ist es nützlich, zu berücksichtigen, dass im Allgemeinen die Haut und die Nieren in enger Wechselbeziehung stehen. Nach Verbrennungen der Haut, nach dem Firnissen derselben u. s. w. kommen sehr häufig Nierenerkrankungen zu Stande (vgl. u. A. N. Sokoloff). Nicht umsonst behauptet man ferner, dass die Nierenentzündungen oft rheumatischen Ursprungs sind, d. h. durch Erkältung veranlasst werden, welche vor Allem auf die Haut und durch ihre Vermittelung einwirkt. Die Annahme, dass bei der Bright'schen Krankheit die Hautgefässe aus irgend welcher Ursache leiden, worauf dann die Anasarca zu beziehen wäre, lässt sich also nicht zurückweisen. In der allgemeinen Pathologie der Zelle haben wir übrigens berichtet, dass Gull und Sutton bei *Morbus Brightii* eine eigenthümliche Alteration der Gefässwände constatirt haben.

Aus dem Obigen geht hervor, dass eine Ernährungsstörung der Gefässwände bei der kachektischen Wassersucht keineswegs zu negiren ist, sich vielmehr geradezu aufdrängt. Hat die Hydraemie eine Bedeutung für die kachektische Wassersucht, so müssen wir dieses nur in indirectem Sinne verstehen: kachektische Oedeme und Hydropsien bilden sich nicht darum, weil Hydraemie vorhanden ist, sondern weil in Abhängigkeit von Hydraemie und von anderweitigen Umständen die Gefässwände Störungen erleiden, welche dieselben durchgängiger, gleichsam poröser machen.

Ausser der Hydraemie kann unter den Bedingungen, welche zur kachektischen Wassersucht führen, auch die hydrämische Plethora vorausgesetzt werden. Sie haben gehört, in welchem Verhältnisse sich diese Art der Blutfülle zu der Wassersucht befindet. Dem Gesagten sei nachgeschickt, dass nach Francotte die bis zum Tode des Thieres (Hund und Kaninchen) fortgesetzte intravenöse Kochsalzinjection neben Ascites subcutanes Oedem heraufzubeschwören vermag. Die Abkühlung, die Anlegung des Esmarch'schen Schlauches und die Unterbindung der *V. femoralis* steigern das Oedem des betreffenden Körpertheiles (vgl. auch v. Dembowski).

Da die hydrämische Plethora, namentlich eine hochgradige, nicht einer jeden kachektischen Wassersucht eigen ist, so können wir uns die nähere Besprechung dieses Factors sparen. Nur sei wiederum bemerkt, dass die räumliche Vertheilung der ödematös-hydropischen Erscheinungen gleichfalls eine specifische Betheiligung der Gefässwände am Entstehungsmechanismus dieser Vorgänge bestätigt.

Es erübrigt noch, die Fragen in Betracht zu ziehen, welche auch am Schlusse unserer Betrachtungen über die mechanische Wassersucht gestreift wurden. — Zweifelsohne sind die kachektischen Oedeme und Hydropsien, welcher Art ihre Abhängigkeit von der Hydraemie auch sein mag, in einen Zusammenhang mit den Veränderungen derjenigen Gewebe zu bringen, die das pathologische Transsudat beherbergen. Man hat ja bei der kachektischen Wassersucht nicht Alles auf gesteigerte Transsudation zurückzuführen — dem Missverhältnisse zwischen dem Zuflusse und dem Abflusse der lymphähnlichen Flüssigkeit (resp. des Transsudates) gehört eine nicht minder wichtige Rolle. Die Ansichten von Landerer über den Spannungszustand der Gewebe behalten hier ihre volle Berechtigung: gerade in diesem Falle scheint die mechanische Insufficienz der Gewebe recht annehmbar zu sein. Dieselben Umstände, welche die Gefässveränderungen verursachen, beeinflussen ebenso ungünstig die Spannung der umgebenden Gewebe. — Die Eigenschaften der pathologischen Transsudate bei den Kachektikern sind nahezu dieselben, wie bei den Herzfehlerkranken, bei welchen die Wassersucht auf mechanischem Wege entsteht. Ohne gewisse von der Hypalbuminose abzuleitende Unterschiede anzuzweifeln, müssen wir einräumen, dass die früheren Auseinandersetzungen für die kachektische Wassersucht fast in gleicher Weise passen, wie für die mechanische. Das heisst so viel, dass die neuen Anschauungen von R. Heidenhain, welche uns vom traditionellen Schema der Lymphbildung lossagen, für die Lehre von der kachektischen Wassersucht sehr brauchbar sein können. — Zu der Versperrung der Lymphbahnen u. s. w. zurückzukehren liegt keine Nothwendigkeit vor. *Mutatis mutandis* wäre an dieser Stelle Alles dies zu recapituliren, was in der Lehre von der mechanischen Wassersucht gesagt wurde.

Nun mag das Résumé folgen. Die kachektischen Oedeme und Hydropsien tragen ihren Beinamen insofern mit Recht, als sie bei Kachexien ungemein häufig angetroffen werden. Hinsichtlich ihres Entstehungsmechanismus sind sie aber nicht unmittelbar an die Hydraemie gebunden. Die entscheidende Bedeutung haben wir in diesen Fällen den Veränderungen der Gefässwände und der umgebenden Gewebe zuzuschreiben; alles Uebrige besitzt den Werth von Hilfsmomenten.

Es drängt sich daher die Schlussfolgerung auf, dass der mechanischen und der kachektischen Wassersucht viele gemeinsame Züge eigen sind. Hier wie dort stehen auf dem ersten Plane die Veränderungen der Gefässwände und der benachbarten Gewebe. Der wesentlichste Unterschied beruht darauf, dass bei der mechanischen Wassersucht diese Veränderungen durch die passive Hyperaemie und bei der kachektischen Wassersucht durch die Hydraemie, welche ein Ausdruck der gestörten Blutzusammensetzung ist, erzeugt werden. Demgemäss nehmen wir keinen Anstoss daran, wenn beiderlei Transsudationen sich gelegentlich miteinander verbinden. In den Kliniken werden Sie wiederholt über seröse Ansammlungen gemischten Ursprungs sprechen hören. Als Beispiel diene die Wassersucht bei Herzfehlern mit Nierenerkrankungen und diejenige bei Nierenentzündungen mit allgemeiner Insufficienz des entarteten Herzens.

Man glaube nicht, dass mit den angeführten Thatsachen die Lehre vom Oedem und vom Hydrops sich erschöpfe. Vieles erfordert noch eine nähere Bearbeitung.

Zunächst seien die in tropischen Ländern vorkommenden Oedeme in Erwägung gezogen. Man ist der Ansicht, dass diese acut verlaufenden Transsudationen mit arterieller Hyperaemie zusammenhängen, die ihrerseits durch gestörte Function der Vasomotoren bedingt wird (vgl. Uhle & Wagner). Analogen Fällen begegnet man auch in mässigem Klima. Ferner kennen wir Oedeme, welche die peripherische Neuritis und Neuralgie begleiten (Romberg). Ihnen sind diejenigen Oedeme an die Seite zu stellen, welche an den gelähmten Gliedmassen bei Gehirn- und Rückenmarksleiden zur Wahrnehmung gelangen (hemiplegische und paraplegische Oedeme von Laycock). Die Betheiligung der Vasomotoren ist auch dort denkbar, wo die Oedeme sich nach Erkältung (vor Allem nach plötzlicher Abkühlung des erhitzten Körpers) etabliren (G. Sée); sehr oft wird dabei die Albuminurie gänzlich vermisst. Bei Chlorose erscheint das vorübergehende Oedem des Gesichtes, der Augenlider, des Halses und des oberen Brustabschnittes nicht selten als Folge einer localen Erkältung (vgl. Uhle & Wagner). Ausserdem veranlassen uns an den Einfluss der Vasomotoren die Fälle des sog. hysterischen Hydrops (*Hydrops spasticus s. hystericus*) zu denken, sowie die intercurrenten Oedeme (z. B. der Augenlider) im Klimakterium. Die individuellen Eigenschaften der Haut, resp. ihrer Gefässe sind hierbei von grossem Belang: bei manchen Individuen ruft minimale Reizung der Haut nicht allein Röthung, sondern selbst ödematöse Anschwellungen hervor (*Hydrops irritativus*). Derselben Kategorie werden die Fälle von Autographismus (Mainet) zugetheilt, wo an der Stelle jedes auf der Haut mit dem Fingernagel geführten Striches ein prominirender Streifen zurückbleibt. Interessant sind nebstdem die an Urticaria erinnernden Ausschläge und die umschriebenen Hautoedeme, welche in Abhängigkeit von nervösen Einwirkungen gedacht werden (H. Kriege; s. auch die Arbeiten von Max

Joseph, Küssner, Bauke u. A.). Endlich haben wir die Wirkung einiger Gifte zu berücksichtigen. Ueber eine lehrreiche Beobachtung berichtet E. Wagner. Bei einem 4-jährigen Kinde entstand nach zwei Gaben von je $^{1}/_{2}{}^{g}$ Morphium Oedem des Gesichtes, das nach etwa 12 St. geschwunden war; als einen Tag nachher die Morphiumgabe wiederholt wurde, trat das Oedem wieder auf und hielt ebenso lange an, wie das erste Mal. Beim Frosche bilden sich scharf ausgeprägte Oedemerscheinungen nach Digitalinvergiftung aus (Werchowsky). Manche bacterielle Infectionen ziehen ebenfalls Oedemerscheinungen nach sich (als Beispiel nennen wir die Infection mit dem *Bacillus oedematis maligni*).

Ungeachtet der Mannigfaltigkeit aller dieser Befunde, erweisen sich die einschlägigen Fälle als nahe verwandt Dass dem so ist, ersieht man aus der in letzten Jahren aufgetauchten Lehre vom neuropathischen Oedem (vgl. v. Recklinghausen). Zwar geht man in diesem Gebiete mit unklaren Hinweisen auf Störungen der Vasomotorenthätigkeit recht freigebig um; aber schon dies ist von Wichtigkeit, dass wir uns allmählich über die Grenzen der passiven Hyperaemien und der Kachexien hinausarbeiten, welche so oft eine objective Beurtheilung der klinischen und experimentellen Daten vereitelten. Die neuropathischen Oedeme gewinnen heutzutage um so mehr an Gewicht, da selbst in der Lehre von der physiologischen Lymphbildung den Gefässwänden grössere Aufmerksamkeit geschenkt wird, als es bis jetzt geschah.

Natürlich verbietet es sich, mit den Hinweisen auf die vasomotorische Innervation Missbrauch zu treiben. Einerseits muss im Auge behalten werden, dass die Nierenerkrankungen, diese Hauptursache der kachektischen Wassersuchten, mitunter latent verlaufen: das Fehlen grösserer Eiweissmengen im Harne gestattet noch nicht, die Nieren als vollständig gesund zu erklären. Andererseits steht die neuropathische Wassersucht den entzündlichen Transsudationen sehr nahe: die physikalisch-chemischen Eigenschaften der betreffenden Flüssigkeiten geben nicht immer genügende Anhaltspunkte zur Entscheidung der Frage, ob wir ein einfaches Transsudat oder ein entzündliches (seröses) Exsudat vor uns haben. Des Näheren über die entzündliche Transsudation werden Sie in der Lehre der Entzündung unterrichtet werden.

Man statuirt noch eine besondere Gruppe von Oedemen und Hydropsien, die *ex vacuo* entstehen sollen. In diese Gruppe werden der Hydrops des Herzbeutels bei Lungenretraction, der Hydrops der Hirnventrikel bei Hirnatrophie u. d. m. verlegt. Ob hier das Vacuum sich in direct physikalischer Weise geltend macht, ist zweifelhaft. Aller Wahrscheinlichkeit nach sind einige von diesen Ansammlungen entzündlichen Ursprungs; andere bleiben einstweilen in Dunkel gehüllt.

Von den wahren Hydropsien sind noch die unechten zu trennen (*Hydropsiae spuriae*). Letztere entwickeln sich manchmal in sackförmigen Organen bei Absperrung ihrer Ausführungsgänge. Der specifische Inhalt wird resorbirt und durch eine indifferente seröse Flüssigkeit ersetzt. Hierzu gehören: *Hydrops renum (Hydronephrosis), Hydrops cystidis felleae, Hydrosalpinx (Hydrops tubarum), Hydrometra (Hydrops uteri), Hydrops processus vermicularis, Hydrops sacci lacrimalis* u. s. w. Diese Flüssigkeitsansammlungen verdanken ihre Entstehung ausschliesslich localen Ursachen und stehen weder mit Herzkrankheiten, noch mit Nieren- oder Nervenerkrankungen in Verbindung. Ihre Entstehungsart, welche die complicirte Wirkung der Osmose und der Filtration voraussetzt, ist zumeist räthselhaft. Die unechten Hydropsien verschwinden bei Cholera gewöhnlich nicht, selbst wenn die wahren hydropischen Ansammlungen bis auf die letzte Spur aufgesaugt werden (Samuel). Der Pseudohydrops lässt sich auch künstlich erzeugen. Gewisse Andeutungen in dieser Richtung sind in der Arbeit von Dochmann zu finden. Der Verfasser unterband bei Hunden den *Ductus cysticus*. In einem seiner Versuche wurde der Hund nach 3—4 Monaten getödtet. Die Gallenblase, welche in die Leber wie eingewachsen erschien, war mit einer durchsichtigen Flüssigkeit gefüllt, die nur Spuren von Mucin enthielt. Derselbe Forscher untersuchte bei hungernden Hunden die in der Gallenblase 1 bis 84 St. stagnirende Galle und überzeugte sich, dass sowohl ihr Wasser, wie auch ein Theil der festen Substanzen resorbirt werden. Die Resorption der letzteren war eine elective — die Salze der Alkalien, das Eisen und theilweise die Gallensäuren werden ziemlich energisch aufgesogen; die Salze der Erdalkalien, die Gallenpigmente, die Fette und das Cholesterin unterliegen der Aufsaugung gar nicht oder nur in geringem Maasse. Demnach ist der ganze Vorgang mit der Diffusion allein kaum zu erklären.

Ueber die äusseren Zeichen des Oedems und des Hydrops war in der vorigen Vorlesung die Rede. Was ihren Verlauf und Ausgang anbelangt, so werden sie durch das Hauptleiden bestimmt. Freilich sind neben der Hauptursache zahlreiche Nebenumstände maassgebend, wie dies aus dem oben Gesagten einleuchtet. Bei circulatorischen Störungen und bei Kachexien dauert die Transsudation so lange, bis der Druck in betreffendem Abschnitte des Gefässsystems sich mit demjenigen im Reservoir der hydropischen Flüssigkeit ausgleicht, vorausgesetzt, dass die secretorischen Kräfte nicht dazwischen kommen. Entsprechend dem chronischen Verlaufe der Herz- und Nierenkrankheiten ist der Verlauf der mechanischen und kachektischen Wassersuchten meistentheils ein chronischer; der Scharlach beweist indessen, dass diese Regel manche Ausnahme zulässt. Viele Formen des neuropathischen Oedems zeichnen sich durch den mehr acuten Verlauf aus: sie treten plötzlich auf, dauern kurze Zeit an und verschwinden ebenso rasch. Allerdings ist auch das Gegentheil möglich.

Die Kliniker versichern, dass der naturgemässe Ausgang chronischer Krankheiten — der Tod, derjenige der acuten — die Genesung ist. Dementsprechend endigen die mechanischen und kachektischen Wassersuchten gewöhnlich letal, wogegen die neuropathischen sich ausgleichen können. Der Tod erfolgt unter den Erscheinungen eines hochgradigen Hirn-, Lungen-, Larynxoedems u. d. m.

Ihren klinischen Studien werden Sie es entnehmen, dass das Bild der pathologischen Transsudationen viel zusammengesetzter ist, als ich dies in einer einzigen Vorlesung zu schildern vermochte. Billig sind daher R. Virchow's Worte, dass „die Mannigfaltigkeit der im Laufe der Wassersuchten auftretenden Zufälle die Geduld und Sorgfalt des Arztes in höchstem Maasse wachruft." Je tiefer Sie in die allgemein-pathologischen Grundlagen der betreffenden Erscheinungen eingehen werden, um so fruchtbarer wird Ihr persönlicher Antheil an der Ausarbeitung dieses überaus wichtigen Abschnittes der Pathologie sein.

Neunzehnte Vorlesung.

Die Thrombose und die Embolie der Lymphgefässe. — Die Lymphorrhagie. — Sonstige Abweichungen im Lymphgefässsystem und in der Lymphe. — Allgemein-pathologische Bedeutung der Lymphdrüsen, der Milz und einiger anderen Organe.

M. H.! Die krankhaften Erscheinungen seitens des Lymphgefässsystems, die wir vorstehends erörtert haben, thun eine gewisse allgemein-pathologische Aehnlichkeit dar zwischen dem Lymph- und Blutgefässsystem, welche durch anatomisch-physiologische Verwandtschaft beider Systeme vorausbestimmt wird. In der heutigen Vorlesung werden wir mit anderen pathologischen Thatsachen bekannt, welche gestatten, die Analogien noch weiter zu führen.

Zunächst wollen wir uns mit der Thrombose der Lymphgefässe befassen. Man versteht darunter mehr oder minder vollkommene Verlegung des Lymphgefässes durch einen Pfropf, der *in loco* auf Kosten der Lymphbestandtheile gebildet wurde. Sofern wir es zur Zeit wissen, entstehen die Thromben der Lymphgefässe *per coagulationem*, und zwar grösstentheils in der Nähe der Klappen. Sie sind in der Regel weicher, als die Blutthromben. Was ihre Farbe anbelangt, so erscheinen sie weisslich, blassroth oder leicht gelb gefärbt. Bei der mikroskopischen Untersuchung findet man feinkörnige Massen, welche hier und dort mit lymphoiden Elementen durchsetzt sind (O. Weber).

Die Entstehungsbedingungen der Thrombose in den Lymphgefässen sollen mit den Entstehungsbedingungen derselben in Blutgefässen identisch sein. Auch im Gebiete des Lymphgefässsystems wird den Veränderungen der Gefässwände eine grosse Bedeutung zugeschrieben (über den Einfluss seröser und anderer Häute auf die Gerinnung vgl. Lister, Penzoldt, Glénard u. A.). Cohnheim hebt aber hervor, dass der Begriff von der Entzündung der Lymphgefässe (*Lymphangoitis*) eine genauere Präcisirung verlangt: in der Mehrzahl der Fälle handelt es sich eher um Erkrankung des Bindegewebes, von welchem die Lymphgefässe umhüllt und umgeben werden, als um Entzündung der Gefässe selbst. Allerdings befinden sich die gefässhaltigen Wandungen grösserer Lymphstämme in etwas anderen Verhältnissen. Wie es dem auch sei, in den erkrankten Gefässen bleibt die Lymphe grösstentheils flüssig, solange die Wände derselben nicht vereitern und ihres Endothels nicht verlustig werden. Noch rascher entwickeln sich, wie Cohnheim bemerkt, die Lymphthromben, wenn die Gefässwände der Necrose verfallen. Ob die Stockung der Lymphbewegung allein Thrombose hervorzurufen im Stande ist, bleibt dahingestellt. Zweifellos hängt Vieles von der Beschaffenheit der Lymphe ab. Ohne unter normalen Bedingungen hochgradige Coagulationsfähigkeit zu bekunden, kann die Lymphe unter pathologischen Umständen vollständig entgegengesetzte Eigenschaften zur Schau tragen. So gerinnt nach Lassar beim Hunde die Lymphe der von Entzündung befallenen Extremität leicht; sie enthält in erhöhter Menge sowohl lymphoide Elemente, als auch feste Bestandtheile. Die gesteigerte Gerinnbarkeit wurde in einschlägigen Versuchen ebenfalls von Labutz verzeichnet. Er fand daneben die Menge der festen Bestandtheile vermehrt, resp. das specifische Gewicht erhöht.

Der Ursprung der Lymphangoitis ist am häufigsten ein infectiöser. Die Noxe, nachdem sie in gegebenem Theile Entzündung hervorgerufen hat, pflanzt sich durch die abführenden Lymphgefässe fort und veranlasst in den benachbarten Geweben diese oder jene Reaction. Aeusserst häufig beobachtet man Entzündung und Thrombose der Lymphgefässe in der Gebärmutter, in den Adnexen derselben und im Beckenbindegewebe bei Puerperalfieber, das in Folge von Infection der während des Geburtsactes verletzten Gewebe entsteht (Duplay, R. Virchow u. A.; Quincke). Mit der Entzündung der Lymphgefässe hat man ferner die *Phlegmasia alba dolens* der Wöchnerinnen verbunden, bei welchem Leiden wir Thrombose der Oberschenkelvenen mit Oedem, Entzündungserscheinungen und Schmerzen antreffen; sehr oft beschränkt sich Alles auf einen phlegmonösen Process, welcher sich am Oberschenkel in Abhängigkeit von einer infectiösen Parametritis entwickelt. Es ist offenbar kein Grund vorhanden, der Lymphangoitis selbst eine dominirende Stellung zuzumessen.

Das weitere Schicksal der Lymphthromben ist nahezu dasselbe wie der Blutthromben: sie können resorbirt werden, sich organisiren, purulenter Schmelzung anheimfallen, verkalken.

Was die Ausgänge anbetrifft, so sind dieselben recht mannigfaltig, und zwar je nach der Weite des thrombosirten Gefässes, je nach den speciellen Ursachen der Thrombenbildung, je nach den consecutiven Umwandlungen des Thrombus u. s. w. Die nächste Folge ist die Störung der Lymphbewegung; doch haben wir erfahren, dass diese Störung an sich von schweren Erscheinungen nicht begleitet zu werden braucht. Mit der grössten Wahrscheinlichkeit darf man eine gestörte Lymphbewegung bei Verstopfung des *Ductus thoracicus* erwarten. Es wird aber die Entzündung des Milchbrustganges nichts weniger als häufig angetroffen. Nach Andral stellen die pathologischen Veränderungen des *Ductus thoracicus* einen verhältnissmässig seltenen Befund bei Sectionen dar (auf 300 Leichen 5 Mal, resp. in 1·6 % aller Fälle). Die Thrombose des *Ductus thoracicus* steht mitunter in Verbindung mit derjenigen der Schlüsselbein- und Jugularvenen (Oppolzer).

Es wird hier am Platze sein, einige experimentellen Daten in Betreff der Unterbindung des *Ductus thoracicus* in Betracht zu ziehen, sofern dieselben früher noch nicht berührt wurden.

Zunächst erhebt sich die Frage: wird der Umsatz stickstoffhaltiger Substanzen bei Unterbindung des Brustganges verändert?

Nach den Versuchen von Schmidt-Mülheim an Hunden leidet dabei die Resorption und Verdauung der Eiweissstoffe nur unwesentlich. Die Ausscheidung des Harnstoffes nimmt nach Uspensky zu (mit Rücksicht auf die Formelemente des Blutes und seines specifischen Gewichtes liessen sich keine Unterschiede feststellen). Eingehender sind die Untersuchungen von Zujew, der die Veränderungen im Stickstoffumsatze bei drei Hunden verfolgte. Der Verfasser unterband den *Ductus thoracicus* und die sämmtlichen Lymphstämmchen, die in den entsprechenden Sinus münden. Die Operation wurde unter antiseptischen Cautelen ausgeführt; *prima Intentio* blieb dessenungeachtet aus. Den Stickstoff der Nahrung, des Harnes und des Kothes bestimmte man nach Kjeldahl, resp. nach Kjeldahl-Wilfarth. Als Futter bekamen die Thiere das von Fett und Sehnen befreite Pferdefleisch und Brotkrume; Wasser wurde in mässigen Quantitäten gereicht. Zur Controle machte Zujew die ganze Operation durch, mit deren Hilfe man sich den Zutritt zum Brustgange verschafft, ohne aber den letzteren zu unterbinden. Es zeigte sich, dass der Stickstoffumsatz anwächst, doch ganz unabhängig davon, ob der *Ductus thoracicus* geschlossen wurde oder nicht. Im Allgemeinen hat man unmittelbar nach dem chirurgischen Eingriffe eine Abnahme der Stickstoffausscheidung, darauf eine mehrere Tage dauernde Zunahme, endlich aber eine allmähliche Wiederkehr zur Norm beobachtet. Daneben wurde in erster Zeit das Absinken des Körpergewichtes constatirt. Den regeren Stoffwechsel nach der Operation will Verfasser mit dem Fieber nicht zusammenbringen, weil die Temperatur keine nennenswerthe Höhe erreichte.

In zweiter Linie ist die Frage über den Gaswechsel zu erörtern.

Die darauf gerichteten Versuche sind noch nicht zahlreich genug. Es seien die Untersuchungen von Truschennikow verzeichnet, welcher die Folgen der Unterbindung des Brustganges an drei Katzen und vier Hunden studirt hat. Der Genannte ligirte sowohl das Verbindungsstück zwischen Sinus und Vene, als auch alle in den Sinus mündenden Lymphgefässe. Bei der Operation wurde wiederum der Antisepsis Rechnung getragen; leider konnte Eiterung auch hier nicht vermieden werden. Die Controlversuche glichen denjenigen von Zujew. Seine Schlüsse formulirt Truschennikow folgendermaassen: die Temperatur des Körpers wird nach Unterbindung des *Ductus thoracicus* etwas herabgedrückt; der Gaswechsel sinkt — die Menge der ausgeschiedenen Wasserdämpfe und der Kohlensäure und diejenige des verbrauchten Sauerstoffes nehmen ab; die Aufnahme des Sauerstoffes bleibt hinter der Ausscheidung desselben (in Form von Kohlensäure) bedeutend zurück.

An dritter Stelle haben wir uns mit dem Einflusse der Unterbindung des Brustganges auf die Fettresorption zu befassen.

Wie bekannt, wird das aus dem Darmcanal resorbirte Fett der Gesammtökonomie hauptsächlich auf dem Wege chylöser Gefässe, resp. mittels des Lymphsystems zugeführt. In der allgemeinen Pathologie der Zelle haben wir bereits angedeutet, mit was für Schwierigkeiten der Physiologe und der Pathologe bei Bearbeitung einschlägiger Probleme kämpfen müssen. Denkbar ist es, dass auch dem Blutsystem ein gewisser Antheil zukommt, insofern es sich um Aufsaugung von Fettsäuren und Seifen handelt (vgl. Zawilski, I. Munk, Bruch, Lebedew u. A.). Immerhin erscheinen die directen quantitativen Bestimmungen des assimilirten Fettes bei Thieren mit unterbundenem Brustgange als sehr wünschenswerth. Von diesem Gesichtspunkte aus sind die Versuche von Chlopin an Hunden lehrreich. Die Thiere, vier an der Zahl, erhielten gleiche Nahrung, die aus Pferdefleisch, Schwarzbrot und Tischbutter bestand. Anfangs wurde der Fettgehalt des Kothes während einiger Tage beim normalen Thiere bestimmt und darauf nach Unterbindung des Brustganges; die nächste Zeit nach der Operation liess man unberücksichtigt (inzwischen sollte das Thier sich erholen). An der Hand der Latschinow-Tschernow'schen Methode hat Verfasser ermitteln können, wie viel an neutralen Fetten und an freien und in Seifen gebundenen Fettsäuren durch den Koth entfernt wird. Dank einigen Abänderungen des Operationsverfahrens ertrugen die Thiere von Chlopin die Unterbindung des Brustganges recht gut. Ohne auf die übrigen Einzelheiten einzugehen, sei bemerkt, dass in der ersten Zeit nach der Unterbindung die Aufsaugung von Fetten mässig zu sinken pflegt, um bald nachher normal zu werden. Daraus folgt, dass die Unterbindung des Brustganges nur vorübergehend die Resorption von Fetten beeinträchtigt. Die Behauptung normaler Verhältnisse muss der Aufsaugung durch Blutgefässe zugeschrieben werden; doch ist nicht zu bestreiten, dass die Lymphe gelegentlich collaterale Bahnen einschlägt und durch dieselben ganz unabhängig vom Brustgange ins Blut gelangt. Ausserdem betont Chlopin, dass an der Operationsstelle ein cystenartiger Tumor entsteht, der durch Zerreissung des ausgedehnten Ganges und Erguss des Chylus in die bei der Vivisection gesetzte Höhle hervorgerufen wird. Möglicherweise erfolgt von hier aus die Resorption eines Theiles von Fett. Die temporäre Trägheit der Fettaufnahme erklärt Chlopin durch Stauung im Darmcanal, die in der ersten Zeit nach Unterbindung des Ganges beobachtet wird. In dem Maasse, als sich der Lymphe neue Abflusswege eröffnen, schwindet das Oedem und die Resorption wird wiederhergestellt. Die Daten, welche sich auf den Fettgehalt des Blutes nach Unterbindung des Brustganges beziehen (Röhrig, Uspensky), stehen in genügender Uebereinstimmung mit dieser allgemeinen Schlussfolgerung. Das Trauma an sich, ohne Unterbindung des Ganges, hat auf die Fettassimilation keinen Einfluss.

Zum Schlusse wollen wir viertens einige Worte über die postmortalen Befunde bei Thieren mit unterbundenem *Ductus thoracicus* sagen.

Die Angaben der Forscher sind nach dieser Richtung hin ziemlich einlautig. Der Brustgang erweist sich gewöhnlich dilatirt; die Mesenterialdrüsen sind angeschwollen, von ihrer Schnittfläche sondert sich reichlich eine seröse, klebrige Flüssigkeit ab; die Mesenterialvenen strotzen von Blut; die Leber und Milz erscheinen im Zustande venöser Hyperaemie; eine starke Injection der Darmschleimhaut ist ebenfalls vorhanden (Zujew, Chlopin u. A.). Selbstverständlich verändert sich dieses Bild mit der Zeit, indem die abnormen Verhältnisse ausgeglichen werden.

Demnach zieht die Unterbindung selbst eines so mächtigen Lymphstammes wie *Ductus thoracicus* keine folgeschweren Erscheinungen nach sich. Je glatter die Operation abläuft und je günstiger sich die Wundheilung gestaltet, um so leichter überwindet der Organismus diesen Eingriff. Werden zu Beginn gewisse Abweichungen wahrgenommen, so sind damit die weiteren Folgen noch nicht präjudicirt.

Beim Menschen wird der Verschluss des Brustganges durch entzündliche Veränderungen seiner Wände, durch die Pfropfbildung in seinem Lumen, durch narbige Schrumpfungen, Geschwülste in der Nachbarschaft u. s. w. bewerkstelligt. Oberhalb der verengten, resp. der verlegten Stelle findet man den Gang erweitert; je langsamer sich das Hinderniss entwickelt, um so geringere Grade erreicht diese Erweiterung. Die collateralen Bahnen werden bald durch Verdoppelungen und Selbstanastomosen des Brustganges (Astley Cooper), bald durch Lymphgefässe der Leber und der Brustwand geschaffen (vgl. Quincke).

Die Embolie der Lymphgefässe ist eine locale Störung des Lymphkreislaufes, ähnlich der Embolie der Blutgefässe. Angesichts der Schwäche des Lymphstromes ist eine Verschleppung grösserer fester Partikelchen nicht zu erwarten. Nichtsdestoweniger wird das Abreissen thrombotischer Massen mit nachfolgender Verschleppung derselben in entlegene Theile auch im Lymphsystem für möglich gehalten, falls die auf dem Wege liegenden Lymphdrüsen die Fortbewegung nicht verhindern. Die allergrösste Bedeutung gehört den Emboli, welche aus pathogenen Bakterien bestehen. Als Beispiel nennen wir das Erysipel, bei welchem in den Lymphgängen *Strepto-*

coccus erysipelatis nachgewiesen wird. Das Weiterschleichen des erysipelatösen Processes setzt die Verbreitung der Krankheitskeime durch den Lymphstrom voraus; doch ist dabei die Vermehrung der Bakterien selbst keineswegs ausgeschlossen. In vielen anderen Fällen haben wir uns die *Materia peccans* als gelöst zu denken; diese Voraussetzung ist um so zulässiger, je rascher der pathologische Process die Grenzen der dem primären Heerde benachbarten Lymphdrüsen durchbricht.

Unter Lymphorrhagie versteht man einen der Blutung analogen Austritt von Lymphe aus den Lymphgefässen. Abgesehen von äusserer Gewalt kann die Integrität der Lymphgefässe in Folge pathologischer Veränderungen ihrer Wände und starker Behinderung des Lymphabflusses leiden.

Bei der Extravasation schlägt die Lymphe den Weg entweder in das umgebende Gewebe ein, oder sie tritt nach einer freien Oberfläche. Nicht selten gelangt die Lymphe nach aussen durch eine Fistel, d. h. durch einen Gang, welcher das Lymphstämmchen mit der freien Oberfläche verbindet; die Bildung der Fistel befindet sich natürlich im Zusammenhange mit einem ulcerösen Processe. Manchmal vermischt sich die aus den Lymphgefässen tretende Lymphe mit dem normalen Secret des entsprechenden Organs. In dieser Hinsicht erfreut sich eines besonderen Rufes die Chylurie, resp. die Absonderung eines dem Chylus ähnlichen Harnes. Dieser Störung begegnet man in manchen tropischen Ländern (Brasilien, Indien, Antillen, Sansibar, Aegypten). Die Ursache des besagten Leidens erblickt man in einem specifischen Parasiten (*Filaria Bankroftii*), welcher in den Lymphgefässen des Bauches haust und hier seine Embryonen erzeugt, die nachträglich ins Blut dringen (*Filaria sanguinis*). Es wird vermuthet, dass der Parasit eine Lymphstauung bedingt, wobei die Lymphgefässe der Harnblase zerreissen und der Chylus sich dem Harne beimischt (Scheube, Grimm; vgl. Ziegler).

Wegen des unbedeutenden Druckes, der in den Lymphgefässen herrscht, wird der Lymphverlust bei Lymphorrhagie nur dann beträchtlich, wenn günstige Bedingungen für den Ausfluss von Lymphe gegeben sind. So kann die Lymphorrhagie beim Vorhandensein einer Fistel, bei offenem Zugange zu den grossen serösen Höhlen u. s. w. sogar gefährlich werden. Ist die Ansammlung von Oedemflüssigkeit im Unterhautgewebe abundant, so kommen nicht selten Hautrisse zu Stande, als Resultat starker Spannung und Ernährungsstörung der befallenen Gewebe. Es ist leicht fasslich, dass unter diesen Umständen der Organismus erhebliche Mengen lymphähnlicher Flüssigkeit einzubüssen vermag; diese Verluste sind übrigens nicht nur harmlos, sondern manchmal geradezu erwünscht (Behandlung mit Scarificationen; ähnlichen Sinn hat die Paracentese bei Bauchwassersucht u. s. w.).

Je mächtiger das lädirte Lymphgefäss ist, um so schwerwiegender sind *ceteris paribus* die Folgen der Lymphorrhagie. Die Eigenschaften der Lymphe, die der Körper verliert, sollte man ebenfalls nicht gering schätzen, da wir über directe Beweise verfügen, dass die Verluste der Lymphe aus den Extremitäten von Thieren besser vertragen werden, als die Verluste der Lymphe aus den Baucheingeweiden. Die Lesser'schen Versuche an hungernden (curarisirten) Hunden mit einer künstlichen Fistel des Brustganges führen zum Schlusse, dass bei ruhiger Lage die Thiere schon nach solchen Verlusten der Eingeweidelymphe sterben können, die $^1/_7$—$^1/_4$ der Gesammtmasse des Blutes betragen; pumpt man dagegen mittels entsprechender Bewegungen der Extremitäten die Lymphe aus diesen letzteren heraus, so verlieren die Thiere gleiche Lymphmengen ungestraft.

Es sind uns Fälle bekannt, wo beim Menschen der Brustgang in Folge eines äusseren Traumas eröffnet wurde (Bonet, Hoffmann, Quincke, v. Thaden). Die Beurtheilung dieser Fälle ist wegen verschiedener Complicationen gar nicht so einfach. Die Prognose ist jedenfalls schlecht — in der Regel erfolgt tödtlicher Ausgang, welcher zum Theile durch Behinderung der Herz- und Lungenbewegungen (beim Erguss der Lymphe in die Pleurahöhle und in den Mediastinalraum), zum Theile aber durch Verluste der Nährflüssigkeit bedingt wird. Experimentelle Untersuchungen Boegehold's an Thieren zeigen, dass die Zerreissung des Brustganges mit Erguss der Lymphe in die Brusthöhle nicht minder schlecht überstanden wird — die Versuchsthiere gehen meistentheils nach 2—3 Tagen zu Grunde. Verschafft sich die ergossene Lymphe den Weg nach aussen, so bleibt die Compression des Herzens und der Lungen aus; doch auch dann handelt es sich nur um eine Aufschiebung des Todes — die Thiere sterben etwa 14 Tage nach der Operation. Uebrigens können die Wunden des Brustganges heilen; dafür scheinen die alten Versuche von Spinola am Brustgange der Hunde zu sprechen.

Die Veränderungen in der Zusammensetzung der Lymphe sind, wenn wir von den uns schon geläufigen Einzelheiten bezüglich der pathologischen Transsudate absehen, zur Zeit noch wenig ergründet. Ich möchte zunächst die Versuche Buchner's citiren, die den Einfluss der Asphyxie auf den CO_2-Gehalt der Lymphe zum Gegenstande haben. Wider jede Erwartung erweist sich bei dem erwähnten pathologischen Eingriffe die Lymphe keineswegs kohlensäurereicher, sie wird vielmehr kohlensäureärmer (eine hypothetische Erklärung für diese paradoxe Thatsache liefert F. HOPPE-SEYLER). Ferner häufen sich bei functioneller Störung verschiedener secretorischer Organe (z. B. der Nieren) in der Lymphe Stoffwechselproducte an, deren sie sich durch Uebergabe an das Blut nur theilweise erledigt. Wir verfügen gleichfalls über manche Hinweise auf die Veränderungen der morphologischen Lymphelemente. So enthalten die perivasculären Lymphräume des Gehirns in Degenerationsheerden hämorrhagischer Abkunft neben unveränderten lymphoiden Elementen zahlreiche Zellen, die mit Zerfallsproducten des Hirngewebes und mit Pigmentmassen beladen sind (ZIEGLER). Bei einigen Geschwülsten der Leber, der Gebärmutter und ihrer Adnexa sieht man in den Lymphgefässen dieser Organe grosse Mengen weisser Blutkörperchen, die, wenn auch nicht alle, fettige Entartung zur Schau tragen (ROBIN). Die Lymphgefässe, welche sich in den Krebsgeschwülsten entwickeln, führen nicht selten eine stattliche Anzahl wenig veränderter Epithelzellen (vgl. GAUTIER). Analoge Erscheinungen werden im Allgemeinen da beobachtet, wo die Geschwulst in ein Lymphgefäss hineinwuchert (ZIEGLER).

Wie oben notirt, können die Lymphbahnen zum Aufenthaltsorte für krankheitserregende Parasiten werden. Die Wichtigkeit dieser Thatsache ist nicht schwer durch Beispiele zu illustriren. Es sei die lymphangoitische miliare Tuberculose hervorgehoben, die die Verbreitung des pathologischen Processes in den Lungen bestimmt; keine geringere Bedeutung gehört den Lymphbahnen beim Fortschreiten des syphilitischen Virus. Ausserdem zeigt die alltägliche bakteriologische Erfahrung, wie leicht sich der Thierkörper durch Einbringen des Impfmaterials in das subcutane Gewebe mit seinem stark entfalteten Lymphapparate inficiren lässt. Aehnliches nehmen wir dann wahr, wenn die Infectionskeime in die grossen serösen Höhlen gelangen.

Gleich dem Blute soll auch die Lymphe des Selbstschutzes fähig sein, woraus unter Umständen der ganze Organismus Nutzen zieht. Die besagte Fähigkeit hat die Lymphe sowohl den Formelementen, wie den flüssigen Bestandtheilen zu verdanken. Von diesem Standpunkte aus sind die Versuche von METSCHNIKOFF lehrreich, der den *Bacillus anthracis* in den Lymphsack der Frösche verimpfte. Bei gewöhnlicher Zimmertemperatur sind die Frösche gegen Anthrax immun, beim Ueberwärmen werden sie aber empfänglich (GIBIER). METSCHNIKOFF sucht die Erklärung darin, dass im ersten Falle die Phagocyten sich der Anthraxbacillen bemächtigen, im zweiten nicht. Die späteren Beobachter (PETRUSCHKY, NUTTALL u. A.) neigen indessen zur Ansicht, dass dabei dem Lymphplasma eine viel gewichtigere Rolle zukommt. Die Controversen über diesen Gegenstand sind noch im vollen Flusse, es würde sich also nicht ziemen, auf weitere Détails einzugehen.

Die zweite Hälfte der heutigen Vorlesung widmen wir einer Uebersicht von Thatsachen, die die pathologische Bedeutung der Lymphdrüsen, der Milz und einiger anderen Gebilde, welche theils dem Blut-, theils dem Lymphsystem zugerechnet werden, charakterisiren. Unsere Darstellung wird bündig sein, da die pathologische Thätigkeit dieser Organe in vielen Beziehungen zu wenig erforscht ist. Mit Recht bemerkte etwa vor zwanzig Jahren Hyrtl, dass es mit unseren Kenntnissen von der Milz noch immer ebenso dürftig bestellt ist als zu Galen's Zeiten — *„mysterii plenum organon"*. Auch heutzutage kann diesem Satze eine gewisse Geltung nicht abgesprochen werden, und zwar nicht für die Milz allein.

Die Zahl der Lymphdrüsen im Körper ist keine constante. Es wird gewöhnlich angenommen, dass bei der sog. lymphatischen Constitution und vor Allem bei Kindern dieselbe grösser zu sein pflegt, als bei Gesunden und Erwachsenen (Orth).

Schon in den vierziger Jahren wurde der Gedanke rege, dass die Zellen der Lymphdrüsen sich fortwährend vermehren und der abfliessenden Lymphe beimengen (Goodsir). Die neueren Untersuchungen von Flemming u. A. zeigen, dass in den Lymphdrüsen, und ganz besonders in den Keimcentren derselben, karyokinetische Figuren nachweisbar sind. In allgemein-pathologischer Hinsicht verdient vor Allem die Frage erwogen zu werden, was mit den Lymphdrüsen im Greisenalter geschieht.

Die Pathologen behaupten, dass bei Greisen der Lymphdrüsenapparat atrophirt. Diesen interessanten Process hat unlängst Zacharow studirt. Der Verfasser fand, dass die Regeneration lymphoider Elemente sich bis ins späte Alter fortsetzt, wiewohl im Vergleiche mit dem jugendlichen Alter sie weniger deutlich ausgesprochen erscheint. Diese functionelle Schwächung hängt mit der verminderten Productionsfähigkeit des adenoiden Gewebes zusammen. Freilich verhalten sich nicht alle Lymphdrüsen in gleicher Weise: die lebhafteste Thätigkeit entwickeln während des ganzen Lebens die Mesenterialdrüsen. Die häufigste Form der senilen Atrophie der Lymphdrüsen beruht auf gleichzeitiger Entwickelung des Fett- und Bindegewebes; das eigentliche adenoide Gewebe tritt der Wucherung dieser Theile nicht activ entgegen und schwindet nach und nach unter dem Einflusse der Compression. Die in Folge hyaliner Entartung der Gefässe einsetzende Atrophie der Lymphdrüsen ist ein relativ seltenerer Befund. Es muss also zugegeben werden, dass an dem Bilde des allgemeinen Marasmus, welches das Greisenalter bietet, auch die Lymphdrüsen einen selbständigen Antheil verrathen, woran diejenigen festhalten müssen, die bereit sind, das Wesen der senilen Veränderungen auf Arteriosclerose allein zu reduciren. Seitens anderer anatomisch-physiologischer Systeme des Körpers könnte man ähnliche Andeutungen ausfindig machen.

Ferner ist zu verzeichnen, dass die Lymphdrüsen recht leicht auf die in der zuströmenden Lymphe etwa vorhandenen Reize antworten. Davon leitet man ab die entzündlichen und anderen Schwellungen der in Nachbarschaft von entzündlichen und sonstigen krankhaften Heerden gelegenen Lymphdrüsen. Mitunter sind als Ursache der reactiven Veränderungen die verschiedenartigen löslichen Stoffe anzusehen, manchmal wiederum die Bacterien; auch hier dürfen wir uns auf Tuberculose und Syphilis berufen. Derartigen Erscheinungen begegnen wir sowohl in der Klinik, wie im Laboratorium, d. h. unter künstlich erzeugten Bedingungen. Es genügt an die Versuche Baumgarten's mit Impftuberculose zu erinnern. Die Vermuthung liegt nahe, dass in einer Anzahl von Fällen den Lymphdrüsen die Rolle eines wohlthätigen, die pathogenen Stoffe aufhaltenden Filters zukommt — indem sie selbst erkranken, erkaufen sie gleichsam das Wohlergehen des Gesammtorganismus. Es wäre indessen fehlerhaft, anderslautende Beobachtungen zu ignoriren, welche darthun, dass die Lymphdrüsen kein absolutes Hinderniss abgeben; ausserdem ist die Erkrankung der Drüsen für den Gesundheitszustand des Gesammtorganismus keineswegs so gleichgültig, wie das hin und wieder den Anschein hat.

Wie relativ die in Rede stehende Bedeutung der Lymphdrüsen ist, ersehen wir am deutlichsten aus der metastatischen Verbreitung der Neubildungen. Bei der Entwickelung krebsiger, sarcomatöser und anderer Geschwülste beginnen die benachbarten Lymphdrüsen sich zu vergrössern, und es kommt in denselben zur Bildung secundärer Knoten. Bekanntlich setzt man voraus, dass die zum Ausgangspunkte für secundäre Knoten dienenden Geschwulstelemente den Lymphgefässen entlang fortgeschwemmt werden. Doch damit ist der Vorgang noch nicht zu Ende. Bleibt der Kranke lange genug am Leben, so hat der Arzt Gelegenheit, die Bildung metastatischer Knoten sogar jenseits der benachbarten Lymphdrüsen zu constatiren.

Grösseren Werth im Sinne eines Filters bieten die Lymphdrüsen gegenüber fein vertheilten Partikeln von verhältnissmässig indifferentem Charakter. So wissen wir z. B., dass in den Lymphdrüsen kleine Theilchen von Kohle, Zinnober u. s. w. aufgehalten werden; auch bei Resorption der Extravasate erfahren die verschiedenen Zerfallsproducte rother Blutkörperchen ihre endgültige Umarbeitung in den benachbarten Lymphdrüsen. Indem ich Sie in Betreff aller Nebenumstände auf die Lehrbücher der pathologischen Anatomie verweise (vgl. u. A. ZIEGLER), will ich mich auf die Bemerkung beschränken, dass selbst in diesen günstigeren Fällen die Lymphdrüsen tiefgehende Veränderungen erleiden, welche sich durch Schrumpfung, resp. Induration manifestiren.

An dritter Stelle haben wir des Antheils der Lymphdrüsen an der Entstehung der lymphatischen Leukocytose oder Lymphocytose zu gedenken. Dieser Punkt ist von uns in der Lehre von der Leukaemie und Pseudoleukaemie berührt worden. Sie entsinnen sich wohl, dass nicht jede Hyperplasie der Lymphdrüsen, resp. nicht jeder Fall von Lymphombildung mit Störungen seitens des Blutes einhergeht. Doch ist hinzuzufügen, dass die Frage von den einschlägigen pathologisch-anatomischen Veränderungen in den Lymphdrüsen einer weiteren Bearbeitung bedarf, da eine vollkommene Meinungsübereinstimmung in der Beurtheilung dieser Abweichungen noch immer aussteht. Es ist zu erwarten, dass beim näherem Studium der pathologisch-anatomischen Thatsachen die Beziehung der Leukaemie zur Pseudoleukaemie uns deutlicher entgegentreten wird.

Viertens ist es nützlich darauf aufmerksam zu machen, dass die Proliferationsthätigkeit der Lymphdrüsen in einem Zusammenhange mit dem ungestörten Lymphkreislaufe steht. Wenn bei Erkrankung der Lymphdrüsen die Eigenschaften der abfliessenden Lymphe verändert werden, so leidet umgekehrt bei Störungen im Lymphstrome die Thätigkeit der Lymphdrüsen selbst. Dieser Satz wird durch die Versuche von KOEPPE bestätigt, welcher bei Hunden die *Vasa afferentia* und *efferentia* einer Halslymphdrüse unterband. Die Thiere tödtete man 14 bis 57 Tage nach der Operation. Die Lymphdrüse an der operirten Seite zeigte sich schon nach 2—3 Wochen erheblich verkleinert; die Zahl der in ihr enthaltenen Knoten verringert sich und die letzteren werden zellenärmer; die chromatinreichen Zellen und die Mitosen sind entweder schwach vertreten, oder fehlen gänzlich; in den Zellen lagert sich eisenhaltiges Pigment ab; das reticuläre Gewebe erscheint deutlicher ausgesprochen u. s. w. Mit der Zeit kehrt die Drüse zur Norm zurück, was von der Wiederherstellung des Lymphstromes abhängen dürfte. Würden die Blutgefässe der Lymphdrüse bei intact belassenen Lymphgefässen unterbunden, so ist die Drüse nach etwa 2—3 Tagen in ihren Dimensionen vergrössert und mit Zellen bereichert, welche recht viele Mitosen und Bilder der ARNOLD'schen indirecten Fragmentirung boten. Aus all' diesem folgt, dass dem

Lymphstrome die Fähigkeit anhaftet, die Regeneration der Zellen zu unterhalten, während der Blutstrom eher den Zwecken der Zerstörung als denjenigen der Aufbauung dient. Man kann vermuthen, dass der unbehinderte Lymphstrom entweder das nöthige Nährmaterial zuführt, oder irgend welche schädliche Stoffe fortschwemmt. Es wäre sehr erwünscht, die Koeppe'schen Angaben an anderen Drüsen und überhaupt an einem grösseren Materiale nachzuprüfen.

Fünftens wollen wir einige Worte über die regenerative Fähigkeit der Lymphdrüsen sagen. Bayer beobachtete beim Hunde die Neubildung der Drüsen nach Entfernung derselben. Hierher gehört ferner die Thatsache, dass die Lymphdrüsen vicarirend aufzutreten vermögen. So versichert Kurlow, dass bei Meerschweinchen längere oder kürzere Zeit nach Exstirpation der Milz sich eine mässige Hypertrophie und Hyperplasie der Lymphdrüsen entwickelt, besonders aber der mesenterialen und retroperitonealen. Analoges berichtet Winogradoff über splenotomirte Hunde. Aus seinen Bestimmungen entnehmen wir, dass bei einem Thiere, welches 132 Tage nach Entfernung der Milz getödtet wurde, das Gewicht aller Lymphdrüsen — der cervicalen, axillaren, inguinalen und abdominalen — 0·267 % des Gesammtgewichtes betrug, beim Controlhunde indessen nur 0·16 % (vgl. auch Tizzoni u. A.). Vicarirende Veränderungen der Lymphdrüsen werden auch für den Menschen eingeräumt, z. B. bei weitgehender amyloider Degeneration und bei chronischer interstitieller Entzündung der Milz mit hochgradiger Verminderung ihrer Pulpa (Winogradoff). Freilich ist eine Einschränkung nicht zu unterlassen, dass nämlich die hypertrophischen und hyperplastischen Vorgänge in den Lymphdrüsen mit den entzündlichen und neoplastischen nahe verwandt sind; es fällt daher nicht immer leicht zu entscheiden, welcher pathologische Process in den Drüsen statt hat.

Endlich sei sechstens bemerkt, dass eine gleichzeitige Erkrankung sämmtlicher Lymphdrüsen unter natürlichen Verhältnissen nicht angetroffen wird (Orth). Die extremen Formen der entsprechenden Störungen sind uns also unbekannt. Dem ist auch an der Hand des Experimentes nicht abzuhelfen, da die Exstirpation sämmtlicher Drüsen und Follikel ein Ding der Unmöglichkeit ist. Am ergiebigsten werden vom pathologischen Processe die Lymphdrüsen bei Scrofulose, Tuberculose, Leukaemie, Syphilis, vielen acuten Infectionskrankheiten u. s. w. befallen.

Mit den soeben aufgezählten Sätzen, welche die allgemein-pathologische Bedeutung der Lymphdrüsen klarlegen, müssen wir uns einstweilen begnügen; es wäre selbstverständlich unschwer, einen jeden dieser Sätze zu einer ganzen Vorlesung auszudehnen, unsere Aufgabe erstreckt sich indessen nur auf vorläufige Orientirung.

An die Lymphdrüsen lehnt sich ziemlich eng die Milz an, deren innerer Bau noch immer eine wahre *Crux* der Histologen ist (die vergleichend-histologischen Angaben s. bei H. Hoyer jun. nach). Das mittlere Gewicht dieses Organs schwankt nach den Bestimmungen verschiedener Forscher zwischen 104 g und 298 g; durchschnittlich soll die Milz 171 g wiegen (H. Vierordt). Nicht minder veränderlich ist auch ihr Volumen. Diese normalen Verhältnisse verdienen die grösste Aufmerksamkeit seitens des Pathologen, da sie unmittelbar darauf hinweisen, dass die Blutfüllung der Milz recht variabel ist. So verhält es sich auch in der That. In demselben Sinne — wenigstens theilweise — lassen sich die Unterschiede in der Zusammensetzung, resp. im relativen Gehalte an Wasser und festen Substanzen deuten. Nach Oidtmann beträgt der Wassergehalt der Milz beim erwachsenen Menschen 69·4—77·5 %. Beim Studium der Zusammensetzung der Milz von 20 Tauben (10 Männchen und 10 Weibchen), welche unter gleichem Régime gehalten wurden, habe ich folgende Werthe gefunden: bei Männchen bewegt sich der Wassergehalt zwischen 74·67 und 80·92%, bei Weibchen zwischen 77·63 und 80·54 %. Die vollständige Entziehung von Nahrung und Wasser vermindert den Wassergehalt in geringem Maasse; diese Erscheinung tritt nur bei Zusammenstellung mittlerer Werthe, die aus einer genügend grossen Anzahl von Einzelbestimmungen berechnet sind, hervor. Im Greisenalter ist die Milz in Folge von Atrophie, die dem Alterssiechthum eigen ist, ein wenig verkleinert; das eine Mal ist sie weich, das andere Mal hart (vgl. Pilliet).

Eine Uebersicht der die Milz betreffenden allgemein-pathologischen Thatsachen wird am bequemsten sein, mit der Frage nach den Folgen des gänzlichen Mangels, resp. der totalen Entfernung dieses Organs zu beginnen.

Die pathologisch-anatomische Untersuchung lehrt, dass nicht allein bei den mit verschiedenen schweren Missbildungen behafteten Früchten, sondern auch bei gut entwickelten Individuen die Milz vollständig fehlen kann (Orth). Diese Entwickelungsanomalie (*Agenesia*) bringt keinen merklichen Schaden, wenn sonstige Mängel den Zustand nicht belasten. Daraus schliessen wir, dass die Milz nicht zu den absolut lebenswichtigen Organen gehört. Ein anderer Bildungsfehler — das Vorhandensein von Nebenmilzen (eventuell über zwanzig) verursacht ebenfalls keine sinnfälligen Störungen. Die Grösse dieser Nebenmilzen ist unbedeutend — sie übersteigt für gewöhnlich diejenige einer Wallnuss nicht. Die pathologischen Vorgänge, welche die Milz eingeht, stimmen mit denjenigen überein, die in den Nebenmilzen stattfinden (Orth).

Es fragt sich nun: wie reagirt der Organismus auf die Exstirpation der Milz? Der Eingriff ist an sich nicht schwer, und man hat ihn mehrmals bei Thieren als auch beim Menschen versucht (Adelmann, Wright, Nik. Sokoloff). Als Indication für die Splenotomie beim Menschen dient meistens die enorme Vergrösserung der Milz. Welche Dimensionen dieses Organ unter krankhaften Bedingungen zu erreichen vermag, ist am besten aus dem Umstande zu ersehen, dass bei Leukaemie die Milz um das 12—15fache zunimmt (Orth); mitunter soll ihr Gewicht sogar 3 ^{kg} betragen (Ziegler) [in einem Falle von Burckhardt war das ausgeschnittene Organ 4900 ^{g} schwer]. Leider wird die operative Entfernung der leukämischen Milz von Kranken sehr schlecht überstanden (zum Theile wegen der nachfolgenden Blutungen); etwas günstiger waren die Resultate bei einfachen Lymphadenien.

Die Versuche mit Exstirpation der Milz bei Thieren wurden schon zu Anfang unserer Zeitrechnung vorgenommen: so war es Plinius (20—79 n. Chr.) bekannt, dass die Thiere sich nach dieser Operation recht bald erholen (vgl. C. Ludwig). In neuester Zeit bearbeiteten das einschlägige Thema sehr viele Forscher, indem sie bestrebt waren, auf diesem Wege die physiologischen und pathologischen Functionen der Milz zu enträthseln; es seien genannt: Fuehrer, H. Ludwig, Stinstra, Vulpian, Eberhard, Mosler, Tizzoni, Zesas, Gibson, Tauber, Winogradoff, Kurlow, Kostjurin, Grünberg u. A. Auf Grund der zuverlässigsten Daten werden wir suchen, ein Gesammtbild der Veränderungen zu entwerfen, die durch Splenotomie als solche, d. h. unter sonst normalen Verhältnissen, bedingt werden.

Das Allgemeinbefinden der Thiere zeigt nach Entfernung der Milz keine scharf ausgeprägten Störungen. Fällt auch anfangs das Körpergewicht ein wenig, so werden nachträglich bei guter Kost und Pflege die Gewichtsverluste mit Ueberschuss gedeckt. Die splenotomirten Thiere sollen dem Hungern länger Stand halten, als die normalen (vgl. Duval). Nach Tauber vertragen die Thiere im mittleren Lebensalter die Splenotomie besser, als im vorgeschrittenen; die Fähigkeit zur Befruchtung und zur Zeugung lebender (mit einer Milz versehener) Nachkommenschaft geht dabei nicht verloren. Nach Schiff soll die Thätigkeit der Bauchspeicheldrüse in Folge von Milzexstirpation sinken, die Thätigkeit des Magens dagegen zunehmen; diese Sätze erfordern übrigens eine weitere Bestätigung (vgl. Hammarsten).

Die Wiederherstellung normaler Verhältnisse wäre durch Regeneration des entfernten Organs zu erzielen. Vollständige oder theilweise Reproduction der Milz, von Tizzoni, Kostjurin u. A. beschrieben, bildet ein interessantes Beispiel von Regeneration zusammengesetzter Organe. Nach Philipeaux regenerirt die Milz bloss bei unvollständiger Abtragung des Organs, wenn *in loco* ein Stück desselben zurückgelassen wird. Noch häufiger tragen zur Herstellung normaler Verhältnisse die vicarirenden Veränderungen in anderen lymphatischen Apparaten. Solches wurde im Knochenmarke von Mosler, Winogradoff, Freiberg u. A. constatirt; die Vergrösserung der Schilddrüse haben Credé und Zesas notirt; eine Schwellung der Thymusdrüse ist auch in manchen Fällen beobachtet worden (Kurlow). Aber nicht alle diese Befunde stehen unanfechtbar da: so verneint z. B. Tauber jedweden physiologischen Zusammenhang zwischen der Milz und der Schilddrüse (vgl. ferner v. Braunschweig). Am wenigsten fraglich sind die Veränderungen in den Lymphdrüsen. Zur Ergänzung der soeben aufgezählten Thatsachen sei hervorgehoben, dass nach Eberhard bei splenotomirten Fröschen sich im Darme röthliche Anschwellungen entwickeln, die für die Milz einzutreten scheinen. Vor Kurzem wurden die Veränderungen in den Lymphdrüsen nach Entfernung der Milz recht eingehend von Grünberg studirt; der allgemeine Sinn seiner Arbeit besteht darin, dass nach der besagten Operation sich die Lymphdrüsen an der Bildung von Leukocyten und Erythrocyten intensiver betheiligen.

Mit der grössten Aufmerksamkeit wurden natürlich die Blutveränderungen untersucht. Das specifische Gewicht des totalen Blutes bei splenotomirten Hunden wird etwas geringer; das Minimum fällt grösstentheils ins erste Halbjahr (Winogradoff). Bei Gerinnung des Blutes von entmilzten Hunden bildet sich in der Regel mehr Serum, als bei Gerinnung des normalen Blutes (Winogradoff, Mosler). Besonders deutlich sind die Abweichungen an den Formelementen des Blutes zu sehen. Nach den Versuchen von Kurlow an Meerschweinchen vermindert sich die Zahl der rothen Blutkörperchen: so wurden im Mittel vor der Operation pro 1 ^{cmm} 6 270 000 Erythrocyten gezählt, am Ende des zweiten Jahres nach der Operation — 4 440 000; nebstdem wirft sich in die Augen das Vorwiegen von Mikrocyten (man trifft in späteren Perioden auch Erythrokaryocyten an). Es verwundert uns daher nicht, dass der Haemoglobingehalt ebenfalls mehr oder weniger fällt (Winogradoff). Die Zahl der weissen Blutkörperchen wächst hingegen; gleichzeitig werden die numerischen Beziehungen zwischen den Vertretern verschiedener Arten derselben verwirrt. Folgende Werthe finden wir z. B. bei Kurlow, der an Meerschweinchen experimentirte.

Der mittlere Gehalt an weissen Blutkörperchen vor Entfernung der Milz beträgt 12 600; gegen das Ende des ersten Jahres — 20 333; gegen das Ende des zweiten Jahres — 23 300. Die Menge der Lymphocyten steigt um das Ende des ersten Jahres recht hoch an, nachträglich sinkt sie; die Zahl der eosinophilen Zellen vergrössert sich im Allgemeinen sehr deutlich (um das Ende des zweiten Jahres übersteigt ihr Gehalt etwa 20 Mal die Norm). Ohne die Citate zu vermehren, dürfen wir demnach schliessen, dass, trotz des befriedigenden Aussehens der entmilzten Thiere, in ihrem Blute unzweifelhafte Anzeichen pathologischer Veränderungen vorhanden sind, die ihren Ursprung dem besagten Eingriffe verdanken. Die Thiere scheinen sich im labilen Gleichgewichte zu befinden; offenbar entfaltet sich die vicarirende Thätigkeit anderer lymphatischer Apparate nicht in erforderlichem Grade.

Ferner wollen wir das Verhalten der Milz den Infectionskrankheiten gegenüber näher kennen lernen.

Die Kliniker haben seit lange bemerkt, dass die Milz bei obigen Erkrankungen anzuschwellen pflegt; diese Grössenzunahme hängt von verschiedenen Ursachen ab. Darüber spricht sich S. P. Botkin folgendermaassen aus. „Die Infectionskrankheiten“, sagt er, „die mit Vergrösserung der Milz einhergehen, bieten gewöhnlich die Erscheinungen einer mehr oder minder ausgeprägten Hyperplasie und eine grössere oder geringere Blutüberfüllung des Milzgewebes dar. Die mannigfachen quantitativen Verhältnisse zwischen der Hyperplasie und der Blutfüllung verleihen ein charakteristisches Gepräge den anatomischen Bildern, welche der gegebenen Krankheitsform entsprechen. Die leicht zerdrückbare und weiche Milz bei Abdominal- und Flecktyphus unterscheidet sich scharf von der vergrösserten und derben Milz bei Rückfallstyphus, bei welchem die Hyperplasie des Milzgewebes viel stärker ausgedrückt ist, als in beiden ersten Fällen, in denen umgekehrt die Ueberfüllung des Organs mit Blut eine hervorragende Erscheinung ist. ... Die Malariainfection veranlagt bedeutend mehr als alle anderen acuten Infectionskrankheiten zur erheblichen Anschwellung der Milz mit vorwiegender Blutfüllung zu Beginn des Leidens; im weiteren Verlaufe entwickelt sich allmählich die hyperplastische Induration. ... Verschiedene Infectionskrankheiten, indem sie im Milzgewebe ungleichgradige acute Hyperplasie wachrufen, beeinflussen sicherlich nicht in einer und derselben Weise die functionelle Kraft der Milzmusculatur; dies Alles zieht seinerseits starke Unterschiede in der Blutfüllung, in der Grösse und in der Consistenz des Organs nach sich.“

Aus vorstehenden Worten ist zu folgern, dass unter pathologischen Verhältnissen das Volumen der Milz und, was damit verbunden ist, auch ihr Gewicht der Hauptsache nach von zwei Momenten abhängen: von Hyperplasie und Blutfüllung. Dieser Satz, der in erster Linie auf die Infectionskrankheiten anwendbar ist, gilt auch für andere Erkrankungen. In den Fällen, wo ein Ueberwiegen des letzteren Momentes, resp. der Blutfüllung vorliegt, kann sich das Volumen der Milz binnen verhältnissmässig kurzer Zeit nach dieser oder jener Richtung hin verändern. Und in der That zeigen directe Versuche, dass die vergrösserte Milz manchmal unter unseren Augen an Grösse abnimmt, und zwar in Folge von Contraction ihrer Muskelelemente; das Blut wird dabei aus der Milz, vorzüglich nach der Leber zu, verdrängt. Besonderen Nachdruck auf die Contractilität der Milz legte S. P. Botkin, da es ihm nicht entgangen ist, dass die vergrösserte Milz sowohl bei nachhaltiger Palpation, als auch bei Faradisirung eine Volumenverminderung erfährt. Die durch Faradisirung verkleinerte Milz nimmt gewöhnlich an Volumen bald schneller, bald langsamer zu, wiewohl sie nicht immer ihre ursprünglichen Dimensionen erreicht. Es muss ferner hinzugefügt werden, dass eine gewisse Contractilität nicht allein der Milz, sondern auch den kleinen Lymphdrüsen zukommt. „Mit grosser Wahrscheinlichkeit lässt sich annehmen, dass die rasche Verkleinerung der Lymphdrüsen bei Leukämikern in Folge von Faradisirung ebenfalls durch verstärkte Contraction der Muskelfasern dieser Drüsen bewirkt wird, wobei sie sich schneller ihres Inhaltes entledigen“ (S. P. Botkin). Die Thatsache der Milzcontractilität hat man auch durch Thierversuche bestätigt gefunden [z. B. bei Reizung peripherischer Stümpfe der Milznerven] (R. Wagner, Bulgak, Mosler, Drosdow und Botschetschkarow u. A.; über den Blutkreislauf in der Milz vgl. Roy). Nach Tarchanow wird eine augenfällige Verkleinerung der Milz bei Reizung centraler Enden des Vagus oder Ischiadicus erhalten; am handgreiflichsten ist der Effect bei Reizung des verlängerten Markes, wenn die *Nn. splanchnici* unversehrt sind. Aus den Versuchen von Setschenow und Sabinsky erhellt es, dass die Milz sich bei Asphyxie der Thiere stark zusammenzieht. In ähnlicher Weise wirkt Chinin, Strychnin, *Eucalyptus globulus* u. s. w. Bei Kälteeinwirkung (unmittelbar oder durch das äussere Integument hindurch) contrahirt sich die Milz gleichfalls.

Die Eigenthümlichkeiten der Milzvascularisation und die Ergebnisse directer Untersuchung veranlassten schon mehr als einmal zur Aeusserung des Gedankens, dass die Milz gleich den Lymphdrüsen die Rolle eines Filters spielen kann, welches die fremdartigen in dem der

Milz zufliessenden Blute suspendirten Theilchen aufhält. Kleine Partikeln des Staubes, der Kohle u. d. m., ins Blut zufällig hineingerathen oder absichtlich eingeführt, werden thatsächlich sehr schnell in der Milz abgelagert (Ponfick, Soyka u. A.). Höchst wichtig dürfte von diesem Standpunkte die Bedeutung der Milz bei denjenigen Infectionskrankheiten sein, wo im Blute Bakterien vorhanden sind. Dass die letzteren in der Milz aufgehalten werden, zweifelt gegenwärtig wohl Niemand (vgl. unter Anderem die pathologisch-anatomischen Zusammenstellungen bei Orth und die experimentellen Daten von Wyssokowitsch). Welchen Sinn hat aber dieses Auffangen der Bakterien seitens der Milz? Nach der phagocytären Theorie von Metschnikoff stände zu erwarten, dass die Bakterien, von der Milz gleichsam herausgefischt, hier der zerstörenden Wirkung der Phagocyten anheimfallen. Manche Thatsachen sprechen für diese Hypothese. So ist nach Metschnikoff das Auffangen der Spirocheten des Rückfallstyphus eine specielle Aufgabe der Milzzellen. Man kann indessen nicht umhin zu gestehen, dass die experimentelle Bearbeitung der einschlägigen Fragen bis jetzt kein genügendes Material für die endgültige Beurtheilung der Filtrirfähigkeit der Milz bei Infectionskrankheiten geliefert hat. Während die Einen zum Schlusse gelangen, dass die Abwesenheit der Milz keinen wesentlichen Einfluss auf den Gang der künstlichen Infection ausübt (Kurlow), sprechen sich die Anderen dahin aus, dass die splenotomirten Thiere die Infection schlechter vertragen (Bardach). In letzterer Zeit wird die Stellung der Milz bei Infectionskrankheiten noch von einer anderen Seite beleuchtet. Tizzoni und Cattani behaupten dass es misslingt, die entmilzten Kaninchen für Tetanus immun zu machen, wiewohl dasselbe Verfahren bei nicht splenotomirten Thieren positives Resultat liefert. Die Milz verhält sich offenbar in einer specifischen Weise zur Erzeugung von Stoffen, durch welche die Thiere immun gemacht werden; in dieser Beziehung vermag sie von keinem anderen Organe ersetzt zu werden.

Der Antheil der Milz an der Entwickelung mancher Leukocytosen wurde bereits in der fünfzehnten Vorlesung besprochen. Die Thatsachen, mit denen wir soeben bekannt wurden, zeigen, dass die allgemeinpathologische Bedeutung der Milz noch grösser ist, als es auf Grund der Lehre von der Leukocytose zu erwarten stände. Aber selbst mit diesen Détails ist die Sache nicht abgethan: Sie werden bald sehen, dass die Milz sich auch am Regenerationsprocesse des Blutes betheiligt.

Im Zusammenhange mit den Lymphdrüsen und mit der Milz pflegen die Physiologen und Pathologen einige anderen Organe abzuhandeln, nämlich das Knochenmark, die Thymus, die Schilddrüse und die Nebennieren. Wir werden nicht auf die Frage eingehen, welche Stellung den genannten Organen im Körper eigentlich gehört, und wollen nur ihr allgemein-pathologisches Verhalten in Augenschein nehmen.

Die Veränderungen des Knochenmarks treffen wir an bei Leukaemie und Pseudoleukaemie, bei verschiedenartigen Oligaemien, bei Infectionen und Intoxicationen. Begreiflicherweise beobachtet man ferner die Erkrankungen des Knochenmarks — eines Bestandtheiles des Knochens — bei zahlreichen Leiden des Scelettes. In Anbetracht der Structurähnlichkeit des Knochenmarks und der Milz bietet die Pathologie des ersteren viel Gemeinschaftliches mit der Pathologie der letzteren, insofern beide als blutbildende Organe auftreten (Orth). Von morphologischer Seite verdient am meisten Aufmerksamkeit die Umwandlung des lymphoiden (rothen) Knochenmarks in das fetthaltige (gelbe) und darauf in das gallertartige, welche Umwandlung am schärfsten in den Röhrenknochen schon unter normalen Verhältnissen zu Tage kommt, entsprechend dem Uebergange aus dem Kindesalter ns mittlere und Greisenalter. In pathologischen Fällen haben wir recht oft mit einer eigenthümlichen Metaplasie zu thun, welche auf rückläufigem Ersatze des fetthaltigen Knochenmarks durch das lymphoide beruht.

Die Brustdrüse, die sich unmittelbar an die Lymphdrüsen anlehnt, erscheint ihrer Form und Grösse nach als ein sehr unbeständiges Organ; mitunter fehlt sie sogar bei Neugeborenen gänzlich. Sie verschwindet in der Regel, sobald der Organismus geschlechtsreif wird. Pathologische Veränderungen wurden in ihr bei Syphilis, Tuberculose, Leukaemie u. s. w. wahrgenommen. Man hat die Vermuthung geäussert, dass die Hypertrophie der Brustdrüse schwere Respirationsstörungen (*Asthma thymicum*) verursachen kann. Die Betheiligung der Brustdrüse an den Erkrankungen des Blutgefässsystems bleibt vorläufig noch zweifelhaft; die Versuche mit Exstirpation haben zur Klärung der Sache wenig beigetragen.

In ebenso ungünstiger Lage befinden wir uns mit Hinsicht auf die Schilddrüse (vgl. Horsley). In der Pathologie der Zelle wurde dieses Organ bereits in Erwägung gezogen, als von der präsumtiven Fähigkeit desselben, die vom Körper erzeugten Gifte zu neutralisiren, und von seinem Einflusse auf die Entwickelung von Myxoedem die Rede war. Die typische Form der Schilddrüsenerkrankung ist der Kropf (*Struma*). Verschiedene Arten desselben wurden bis jetzt hauptsächlich vom anatomischen Standpunkte untersucht (Sudakiewitsch neigt zur Ansicht, dass in manchen Kröpfen Sporozoen enthalten sind). Für unsere Zwecke ist es thunlich, hervorzuheben, dass das Struma zum klinischen Bilde der BASEDOW'schen Krankheit gehört. Weiter glaubt man, dass die Schilddrüse den Blutkreislauf im Gehirne beeinflusst (MEULI). Wie es dem auch sei, die Entfernung der Schilddrüse wird von beachtenswerthen Veränderungen des Blutes begleitet (erhöhte Venosität, gesunkener Sauerstoffgehalt, Anwesenheit abnormer Bestandtheile u. s. w.).

Was die Nebennieren anbelangt, so haben wir Einiges darüber in der Pathologie der Zelle angegeben (vgl. auch die sechzehnte Vorlesung der vorliegenden Serie). Der wahrscheinliche Antheil der Nebennieren an der Entwickelung der Bronzekrankheit gestattet zu erwarten, dass diese räthselhaften Gebilde mit der Zeit einen Platz in der Pathologie des Gefässsystems finden werden. Auf die interessanten Beziehungen zwischen den Nebennieren und den Geschlechtsdrüsen hat unlängst MARCHAND hingewiesen. Ueber das Verhältniss der Nebennieren zum Nervensystem werden wir uns an einer anderen Stelle aussprechen (vgl. C. ALEXANDER).

Zwanzigste Vorlesung.

Regeneration des Blutes und der Blutgefässe unter pathologischen Verhältnissen. — Regeneration der Lymphe und der Lymphgefässe in pathologischen Fällen. — Allgemeine Bemerkungen über das Gefässsystem; Schluss.

M. H.! Mit dem Blutgefässsystem haben wir unsere Vorlesungen begonnen und kehren zum Schlusse auf dasselbe zurück. Als das Hauptverbindungsglied zwischen dem Blut- und Lymphsystem erscheint die Frage von der Regeneration des Blutes. Diese Frage setzt voraus eine Bekanntschaft nicht allein mit den Thatsachen, welche das Blutsystem betreffen, sondern auch mit denjenigen, welche sich auf das Lymphsystem beziehen. Anbei werden wir die Regeneration der Blutgefässe, der Lymphe und der Lymphgefässe berühren. Um die ganze Reihe unserer Betrachtungen in einen einheitlichen Kreis zu fassen, erübrigt es also, die vom allgemein-pathologischen Standpunkte werthvollen Thatsachen, welche über die krankhaften Regenerationsbedingungen in den bezeichneten Theilen Aufklärung geben, aufzuzählen.

Je tiefer die Analyse der bei Regeneration der Organe und Gewebe zu beobachtenden Erscheinungen dringt, um so mehr bewahrheitet sich der Satz, wonach jeder pathologische Vorgang sein physiologisches Vorbild hat. Auch die pathologische Regeneration ist nichts Anderes als eine atypisch entstandene physiologische Regeneration. Wichtig ist dabei der Umstand, dass die Regeneration sich in unverkennbarer Abhängigkeit von der Entwickelungsphase befindet, die das lädirte Organ aufweist: man kann wohl sagen, dass bei der Regeneration sich gerade diejenigen Erscheinungen normaler Entwickelung wiederholen, die dieser Phase entsprechen (vgl. D. BARFURTH).

Das Blut bildet offenbar keine Ausnahme von dieser Regel. Die blutbereitenden Organe, welche die Physiologie aufgestellt hat und die der physiologischen Regeneration dienen, werden von den Pathologen, die nach einer Bestimmung des Mechanismus pathologischer Regeneration trachten, ebenfalls als solche gedeutet. Sofern es sich um den erwachsenen Menschen handelt, müssen wir daher der blutbildenden Thätigkeit der Lymphdrüsen, der Milz, des Knochenmarks u. s. w. Rechnung tragen.

Daraus ersehen Sie, dass der allgemeine Charakter der Aufgabe nicht schwer zu definiren ist. Bei näherer Betrachtung der einschlägigen Vorgänge überzeugen wir uns aber, dass die Frage von der pathologischen Regeneration ihrer endlichen Lösung ebenso fern steht, wie die Frage von der physiologischen. Man muss A. OPPEL beipflichten, wenn er behauptet, dass die Befunde der Forscher, die den Entstehungsmechanismus verschiedener Blutbestandtheile studirt haben, sich — wenigstens zum Theile — stark widersprechen; wir werden wohl das Richtige treffen, wenn wir A. OPPEL's Worte citiren: „so viele Autoren — so viele Ansichten“. Unsere Lage ist um so unerspriesslicher, als die embryologische Entwickelung des Blutes noch sehr mangelhaft verfolgt wurde. Die von den Embryologen in letzterer Zeit acceptirte Mesenchymtheorie verspricht freilich Vieles auf diesem Gebiete zu entwirren; doch räumen selbst die Verfechter derselben ein, dass sie in Betreff der Wirbelthiere äusserst lückenreich ist (O. HERTWIG), geschweige denn, dass bis jetzt nahezu die ganze Aufmerksamkeit den morphologischen Blutelementen zugewandt und dass die Bildung des Blutplasmas nur von dem allgemeinsten Standpunkte aus abgeschätzt wurde.

Der Verbrauch von Blut unter normalen Bedingungen unterliegt selbstverständlich keinem Zweifel. Die Bestandtheile des Blutplasmas, vermittels der Lymphe den Gewebselementen abgegeben, werden durch neue, aus der Nahrung bezogene Stoffe, ersetzt. Die Formelemente des Blutes gehen gleichfalls fortwährend zu Grunde, um immer wieder zu regeneriren. Wie rasch diese stete Erneuerung des Blutes erfolgt, bleibt einstweilen unbestimmt. Wir besitzen nach der besagten Richtung nur wenige annähernde Hinweise. So verarbeitet ein mittelgrosser Hund während 24 St. etwa 20 g Blut (vgl. ZIEGLER); doch sind hier allerlei Schwankungen möglich. Nach QUINCKE haben die Erythrocyten eine Lebensdauer von ca. 3 Wochen. Die Zerstörung der rothen Blutkörperchen soll hauptsächlich in der Leber vor sich gehen (vgl. übrigens MARTIN B. SCHMIDT); ferner sind die Milz und das Knochenmark zu nennen. Ueber den Umfang der Zerstörung der Erythrocyten urtheilt man nach der Menge der Gallen- und Harnpigmente, die auf Kosten des Haemoglobins gebildet werden. Manche brauchbare Daten erhalten wir auch beim Studium der Zusammensetzung der Organe, welche bald grössere, bald kleinere Quantitäten von Eisen beherbergen, u. s. w. Noch schwieriger ist es, sich einen Begriff von der Lebensdauer der Leukocyten und der Blutplättchen zu verschaffen. Aller dieser Missstände ungeachtet nimmt heutzutage die Mehrzahl der Physiologen an, dass das Blut verhältnissmässig rasch verbraucht und gleich rasch erneuert wird.

Die natürlichen Bedingungen, unter welchen sich die pathologische Regeneration des Blutes vollzieht, ergeben sich aus dem Vorausgeschickten. Wollen Sie sich nur daran erinnern, was über die Blutungen, über verschiedene Arten der Blutarmuth, über Oligocythaemie u. s. w. gesagt wurde. Diese natürlichen Verhältnisse hat auch die experimentelle Pathologie nach Gebühr berücksichtigt. Am häufigsten bediente man sich beim Experiment der künstlichen Blutentziehungen und der Zerstörung der Erythrocyten mittels verschiedener Gifte; hieran schliessen sich die Versuche mit Entfernung der Milz und anderer blutbildenden Organe. Nachdem das Blut irgend einer pathologischen Einwirkung ausgesetzt wurde, sucht man festzustellen, wie bald und mit Hülfe welcher Vorrichtungen die normalen Verhältnisse restituirt werden. Angesichts der obigen Auseinandersetzungen versteht sich von selbst, dass dabei am zugänglichsten die Beurtheilung der Zusammensetzung des Blutes ist; was seine Gesammtmasse, resp. die Gesammtmasse seiner verschiedenen Bestandtheile anbetrifft, so werden die bezüglichen Schlüsse meistentheils auf indirectem Wege, welchem gewisse Willkür anhaftet, gewonnen.

Dass diese Aufgabe viele Angriffspunkte bietet, hat auch seine gute Seite. Hinsichtlich des Blutes sind solche partiellen Zerstörungen möglich, die für die festen Gewebe undenkbar sind. Die physiologisch-pathologische Methodik, welche bald gegen diesen, bald gegen jenen

Blutbestandtheil ins Feld zieht, enthüllt vor uns den ganzen Reichthum des Organismus an Regulations- und Regenerationsverrichtungen. Statthaft ist es daher zu hoffen, dass die Lehre von der Regeneration des Blutes unter normalen und pathologischen Verhältnissen, welche uns gegenwärtig nur wenig befriedigt, sich mit der Zeit in eins der lehrreichsten Kapitel der Physiologie und Pathologie umwandeln wird.

Da wir im Blute das flüssige Plasma und die in demselben suspendirten Formelemente unterscheiden, so ist es wohl angezeigt, sich die Frage vorzulegen: wie regeneriren in entsprechenden Fällen die flüssigen und die morphologischen Theile des Blutes?

Indem wir die erbrachten Thatsachen verallgemeinern, sind wir berechtigt zu behaupten, dass die flüssigen Theile sich leichter und rascher erneuern als die geformten. Die Erneuerung des Blutplasmas geschieht zunächst auf Kosten der Lymphe, resp. des Gewebssaftes, was wiederum eine erhöhte Resorption im Darme voraussetzt. Der *Ductus thoracicus* ist hier von geringem Belang, da selbst bei seiner Unterbindung das Blutgefässsystem noch immer zahlreiche Berührungspunkte mit dem Lymphsystem findet (Lesser). Die Beweise zu Gunsten des obigen Satzes sind in der zehnten Vorlesung enthalten, wo von der Blutentziehung die Rede war. Ich habe übrigens schon darauf hingewiesen, dass die Wiederherstellung des normalen Gehaltes an organischen Blutbestandtheilen hinter derjenigen der normalen Zahl von Formelementen zurückbleiben kann (vgl. die dreizehnte Vorlesung, Versuche von Ott). Angesichts ähnlicher Ergebnisse sind offenbar gewisse Einschränkungen nothwendig. Das Blutplasma, welches mit Recht als flüssige Intercellularsubstanz bezeichnet wird, wird gewissermaassen von den Zellelementen beherrscht; kaum ist es möglich, dass die vollständige Regeneration des Blutplasmas mit all' seinen physikalisch-chemischen Eigenschaften sich unabhängig von dem Schicksale, welches die Blutzellen trifft, zu Stande kommen. Rufen wir uns die Thatsachen ins Gedächtniss, welche bei einer mässigen Blutentziehung zur Wahrnehmung gelangen. Dank der verstärkten Zufuhr von Lymphe, resp. von Gewebsflüssigkeit, kehrt das Gesammtvolumen des Blutes bald zur Norm zurück. Man sollte meinen, die Restitution sei erreicht. Bei Untersuchung der Blutzusammensetzung zeigt sich dessenungeachtet, dass das Blut dünnflüssig geworden, dass der Procentgehalt desselben an Wasser gestiegen ist. Damit die normale Zusammensetzung sich wiedereinstelle, bedarf es einer viel längeren Zeit; dabei wird allmählich auch der Verlust an Formelementen ersetzt. Natürlich sind dergleichen Erwägungen auch auf andere Fälle anwendbar. Alles zwingt uns zu glauben, dass die wahre Blutregeneration, bei welcher die flüssigen und die geformten Bestandtheile ihr normales Verhältniss zurückgewinnen, ein viel zusammengesetzterer Process ist, als die einfache Wiederherstellung des Gesammtvolumens, welche man nicht mit Regeneration verwechseln darf.

Der Ersatz der zugrundegegangenen Formelemente des Blutes verräth manche Eigenthümlichkeiten, je nach der Art dieser Elemente. Von nicht geringer Bedeutung ist dabei die Species des Thieres, sein Alter, sein Ernährungszustand u. d. m.

Was die rothen Blutkörperchen anbelangt, so liess man sie früher von den weissen abstammen (in diesem Sinne äusserten sich Wharton Jones, Kölliker, Erb u. A.). In den entsprechenden Arbeiten wird vorzüglich die Gegenwart kernhaltiger Erythrocyten unterstrichen. Die Beurtheilung dieser Elemente erfuhr aber eine wesentliche Aenderung seit der Zeit, als Neumann und Bizzozero sie im Knochenmarke entdeckt haben (1868). Es ergab sich, dass diese Gebilde eine rege Proliferationsfähigkeit besitzen und dass dieselben, indem sie (bei Säugern) ihre Kerne einbüssen, zu typischen rothen Blutkörperchen werden. Die Herkunft der erwähnten Elemente, welche als Stammformen der rothen Blutkörperchen erscheinen, ruft zur Zeit lebhafte Controversen unter den Histologen hervor. Die Einen sind der Ansicht, dass für die Erythrocyten ein besonderer Entwickelungscyklus besteht, und dass sie ihren Ursprung von den Erythroblasten in analoger Weise nehmen, wie die Leukocyten von den Leukoblasten, die mit den Erythroblasten nichts Gemeinsames haben (Löwit, Denys u. A.). Dieser Meinung, für welche recht Vieles redet, war es nicht vergönnt, Allgemeingut zu werden. Noch weiter geht Foà mit seiner Behauptung, dass die rothen Blutkörperchen sogar mehrere Entwickelungsmodi haben; der genannte Autor hält unter Anderem für möglich die Bildung der Erythrocyten auf Kosten der aus den Kernen einiger Zellen ausgewanderten Plasmosomen (ähnliche Andeutungen finden wir in der Arbeit von Nicolaides). Dagegen neigen Viele zur Annahme, dass die rothen und die weissen Blutkörperchen gemeinschaftliche Abstammung haben (Pouchet, Müller, Wertheim u. A.). Wie immer man sich diesen Widersprüchen gegenüber auch verhalten mag, jedenfalls ist die Uebereinstimmung der Mehrzahl von Forschern in dem wesentlichen Punkte wichtig, dass nämlich aus einem reifen Leukocyten kein Erythrocyt entstehen kann und dass die Erythroblasten sich auf mitotischem Wege vermehren. Ferner ist zu betonen, dass ausser dem Knochenmarke auch die Milz als Brutstätte der kernhaltigen Erythrocyten anerkannt wird (Bizzozero und Salvioli bezüglich der Hunde und Meerschweinchen, denen zur Ader gelassen wurde); dann sind die Lymphdrüssen, das Knochen- und Knorpelgewebe, das lymphoide Parenchym der Urniere (bei Fischen) und das Blut selbst zu nennen (vgl. bei OPPEL). Vereinzelt steht die Lehre HAYEM's da, welcher er ganze Jahre geopfert hat. Nach der Auffassung des französischen Haematologen entwickeln sich die Erythrocyten aus den Haematoblasten, resp. aus den Blutplättchen. Diese Theorie, die für Thiere, wie z. B. der Frosch, einen gewissen Grad von Wahrscheinlichkeit hat, ist in ihrer universellen Form anfechtbar.

Die vorstehenden Angaben gelten für den erwachsenen Organismus. Noch weniger einfach erweist sich die Frage, wenn man den Embryo in Rechnung nimmt. Für fruchtlos würde ich halten, Sie in das geschlängelte und ausgangslose Labyrinth zu führen, als welches die umfangreiche Literatur des uns beschäftigenden Gegenstandes erscheint, und ich erlaube mir nur den Wunsch auszusprechen, mögen die künftigen Untersuchungen Denjenigen Recht geben, von welchen die Erythrocyten und die Leukocyten als einzelne Arten der Blutzellen betrachtet werden, die genetisch nicht direct mit einander verbunden sind. In der That erleichtert diese Theorie sehr wesentlich die Lage des Pathologen gegenüber den complicirten Veränderungen, welche unter pathologischen Verhältnissen von den Erythrocyten und Leukocyten zur Schau getragen werden; vom Standpunkte der genetischen Unität der Erythrocyten und Leukocyten sind diese Erscheinungen äusserst schwer erklärbar.

Die Art und Weise, wie sich die Leukocyten regeneriren, ist etwas genauer festgestellt, als diejenige der Regeneration der Erythrocyten. Nach LÖWIT betheiligen sich an diesem Processe alle blutbildenden Organe, sofern die von ihnen producirten Leukoblasten ins Blut gelangen und dort zu polynucleären Leukocyten werden. Die Vermehrung der Leukoblasten erfolgt, den Beobachtungen des erwähnten Autors gemäss, auf amitotischem Wege (*divisio indirecta per granula*). Andere Forscher ziehen Karyokinese heran. Recht überzeugende, den Lymphdrüsen entnommene Bilder schildert FLEMMING; denselben Sinn haben die von DENYS an den Leukoblasten des Knochenmarks gemachten Befunde. Die Versuche von GRÜNBERG und FREIBERG, die wir in der neunzehnten Vorlesung erwähnt, zeugen ebenfalls zu Gunsten der Karyokinese. Es ist wahrscheinlich, dass der indirecten Theilung wirklich eine herrschende Rolle zukommt: besonders interessant ist die Thatsache, dass die eosinophilen Zellen, welche zweifelsohne zu den weissen Blutkörperchen gehören, sich gerade durch Karyokinese vermehren (DEKHUYZEN, DENYS, BIZZOZERO, H. F. MÜLLER).

Die genetische Beziehung der Leukocyten zum Epithel, welche v. Davidoff nachzuweisen sucht, bleibt fraglich. In noch höherem Maasse sind die Hinweise von Mosso unsicher, nach welchem die weissen Blutkörperchen von den rothen abstammen sollen. Ueber den Entstehungsort der verschiedenen Arten weisser Blutkörperchen wurde alles Wesentliche in der fünfzehnten Vorlesung niedergelegt.

Die embryologischen Untersuchungen thun dar, dass im Blute beim Embryo die weissen Körperchen später als die rothen auftreten (H. E. Ziegler, Hayem, Howell, Löwit u. A.). Die weissen Blutkörperchen, resp. die lymphoiden Elemente können als abgelöste Mesenchymzellen betrachtet werden; die Lymphdrüsen, wo im Laufe des ganzen Lebens eine Neubildung dieser Zellen statt hat, sind gleichsam als Mesenchymtheile anzusehen, welche ihren embryonalen Charakter bewahrt haben. Die rothen Blutkörperchen entstehen aus den soliden Gefässanlagen, die ebenfalls zum Mesenchym gehören; die peripherischen Zellen der genannten Anlagen wandeln sich in Gefässwände um, die centralen aber — in Erythrocyten. Die primäre Leibeshöhle differencirt sich zum Lymph- und Blutsystem. Die in der primären Höhle vorhandene Flüssigkeit besitzt die Fähigkeit, die Mesenchymzellen abzulösen und mit sich fortzuführen. Dieselbe Eigenschaft kommt auch der Flüssigkeit zu, die wir im Blutsysteme antreffen; der Unterschied besteht nur darin, dass die von dieser Flüssigkeit fortgerissenen Mesenchymzellen den Charakter rother Blutkörperchen erlangen (H. E. Ziegler). Man empfängt also den Eindruck, als ob dem Blute als solchem nur die Erythrocyten eigen wären; die weissen Blutkörperchen werden dem Blute von der Seite zugeführt, und zwar in derselben Weise, wie sie in andere Gewebe einzudringen pflegen (Mondino und Sala).

Die Frage von der pathologischen Regeneration der Blutplättchen wurde überhaupt kaum berührt. Es ist uns schon bekannt, wie widerspruchsvoll die Ansichten über die Natur dieser Gebilde sind. Selbstverständlich können auch die Bedingungen ihrer Regeneration zur Zeit noch nicht mit Genauigkeit formulirt werden. Jedenfalls ist es zu verzeichnen, dass im embryonalen Leben die Blutplättchen ebenso spät zur Beobachtung gelangen, wie die Leukocyten (Hayem, Howell).

Der Vollständigkeit halber will ich mich schliesslich auf die Arbeiten von Zelenski und Schiperowitsch berufen.

Der erstere hat es unternommen, den Einfluss der Extracte aus der Milz, aus dem Knochenmark und aus der Leber auf die Haematogenese zu verfolgen (die erwähnten Organe wurden vorwiegend mittels indifferenter Kochsalzlösung extrahirt). Zu den Versuchen dienten Hunde und Kaninchen. Es hat sich gezeigt, dass die intraperitoneale Einführung des Milzextractes eine erhebliche Steigerung der Erythrocytenzahl und des Haemoglobingehaltes im Blute der Versuchsthiere hervorruft. Der Effect war am deutlichsten bei blutarmen Individuen. Die Species des Thieres hat sichtlich keine grosse Bedeutung, da sich das Extract aus der Hundemilz beim Kaninchen, dasjenige aus der Hammelmilz beim Hunde als wirksam erwies. Das Abkochen des Extractes beraubt es nicht seiner specifischen Wirkung auf das Blut. Aehnliche Befunde notirt ZELENSKI bezüglich des Knochenmarkextractes. Beim Einspritzen in die Bauchhöhle des Leberextractes verändert sich die Erythrocytenzahl fast gar nicht, der Haemoglobingehalt sinkt aber ein wenig. Offenbar übt die Leber keinen directen Einfluss auf die Haematogenese.

Der zweitgenannte Forscher studirte die Einwirkung wiederholter mässiger Blutentziehungen. Die Versuche wurden an Hunden gemacht. Es hat sich ergeben, dass der Effect der Blutentziehungen je nach der Menge des entfernten Blutes differirt. So sind nach Blutentziehungen unter $^1/_{1000}$ des Körpergewichtes die Veränderungen im Blute recht unbedeutend, selbst in denjenigen Fällen, wo der Aderlass längere Zeit hindurch tagtäglich wiederholt wurde; nach stärkeren Blutverlusten, die etwa $^1/_{1000}$ des Körpergewichtes ausmachen, wurde schon am nächsten Tage eine geringe Zunahme des Haemoglobins, der Erythrocyten, der Leukocyten und der Blutplättchen beobachtet, beim gleichzeitigen Anwachsen des specifischen Gewichtes des Blutes; sind die Blutverluste noch erheblicher, schwanken sie zwischen $^1/_{500}$ und $^1/_{100}$ des Körpergewichtes, so sinkt in der ersten Zeit nach der Operation der Gehalt an Haemoglobin und an Formelementen gleichzeitig mit der Verminderung des specifischen Gewichtes ab, darauf aber kehrt das Blut nicht allein zur Norm zurück, sondern übersteigt sogar dieselbe. Die Veränderungen gleichen sich in allen Fällen nach und nach aus. Bei Thieren, die durch einmalige Entnahme von $^1/_2$—$^2/_3$ der Gesammtmasse ihres Blutes in den Zustand acuter Anaemie versetzt werden, erfolgt die Regeneration des Blutes unter Einwirkung geringfügiger wiederholter Aderlässe ($^1/_{1000}$—$^1/_{500}$ des Körpergewichtes) viel schneller, als ohne dieselben.

Was die Neubildung der Blutgefässe anbetrifft, so genügt es der Versuche von ARNOLD zu gedenken, welcher die Entwickelung der Capillaren bei Regeneration des abgeschnittenen Froschlarvenschwanzes und in einigen anderen Fällen untersucht hat. Die Entwickelung der Haargefässe geschieht in Abhängigkeit von den präexistirenden Gefässen, unter Bildung von Sprossen, die anfangs solid erscheinen und nachträglich hohl werden; die Sprossen sind zunächst nichts Anderes, als Auswüchse endothelialer Zellen. Indem ich alle Einzelheiten den Vorlesungen über pathologische Anatomie und chirurgische Pathologie überlasse, will ich nur bemerken, dass nach ZIEGLER diese sog. tertiäre Gefässbildung (vgl. BILLROTH) für Pathologie die einzig maassgebende ist; ausserdem wird dieselbe als am besten erforschte erklärt.

Die Frage nach der Regeneration der Lymphe als solcher hat bis nun wenig Berücksichtigung gefunden. Es lässt sich freilich nicht bezweifeln, dass die Lymphe, dem Blute gleich, sich mit grösserer oder geringerer Leichtigkeit regeneriren kann, je nach dem Umfange des erlittenen Verlustes. Welche Bedeutung hier der Darmresorption, der Transsudation aus dem Blute, der gesteigerten Proliferationsthätigkeit der Lymphdrüsen u. s. w. zukommt, erhellt aus dem oben Gesagten.

Die Neubildung der Lymphgefässe ist nach UHLE & WAGNER nur in seltenen Fällen mit Sicherheit constatirt worden, doch dürfte dieselbe recht häufig vorliegen; die dabei stattfindenden Processe sind noch nicht näher bekannt. Zu dieser etwa vor 20 Jahren gemachten Aeusserung liesse sich auch gegenwärtig kaum etwas Genaueres hinzufügen. Etwas besser ist die Sache mit den Lymphdrüsen bestellt (vgl. BAYER, RIBBERT, STÖHR und ZEHNDER). Man kann als erwiesen betrachten, dass bei Verletzung einer Lymphdrüse der Ersatz des Defectes durch Wucherung der unversehrt gebliebenen Elemente des Reticulums, der Gefässwände und der Lymphgänge stattfindet. Das in Rede stehende neue Gewebe entwickelt sich demnach nicht aus irgend welcher indifferenten Anlage, sondern aus den vorgebildeten Zellen des gegebenen Organs (vgl. ZIEGLER).

Das Gefässystem, welches die Gewebselemente des Körpers ernährt und welches *eo ipso* eine nothwendige Bedingung sowohl des physiologischen, wie des pathologischen Lebens der Zellen darstellt, befindet sich seinerseits im engen Zusammenhange mit der Aussenwelt. An zwei Stellen kommt es in eine besonders nahe Berührung mit derselben — im Gebiete des Magendarmkanals und im Gebiete des Athmungsapparates. Indem hier das Gefässsystem aus dem äusseren Medium Stoffe mit gewissem Vorrath potentieller Energie schöpft und den Sauerstoff auffängt, erwirbt es die Möglichkeit, der ihm auferlegten Aufgabe gerecht zu werden. Die allgemeine Pathologie des Gefässsystems, welche gewissermaassen eine Fortsetzung der allgemeinen Pathologie der Zelle bildet, müssen wir demzufolge als Vorstufe der allgemeinen Pathologie der Verdauung und der Athmung auffassen. Mit diesem flüchtigen Hinweise auf einen Theil der Wege, die uns noch bevorstehen, schliessen wir einstweilen ab. Doch ist es wohl angezeigt, einen Rückblick auf denjenigen Abschnitt der allgemeinen Pathologie zu werfen, dem unsere Aufmerksamkeit in dieser Vorlesungsreihe gewidmet war.

„Viel ist geworden. Wenn auch nicht Alles, was wir gehofft hatten, erfüllt wurde, und manches anders, als wir gehofft, so ist auch manches geworden, auf das wir nicht zu hoffen gewagt hätten." Mögen diese Worte von HELMHOLTZ als Epigraph zu den allgemeinen Bemerkungen dienen, mit welchen unsere Vorträge zu Ende geführt werden.

Das Studium functioneller Störungen des Herzens lehrt, dass dieses Organ über vorräthige Energie verfügt, welche ihm gestattet, so viele pathologische Einwirkungen zu überwinden. Damit erklärt es sich, warum die Ergebnisse der pathologisch-anatomischen Untersuchung ungemein oft im Gegensatze zu den vitalen Befunden stehen. Die Reservekraft ist offenbar eine veränderliche Grösse; jedenfalls ist sie nicht zu vernachlässigen, da es häufig nur darauf ankommt, das Herz während einer relativ kurzen Zeit auf der nöthigen Leistungshöhe zu erhalten.

Ferner sehen wir, dass das Herz an verschiedenen Vorrichtungen accommodativen Charakters sehr reich ist. Die zusammengesetzte Herzinnervation sammt den specifischen Eigenschaften des Herzmuskels und der Coronargefässe verleihen dem Centralorgane des Kreislaufs ein bemerkenswerthes Anpassungsvermögen an die mannigfachen Veränderungen der äusseren und der inneren Existenzbedingungen. Freilich sind auch diesem Vermögen bestimmte Grenzen gesteckt; die letzteren sind jedoch nicht so eng, wie es mancherseits geglaubt wird. Das während des ganzen Lebens unaufhörlich thätige Organ behauptet unter pathologischen Verhältnissen seine Rechte höchst beharrlich.

Die Störungen in der Herzthätigkeit befallen nicht nur das ganze Organ *in toto*, sondern können local sein, d. h. sich auf einzelne Abschnitte desselben erstrecken. Die richtige Beurtheilung functioneller Herzdissociationen bleibt noch immer mit vielen Schwierigkeiten verbunden; nichtsdestoweniger lässt es sich schon jetzt sagen, dass die Aufhebung der harmonischen Coordination einzelner Herztheile eine der wichtigsten Thatsachen der Herzpathologie bildet. Mit functionellen Dissociationen hat sowohl der Pathologe als auch der Kliniker zu rechnen, wollen sie sich eine möglichst breite theoretische Basis für die Mannigfaltigkeit pathologischer Erscheinungen, welche das Herz bietet, verschaffen.

Den Kranzgefässen kommt eine nutritive und eine functionelle Bedeutung zu. Das Herz verfügt nicht über zwei Arten von Gefässen wie etwa die Leber: in einem und demselben Coronarkreislaufe sind die Ernährungsquellen des Herzens und die Grundlagen seiner regelmässigen Thätigkeit niedergelegt. Denkbar ist es, dass selbst manche Nerveneinflüsse auf das Herz durch seine Coronargefässe vermittelt werden. Nimmt man ferner in Betracht die eigenartigen anatomischen Eigenschaften der Kranzgefässe, welche mehr oder weniger abgeschlossene Bassins darstellen, so tritt uns die allgemein-pathologische Tragweite der Störungen im Gebiete der Herzgefässe in noch grellerem Lichte entgegen.

Die Lehre von den Herzfehlern, welche nicht ausschliesslich auf den klinischen Beobachtungen, sondern auch auf den experimentellen Untersuchungen zu basiren ist, zeigt recht anschaulich den unbestreitbaren Werth mechanischer Bedingungen des intracardialen Kreislaufes, die mit den Klappenvorrichtungen zusammenhängen; dieselbe Lehre thut gleichzeitig dar, wie eng sich in entsprechenden Fällen die eigentlich mechanischen Factoren mit den biologischen verflechten. Der Klappenapparat des Herzens ist ein belebter Apparat, mit all' der Geschmeidigkeit und Widerstandsfähigkeit vitaler Vorrichtungen. Auf das gestörte Spiel dieses Apparates antwortet wiederum keine leblose Druck- (zum Theile auch Saug-) Pumpe, sondern ein lebendiges Organ, welches dabei seine Reserveenergie und sein Anpassungsvermögen zum Ausdrucke bringt. Selbst die Aetiologie der Herzfehler, sofern dieselben durch infectiöse Endocarditis bedingt werden, stellt uns lebenden Factoren gegenüber. Wir haben keinen Grund zu bezweifeln dass die Erscheinungen der belebten Natur sich in enger Abhängigkeit von mechanischen Bedingungen entwickeln; es ist jedoch klar, dass diese Abhängigkeit um so tiefer verborgen liegt, je mehr die eigentlich cellulären Kräfte, welche der streng mechanischen Beurtheilung zu entgehen pflegen, an dem gegebenen Processe betheiligt sind.

Die elastischen und contractilen Eigenschaften der Gefässwand, die bereits unter normalen Verhältnissen eine hervorragende Rolle beanspruchen, bethätigen sich auch unter pathologischen Bedingungen. Die Elasticitätsveränderungen, welche an den Gefässen wahrzunehmen sind, stehen in der Pathologie nicht vereinzelt da: dies ist nur der am besten erforschte specielle Fall, welcher uns zwingt, den Veränderungen der sog. physikalischen Eigenschaften der Gewebe die grösste Aufmerksamkeit zu schenken. Uebrigens vergesse man nicht, dass die Elasticität der Gefässwände ebenfalls durch biologische Factoren auf gewisser Höhe erhalten wird. Diese Bemerkung trifft noch mehr zu mit Rücksicht auf die Contractilität, welche an das Vorhandensein contractiler, vom Nervensystem abhängiger Zellen eng gebunden ist. Dank der Elasticität und Contractilität der Gefässe, gewinnen die Circulationsstörungen eine Art Unabhängigkeit vom Herzen.

Die Erscheinungen des pathologischen Pulses, welche den Kliniker fast ausschliesslich im Sinne eines diagnostischen Hilfsmittels interessiren, enthüllen vor dem Pathologen ihre höchst zusammengesetzte Natur, als die Resultirenden sämmtlicher Veränderungen, die das Herz und die Gefässe erleiden. Indem der allgemeine Pathologe, dem Physiologen folgend, die Sphygmogramme, die Tonogramme und die Tachogramme benutzt, lernt er allmählich jedes Differential der Pulscurve zu schätzen, sollte die practische Bedeutung der letzteren vorläufig auch dunkel sein.

Das Studium örtlicher Circulationsstörungen mit dem Charakter von Hyperaemie und Ischaemie fördern zu Tage eine ganze Reihe wichtiger Aufgaben bezüglich des Zusammenhanges zwischen der Blutfüllung der Gefässe und der Gewebsernährung, wie auch bezüglich derjenigen Mechanismen, unter deren Mitwirkung diese Störungen auftreten und ausgeglichen werden. Wir gelangen zur Ueberzeugung, dass die Gewebe einer nutritiven Autonomie keineswegs entbehren; gleichzeitig aber kommen wir zum Schlusse, dass die Gefässwände fähig sind, sehr deutlich auf die circulatorischen Störungen zu reagiren, welche *à la longue* selbst auf die benachbarten Gewebe ihre deletäre Wirkung erstrecken können.

Die Verstopfung der Gefässe, die auf Thrombose und Embolie zurückzuführen ist, offenbart noch schärfer diejenigen Beziehungen, welche zwischen dem Blute und den Gefässwänden bestehen. Die Thrombenbildung *per coagulationem* und *per conglutinationem* lässt keinen Zweifel zu, dass die mechanischen Kreislaufsbedingungen, die Eigenschaften der Gefässwände und die Veränderungen des Blutes ein organisches Ganzes bilden. Die Embolie, welche am häufigsten als Frucht der Thrombose erscheint, veranlasst uns noch einmal daran zu denken, wie leicht mit Hilfe des Gefässsystems sammt seinem beweglichen Inhalte der krankhafte Process, welcher sich in einem Körpertheile entflammt hat, auf andere übergreift. Das Bild des so innig mit der Gefässverstopfung zusammenhängenden Infarctes, dient als Illustration für die schwerwiegenden Folgen, die sich aus der dauernden Behinderung des normalen Blutzuflusses zu einem Capillarbezirke ergeben. Die örtlichen Vascularisationsbedingungen — die Anwesenheit von Endarterien u. s. w. — sind hierbei noch wichtiger, als bei anderen localen Kreislaufsstörungen.

Der Heraustritt des Blutes aus den Gefässen, welchem schon bei der passiven Hyperaemie und dem hämorrhagischen Infarcte gewisse Rolle zuerkannt wurde, erlangt seine volle Entwickelung im typischen Bilde der Haemorrhagie. Für den allgemeinen Pathologen haben die maximalen Blutverluste etwa denselben Werth wie die Versuche mit Ausschaltung der Organe aus dem Körper. Betrachten wir näher die Erscheinungen, von denen die Haemorrhagie charakterisirt wird, so finden wir, dass bei Blutungen die mannigfachsten Organe in pathologischen Zustand versetzt und alle Functionen derselben mehr oder weniger gestört werden. Auf das in den Gefässen zurückgebliebene Blut ist die Haemorrhagie ebenfalls nicht ohne Einfluss: indem man das in Gefässen enthaltene Blut seine normalen Bahnen zu verlassen zwingt, werden entsprechende Ortsveränderungen seitens des Lymphsystems hervorgerufen, gleichsam zum Beweise, dass im Grunde genommen das Blut und die Lymphe ein gemeinschaftliches Gefässsystem darstellen.

Die Veränderungen in der Gesammtmenge des Blutes, welche auch abgesehen von den Blutungen vorkommen, gaben den Anstoss zur Aufstellung der Begriffe von der allgemeinen Blutfülle und der allgemeinen Blutarmuth. Bei der Analyse einschlägiger Daten drängt sich dem Pathologen die Ansicht auf, dass die quantitativen Veränderungen des Blutes mit den Veränderungen seiner Zusammensetzung Hand in Hand gehen; ausserdem zeigt es sich, dass die quantitativen und qualitativen Veränderungen in der Gesammtmasse der Blutes sowohl auf das Lymphsystem, wie auf die sonstigen Körpersysteme ihre Wirkung ausüben. Die innerhalb bestimmter Grenzen mögliche Ausgleichung der besagten Störungen spricht zu Gunsten dessen, dass über regulatorische Vorrichtungen nicht allein das Herz und die Gefässe verfügen, sondern auch das Blut selbst.

Je tiefer die allgemein-pathologische Beurtheilung der im Blute statt habenden Erscheinungen wird, desto sicherer wird für uns, dass die Blutzellen und die flüssige Intercellularsubstanz, in der sie suspendirt, durch enge Bande mit einander verknüpft sind. Um sich in dem reichlichen Vorrathe der hierher gehörenden Thatsachen herauszufinden, muss man übrigens die Thatsachen, durch welche sich das krankhafte Leben der Formelemente äussert, von denjenigen trennen, durch welche sich das pathologische Leben des Plasmas verräth.

Die Erythrocyten, die Leukocyten und die Haematoblasten, in den pathologischen Process einmal hineingezogen, gehorchen ebenso complicirten Gesetzen, wie das Herz, die Gefässe und das Blut. Die Alterationen, welche von den Formelementen erlitten werden, haben einen sehr mannigfachen Charakter; zu beachten ist allerdings, dass auch hier sich Alles correlativ entwickelt. Wenn es gestattet ist, von den Zeiten zu träumen, wo aus der Pulscurve über alle Eigenschaften des gegebenen Herz- und Gefässzustandes geurtheilt wird, so ist es nicht minder erlaubt, zu hoffen, dass aus der allseitig erforschten Veränderung irgend welcher Gruppe von Formelementen in einem Bluttropfen unsere Epigonen die Eigenthümlichkeiten des pathologischen Lebens des Blutes enträthseln werden.

Das Blutplasma, welches noch unlängst für eine relativ einfache Lösung von Eiweissstoffen, Salzen und anderen Verbindungen angesehen wurde, beginnt immer mehr und mehr auf eine höhere Stellung Ansprüche zu erheben. Man darf sagen, dass das Blutplasma sich vor unseren Augen belebt. Es ist wohl nicht zu befürchten, dass der Plasmastrom sich mit dem trüben Strome desjenigen Vitalismus vermischen werde, an dem einst so viele hervorragende Geister gescheitert sind, und der auf den festen Boden der Naturforschung nur wenige Körner der Wahrheit ausgeworfen hat. Der jetzige Vitalismus, soll dieses Wort noch gebraucht werden, ist ein cellulärer Vitalismus, der auf einer thatsächlich und so zweifellos eigenartigen Realität fusst, wie es die Zelle ist, dieses Grundobject der ganzen Biologie. Das von diesem Objecte verbreitete Licht wird vermuthlich das Dunkel zerstreuen, in welches das physiologische und pathologische Leben der Intercellutarsubstanzen nunmehr gehüllt erscheint.

Die Lehre von den Haemoparasiten, welche einen der werthvollsten Theile der Lehre vom pathologischen Parasitismus ausmacht, ist als Wiege der gegenwärtigen Bacteriologie und parasitären Mikrobiologie zu betrachten. Eben im Blutplasma wurde der *Bacillus anthracis* entdeckt, welchem im Gebiete der parasitären Theorie der Infectionskrankheiten dieselbe Achtung gebührt, die dem Lanzettthierchen *(Amphioxus lanceolatus)* in der Lehre von den Wirbelthieren zu Theil wird; eben in den rothen Blutkörperchen entwickelt sich das *Haemoplasmodium malariae,* welches den Pathologen nöthigt, nicht allein die Bakterien, sondern auch die Sporozoen in den Kreis seiner Betrachtungen zu ziehen. Die parasitäre Theorie, welche die Entstehungsweise der Endocarditis mit ihren verschiedenartigen Folgen unserem Verständnisse näher rückt, ist auch für die Haemopathologie von der allergrössten Wichtigkeit. Die räthselhaften Erkrankungen des Blutes, die sich bis jetzt der pathologischen Analyse nur schwer gefügt haben, fangen allmählich an, ihre Räthselhaftigkeit zu verlieren, indem sie sich unter die Infectionskrankheiten einreihen.

Die allgemeine Pathologie des Lymphkreislaufs, die so viele verwandte Züge mit der allgemeinen Pathologie des Blutkreislaufs aufweist, interessirt uns vor Allem vom Standpunkte der Lehre von den Hydropsien und Oedemen. Die pathologische Transsudation ist nichts anderes, als veränderte physiologische Transsudation. Untersuchen wir näher die physikalisch-chemischen Eigenschaften der pathologischen Transsudate, so bemerken wir, dass sie sich in innigem Connexe nicht allein mit den Eigenschaften des Blutplasmas, sondern auch mit denjenigen der Gefässwände befinden. Die mechanischen Factoren *sensu proprio* treten hier wiederum in einer specifischen Färbung auf, die durch ihre Umwandlung in celluläre Kräfte bedingt wird. Die Filtration und die Osmose, mit welchen wir in diesem Falle zu thun haben, geschehen durch lebende poröse Wände, die sich von den leblosen durch zahlreiche physikalisch-chemische Eigenthümlichkeiten auszeichnen, was übrigens einer näheren Feststellung bedarf.

Die Verstärkung der Transsudation als solche genügt noch nicht zur Erklärung aller Erscheinungen der Wassersucht. Das Verbleiben des pathologischen Transsudates *in loco* setzt grössere oder geringere Veränderungen in der Elasticität der umgebenden Gewebe voraus. Diese elastischen Eigenschaften, welche für den Blutkreislauf so bedeutungsvoll sind, erweisen sich für den Lymphkreislauf als nicht minder maassgebend. Man lasse ferner nicht ausser Acht die verschiedengradige Fähigkeit der Gewebe, das ihnen mit der Lymphe zugeführte Wasser aufzunehmen, wie die variable Fähigkeit derselben, Wasser festzuhalten. Es sei dem wie ihm wolle, der Grundmechanismus der verschiedenen Arten von Hydropsien und Oedemen bleibt annähernd derselbe; überall stossen wir auf eine Störung normaler Eigenschaften der Gefässwände, als die erste Etape des eigentlichen Wassersuchtsprocesses. Die Veränderungen der Gefässwände werden ihrerseits durch verschiedene Ursachen herbeigeführt; in einigen Fällen behaupten den ersten Platz die Circulationsstörungen mit dem Charakter passiver Hyperaemie, in anderen — die Störungen in der Blutzusammensetzung mit dem Charakter von Hydraemie, in noch anderen — die Veränderungen in (vasomotorischer) Innervation u. s. w. Alle diese Factoren verursachen die Entwickelung von Wassersucht nur dann, wenn entsprechende Reaction seitens der Gefässwände erfolgt ist und wenn die elastischen Eigenschaften der benachbarten Gewebe gelitten haben.

Ausser den Störungen, welche als Analoga örtlicher und allgemeiner Veränderungen im Blutgehalte erscheinen, lassen sich am Lymphsystem auch solche Abweichungen beobachten, die man mit Thrombose, Embolie, Extravasation u. s. w. im Gebiete des

Blutsystems vergleichen kann. Wir gelangen demnach zur Einsicht, dass im allgemein-pathologischen Sinne das Lymphsystem mit dem Blutsystem wirklich nahe verwandt ist: die anatomische und physiologische Verwandtschaft beider verliert sich unter pathologischen Bedingungen keineswegs. Es ist indessen einleuchtend, dass beim Fehlen einer vollständigen Identität die allgemeine Pathologie des Lymphsystems ihre Besonderheiten haben muss, welche auf dem Wege specieller Untersuchungen und nicht unmittelbar aus der allgemeinen Pathologie des Blutsystems erschlossen werden.

Als functionelles Centrum des Lymphsystems ergiebt sich eine ganze Gruppe von Organen — die Milz, die Lymphdrüsen, das Knochenmark u. s. w. Für functionelles Centrum des Blutsystems gilt das Herz, welches, als Quelle von *Vis a tergo*, auch den Lymphkreislauf mächtig beeinflusst. Man bekommt auf den ersten Blick einen ziemlich grossen Unterschied zwischen den beiden Systemen: das functionelle Centrum des ersteren ist Etwas multiples, in verschiedene Körpertheile verlegtes; das functionelle Centrum des zweiten ist Etwas einheitliches, auf eine Stelle beschränktes. Doch ist es zu beachten, dass die Milz, die Lymphdrüsen und das Knochenmark ganz unzweifelhaft auch die Blutzusammensetzung bestimmen, wiewohl wir ausser Stande sind, diesen Einfluss im Einzelnen genau festzusetzen. Ueberaus wichtig sind in dieser Beziehung die verschiedenen Fälle von Leukaemie. Die eingehende Ergründung pathologischer Erscheinungen, welche sich an den soeben aufgezählten Organen abwickeln, lehrt, dass die allgemein-pathologische Charakteristik der letzteren viele gemeinsame Merkmale zur Schau trägt, wodurch diese Organe selbst vom pathologischen Gesichtspunkte zu einem Ganzen vereinigt werden.

Das Verhalten des Lymphapparates zu den Infectionskrankheiten liefert neue Beweise zu Gunsten der Fähigkeit des Organismus sich gegen verschiedene Schädlichkeiten zu vertheidigen. Freilich soll diese Fähigkeit nicht als grenzenlos gedacht werden; doch haben wir keine Veranlassung, die Schutzvorrichtungen des Lymphsystems, ganz ebenso wie diejenigen des Blutsystems, gering anzuschlagen. Man behalte ferner im Auge, dass der Lymphapparat sich durch eine nicht unerhebliche histogenetische Energie auszeichnet: sind die einen Theile desselben ausser Thätigkeit gebracht, so beginnen die anderen um so intensiver zu arbeiten. Die vicariirenden Veränderungen, welche dabei ins Spiel kommen, sind bei Abschätzung pathologischer Zustände sorgfältig zu berücksichtigen.

Die Frage nach der Regeneration des Blutes, von der definitiven Lösung noch weit entfernt, führt uns wiederum auf die Milz, die Lymphdrüsen und das Knochenmark zurück, welche von Alters her als blutbildende Organe aufgefasst werden. Man darf die Regeneration des Blutes nicht mit der partiellen Wiederherstellung seiner Bestandtheile, besonders aber des Wassers, zusammenwerfen. Halten wir das Blutplasma für eine Art Intercellularsubstanz, so sind wir wohl berechtigt zu glauben, dass die vollkommene Regeneration des Plasmas nur insofern erreichbar ist, inwiefern gleichzeitig die Neubildung der Formelemente stattfindet. Was die verschiedenen Kategorien der Blutzellen anbelangt, so fesselt uns am meisten die neulich aufgetauchte Lehre von den zwei Entwickelungscyklen der Erythrocyten und Leukocyten, die von Anfang bis zu Ende gesondert ablaufen sollen.

Die Regeneration der Blutgefässe geschieht unter pathologischen Verhältnissen in enger Abhängigkeit von den unversehrt gebliebenen, resp. präexistirenden Gefässen. Es lässt sich behaupten, dass auch den Gefässwänden ein Vorrath von histogenetischer Energie innewohnt.

Rücksichtlich der Neubildung der Lymphe und der Lymphgefässe sind zur Zeit unsere Kenntnisse sehr mangelhaft, und zwar ganz vorzüglich sofern es sich um pathologische Zustände handelt. Doch ist kaum zu bezweifeln, dass selbst in diesen Fällen die pathologische Regeneration den Typus der physiologischen einhält.

Aus der Uebersicht der Hauptschlüsse, welche sich auf die Pathologie des Blut- und Lymphsystems beziehen, geht hervor, dass für den allgemeinen Pathologen die beiden Systeme sich thatsächlich zu einem einheitlichen Gefässsystem vereinigen. Unser Versuch, in einer Vorlesungsserie sämmtliche die Pathologie des Blut- und Lymphsystems betreffende Daten vorzutragen, wird demgemäss in erwünschter Weise gerechtfertigt.

Nicht schwer ist es endlich einzusehen, dass auch der gleich zu Anfang aufgestellte Satz in demselben Maasse gebilligt werden kann: das ausführliche Studium der Krankheitserscheinungen seitens des Gefässsystems beweist, dass die allgemeine Pathologie desselben nichts anderes ist, als eine eigenthümliche Bethätigung der physiologischen Potenzen, die in diesem System enthalten sind. Die Gesetzmässigkeiten, denen das Leben des Gefässsystems bei normalen Bedingungen unterworfen ist, bewahren ihre volle Geltung unter krankhaften Verhältnissen. Die Grundlagen, auf welchen diese Gesetzmässigkeiten basiren, erweitern sich, die Beurtheilung physiologischer Normen wird durch die Erkenntniss pathologischer Abweichungen vervollständigt, der functionelle Sinn des Gefässsystems vertieft sich, aber das kranke Leben bleibt immerhin nur eine Abart des gesunden Lebens.

Bei der Betrachtung pathologischer Erscheinungen vom Standpunkte der allgemeinen Pathologie der Zelle wurden wir genöthigt, den vielzelligen zusammengesetzten Organismus in die ihn zusammensetzenden zelligen Elemente zu zerlegen. Gerade von diesen dem unbewaffneten Auge unzugänglichen Grundeinheiten haben wir in erster Linie die Lösung derjenigen Fragen erwartet, welche sich die allgemeine Pathologie vorlegt. Der analytischen Arbeit soll indessen eine synthetische folgen. Nicht allein baut sich der zusammengesetzte vielzellige Organismus aus Zellen auf — er lebt in denselben ein einheitliches Leben, dessen physiologisch-pathologischer Sinn durch das, was uns die Zellen in ihrer Besonderheit entgegenbringen, nicht erschöpft wird. Indem wir die einzelnen Theile des zerstörten Gebäudes in ein harmonisches Ganzes zu verbinden suchen, überführen wir uns, dass in Wirklichkeit die Vereinigung mit Hilfe mehrerer Factoren erzielt wird. Der erste Platz unter denselben gehört unstreitig dem Blut- und Lymph-Gefässsystem, diesem gemeinschaftlichem Quell, aus welchem alle zelligen Einheiten ihren Nahrungsbedarf bestreiten. Die Erkenntniss des pathologischen Lebens des Gesammtorganismus erfordert daher eine Erkenntniss derjenigen Gesetze, welchen sich die Störungen des Gefässapparates fügen.

In diesen Vorlesungen haben wir die wichtigsten Thatsachen kennen gelernt, welche das Gefässsystem mit Bezug auf seine krankhafte Thätigkeit charakterisiren. Vor unseren Augen ging eine lange Reihe functioneller Störungen vorbei, die wegen ihrer Zusammengesetztheit und Gesetzmässigkeit nicht minder bewunderungswerth sind, als die normalen Functionen des Gefässsystems. Neben zahlreichen von der Physiologie erhobenen Thatsachen gruppirt die allgemeine Pathologie ihre eigenen Erwerbnisse, welche gleichfalls eine unzweifelhafte wissenschaftliche Bedeutung haben. Wir sehen dabei, dass die Physiologie des Gefässsystems ohne allgemeine Pathologie desselben für den Aufbau der Biologie ebenso unzureichend ist, wie die Physiologie der Zelle ohne ihre allgemeine Pathologie. Der erfreuliche Glaube daran, dass der Arzt nicht allein den practischen Zielen der Heilkunde, sondern auch den theoretischen Aufgaben von hoher Bedeutung nachzustreben hat, welche ihn an die Seite den Vertretern normaler Biologie stellen, schlägt in uns noch tiefere und festere Wurzeln. Wie wandelbar das an Enttäuschungen und Missgeschicken so reiche Schicksal der eigentlichen Heilkunde auch sein möge, der Arzt als Pathologe soll seiner Fahne treu bleiben, denn nur unter dieser Fahne ist der endgültige Sieg über die zweigestaltige lebendige Natur denkbar, welche dem Physiologen nur eine Seite ihres Wesens offenbart.

Anmerkungen.

Die nachstehenden Anmerkungen sind hauptsächlich der Bibliographie gewidmet. Da die einschlägige Literatur sehr reichhaltig ist, so kann natürlich nur ein Theil derselben, und zwar den Citaten im Texte entsprechend, Berücksichtigung finden; gelegentlich wird übrigens auch auf solche Arbeiten hingewiesen, die im Texte unberührt blieben. In diesen Abschnitt verlegen wir ferner manche nachträgliche Ergänzungen und Erklärungen.

Erste Vorlesung.

S. 2. R. Virchow, Cellular-Pathologie; Virchow's Archiv, Bd. 8, 1855, S. 3. — Ueber die Standpunkte in der wissenschaftlichen Medicin; Virchow's Archiv, Bd. 1, 1847, S. 3. — Vgl. auch S. M. Lukjanow, R. Virchow und sein Vitalismus; Warschauer Universitäts-Nachrichten, 1891 (russisch). — Zeile 31—32. Der Begriff von der functionellen Dissociation des Herzens wurde in der Monographie von S. M. Lukjanow, Zur Frage über die functionellen Störungen des Herzens, die einzelnen Höhlen desselben betreffend, St.-Petersburg 1883 (russisch), entwickelt.

S. 3. H. Vierordt, Anatomische, physiologische und physikalische Daten und Tabellen; Jena 1888, S. 105. — Albrecht v. Haller; vgl. H. Eichhorst, Lehrbuch der physikalischen Untersuchungsmethoden innerer Krankheiten, I. Theil, Braunschweig 1881, S. 72. — Volkmann, Die Hämodynamik nach Versuchen, Leipzig 1850, S. 431. — Quetelet, Ueber den Menschen und die Entwickelung seiner Fähigkeiten, übers. von Riecke, 1838, p. 395. — Gerhardt; vgl. Rosin, Herzkrankheiten; Encyclopädische Jahrbücher der gesammten Heilkunde, Wien und Leipzig 1891, S. 334. — Ueber die Aetiologie der Tachycardie vgl. Glanz, Casuistische Beiträge zur Tachycardie; In.-Diss., Würzburg 1888. — Unter dem Namen „*Tachycardia strumosa*“ verstand Lebert den *Morbus Basedowii*; vgl. v. Dusch, Handbuch der Herzkrankheiten, russ. Uebersetzung von Pfeifer, St.-Petersburg 1871, S. 403. — Liebermeister, Handbuch der Pathologie und Therapie des Fiebers, Leipzig 1875. Vgl. Eichhorst (*l. c.*), S. 79.

S. 4. S. P. Botkin; vgl. S. M. Lukjanow, Zur Frage über die functionellen Störungen des Herzens etc. (cit. S. 3), S. 15. — Th. Jürgensen, Croupöse Pneumonie etc.; Ziemssen's Handbuch der speciellen Pathologie und Therapie,

Bd. V, 1. Hälfte; russ. Uebersetzung von W. P. Kryloff, Charkow 1876; S. 52. — Zeile 15. K. Vierordt, Physiologie des Kindesalters, S. 308; Gerhardt's Handbuch, I. Bd., 2. Aufl., 1881. — Payne-Cotton, British medical Journal, 1867, Juni. — Vgl. auch Bristowe, Brain, Neurologisches Centralblatt, 1887, Nov. — Zeile 18. Einige Détails in Betreff des *Collapsus* s. bei Uhle & Wagner, Handbuch der allgemeinen Pathologie, russ. Uebersetzung von N. S. Afanassiew, St.-Petersburg 1874, S. 830 u. ff. — Riegel, Hayem, Guttmann; vgl. Edinger, Vagusneurosen; Real-Encyclopädie der gesammten Heilkunde, herausgegeben von A. Eulenburg, Bd. XV, Wien u. Leipzig 1883, S. 273; — 2. Aufl., Bd. XX.

S. 5. Martin u. Mauer; vgl. Eichhorst (cit. S. 3), S. 81. — L. Ragosin, Ergebnisse der graphischen Untersuchung des Pulses und der Athmung bei Geisteskranken; Diss., St.-Petersburg 1882 (russisch). — Vgl. auch P. J. Kowalewsky, Psychiatrie, Bd. I: allgemeine Psychopathologie; Charkow 1886, S. 179 (russisch). — Zeile 13. Ueber das Atropin vgl. u. A. Nothnagel & Rossbach, Handbuch der Arzneimittellehre, 4. Aufl., Berlin 1880, S. 690. Vgl. ferner K. Dehio, Ueber Bradycardie und die Wirkung des Atropins auf das gesunde und kranke menschliche Herz; St.-Petersburger med. Wochenschrift, 1892, Nr. 1, S. 1. — Grob, Ueber Bradycardie; Deutsches Archiv f. klin. Medicin, Bd. 42, 1888, S. 574. — Riegel, Ueber Verlangsamung der Schlagfolge des Herzens; Zeitschrift f. klin. Medicin, Bd. 17, 1890, S. 221. — Zeile 33. F. v. Niemeyer, Handbuch der speciellen Pathologie und Therapie, russ. Uebersetzung von E. J. Afanassiew Kiew 1878, Bd. 2, Lief. 3, S. 236. — Huguenin, Die acuten und chronischen Entzündungen des Gehirns und seiner Häute; Ziemssen's Handbuch, Bd. XI, Th. II, russ. Uebersetzung von N. S. Afanassiew, Kiew 1877. — Zeile 38. Ueber äusserst seltene Herzcontractionen berichtet Sigg, Correspondenzblatt f. Schweizer Aerzte, 1888, d. 15. Juli. — Vgl. ferner Huchard, Maladies du coeur et des vaisseaux, Paris 1889, p. 255. — Eichhorst (cit. S. 3), p. 77.

S. 6. Riegel (cit. S. 5). — Frerichs, Klinik der Leberkrankheiten, Bd. I, Braunschweig 1861, 2. Aufl., S. 116. — Preisendörfer, Ueber reflectorische Vagusneurose; Deutsches Archiv f. klin. Medicin, Bd. 27, 1880, S. 387. — Ott, Ueber Tachycardie; Prager med. Wochenschrift, 1882, Nr. 15 u. 16.

S. 7. Griesinger, Die Geisteskrankheiten; russ. Uebersetzung von Ph. J. Owsjannikow, St.-Petersburg 1875, S. 242. — Cyon, Methodik der physiologischen Experimente und Vivisectionen; Giessen u. St.-Petersburg, 1876. — Gscheidlen, Physiologische Methodik; Braunschweig 1876.

S. 8. Langendorff, Physiologische Graphik; Leipzig u. Wien 1891. — L. Fredericq, Manipulations de physiologie, Paris 1892. — Vgl. auch G.-E. Mergier, Technique instrumentale concernant les sciences médicales etc., Paris 1891. — Marey, Mémoire sur la pulsation du coeur; Travaux du laboratoire, année 1875, p. 44. Vgl. ferner Marey, La méthode graphique dans les sciences expérimentales et principalement en physiologie et en médecine, Paris 1885, deuxième tirage. — Cyon (cit. S. 7), p. 134. — Kronecker; vgl. Langendorff (*l. c.*), S. 170. — Williams; vgl. Langendorff (*l. c.*), S. 173; ferner s. Durdufi, Beiträge zur pharmakologischen Physiologie des Froschherzens; Archiv f. exper. Pathologie u. Pharmakologie, Bd. 25, 1889, Heft 5—6, S. 441. — F. Donaldson jun., Ueber eine Methode das Herz von Warmblütern zu isoliren; Archiv von du Bois-Reymond, 1887, S. 584. — Vgl. auch H. N. Martin u. Fr. Donaldson, Experiments in regard to the supposed „suction pump" action of the mammalian heart; Studies biolog. labor. John Hopkins Univers., IV, p. 37. — J. P. PAWLOW u. TSCHISTOWITSCH; vgl. TSCHISTOWITSCH, Eine neue Methode zur Erforschung der Wirkung verschiedener Agentien auf das isolirte Herz der warmblütigen Thiere; Centralblatt für Physiologie, I, S. 133; — Une nouvelle méthode pour l'étude de l'influence de divers agents sur le coeur isolé des animaux à sang chaud; Archives slaves de biologie, IV, p. 227. — MAREY, La méthode graphique etc. (*l. c.*) — MAREY, Etudes physiologiques sur les caractères du battement du coeur et les conditions qui le modifient; Journal de l'anatomie et de la physiologie, année 12, 1865, p. 286. — BURDON SANDERSON, The cardiograph; Handbook for the physiological laboratory, p. 254; 1873. — BRONDGEEST, De pansphygmograaph; Onderzoek. gedaan in het physiol. laborat. der Utrecht'sche Hoogeschool, III. R., Bd. II, p. 327; 1873. — MAURICE et MATHIEU, Polygraphe pouvant être appliqué sur les animaux; Archives de physiologie normale et pathologique; II-ème série, t. 2, p. 257, 1875. — GRUNMACH, Ueber den Polygraphen; Berl. klin. Wochenschrift, 1876, S. 473. — LANDOIS, Graphische Untersuchungen über den Herzschlag im normalen und krankhaften Zustande; Berlin 1876. — Zeile 34. Ueber die Auslegung der Cardiogramme vgl. ROLLETT, Physiologie des Blutes und der Blutbewegung; HERMANN's Handbuch der Physiologie, IV. Bd., 1. Theil, Leipzig 1880, S. 191; — E. LAHOUSSE, Manuel de physiologie humaine, 2[d] vol., Gand et Paris 1890, p. 23; — J. J. MAXIMOWITSCH, Klinische Untersuchungen über die graphische Darstellung des Herzstosses und des Pulses unter normalen Bedingungen seitens des Herzens und der Gefässe; Der Arzt, 1890, S. 453 (russisch). — M. v. FREY, Die Untersuchung des Pulses; Berlin 1892. — BAXT, Die Verkürzung der Systolenzeit durch den N. accelerans cordis; Archiv von DU BOIS-REYMOND, 1878, S. 122.

S. 9. Zeile 3. Vgl. u. a. S. M. LUKJANOW, Ueber eine einfache automatische Vorrichtung zur Herstellung der künstlichen Athmung bei Thieren; Centralblatt f. Physiologie, 1888, Nr. 10. — MAREY, La méthode graphique (cit. S. 8.) — FRANCOIS-FRANCK, Nouvelles recherches sur les effets de la systole des oreillettes sur la pression ventriculaire et artérielle; Archives de physiologie norm. et pathol., 1890, p. 395. — DOBROKLONSKY, Zur Frage über die Innervation einzelner Herzhöhlen bei warmblütigen Thieren; Wöchentliche klin. Zeitung, 1886, Nr. 27, S. 537 (russisch). — Vgl. auch G. FANO, Ueber die Tonusschwankungen der Atrien des Herzens von Emys europaea; Beiträge zur Physiologie, C. LUDWIG gewidmet, Leipzig 1887, p. 287. — CHAUVEAU et MAREY, Détermination graphique des rapports de la pulsation cardiaque avec les mouvements de l'oreillette et du ventricule obtenue au moyen d'un appareil enregistreur; Gaz. méd., l'année 1861, p. 647 (vor Kurzem wiederholte CHAUVEAU die einschlägigen Versuche gelegentlich der II. Physiologischen Versammlung; Centralblatt f. Physiologie, Bd. VI, Nr. 14, S. 401); vgl. auch MAREY, Physiologie médicale de la circulation du sang; Paris 1863, p. 85. — A. FICK, MÜLLER's Archiv, 1864, S. 583. — Eine Verbesserung des Blutwellenzeichners; PFLÜGER's Archiv, Bd. 30, 1883, S. 597. — Verhandlungen des V. Congresses f. innere Medicin, Wiesbaden 1886, S. 92. — Verhandlungen d. phys.-med. Gesellschaft zu Würzburg 1886, p. 53. — EDINGER (cit. S. 4), S. 264.

S. 10. TIMOFEJEW, Ueber den Tonus der beschleunigenden Herznerven; Wöchentl. klin. Zeitung, 1889, Nr. 7, p. 129 (russisch). — HEINRICIUS, Ueber die Herzvagi bei Föten und Neugeborenen; Zeitschrift für Biologie, Bd. 26, S. 197. — HIS u. ROMBERG, Beiträge zur Herzinnervation; Fortschritte der Medicin,

1890, Nr. 10 u. 11. — Descartes; vgl. Landois, Lehrbuch der Physiologie des Menschen, Wien u. Leipzig 1890, 7. Aufl., S. 109. — Landois (*l. c.*), S. 110. — H. N. Martin, The direct influence of gradual variations of temperature upon the rate of heat of the dog's heart; Proc. of the Roy. Soc., XXXIV, p. 444. — Hack, Zur operativen Therapie der Basedow'schen Krankheit; Deutsche medic. Wochenschrift 1886, d. 24. Juni, Nr. 25. — Fraenkel, Berliner klin. Wochenschrift, 1888, d. 6. Februar, Nr. 6, S. 111.

S. 11. François-Franck, Contribution à l'étude expérimentale des névroses réflexes d'origine nasale; Archives de physiologie norm. et pathol., 1889, p. 538. — Cl. Bernard, Vorlesungen über Physiologie und Pathologie des Nervensystems, russ. Uebersetzung von Ph. W. Owsjanikow u. P. J. Makarow, St.-Petersburg 1866—67. — P. Montegazza, Gazz. Lombard., 1866, NN. 26—29; Ref. in Schmidt's Jahrbüchern, 1867, Bd. 133, Nr. 2, p. 153. — François-Franck, Effets des excitations des nerfs sensibles sur le coeur, la respiration et la circulation artérielle; Travaux du laboratoire de M. Marey, 1876, p. 221. — Recherches sur les effets produits par l'excitation de bout central de pneumogastrique et de ses branches sur la respiration, le coeur et les vaisseaux; Travaux du laboratoire de M. Marey, 1878—79, Paris 1880, p. 281. — N. P. Simanowsky, Zur Frage über den Einfluss der Reizung von sensiblen Nerven auf die Thätigkeit und Ernährung des Herzens; Botkin's Archiv, Bd. 7, Lief. 2; St.-Petersburg 1883, S. 1 (russisch). — Hering, Kratschmer; vgl. Kratschmer, Ueber Reflexe von der Nasenschleimhaut auf Athmung und Kreislauf; Sitzungsber. der Wiener Akademie, LXII, 2. Abth., 1870, S. 147. — Ph. Knoll, Ueber die Veränderungen des Herzschlages bei reflectorischer Erregung des vasomotorischen Nervensystems, so wie bei Steigerung des intracardialen Druckes überhaupt; Sitzungsberichte der Wiener Akademie, LXVI. Bd., III. Abth., 1872, S. 195. — Vgl. ferner Dobroklonsky, Zur Frage über den reflectorischen Einfluss auf das Herz und den Blutkreislauf seitens sensibler Nerven und verschiedener innerer Organe; Wöchentl. klin. Zeitg., 1886, Nr. 34, S. 669 (russisch). — Zeile 16. Vgl. S. M. Lukjanow, Zur Frage über die functionellen Störungen des Herzens etc. (cit. S. 2), S. 244 u. ff. — S. J. Tschiejew, Die Abhängigkeit des Herzrhythmus von den Schwankungen des intravasculären Blutdruckes; Diss., St.-Petersburg 1876 (russisch). — Vgl. ferner Th. Mokritzki, Ueber den unmittelbaren Einfluss des Blutdrucks auf die Frequenz der Herzschläge; Diss., Warschau 1873 (russisch).

S. 12. A. Spanbock, Ueber die Bewegungseffecte, die bei erhöhtem und herabgesetztem Drucke im Arteriensysteme von der Hirnrinde aus erhalten werden; Archiv f. Psychiatrie, Neurologie u. forens. Psychopathologie, 1890 (russisch). — Beiträge zur pathologischen Anatomie und zur allgemeinen Pathologie, herausgegeben von E. Ziegler, Bd. VIII, 1890, S. 283.

S. 13. Schapiro, Klinische Untersuchungen über den Einfluss der Körperlage u. der Compression peripherischer Arterien auf die Herzthätigkeit; Der Arzt, 1881, S. 154, 169, 201, 493 (russisch); — Ueber den Einfluss der Blutdruckschwankungen auf die Thätigkeit des Herzens bei gesunden Menschen und bei einigen krankhaften Zuständen; Diss.; St.-Petersburg 1881 (russisch). — Zeile 27. Vgl. M. Putjatin, Ueber die pathologischen Veränderungen in den automatischen Ganglien des menschlichen Herzens bei chronischen Erkrankungen desselben; Diss., St.-Petersburg 1877 (russisch); — Ebstein, Ueber die Beziehungen der Schwielenbildung im Herzen zu den Störungen seiner rhythmischen Thätigkeit; Zeitschrift f. klin. Medicin, Bd. 6, 1883, S. 97.

S. 14. Röhrig, Huppert, Feltz u. Ritter, Obolensky, Kremarsky; vgl. W. W. Paschutin, Vorlesungen über allgemeine Pathologie, 2. Theil, St.-Petersburg 1881, S. 240 u. ff. (russisch); ferner — L. Hermann, Lehrbuch der experimentellen Toxicologie, Berlin 1874, S. 163; Charcot, Vorlesungen über die Krankheiten der Leber, der Gallengänge und der Nieren; russ. Uebersetzung von W. Dewlesersky, St.-Petersburg 1879, p. 80. — Ch. Bouchard, Leçons sur les autointoxications dans les maladies; Paris 1887 (es giebt eine neuere Auflage). — Von den neueren Untersuchungen sei hervorgehoben: F. Spallitta, Azione della bile sui movimenti del cuore; Arch. per le scienze med., XI, 1 (Ref. in Deutscher med. Wochenschrift, 1887, Nr. 43, p. 487). — Brown-Séquard, eine Reihe von Abhandlungen in den letzten Jahrgängen der Archives de physiologie norm. et pathol. (Ausgangspunkt der betreffenden Arbeiten — die Einwirkung des Hodenextractes auf den Körper). — Zeile 17. Bereits im Jahre 1834 äusserte sich Andral folgendermaassen: „On n'observe pas un rapport rigoureux entre l'accélération de la circulation et l'élévation de la temperature"; Clinique medicale (maladies de l'abdomen), Paris 1834. — Zeile 20. Hinsichtlich des Scharlachs vgl. u. A. L. Guinon, Fièvres éruptives; Traité de médecine, publié sou la direction de MM. Charcot, Bouchard et Brissaud, t. II, Paris 1892, p. 48. — H. G. Konow u. Th. Stenbeck, Ueber die Erscheinungen des Blutdruckes bei Erstickung; Skandinavisches Archiv f. Physiologie, I. Bd., 1889, S. 403. — Zeile 31. Vgl. Schüle, Handbuch der Geisteskrankheiten; russ. Uebersetzung von D. F. Friedberg, Charkow 1880; S. 34.

S. 15. W. Danilewsky, Beiträge zur Physiologie des Gehirns; 1874 (vgl. bei Tscherewkow, s. u.). — Bochefontaine, Etude expérimentale de l'infleunce exercée par la faradisation de l'ecorce grise du cerveau sur quelques fonctions de la vie organique; Archives de physiologie norm. et pathol., 1876, Nr. 2. — Balogh, Untersuchungen über die Function der Grosshirnhemisphären und des kleinen Hirns; Sitzungsberichte d. k. ungarischen Acad. d. Wissenschaften, VII. Bd., Nr. 8 (ungarisch); Ref. in Hofmann's u. Schwalbe's Jahresberichten, Bd. V., 2. Thl., S. 35; — Untersuchungen über den Einfluss des Gehirns auf die Herzbewegungen; Sitzungsberichte d. k. ungarischen Akademie d. Wissenschaften, VII. Bd., Nr. 10; Ref. im nämlichen Bande ders. Jahresberichte, S. 38. — Eckhard; vgl. Landois (cit. S. 10), p. 839. — W. M. Bechterew, Physiologie der motorischen Zone der Hirnrinde; Charkow 1887; Archives slaves de biologie, III, S. 177. — Tscherewkow, Zur Frage über den Einfluss des Gehirns auf den Blutkreislauf; Sammlung physiologischer Beiträge, herausgegeben von A. u. W. Danilewsky, II. Bd., St.-Petersburg 1891, S. 365 (russisch). — Ueber den Einfluss der Grosshirnhemisphären auf das Herz und das Gefässsystem; Diss., Charkow 1892 (russisch). — Ziehen, Sphygmographische Untersuchungen an Geisteskranken; Jena 1887.

S. 16. L. Luciani, Eine periodische Function des isolirten Froschherzens; Berichte d. k. säch. Gesellschaft d. Wiss., math.-phys. Cl., 1873, S. 11. — M. J. Rossbach, Ueber die Umwandlung der periodisch aussetzenden Schlagfolge des isolirten Froschherzens in die rhythmische; Berichte d. k. sächs. Gesellschaft d. Wiss., math.-phys. Cl., 1874, S. 193. — Kisch, Die Herzbeschwerden climacterischer Frauen; Berliner klin. Wochenschrift, 1889, Nr. 59. — Ueber Herzarhythmie der Fettleibigen; Intern. klin. Rundschau, 1889; Münchener medic.

Wochenschrift, 1889, Nr. 16, u. Prager medic. Wochenschrift, 1889, Nr. 2. — Die Fettleibigkeit (*lipomatosis universalis*); Stuttgart 1888.

Zweite Vorlesung.

S. 16. H. Vierordt (cit. S. 3), S. 114.

S. 17. N. Zuntz, Die Ernährung des Herzens und ihre Beziehungen zu seiner Arbeitsleistung; Leipzig 1892. — R. Tigerstedt, Studien über die Blutvertheilung im Körper: 1. Abhandlung: Bestimmung der von dem linken Herzen herausgetriebenen Blutmenge; Skandinavisches Archiv f. Physiologie, Bd. III, S. 145. — Vgl. auch Place; Landois (cit. S. 10), p. 162; — ferner Lahousse c. S. 8), *l. c.*, S. 15. — Zadek, Die Messung des Blutdruckes am Menschen mittelst des v. Basch'schen Apparates; Zeitschrift f. klin. Medicin, II. Bd., S. 509. — H. Kuhe-Wiegandt, Ueber den Einfluss des Fiebers auf den arteriellen Blutdruck; Archiv f. experim. Pathologie und Pharmakologie, Bd. 20, S. 126. — Huchard (cit. S. 5), S. 61. — Schroetter, Die Veränderungen in der Lage des Herzens und die Krankheiten des Herzmuskels; russ. Uebersetzung von W. G. Laschkewitsch, St.-Petersburg 1881, S. 210 (Ziemssen's Handbuch der speciellen Pathologie und Therapie, Bd. VI).

S. 18. Schemm, Ueber die Veränderungen der Herzmusculatur bei Rachendiphtherie; Virchow's Archiv, 1890, Bd. 121. — Hayem, Des complications cardiaques de la fièvre typhoïde; Gazette des hôpidaux, 1875, Nr. 15. — E. Romberg, Ueber die Erkrankungen des Herzmuskels bei Typhus abdominalis; Deutsches Archiv f. klin. Medicin, Bd. 18, 1891, S. 369. — Vgl. auch G. Coates, On temporary dilatation of the heart occuring during the course of acute disease; Practitioner, 1888, Nr. 1. — G. Sée, Traité des maladies du coeur; tome I; Paris 1889.

S. 19. C. Ludwig; vgl. J. Dogiel, Die Ausmessung der strömenden Blutvolumina; Berichte d. k. sächs. Gesellschaft d. Wissensch., math.-phys. Cl., XIX. Bd., 1867, S. 200. — J. Stolnikow, Die Aichung des Blutstromes in der Aorta des Hundes; Archiv von Du Bois-Reymond, 1886, S. 1. — J. P. Pawlow, Ueber den Einfluss des Vagus auf die Arbeit der linken Herzkammer; Archiv von Du Bois-Reymond, 1887, S. 452. — Der verstärkende Nerv des Herzens; Wöchentliche klin. Zeitung, 1888 (russisch). — R. Tigerstedt (cit. S. 17).

S. 20. Marey, La méthode graphique etc. (cit. S. 8), p. 559. — S. v. Basch, Ueber die Messung des Blutdruckes am Menschen; Zeitschrift f. klin. Medicin, II. Bd., S. 79. — Einige Ergebnisse der Blutdruckmessung an Gesunden und Kranken; Zeitschrift f. klin. Medicin, III. Bd., S. 502. — Der Sphygmomanometer und seine Verwerthung in der Praxis; Berlin 1887. — Vgl. ferner Potain, Détermination expérimentale de la valeur du sphygmomanomètre; Archives de physiologie norm. et pathol., 1890, Nr. 2, p. 300. — Coats, Wie ändern sich durch die Erregung des N. vagus die inneren Reize des Herzens? Arbeiten aus der physiologischen Anstalt zu Leipzig, 1869, S. 176. — W. H. Gaskell, On the rhythm of the heart of the frog, and on the nature of the action of the vagus-nerve; Proceed. of the R. Soc., XXXIII, p. 199; Philos. Transactions of the R. Soc., 1882, III, p. 993. — Preliminary observations on the innervation of the heart of the tortoise (*Testudo graeca*); Journal of physiology, III, p. 370. — Résumé de recherches sur le rhythme et la physiologie des nerfs du coeur et sur l'anatomie et la physiologie du système nerveux sympathique; Archives de physiologie norm. et pathol., 1888, Nr. 1, p. 56. —

R. Heidenhain, Untersuchungen über den Einfluss des N. vagus auf die Herzthätigkeit; Pflüger's Archiv, Bd. XXVII, S. 383. — François-Franck, Application du procédé de cardiographie volumétrique auriculo-ventriculaire à l'étude de l'action cardio-tonique des nerfs accélérateurs du coeur; Archives de physiologie norm. et pathol., 1890, p. 810. — La puissance cardio-tonique des nerfs accélérateurs peut-elle aller jusqu'à la production de l'arrêt du coeur systolique? Archives de physiologie norm. et pathol., 1890, p. 833. — J. P. Pawlow, Ueber die centrifugalen Nerven des Herzens; Diss.; St.-Petersburg 1883 (russisch); — Archiv von Du Bois-Reymond, 1887; vgl. ferner Citate S. 19. — Fick (cit. S. 9).

S. 21. J. P. Pawlow (cit. S. 19 u. 20).

S. 22. J. P. Pawlow (cit. S. 19 u. 20). — Fick (cit. S. 9). — C. Ludwig (cit. S. 19). — M. v. Frey (cit. S. 8), S. 201. — S. v. Basch, Allgemeine Physiologie und Pathologie des Kreislaufs; Wien 1892. — Vgl. auch A. Heffter, Ueber die Ernährung des arbeitenden Froschherzens; Archiv f. experim. Pathologie u. Pharmakologie, Bd. XXIX, Heft 1—2, p. 41.

S. 23. Huchard (cit. S. 5), S. 49. — Stokes; vgl. Huchard, *l. c.*, S. 52. — Vgl. ferner Rommelaere, De l'accélération cardiaque extrême; Bruxelles 1883. — Gillet, De l'embryocardie; thèse de Paris 1888; Ref. in Dem Arzte, 1889, S. 423 (russisch).

S. 24. N. Baxt (cit. S. 8). — J. P. Pawlow (cit. S. 19 u. 20). — Huchard (cit. S. 5), S. 62. — Marey, Recherches sur le pouls au moyen d'un nouvel appareil enregistreur; Mémoires de la Soc. de biologie, 1859, 3-me série, t. I, p. 302. — S. P. Botkin; vgl. S. M. Lukjanow, Zur Frage über die functionellen Störungen des Herzens etc. (cit. S. 2), S. 7 u. ff.

S. 25. S. P. Botkin (cit. S. 24). — Basedow; Casper's Wochenschrift, 1848. — Graves, Clinical Lectures, Dublin 1835. — Die bibliographischen Daten in Betreff der Basedow'schen Krankheit vgl. bei Jaccoud, Handbuch der inneren Pathologie; russ. Uebersetzung von M. M. Manasseïna, Bd. II, S. 220; St.-Petersburg 1878. — S. P. Botkin, Ueber die auscultatorischen Erscheinungen bei Stenose des linken Ostium venosum und über die Dämpfung im oberen Theile der linken Parasternallinie; Wöchentliche klin. Zeitung, 1881, Nr. 2, S. 22 (russisch). — La maladie de Basedow ou de Graves; Archives slaves de biologie, I, p. 623; II, p. 243.

S. 26. Charcelay, Mémoire sur plusieurs cas remarquables de défaut de synchronisme des battements et de bruits des ventricules du coeur; Archives générales de médecine, III-e et nouv. série, t. III, Paris 1838, p. 393. — E. Leyden, Ungleichzeitige Contraction beider Ventrikel; Virchow's Archiv, Bd. 44, 1868, S. 365. — Zwei neue Fälle von ungleichzeitiger Contraction beider Herzkammern; Virchow's Archiv, Bd. 65, 1875, S. 153. — Bozzolo, Arch. per le scienze méd., vol. I, fasc. 1, Torino 1876. — C. Ludwig, Lehrbuch der Physiologie des Menschen; 2. Aufl., Leipzig u. Heidelberg 1861; II. Bd., S. 80. — Ueber den Herzmuskel des Menschen vgl. L. Krehl, Beiträge zur Kenntniss der Füllung und Entleerung des Herzens; Abhandl. d. math.-phys. Cl. d. k. sächs. Gesellschaft d. Wissensch., XVII, 5. — Vgl. ferner Werienko, Die Muskeln des Herzens (Revision der Ansicht von Pettigrew); Warschauer Universitäts-Nachrichten, 1886, Nr. 7 (russisch). — Unverricht, Ueber abwechselnde Zusammenziehung der beiden Herzhälften; Systolia alternans; Berl. klin. Wochenschrift, 1890, Nr. 26, S. 580. — Riegel, Zur Lehre von der Herzirregularität und Incongruenz in der Thätigkeit der beiden Herzhälften; Wiesbaden 1891.

S. 27. E. Leyden (cit. S. 26). — M. Malbranc, Ueber halbseitige Herzcontraction; Deutsches Archiv f. klin. Medicin, 1877, S. 439. — Vgl. ferner O. Pawiński, Klinische Untersuchungen über die Herzarhythmie im Allgemeinen und über diejenige bei Klappenfehlern im Besonderen; Diss., Warschau 1883 (russisch); — Gazeta lekarska, 1882, NNr. 13—22. — Zeile 29. S. M. Lukjanow, Zur Frage über die functionellen Störungen des Herzens etc. (cit. S. 2). — Zeile 38. Die neuesten Daten in Betreff der Vertheilung der Coronargefässe des Herzens vgl. bei Sternberg, Ueber Erkrankungen des Herzmuskels im Anschluss an Störungen des Coronararterienkreislaufes; In.-Diss., Marburg 1888.

S. 28. Hyrtl, Henle; vgl. Henle, Handbuch der Gefässlehre des Menschen, 2. verb. Aufl., Braunschweig 1876, S. 88. Vgl. ferner S. M. Lukjanow, Zur Frage über die functionellen Störungen des Herzens etc. (cit. S. 2), S. 150. — Erichsen, On the influence of the coronary circulation on the action of the heart; London medic. Gaz., 1842, p. 561. — Panum, Experimentelle Beiträge zur Lehre von der Embolie; Virchow's Archiv, Bd. 25, 1862, S. 308. — M. Schiff, Der Modus der Herzbewegung; Archiv f. physiol. Heilkunde von K. Vierordt, IX. Jahrgang, 1850, p. 22 u. 220. — A. v. Bezold, Von den Veränderungen des Herzschlages nach Verschliessung der Coronararterien; Untersuchungen aus dem physiol. Laboratorium in Würzburg, I. Theil, Leipzig, 1867, S. 256. — A. v. Bezold u. E. Breymann, Von den Veränderungen des Herzschlages nach dem Verschluss der Coronarvenen; Untersuchungen etc., *l. c.*, S. 288. — J. Cohnheim u. Schulthess-Rechberg, Ueber die Folgen der Kranzarterienverschliessung für das Herz; Virchow's Archiv, Bd. LXXXV, 1881, S. 503. — L. Wooldridge, Ueber die Function der Kammernerven des Säugethierherzens; Archiv von Du Bois-Reymond, 1883, S. 522.

S. 29. Zeile 5. Von den neueren Autoren, die sich mit der Ausarbeitung der Methoden für die Registrirung einzelner Herzhöhlen beschäftigt haben, sei Francois-Franck genannt; vgl. u. A. seine Abhandlung: Notes de technique pour l'exploration graphique du coeur mis à nu chez les mammifères; Archives de physiologie, 1891, Nr. 4, p. 762.

S. 31. Hofmokl, Untersuchungen über die Druckverhältnisse im grossen und kleinen Kreislaufe; Medicinische Jahrbücher, Wien 1875, S. 315. — Gaskell, Proceed. of the Royal Soc., t. 33, 1881, p. 199 (cit. S. 20). — Vgl. auch R. Tigerstedt, Ueber die Ernährung des Säugethierherzens; Skandin. Archiv f. Physiologie, II, 1890, S. 394.

S. 32. J. P. Pawlow (cit. S. 19 u. 20). — Dobroklonsky (cit. S. 9).

S. 33. Dobroklonsky (cit. S. 9). — Nuël, Ueber den Einfluss der Vagusreizung auf die Herzcontraction beim Frosche; Pflüger's Archiv, Bd. 9, 1874, S. 83. — Soltmann, Ueber das Hemmungsnervensystem der Neugeborenen; Jahrbuch für Kinderheilkunde, Bd. 9, 1877, S. 101. — v. Anrep, Ueber die Entwickelung der hemmenden Functionen bei Neugeborenen; Pflüger's Archiv, Bd. 21, 1879, S. 78. — J. P. Pawlow (cit. S. 19 u. 20). — H. Kronecker u. F. Schmey, Das Coordinationscentrum der Herzkammerbewegungen; Sitzungsberichte d. Berl. Akademie, 1884, S. 87. — Fenoglio et Drogoul, Observations sur l'occlusion des coronaires cardiaques; Arch. ital. de biologie, IX, 1887, p. 49. — Mac William, Fibrillar contraction of the heart; Journal of physiol., VIII, 1887, p. 296.

S. 34. C. Ludwig u. Hoffa, Einige neue Versuche über Herzbewegung; Zeitschrift f. rat. Medicin, Bd. 9, 1849, S. 107. — Laffont, Contribution à l'étude des excitations électriques du myocarde chez le chien; Comptes rendus, 1887, t. 105, Nr. 22, p. 1092. — Vgl. ferner E. Gley, Contrib. à l'étude des mouvements rhythmiques des ventricules cardiaques; Arch. de physiologie, (5) III, 4, 1891, p. 735. — v. Ziemssen, Studien über die Bewegungsvorgänge am menschlichen Herzen, sowie über die mechanische und electrische Erregbarkeit des Herzens und des N. phrenicus, angestellt an dem freiliegenden Herzen der Katharine Serafin; Deutsches Archiv für klin. Medicin, Bd. XXX, 1882, S. 270. — E. Herbst, Ueber den Einfluss des inducirten und constanten Stromes auf die Thätigkeit des menschlichen Herzens; Archiv f. experim. Pathologie u. Pharmakologie, Bd. XVIII, 1884, S. 423. — J. Aptekmann, Versuche über den Einfluss der Galvanisirung des menschlichen Herzens auf den Blutdruck; Deutsches Archiv f. klin. Medicin, Bd. XLV, 1889, S. 160. — Ph. Knoll, Ueber Incongruenz in der Thätigkeit der beiden Herzhälften; Sitzungsberichte der Wiener Academie, 1890, Bd. XCIX, Abth. 3, S. 31. — v. Openchowski, Das Verhalten des kleinen Kreislaufs gegenüber einigen pharmakologischen Agentien, besonders gegen die Digitalisgruppe; Zeitschrift f. klin. Medicin, Bd. XVI, 1889, Heft 3 u. 4, S. 201; — Verhandlungen des VIII. Congresses f. innere Medicin. — Vgl. ferner Arloing; Centralblatt f. Physiologie, Bd. VI, Nr. 14, S. 405.

S. 35. K. Huber, Ueber den Einfluss der Kranzarterienerkrankungen auf das Herz und die chronische Myocarditis; Virchow's Archiv, Bd. LXXXIX, 1882, S. 236. — J. Hofmann, Beitrag zur pathologischen Anatomie des Herzens bei Sclerose der Kranzarterien; Diss., St.-Petersburg 1886 (russisch). — R. Kolster, Experimentella studier öfver förändringar inom hjertmusculaturen vid local ischämi; Commentationes variae in memoriam actorum CCL annorum, edidit Univ. Helsingforsiensis, V; Festskrift frän pathol.-anatomiska Institutet; Helsingfors 1890; p. 207. — P. Wieczorek, Greifswalder Diss., 1891; Ref. in Dem Arzte, 1891, Nr. 44, S. 1000 (russisch). — Rosenbach; Sée; vgl. Rosin (cit. S. 3), S. 325. Vgl. ferner Rosenbach, Herzkrankheiten; Real-Encyclopädie von Eulenburg, 2. Aufl., Bd. IX, u. G. Sée, Traité des maladies du coeur, Paris 1889. — K. Bettelheim, Ueber die Störungen der Herzmechanik nach Compression der Art. coronaria sin. des Herzens; Zeitschrift f. klin. Medicin, Bd. XX, 4.—6. Heft, 1892, S. 436.

Dritte Vorlesung.

S. 36. F. Hesse, Beiträge zur Mechanik der Herzbewegung; Archiv f. Anatomie und Physiologie, anat. Abth., 1880, S. 328. — M. v. Frey (cit. S. 8). — E. Ziegler, Lehrbuch der allgemeinen und speciellen pathologischen Anatomie, 7. Aufl., Jena 1892; Bd. II, S. 39.

S. 37. A. Weichselbaum, Beiträge zur Aetiologie und pathologischen Anatomie der Endocarditis; Beiträge zur pathol. Anatomie und zur allgem. Pathologie, herausgegeben von E. Ziegler, Bd. IV, 1888, S. 127. — Zur Aetiologie der acuten Endocarditis; Centralblatt f. Bacteriologie u. Parasitenkunde, Bd. II, 1887, Nr. 8. — Zur Aetiologie der acuten Endocarditis; Wiener med. Wochenschrift, 1885, Nr. 41. — Ueber Endocarditis pneumonica; Wiener med. Wochenschr., 1888, Nr. 35 u. Nr. 36. — Wyssokowitsch, Beitrag zur Lehre von der acuten Endocarditis; Centralblatt f. d. med. Wissensch., 1885, Nr. 33, S. 577. — Beiträge zur Lehre von der Endocarditis; Virchow's Archiv, Bd. CIII, 1886, S. 301. — Vgl. auch J. Orth, Ueber die Aetiologie der experimentellen mykotischen Endocarditis; Virchow's Archiv, Bd. CIII, 1886, S. 333. — Fraenkel u. Sänger, Untersuchungen über die Aetiologie der Endocarditis; Virchow's Archiv,

Bd. CVIII, 1887, S. 286. — SÄNGER, Ueber einen Fall von Endocarditis ulcerosa in einem congenital missgebildeten Herzen mit Bemerkungen über Endocarditis; Deutsche med. Wochenschrift, 1889, Nr. 8, S. 148. — BONOME, Contribuzione allo studio degli stafilococchi piogeni; Giornale della R. Accademia di Medicina, 1886, Nr. 7. — KLEBS, Beiträge zur Kenntniss der pathogenen Schistomyceten, VI. Abhandlung; Archiv f. experim. Pathologie und Pharmakologie, Bd. IV, 1875, S. 409. — Weitere Beiträge zur Entstehungsgeschichte der Endocarditis; Achiv f. experim. Pathologie u. Pharmakologie, Bd. IX, 1878, S. 52. — HIRSCHBERG; vgl. ZIEGLER (cit. S. 36), *l. c.*, S. 34. — STERN u. HIRSCHLER, Beiträge zur Aetiologie und Symptomatologie der ulcerösen Endocarditis; Wiener med. Presse, 1887, Nr. 27 u. 28. — NETTER, De l'endocardite végétante-ulcéreuse d'origine pneumonique; Archives de physiologie, 1886, Nr. 5, p. 106. — NETTER et MARTHA, De l'endocardite végétante ulcéreuse dans les affections des voies biliaires; Archives de physiologie, 1886, Nr. 5, p. 7. — ZIEGLER, Ueber den Bau und die Entstehung der endocarditischen Efflorescenzen; Verhandl. d. VII. Congresses f. innere Medicin, 1888. — FOUREUR, Sur un cas de péricardite purulente primitive avec examen bactériologique; Revue de médec., 1888, p. 541. — O. ROSENBACH, Ueber artificielle Herzklappenfehler; Archiv f. experim. Pathologie und Pharmakologie, Bd. IX, 1878, S. 1. — Zur Lehre von den Herzkrankheiten; Breslauer ärztliche Zeitschrift, 1881, Nr. 9 u. 10. — RIBBERT, Beiträge zur Localisation der Infectionskrankheiten; Deutsche med. Wochenschrift, 1885, Nr. 42, S. 717. — Ueber experimentelle Myo- und Endocarditis; Fortschritte der Medicin, 1886, Nr. 1, S. 1. — J. ORTH, Lehrbuch der pathologischen Anatomie, I, 1883. — CORNIL; vgl. CORNIL et A. BABES, Les bactéries; 3-ème éd., Paris 1890, t. I, p. 502. — KUSNETZOW, Ueber die Veränderungen der nervösen Herzganglien bei acuten und subacuten Endocarditiden; St.-Petersburg 1892 (russisch).

S. 38. Zeile 3. Vgl. die anatomischen Daten nach QUAIN's Elements of anatomy, eight ed., London 1876, vol. II, p. 245 u. p. 249. — COËN, Ueber die Blutgefässe der Herzklappen; Archiv f. mikrosk. Anatomie, 1886, Bd. 27, S. 397. — DARIER, Les vaisseaux des valvules du coeur chez l'homme à l'état normal et à l'état pathologique; Archives de physiologie, 1888, Nr. 5, p. 35; Nr. 6, p. 151.

S. 39. BAMBERGER, FRIEDREICH, OPPOLZER, LENHARTZ, M. RAUMBACH; vgl. M. RAUMBACH, Ueber das Verhalten des linken Ventrikels bei der Mitralstenose; Deutsches Archiv f. klin. Medicin, Bd. 48, 1891, S. 267. — BAMBERGER, Lehrbuch der Krankheiten des Herzens, 1857, S. 247. — FRIEDREICH, Krankheiten des Herzens, 1867, § 250. — OPPOLZER, Vorlesungen 1866, von Dr. E. v. STOFFELLA, §§ 197, 198. — LENHARTZ, Münch. med. Wochenschrift, 1890, Nr. 22. — L. KREHL, Beitrag zur Kenntniss der idiopathischen Herzmuskelerkrankungen; Deutsches Archiv f. klin. Medicin, Bd. 48, 1891, S. 414. — Vgl. J. SEITZ, Die Ueberanstrengung des Herzens; Berlin 1875. — BOWDITCH, Ueber die Eigenthümlichkeiten der Reizbarkeit, welche die Muskelfasern des Herzens zeigen; Arbeiten aus der physiolog. Anstalt zu Leipzig, Jahrgang VI, Leipzig 1872, S. 139. — Vgl. ferner LUIGI LUCIANI, Eine periodische Function des isolirten Froschherzens; Arbeiten aus der physiol. Anstalt zu Leipzig, Jahrgang VII, Leipzig 1873, S. 113.

S. 40. M. v. FREY, Physiologische Bemerkungen über die Hypertrophie und Dilatation des Herzens; Deutsches Archiv f. klin. Medicin, Bd. 46, 1890,

S. 398. — H. EICHHORST, Die trophischen Beziehungen der Nervi vagi zum Herzmuskel; Berlin 1879; — Centralblatt f. d. med. Wissensch., 1879, S. 161. — R. ZANDER, Folgen der Vagusdurchschneidung bei Vögeln; PFLÜGER's Archiv, Bd. XIX, 1879, S. 263; — Centralblatt f. d. med. Wissensch., 1879, Nr. 6, S. 99. — N. WASSILIEW, Beiträge zur Lehre über den trophischen Einfluss des N. vagus auf den Herzmuskel; BOTKIN's Archiv, Bd. VI, St.-Petersburg 1880, S. 1 (russisch). — G. FANTINO, Sur les altérations du myocarde après la section der nerfs extracardiaques; Archives italiennes de biologie 1888, X, p. 237. Vgl. ferner Centralblatt f. d. med. Wissensch., 1888, Nr. 23, S. 433 u. Nr. 24, S. 449. — A. TIMOFEJEW, Zur Frage über den trophischen Einfluss der nervi vagi auf das Herz; Wöchentl. klin. Zeitung, 1889, Nr. 28, S. 540 (russisch). — A. LEWIN, Beiträge zur Pathologie des N. vagus; Diss., St.-Petersburg 1888 (russisch).

S. 41. Zeile 3. Vgl. SASSETZKY, Ueber selbständige Hypertrophie und Dilatation des Herzens; Deutsche med. Wochenschrift, 1880, V, S. 271. — Der Arzt, 1880, S. 460 (russisch). — GOODHARDT, Rapid hypertrophy of the heart; Brit. med. Journal, 1879, I, p. 628 (vgl. A. TIMOFEJEW, s. u.). — A. TIMOFEJEW, Zur Frage über die Entwickelung der Hypertrophie des Herzens bei experimentellen Klappenfehlern desselben; Wöchentl. klin. Zeitg., 1889, Nr. 8—9, S. 149 (russisch). — M. PETER, Leçons de clinique médicale, Paris 1879, 2-ème éd., t. I, p. 112.

S. 42. L. LANDOIS, Lehrbuch der Physiologie (cit. S. 10), S. 98. — Vgl. ferner seine Graphische Untersuchungen über den Herzschlag etc. (cit. S. 8). — DRASCHE, Ueber die wahren Compensationen der Herzklappenfehler; Wiener med. Blätter, 1889, Nr. 52. — O. FRAENTZEL, TH. v. JÜRGENSEN; vgl. TH. v. JÜRGENSEN, Lehrbuch der spec. Pathologie und Therapie; 2. Aufl., Leipzig 1889; S. 420. — W. W. PASCHUTIN (cit. S. 14), S. 535.

S. 43. v. BASCH (cit. S. 22). — BENNO LEWY, Die Compensirung der Klappenfehler des Herzens; Berlin 1890.

S. 44. S. P. BOTKIN, Klinischer Cursus der inneren Krankheiten, 1. Lief., St.-Petersburg 1867, p. 35 (russisch). — OEHL, Mem. dell. r. Acad. di Torino, XX, 1861. — REID, „Heart" in TODD's Cyclopaed., II, p. 577; London 1836—1839. — KÜRSCHNER, FRORIEP's Neue Notizen, XV, S. 113, 1840; WAGNER's Handwörterbuch d. Physiologie, II. — PALADINO, Contribuzione all' anatomia, istologia e fisiologia del cuore; Movimento med.-chirurg., Napoli 1876. — Vgl. A. ROLLETT, Physiologie des Blutes etc. (cit. S. 8), S. 160 u. ff. — Ueber die Papillarmuskeln vgl. auch L. KREHL, Die Mechanik der Tricuspidalklappe; Archiv von DU BOIS-REYMOND, 1889, S. 289; — ferner SÉE, Sur le mode de fonctionnement des valvules auriculo-ventriculaires; Archives de physiologie norm. et pathol., 1874, p. 552, p. 848.

S. 45. KLEBS, Ueber operative Verletzungen der Herzklappen und deren Folgen; Prager medic, Wochenschrift, 1876. — A. TIMOFEJEW, Zur Frage über die Insufficienz der Semilunarklappen der Aorta; BOTKIN's Archiv, Bd. 12, St.-Petersburg 1888, S. 3 (russisch). — S. STRICKER, Vorlesungen über allgemeine und experimentelle Pathologie, Wien 1883, S. 805. — BETTELHEIM u. KAUDERS, Experimentelle Untersuchungen über die künstlich erzeugte Mitralinsufficienz und ihren Einfluss auf Kreislauf und Lunge; Klinische und experimentelle Studien aus dem Laboratorium von Prof. v. BASCH, I. Bd., Berlin 1891, S. 144.

S. 46. A. TIMOFEJEW (cit. S. 45), S. 12. — ROSENBACH, Ueber artificielle

Herzklappenfehler; Habil.-Schrift, Breslau 1878; — Archiv f. experm. Pathologie und Pharmakologie, Bd. IX, 1878, S. 1. — A. Timofejew, Das Nervensystem des Herzens im Verlaufe künstlicher Klappenfehler desselben; Wöchentliche klin. Zeitung, 1889, Nr. 13, S. 240 (russisch).

S. 47. S. de Jager, Ueber das Verhältniss des arteriellen Blutdrucks bei plötzlicher Insufficienz der Aortenklappen; Pflüger's Archiv, Bd. XXXI, 1883, S. 215. — Vgl. ferner J. Cohnheim, Vorlesungen etc., 2. Aufl., I. Bd., S. 47, 88, und Goddard, Acad. proefschrift, Leiden 1879. — H. Nothnagel, Ueber Anpassungen und Ausgleichungen bei pathologischen Zuständen; die physiologische Reservekraft; Zeitschrift für klin. Medicin, Suppl. zu XVII, 1890, S. 1. — François-Franck, Sur l'augmentation de la force du coeur et le resserement des vaisseaux dans l'insuffisance aortique; conséquences qui en résultent pour la pression artérielle et la production du pouls capillaire visible; Comptes rendus de la Soc. de biologie, 1883, p. 379. — A. Timofejew, Das Nervensystem des Herzens etc. (cit. S. 46).

S. 48. A. Timofejew, Zur Frage über die Insufficienz etc. (cit. S. 45). — W. W. Paschutin, Cl. Bernard; vgl. W. W. Paschutin (cit. S. 14), S. 536. — Bettelheim, Kauders, Stricker, v. Basch (cit. S. 45).

S. 49. Bettelheim u. Kauders (cit. S. 45). — L. Krehl, Beitrag zur Pathologie der Herzklappenfehler; Deutsches Archiv f. klin. Medicin, Bd. 46, 1890, S. 454.

S. 50. Andrew Clark, Substance of some remarks concerning cases of valvular disease of the heart, known to have existed for over five years without causing serious symptoms; British med. Journal, 1887, Nr. 1362; Ref. in dem Arzte, 1887, Nr. 13, p. 286 (russisch). — Vgl. auch Boyel, The disappearance of cardiae murmurs; Dublin Journal, 1889, Nov. — L. Krehl (cit. S. 49). — A. Timofejew, Das Nervensystem des Herzens etc. (cit. S. 46).

S. 51. Teissier, Compte rendu gén., le 10 sept. 1884; Ref. in dem Arzte, 1884, Nr. 37, p. 640 (russisch).

Vierte Vorlesung.

S. 52. J. H. Baas, Grundriss der Geschichte der Medicin etc., Stuttgart 1876; S. 91, 119, 124—125 (vgl. hier über Herophilos aus Chalkedon, Rufos von Ephesos u. A.).

S. 53. Cusanus; vgl. Landois, Lehrbuch der Physologie (cit. S. 10), S. 128. — Peter Hele; Meyer's Hand-Lexikon des allgemeinen Wissens, Leipzig 1878, 2. Aufl., II. Hälfte, S. 1970. — E. H. Weber, Programma editum Lipsiae 1827. — Ueber die Anwendung der Wellenlehre auf die Lehre vom Kreislaufe des Blutes und insbesondere auf die Pulslehre; Berichte über die Verhandl. d. kön. sächs. Gesellschaft d. Wissensch. zu Leipzig, math.-phys. Classe, Jahrg. 1850; Ostwald's Klassiker der exacten Wissenschaften, Nr. 6, Leipzig 1889. — A. W. Volkmann (cit. S. 3). — K. Vierordt, Die Lehre vom Arterienpulse; Braunschweig 1855. — Donders, Physiologie des Menschen, Leipzig 1859. — Nederl. Arch. voor Genees-en Naturk., Bd. II, 1865. — Pflüger's Archiv, Bd. I, 1868. — E. J. Marey, Physiologie médicale de la circulation du sang; Paris 1863. — Le circulation du sang; Paris 1881. — L. Landois, Die Lehre vom Arterienpuls; Berlin 1872. — Grunmach, Ueber die Fortpflanzungsgeschwindigkeit der Pulswellen; Archiv von Du Bois-Reymond, 1879, S. 417. — Ueber die Pulsgeschwindigkeit bei Erkrankungen des Circulationsapparates sowie bei Einwirkung toxischer Mittel; Virchow's Archiv, Bd. 102, 1885, S. 565. — Ueber die Beziehung der Dehnungscurve elastischer Röhren zur Pulsgeschwindigkeit; Archiv von Du Bois-Reymond, 1888, S. 129. — J. L. Hoorweg, Ueber die Blutbewegung in den menschlichen Arterien; Pflüger's Archiv, Bd. XLVI, 1889, S. 115. — Physical notes on the motion of the blood in the human arteries; Journal of anat. and physiol., XXIV, 1890, p. 434. p. 592; — Ueber die Blutbewegung in den menschlichen Arterien; Fortsetzung; Pflüger's Archiv, Bd. XLVII, S. 439. — J. v. Kries, Studien zur Pulslehre; Freiburg i. B., 1892. — M. v. Frey (cit. S. 8). In dieser Monographie sind mehrere Arbeiten des Verfassers und seiner Schüler zusammengestellt; hier findet man auch zahlreiche Literaturangaben. — Vgl. ferner Burdon Sanderson, Handbook of the sphygmograph, London 1867; — I. Moens, Die Pulscurve, Leiden 1878; — A. Mosso, Die Diagnostik des Pulses, Leipzig 1879; — Hołowinski, Metody i przyrządy fizyczne do badania fal fizyjologicznych; Pamiętnik Tow. lekarskiego, Warszawa 1891, zeszyt IV, ogólnego zbioru tom LXXXVII, p. 573. — Hippokrates; vgl. Londois (cit. S. 10), S. 127. — Poiseuille; vgl. Breschet, Répert. d'anatomie et de physiologie pathol., 1829, t. VII, S. 149. — Chelius, Beiträge zur Vervollständigung der physikalischen Diagnostik; Vierteljahrschrift für die practische Heilkunde, Prag 1850, VII. Jahrgang, II. Bd. oder XXVI. Bd. der ganzen Folge, S. 92; vgl. S. 100. — Eine ähnliche Vorrichtung hat Herrison vorgeschlagen; Lancet 1834, S. 22. Vgl. Piorry, Traité de diagnostic et de sémiologie, Paris 1837, p. 238. — Marey, Brondgeest, Landois, Dudgeon, C. Ludwig, M. v. Frey; vgl. Langendorff (cit. S. 8) und M. v. Frey (cit. S. 8). — A. Fick (cit. S. 9).

S. 54. v. Kries (cit. S. 53). Vgl. ferner Abele, Zur Methodik der Flammentachographie; Archiv von Du Bois-Reymond, 1892, S. 22. — L. Landois (cit. S. 53).

S. 55. v. Kries (cit. S. 53). — H. Grashey, Die Wellenbewegung elastischer Röhren; Leipzig 1881.

S. 56. J. Dogiel (cit. S. 19), S. 239. — M. v. Frey (cit. S. 8), S. 250. — L. Landois (cit. S. 53).

S. 57. L. Landois (cit. S. 53). — J. v. Kries (cit. S. 53). — M. v. Frey (cit. S. 8). — Vgl. übrigens Bernstein, Ueber die secundären Wellen der Pulscurve; Sitzungsberichte d. naturf. Ges. zu Halle, 1887. Auch verdient die Polemik zwischen J. L. Hoorweg und M. v. Frey, resp. L. Krehl notirt zu werden; Plüger's Archiv, Bd. 47, 1890, S. 439; Centralblatt f. Physiologie, Bd. IV, Nr. 14, S. 409.

S. 58. L. Landois (cit. S. 53). — H. Grashey (cit. S. 55). — v. Kries (cit. S. 53). — M. v. Frey (cit. S. 8). — E. Eichwald, Die Pathogenese und die Semiotik der Kreislaufsstörungen; St.-Petersburg 1891; S. 78 (russisch).

S. 60. M. Peter (cit. S. 41), S. 208 u. ff. — Demange, Das Greisenalter; deutsche Uebers.; Leipzig u. Wien 1887. — Riegel, Zur Symptomatologie und Theorie der Bleikolik; Deutsches Archiv f. klin. Medicin, Bd. 21, 1878, S. 175; vgl. Eichhorst (cit. S. 3), Bd. I, S. 93, 94. — A. v. Haller, Elementa physiologiae, t. II, p. 247; vgl. L. Landois (cit. S. 53), S. 246. — M. v. Frey (cit. S. 8), S. 13, 14 u. a. — Schmaltz, Sphygmographische Studien über den Alterspuls; Deutsches Archiv f. klin. Med., Bd. 46, 1890, S. 54. — E. J. Marey, La circulation de sang; Paris 1881. — O. J. B. Wolff, Charakteristik des Arterienpulses; Leipzig 1865.

S. 61. J. L. Hoorweg, Ueber die Blutbewegung in den menschlichen Arterien; Pflüger's Archiv, Bd. 46, 1889, S. 115. — A. Mosso (cit. S. 53).

S. 62. L. Landois (cit. S. 53). — Vgl. auch A. Fick, Ueber den Dikrotismus des Pulses; Pflüger's Archiv, Bd. XLIX, 1891, S. 105. — Von den älteren Arbeiten verdient besondere Aufmerksamkeit diejenige von D. Koschlakoff, Untersuchung der Pulsform mit Hülfe des Marey'schen Sphygmographen; Diss., St.-Petersburg 1864 (russisch); — Virchow's Archiv, Bd. 30, 1864, S. 149.

S. 63. Riegel, Ueber die Bedeutung der Pulsuntersuchung; Volkmann's Sammlung, Nr. 144, 145; vgl. Eichhorst (cit. S. 3), S. 95. — L. Landois (cit. S. 10), S. 139, 140.

S. 64. Fraentzel, Ein Puls bei zwei Herzactionen; Charité-Annalen von 1874, S. 362. — Weitere Beobachtungen über das Vorkommen von einem Puls auf zwei Herzactionen etc.; Charité-Annalen von 1875, S. 339. — E. Gley, Essai sur les conditions physiologiques de la pensée; état du pouls carotidien pendant le travail intellectuel; Archives de physiologie etc., 1881, V, p. 742. — J. R. Tarchanoff, Ueber die willkürliche Acceleration der Herzschläge beim Menschen; Pflüger's Archiv, XXXV, 1885, S. 109. — Nachtrag; ibidem, S. 198.

S. 65. L. Lancois (cit. S. 53), S. 258.

S. 66. Neidert, Der rückläufige Puls; Deutsches Archiv f. klin. Medicin, Bd. XXXI, 1882, S. 213. — Sommerbrodt, Ueber Allorhythmie und Arhythmie des Herzens und dessen Ursachen; Deutsches Arch. f. klin. Med., Bd. XIX, 1877, S. 392. — A. Kussmaul, Ueber schwielige Mediastino-Pericarditis und den paradoxen Puls; Berliner klin. Wochenschrift, 1873, Nr. 37, S. 433. — Vgl. ferner Riegel, Ueber die respiratorischen Aenderungen des Pulses und den Pulsus paradoxus; Berliner klin. Wochenschrift, 1876, Nr. 26, S. 369. — Sommerbrodt, Gegen die Lehre vom Pulsus paradoxus; Berl. klin. Wochenschrift, 1877, Nr. 42, S. 615. — T. Schapiro, Zur Frage über die diagnostische Bedeutung des paradoxen Pulses; Der Arzt, 1883, S. 562, 580.

S. 67. Valsalva; vgl. A. Rollett (cit. S. 8), S. 293, 297 u. ff. — J. Müller, Handbuch der Physiologie, Bd. I, 2. Aufl., S. 189. — E. Wertheimer et E. Meyer, Les variations respiratoires du rhythme du coeur et de la force du pouls; Archives de physiologie norm. et pathol., 1889, p. 25. — L. Traube, Gesammelte Beiträge zur Pathologie und Physiologie, I. Bd., Berlin 1871, S. 296, 448. — Ph. Knoll (cit. S. 11). — Fr. Riegel, Ueber den Pulsus bigeminus und alternans; Deutsches Archiv f. klin. Medicin, XX. Bd., 1877, S. 465; — Deutsches Archiv f. klin. Medicin, Bd. XVIII. — L. Traube, Ein Fall von Pulsus bigeminus nebst Bemerkungen über die Leberschwellungen bei Klappenfehlern und über acute Leberatrophie; Gesammelte Beiträge zur Pathologie u. Physiologie, III. Bd., Berlin 1878, S. 47. — Einige Bemerkungen über die Bigeminie vgl. ferner bei S. M. Lukjanow, Zur Frage über die functionellen Störungen des Herzens etc. (cit. S. 3).

S. 67. Schreiber, Ueber den Pulsus alternans; Archiv f. experim. Pathologie u. Pharmakologie, Bd. VII, 1877, S. 317. — Riegel, Zur Lehre von der Herzirregularität etc. (cit. S. 26). — Vgl. ferner Nothnagel, Ueber arhythmische Herzthätigkeit; Deutsches Archiv f. klin. Medicin, Bd. XVII, 1876, S. 190. — Dehio, Ein fühlbarer Puls auf zwei Herzcontractionen; Deutsches Archiv f. klin. Medicin, Bd. 47, 1891, S. 307. — v. Ziemssen, Ueber den Pulsus differens und seine Bedeutung bei Erkrankungen des Aortenbogens; Deutsches Archiv f. klin. Medicin, Bd. 46, 1890, S. 285. — L. POPOFF, Ueber d. Verschiedenheiten des Pulses in den Radialarterien (pulsus differens) als ein Symptom der Stenose des linken venösen Ostiums; Internat. Beiträge zur wissensch. Medicin, Festschrift R. VIRCHOW gewidmet; Bd. III, Berlin 1891, S. 333. — Vgl. auch OZANAM, La circulation et le pouls; Paris 1886. — S. W. LEWASCHEW, Beiträge zur Lehre von den Veränderungen des Gefässlumens; BOTKIN's Archiv, Bd. V., Lief. 2; St.-Petersburg 1879; S. 237 (russisch). — E. J. MAREY, La circulation du sang; Paris 1881; p. 63.

S. 69. FRANÇOIS-FRANCK, Recherches cliniques et expérimentales sur la valeur comparée des signes fournis par l'examen du pouls radial dans les anévrismes du tronc brachio-céphalique de l'aorte et de l'artère sous-clavière; importance du retard du pouls; Journal de l'anatomie et de la physiologie, t. 14, 1878, p. 113. — Zeile 7. In Betreff der Phlebogramme vgl. L. LANDOIS (cit. S. 10), S. 188; — MACKENZIE, Pulsation in the Veins; The British med. Journal, 1892, Nr. 1632, p. 769; — F. KOVACZ, Zur Kenntniss der Venenphänomene bei Affectionen der Tricuspidalklappe; Zeitschrift f. Heilkunde, XIII, 1892.

Fünfte Vorlesung.

S. 69. C. MANCHOT, Ueber die Entstehung der wahren Aneurysmen; In.-Diss., Strassburg 1890. — F. WEISZMANN u. S. NEUMANN, Ueber die Veränderungen der elastischen Fasern in den Gefässwänden infolge von Arteriosclerose; Allgem. Wiener medic. Zeitung, XXXV, Jahrgang 1890, Nr. 25 u. 26. — A. v. ZWINGMANN, Das elastische Gewebe der Aortenwand und seine Veränderungen bei Sclerose und Aneurysma; In.-Diss., Dorpat 1891. — G. SCHWALBE, Beiträge zur Kenntniss des elastischen Gewebes; Zeitschrift f. Anatomie u. Entwickelungsgeschichte, Bd. II, 1877, S. 236. — SUDAKIEWITSCH, Das elastische Gewebe, seine Structur und Entwickelung; Diss., Kiew 1882; Ref. in Jahresberichten von HOFMANN u. SCHWALBE, Literatur 1882, XI. Bd., 1. Theil, S. 50. — F. MALL, Das reticulirte Gewebe und seine Beziehungen zu den Bindegewebsfibrillen; Abhandlungen der mathem.-phys. Cl. d. k. sächs. Gesellschaft d. Wissensch., Bd. XVII, Leipzig 1891, S. 299. — E. J. MAREY; vgl. M. DUVAL, Cours de physiologie, 6-ème éd., Paris 1887, p. 236.

S. 70. PLOTNIKOW, Untersuchungen über die vasa vasorum; In.-Diss., Dorpat 1884. — S'GRAVESANDE, WERTHEIM; vgl. MÜLLER-POUILLET's Lehrbuch der Physik u. Meteorologie; 9. Aufl. von L. PFAUNDLER, I. Bd., Braunschweig 1886, S. 335. — MÜLLER-PFAUNDLER, *l. c.*, S. 336.

S. 71. S. J. TSCHIRJEW, Physiologie des Menschen; Lief. 1; Kiew 1889; S. 46. — W. WEBER, Ueber die Elasticität fester Körper; POGGENDORFF's Annalen der Physik und Chemie, Bd. 54, 1841, S. 1. — WERTHEIM, Mémoire sur l'élasticité des principaux tissues du corps humain; Annales de chimie et de phys., 3-ème sér., XXI, 1847, p. 385; — 3-ème sér., XII, 1841. — LUCK, Ueber Elasticitätsverhältnisse gesunder und kranker Arterienwände; In.-Diss., Dorpat 1889. — W. WUNDT, die Lehre von der Muskelbewegung; Braunschweig 1858. — A. W. VOLKMANN, Ueber die Elasticität der organischen Gewebe; Archiv von REICHERT u. DU BOIS-REYMOND, 1859, S. 293. — Vgl. auch CH. S. ROY, The elastic properties of the arterial wall; Journal of physiology, III, 1880—82, p. 125. — I. MOENS (cit. S. 53).

S. 72. N. Gréhant et Ch. Quinquaud, Mesure de la pression nécessaire pour déterminer la rupture des vasseaux sanguins; Journal de l'anatomie et de la physiologie, 1885, p. 287. — A. Polotebnow, Sclerose des arteriellen Systems, als Ursache des secundären Herzleidens; Botkin's, Archiv, Bd. I, St.-Petersburg 1869, S. 1; — Berl. klin. Wochenschrift, 1868, Nr. 35, S. 361. — O. Israel, Ueber erworbene Störungen in den Elasticitätsverhältnissen der grossen Gefässe; Virchow's Archiv, Bd. 103, 1886, S. 461. — R. Thoma (s. unten S. 75). — N. Kaefer, Zur Methodik der Elasticitätsmessungen an der Gefässwand; In.-Diss., Dorpat 1891. — R. Thoma u. N. Kaefer, Ueber die Elasticität gesunder und kranker Arterien; Virchow's Archiv, Bd. 116, 1889, S. 1. — Luck (cit. S. 71). — Lobstein, Traité d'anatomie pathologique, t. 2, p. 549; Paris 1833. — Marchand, Endarteriitis; A. Eulenburg's Real-Encyklopädie der gesammten Heilkunde, 1880, IV. Bd., S. 545. Vgl. ferner Birch-Hirschfeld, Endarteriitis; Encyklopädische Jahrbücher der gesammten Heilkunde, herausgeg. von A. Eulenburg, I. Jahrg., Wien u. Leipzig 1891, S. 232. — A. Silbermann, Die diffuse Sclerose der Aorta nebst Bemerkungen über das Tractionsaneurysma der Kinder; In.-Diss., Dorpat 1891.

S. 73. E. Mehnert, Ueber die topographische Verbreitung der Arteriosclerose etc.; In.-Diss., Dorpat 1883. — Bamberger (cit S. 39). — Ducheck, Handbuch der speciellen Pathologie und Therapie, Bd. I, 1862. — Harvey, Opera omnia a Colleg. med. Lond. edit., p. 607. — Joung; Lobstein (cit. S. 72). — Vgl. die Literaturangaben bei A. Polotebnow (cit. S. 72). — Demange (cit. S. 60). Kadian, Die Bevölkerung der St.-Petersburger städtischen Armenhäuser; St.-Petersburg 1890 (russisch). — Heubner, Die luetische Erkrankung der Hirnarterien; Leipzig 1874. — Friedländer, Ueber Arteriitis obliterans; Centralblatt f. d. med. Wiss., 1876, Nr. 4, S. 65. — N. Ippa, Zur Frage über die Veränderungen der Arterien bei der Schwindsucht; Diss., St.-Petersburg 1889 (russisch).

S. 74. A. Polotebnow (cit. S. 72). — R. Hiller, Ueber die Elasticität der Aorta; Diss., Halle 1884. — O. Israel (cit. S. 72).

S. 75. R. Thoma (cit. S. 72). Vgl. ausserdem: Ueber die Abhängigkeit der Bindewebsneubildung in der Arterienintima von den mechanischen Bedingungen des Blutumlaufes; Virchow's Archiv, Bd. 93, 1883, S. 443; *ibidem*, Bd. 95, 1884, S. 294; *ibidem*, Bd. 104, 1886, S. 209, 401; *ibidem*, Bd. 105, 1886, S. 1, S. 197; *ibidem*, Bd. 106, 1886, S. 421; — Untersuchungen über Aneurysmen; *ibidem*, Bd. 111, 1888, S. 76; *ibidem*, Bd. 113, 1888, S. 505; — Ueber die compensatorische Endarteriitis; *ibidem*, Bd. 112, 1888, S. 10; — Ueber einige senile Veränderungen des menschlichen Körpers und ihre Beziehungen zur Schrumpfniere und Herzhypertrophie; Leipzig 1884; — Ueber Gefäss- und Bindewebsneubildung in der Arterienwand; Ziegler's Beiträge, Bd. X, S. 433. — N. Kaefer (cit. S. 72). — Luck (cit. S. 71).

S. 76. R. Thoma (cit. S. 75). — S. W. Lewaschew, Experimentelle Untersuchungen über die Bedeutung des Nervensystems bei Gefässerkrankungen; Virchow's Archiv, Bd. XCII, 1883, S. 152; — Wöchentliche klin. Zeitung, 1883, Nr. 3 u. ff. (russisch). — Zur Lehre von den trophischen Nerven; Centralbl. f. d. med. Wissensch., 1883, Nr. 12, S. 193. — Zur Frage über den Einfluss der Blutdrucksteigerungen auf die Elasticität der Gefässwand und über deren Bedeutung für die Aetiologie der aneurysmatischen Gefässerweiterungen; Wöchentliche klin. Zeitung, 1884, Nr. 5, S. 74 (russisch); Zeitschrift f. klin. Medicin, Bd. IX, 1885. — Huchard (cit. S. 5).

S. 77. Kadian (cit. S. 73), S. 69. — Haushalter, Recherches sur le coeur sénile; Nancy 1886. — Köster, Ueber Entstehung der spontanen Aneurysmen und die chronische Mesarteriitis; Sitzungsber. d. niederrhein. Gesellsch. f. Natur- u. Heilkunde zu Bonn, v. 19. Januar 1875. — E. Mehnert (cit. S. 73). — J. M. Charcot et Ch. Bouchard, Nouvelles recherches sur la pathogénie de l'émorrhagie cérébrale; Arch. de physiologie, I, 1868.

S. 78. Quincke, Die Gefässkrankheiten; Ziemssen's Handbuch, Bd. VI; russische Uebersetzung von Friedberg, unter Red. von W. S. Laschkewitsch; St.-Petersburg 1881. — Sack, Ueber Phlebosclerose und ihre Beziehungen zur Arteriosclerose; In.-Diss., Dorpat 1887. — E. Mehnert (cit. S. 73). — Vgl. ferner S. Pokrowsky, Ueber die Veränderungen der Venenwände bei Arteriosclerose; Diss.; St.-Petersburg 1890 (russisch); — W. Braune, Beiträge zur Kenntniss der Venenelasticität; Beiträge zur Anatomie und Physiologie von Schülern Ludwig's bei dessen Jubiläum überreicht; Leipzig 1875, S. 1. — S. Mayer, Studien zur Histologie und Physiologie des Blutgefässsystems; Sitzungsberichte der Wiener Academie, Bd. XCIII, III. Abth., 1886; S. 45. — Durdufi, Influence du système nerveux sur la production de l'oedème; Archives slaves de biologie, 1887, t. III, p. 346. — E. P. Mall, Die motorischen Nerven der Portalvene; Archiv von Du Bois-Reymond, 1890, Suppl., S. 57.

S. 79. G. Smirnow, Beitrag zur Physiologie der vasomotorischen Centren des Rückenmarks; Centralblatt f. d. med. Wissensch., 1886, Nr. 9, S. 145. — W. Roschansky, Ueber das Vorhandensein reflectorischer Vasomotorencentra in den Ganglien des sympathischen Nervensystems; Centralbl. f. d. med. Wissenschaft, 1889, Nr. 10, S. 162; — Zur Lehre von den Beziehungen des Rückenmarks und der sympathischen Ganglien zum Gefässsystem; Kazan 1889 (russisch). — V. Aducco, Recherches sur la fonction vaso-motrice de la moëlle épinière; Arch. ital. de biologie, XIV, 1890, p. 373. — C. Ludwig; L. Landois; vgl. L. Landois (cit. S. 10), S. 815. — Vgl. auch Severini; v. Recklinghausen, Handbuch der allgemeinen Pathologie des Kreislaufs und der Ernährung (Deutsche Chirurgie, herausgegeben von Billroth u. Luecke, Lief. 2 u. 3), Stuttgart 1883, S. 10. — A. Eulenburg u. L. Landois; vgl. L. Landois (cit. S. 10), S. 837. — P. Heger, Einige Versuche über die Empfindlichkeit der Gefässe; Beiträge zur Physiologie, C. Ludwig gewidmet; Leipzig 1887, S. 193. — R. Thoma, Bemerkung über die Vater-Pacini'schen Körperchen der Gefässwand; Virchow's Archiv, Bd. CXVI, 1889, S. 542.

S. 80. K. Slavjansky, Ueber die Abhängigkeit der mittleren Strömung des Blutes von dem Erregungsgrade der sympathischen Gefässnerven; Arbeiten aus der physiol. Anstalt zu Leipzig, VIII. Jahrgang: 1873, Leipzig 1874, S. 251. — A. Waller, Die Spannung in den Vorhöfen des Herzens während der Reizung des Halsmarkes; Archiv von Du Bois-Reymond, 1878, S. 525. — M. M. Mannasseina, Ueber eine vergessene Beobachtung von Wardrop; Wöchentl. klin. Zeitung, 1882, Nr. 13, S. 193 (russisch). — G. Fano, Sui movimenti riflessi dei vasi sangnigni nell' uomo; Genova 1885; Ref. in Jahresberichten von Hofmann u. Schwalbe, Bd. XIV, Literatur 1885, 2. Abth., S. 60. — Maragliano u. Lusona, Sur les réflexes vasculaires cutanés dans la fièvre; Arch. ital. de biologie, XI, 1889, p. 246. — J. Nawalichin, Ueber die Wirkung des verminderten Blutzuflusses zum Gehirn auf den Blutstrom im Aortensystem; Centralblatt f. d. med. Wissensch., 1870, Nr. 31, S. 483. Vgl. ferner S. Mayer, Studien zur Physiologie des Herzens und der Blutgefässe; 4. Abhandlung: Ueber die Veränderungen des arteriellen Blutdruckes nach Verschluss sämmtlicher Hirnarterien; Sitzungsberichte der Wiener Akademie, mathem.-nat. Cl., III. Abth., 1876, Bd. LXXIII, S. 85. — R. Richter, Die Wirkung des amerikanischen Pfeilgiftes und der künstlichen Respiration bei Strychnin-Vergiftung; Zeitschrift f. rat. Medicin, (3) XVIII, 1863, S. 76. — S. Mayer, Studien zur Physiologie des Herzens und der Blutgefässe; 1. Abhandlung: Ueber die Einwirkung des Strychnin auf das vasomotorische Nervencentrum; Sitzungsberichte der Wiener Akad., math.-phys. Cl., Bd. LXIV, II. Abth., 1871, S. 657. — B. Surminsky, Ueber die Wirkungsweise des Nicotin und Atropin auf das Gefässnervensystem; Zeitschrift f. rat. Medicin, (3) XXXVI, 1869, S. 205. — A. v. Bezold u. E. Götz, Ueber einige physiologische Wirkungen des Calabar-Giftes; Centralblatt f. d. med. Wissensch., 1867, Nr. 16, S. 241.

S. 81. Cyon u. Ludwig, Die Reflexe eines der sensiblen Nerven des Herzens auf die motorischen der Blutgefässe; Berichte über die Verhandl. d. k. sächs. Gesellsch. der Wissensch., math.-phys. Cl., XVIII. Bd., 1866, S. 307. Vgl. ferner N. Cybulski u. W. Wartanow, Ueber die Beziehungen zwischen dem N. depressor und dem N. vagus; Wöchentl. klin. Zeitung, 1883, Nr. 4 (russisch). — Chr. Lovén, Ueber die Erweiterung von Arterien in Folge einer Nervenerregung; Berichte über die Verhandl. d. k. sächs. Gesellsch. d. Wissensch., math.-phys. Cl., XVIII. Bd., 1866, S. 85. — R. Dastre et J. P. Morat, Les nerfs vaso-dilatateurs de l'oreille externe; Arch. de physiologie norm. et pathol., 1882, II, p. 326. — O. Naumann, Untersuchungen über die physiologischen Wirkungen der Hautreizmittel (Epiplastica); Prager Vierteljahrschrift, 1863, 20. Jahrgang, Bd. I, S. 1; — Zur Lehre von den Reflexreizen und deren Wirkung; Pflüger's Archiv, Bd. V, 1872, S. 196. — C. Ludwig, Lehrbuch der Physiologie, 2. Aufl., II. Bd., 1861, S. 122. — A. Fick (cit. S. 9). — K. Hürthle, Beiträge zur Hämodynamik; Pflüger's Archiv, Bd. XLIII, 1888, S. 399, S. 428; — Pflüger's Archiv, Bd. XLVII, 1890, S. 1; — Pflüger's Archiv, Bd. XLIX, 1891, S. 29. — J. E. Johansson, Die Reizung der Vasomotoren nach der Lähmung der cerebrospinalen Herznerven; Archiv von Du Bois-Reymond, 1891, S. 103. — v. Basch (cit. S. 20). — Potain (cit. S. 20); — Faits nouveaux relatifs à la détermination expérimentale de la valeur du sphygmomanomètre; Archives de physiologie norm. et pathol., 1890, p. 681. — v. Maximowitsch u. Rieder, Untersuchungen über die durch Muskelarbeit und Flüssigkeitsaufnahme bedingten Blutdruckschwankungen; Deutsches Archiv f. klin. Medicin, Bd. XLVI, 1890, S. 329. — E. Albert, Einige kymographische Messungen am Menschen; Jahrb. der Gesellsch. d. Aerzte in Wien 1883, S. 249.

S. 82. C. Ludwig; vgl. S. M. Lukjanow, Wärmelieferung und Arbeitskraft des blutleeren Säugethiermuskels; Archiv von Du Bois-Reymond, 1886, Suppl., S. 117.

S. 83. H. Fischer, Ueber den Shok; Volkmann's Sammlung klin. Vorträge, 1870, Nr. 10. Vgl. ferner H. Roger, Les phénomènes inhibitoires du choc nerveux; Comptes rendus, t. CXV, No. 15, 1892, p. 491. — A. Spanbock (cit. S. 12). — E. Du Bois-Reymond, Zur Kenntniss der Hemikrania; Archiv f. Anat. u. Physiol., 1860, S. 461.

S. 84. Möllendorff, Ueber Hemikranie; Virchow's Archiv, Bd. XLI, 1867, S. 385. — Eulenburg u. Guttmann, Die Pathologie des Sympathicus; Berlin 1873. — H. Köbner, Zur Streitfrage über die Existenz eines Pemphigus acutus; Archiv f. Dermatologie und Syphilis, 1869, S. 209. — A. Vulpian, Leçons sur l'appareil vaso-moteur; Paris 1875. — Bradford and Dean, On the innervation of the pulmonary vessels; Proceed. of the physiol. soc., 1889; Journal of physiol., X.,

1889, p. 1. — The innervation of the pulmonary vessels; Collected papers from the physiol. labor. Univers. Coll., London 1889; Proceed. of the Roy. Soc., XLV, p. 369. — PH. KNOLL, Ueber Wechselbeziehungen zwischen dem grossen und kleinen Kreislaufe; Sitzungsberichte d. Wiener Akademie, mathemat.-naturw. Cl., III. Abth., 1890, Bd. XCIX, S. 5. — Vgl. auch v. OPENCHOWSKI, Ueber die Druckverhältnisse im kleinen Kreislaufe; PFLÜGER'S Archiv, Bd. XXVII, 1882, S. 233.

Sechste Vorlesung.

S. 85. P. MIESCHER-RÜSCH, Ueber das Leben des Rheinlachses im Süsswasser; 1. Abhandlung: Die Milz des Rheinlachses und ihre Veränderungen; Archiv von DU BOIS-REYMOND, HIS u. W. BRAUNE, anat. Abth.; 1881, S. 193. — A. LANDERER, Die Gewebsspannung in ihrem Einfluss auf die örtliche Blut- und Lymphbewegung; Leipzig 1884. — J. RANKE, Die Blutvertheilung und der Thätigkeitswechsel der Organe; Leipzig 1871, S. 80.

S. 86. AL. LEONARD, Der Einfluss der Jahreszeit auf die Leberzellen von Rana temporaria; Archiv von DU BOIS-REYMOND, 1887, Suppl. S. 28. — BURDON SANDERSON, M. FOSTER u. L. BRUNTON, Practischer Cursus der Physiologie; russische Uebers. von D. FRIEDBERG unter Red. von O. KOWALEWSKY, J. SETSCHENOW, W. u. A. DANILEWSKY, N. WWEDENSKY u. W. MICHAILOW; St.-Petersburg 1886; Bd. I, S. 89. — CH. S. ROY, The physiology and pathology of the spleen; first communication; Journal of physiology, III, 1880—82, p. 203. Vgl. ferner J. COHNHEIM u. CH. S. ROY, Untersuchungen über die Circulation in den Nieren; VIRCHOW'S Archiv, 1883, Bd. 92, S. 424.

S. 87. C. LUDWIG u. J. P. SCZELKOW, Zur Lehre vom Gasumtausch in verschiedenen Organen; Sitzungsberichte der Wiener Academie, math.-naturw. Cl., 1862, II. Abth., Bd. XLV, S. 171. — W. SADLER, Ueber den Blutstrom in den ruhenden, verkürzten und ermüdeten Muskeln des lebenden Thieres; Arbeiten aus der physiolog. Anstalt zu Leipzig, 4. Jahrgang, 1869, S. 77.

S. 88. v. DUSCH (cit. S. 3), S. 122. — S. TALMA, Ueber collaterale Circulation; PFLÜGER'S Archiv, Bd. XXIII, 1880, S. 231.

S. 89. A. W. VOLKMANN (cit. S. 3), Cap. XV., S. 461. — J. COHNHEIM, Allgemeine Pathologie, Bd. I, St.-Petersburg 1878; russische Uebersetzung von J. P. IWANOFF, S. 92. — A. STEFANI, Della influenza del sistema nervoso sulla circolazione collaterale; Lo Sperimentale, 1886, t. 58, p. 225; — Accad. d. Ferrara, 1887. — Vgl. ferner E. CAVAZZANI, Sur la genèse de la circulation collatérale; Arch. ital. de biologie, XVI, 1892, 1, p. 1. — H. NOTHNAGEL, Ueber Anpassungen und Ausgleichungen bei pathologischen Zuständen; 3. Abhandlung: Die Entstehung des Collateralkreislaufes; Zeitschrift f. klin. Medicin, XV, 1888, S. 42. — Vgl. ausserdem S. SAMUEL, Der Einfluss der Nerven auf Vollendung des Collateralkreislaufes; Centralblatt f. d. med. Wissensch., 1869, Nr. 25, S. 385. — A. W. VOLKMANN (cit. S. 3), Cap. III, S. 54.

S. 91. JUNOD, Revue méd., Paris 1834, septembre; Gaz. méd. de Paris 1838 et 1842; vgl. UHLE u. WAGNER (cit. S. 4), p. 245. — A. HAUER, Ueber die Kreislaufsveränderungen bei örtlicher Verminderung des Luftdruckes; Prager med. Wochenschr., 1890, Nr. 8, S. 87. — SCHERESCHEWSKY, noch nicht publicirte Untersuchungen. — Vgl. ferner K. E. WAGNER, Ueber die Veränderungen des intraperitonealen Druckes unter verschiedenen Bedingungen; Der Arzt, 1888,

Nr. 12, S. 223 (russisch); — A. W. Reprew, Ueber den intraperitonealen Druck; Der Arzt, 1890, Nr. 18, S. 405 (russisch).

S. 92. Cl. Bernard, Leçons sur la chaleur animale; Paris 1876. Vgl. ferner Comptes rendus de la Société de biologie, 1851, p. 163; Compt. rend., 1852, t. XXXIV, S. 472; Gaz. méd. de Paris, 1852, p. 75 et p. 256; Recherches experim. sur le grand sympathique etc., Paris 1854; Comptes rendus, 1853, t. XXXVI, p. 414 et p. 632; Gazette méd. de Paris, 1853, p. 71; Leçons sur la physiologie et la pathologie du système nerveux, Paris 1858, t. II, p. 469; Comptes rendus, 1862, t. LV, p. 228 et 381; Journal de la physiologie, 1862, t. V, p. 383 (vgl. Funke-Grünhagen, Lehrbuch der Physiologie, Leipzig 1876, II. Bd., 1. Hälfte, p. 730). — R. Dastre et J. P. Morat, Bulletin de la Soc. de biologie, 1878. — Weir Mitchell, Morehouse and Keen, Gunshot wounds and other injuries of nerves; Philadelphia 1864. — Hutchinson, Lond. Hosp. reports, 1866, III, 363. — Ogle, Med.-chirurg. Transactions, 1858, XLI, 398 u. 1869, LII, 151. — (Horner u.) Nicati, La paralysie du nerf sympath. cerv., Diss., Zürich 1873. — v. Recklinghausen (cit. S. 79), S. 12—13; vgl. auch den bibliographischen Index, p. XVI. — Weir Mitchell; vgl. auch H. Hallopeau, Traité élémentaire de pathologie générale, Paris 1887, p. 303. — H. Senator; Münchener med. Wochenschrift, 1892, Nr. 45, S. 800. — Earle, Med.-chirurg. Transactions, II, 217; III, 90; VII, 173. — Dieffenbach; vgl. Romberg, Lehrbuch der Nervenkrankheiten, 1846.

S. 93. R. Neuhauss, Nachweis der Typhusbacillen am Lebenden; Berl. klin. Wochenschrift, 1886, Nr. 6, S. 89. — Weitere Untersuchungen über den Bacillus des Abdominaltyphus; *ibidem*, Nr. 24, S. 379. — Vgl. übrigens die Anmerkungen des Referenten im Baumgarten's Jahresberichte, II. Jahrgang, 1886; Braunschweig 1887, S. 176. — R. Virchow; vgl. Uhle u. Wagner (cit. S. 4), S. 249.

S. 94. Zeile 19. Vgl. L. Landois (cit. S. 10), S. 120. — S. Stricker, Ein Beitrag zu der Lehre von der activen Hyperämie; Wiener klin. Wochenschrift, 1888, Nr. 6, S. 137. — Poiseuille; vgl. L. Landois (*l. c.*), S. 121; — C. Ludwig (cit. S. 81), Bd. II, S. 57.

S. 95. W. P. Labutz, Zur Frage über die Veränderungen des Lymphstromes und der Bluttranspiration im Entzündungsheerde; Diss., St.-Petersburg 1889 (russisch). Vgl. hierselbst einige Angaben über den Flüssigkeitsstrom in Capillarröhren (Poiseuille, Graham, Hagenbach u. A.). — W. W. Paschutin (cit. S. 14), I. Th. S. 388; — Ueber die Absonderung der Lymphe im Arme des Hundes; Arbeiten aus der physiologischen Anstalt zu Leipzig, siebenter Jahrgang: 1872; Leipzig 1873, S. 197. — H. Emminghaus, Ueber die Abhängigkeit der Lymphabsonderung vom Blutstrom; Arbeiten aus der physiologischen Anstalt zu Leipzig, achter Jahrgang: 1873; Leipzig 1874, S. 51. — Jankowski, Ueber die Bedeutung der Gefässnerven für die Entstehung des Oedems; Virchow's Archiv, Bd. 93, 1883, S. 259.

S. 96. Jankowski (cit. S. 95). — E. Brücke; vgl. Uhle u. Wagner (cit. S. 4), S. 739; — W. W. Paschutin (cit. S. 14), II. Theil, S. 768. — N. A. Rogowicz, Beiträge zur Kenntniss der Lymphbildung; Pflüger's Archiv, Bd. XXXVI, 1885, S. 252. — W. W. Paschutin, Ueber die Absonderung etc. (cit. S. 95). — H. Emminghaus (cit. S. 95). — A. Ostroumoff, Versuche über die Hemmungsnerven der Hautgefässe; Pflüger's Archiv, Bd. XII, 1876, S. 219.

S. 97. N. A. Rogowicz (cit. S. 96). — W. W. Paschutin, Ueber die Absonderung etc. (cit. S. 95). — Pekelharing et Mensonides, L'influence de l'hyperémie sur le courant lymphatique; Arch. néerland. d. sciences exactes et natur., XXI, S. 69, 1886. — R. PENZO, Ueber den Einfluss der Temperatur auf die Regeneration der Zellen mit besonderer Rücksicht auf die Heilung von Wunden; Gazzetta med. di Torino, 1891, anno XLII, fasc. II, S. 242; Ref. im Centralblatte f. allgem. Pathologie u. patholog. Anatomie, 1891, II. Bd., Nr. 12, S. 521. — JAKIMOWITSCH, Zur Lehre von der Karyokinese; Bote der öffentlichen Hygiene etc., 1891, August (russisch). — Vgl. ferner GERASSIMOFF; Ref. in Naturwissensch. Rundschau, 1892, Nr. 40, S. 514. — S. SAMUEL, Das Gewebswachsthum bei Störungen der Blutcirculation; VIRCHOW's Archiv, Bd. CVIII. 1887, S. 1. Vgl. S. M. LUKJANOW, Grundzüge einer allgemeinen Pathologie der Zelle; Leipzig 1891; S. 56.

S. 98. S. SAMUEL (cit. S. 97). — NOTHNAGEL, Anaemie, Hyperaemie, Haemorrhagie, Thrombose und Embolie des Gehirns; v. ZIEMSSEN's Handbuch, Bd. XI, Th. 1; russische Uebersetzung von K. G. TRITSCHEL, Kiew 1877. — Zeile 31. Ueber die periodischen Erytheme vgl. v. RECKLINGHAUSEN (cit. S. 79), S. 19.

Siebente Vorlesung.

S. 99. L. RANVIER, Traité technique d'histologie; 2-ème éd., Paris 1889. — S. ARLOING, Cours élémentaire d'anatomie générale, Paris 1890.

S. 100. JACOBSON; vgl. L. LANDOIS (cit. S. 10), S. 169. — C. HANOT, Etude sur une forme de cirrhose hypertrophique du foie; thèse de Paris 1876. — J. M. CHARCOT, Vorlesungen über die Krankheiten der Leber, der Gallengänge und der Nieren; russische Uebers. von W. DEWLESERSKY; St.-Petersburg 1879. — Zeile 28. Ueber die *Vv. haemorrhoidales int.* vgl. J. HENLE (cit. S. 28), S. 382.

S. 101. J. HENLE (cit. S. 28), S. 389. — BRINTON, Gaz. méd., 1857, Nr. 21. — W. BRAUNE; vgl. E. EICHWALD (cit. S. 58), S. 19—20. — S. SAMUEL, Lehrbuch der allgemeinen Pathologie etc.; russische Uebersetzung von W. DEWLESERSKY; St.-Petersburg 1879, S. 117. — v. RECKLINGHAUSEN (cit. S. 79), S. 31.

S. 102. ANDRAL, Grundriss der pathol. Anatomie, übers. von BECKER, 1832, I, S. 32 (Précis d'anatomie pathologique, 1829).

S. 103. H. MAAS, Die Circulation der unteren Extremität; Deutsche Zeitschrift f. Chirurgie, 1882, XVII. Bd., S. 197. — BRESCHET; vgl. J. HENLE (cit. S. 28), S. 228.

S. 104. S. SAMUEL (cit. S. 101), S. 118. — JANKOWSKI (cit. 95), S. 277. — J. COHNHEIM, Ueber venöse Stauung; VIRCHOW's Archiv, 1867, Bd. XLI, S. 220. Aeltere Literatur s. bei v. RECKLINGHAUSEN (cit. S. 79), S. 31.

S. 105. N. SOKOLOW, Beiträge zur pathologischen Histologie der Hyperämie der Milz; Diss., St.-Petersburg 1888 (russisch). — N. W. USKOFF, Zur Frage über die Communication des Blutgefässsystems mit den Wurzeln des Lymphsystems bei den Erscheinungen der Stase; Diss., St.-Petersburg 1877 (russisch). — Vgl. ferner A. KOLOSSOW, Ueber die Structur des pleuroperitonealen und des Gefäss-Epithels (Endothel); Moskau 1892 (russisch). — F. TH. FRERICHS, Klinik der Leberkrankheiten; Bd. II, S. 372, Braunschweig 1861. — A. LANDERER (cit. S. 85), S. 56.

S. 106. E. RINDFLEISCH, Lehrbuch der pathologischen Gewebelehre mit Einschluss der pathologischen Anatomie; 6. Aufl., Leipzig 1886, S. 108. — E. EICHWALD (cit. S. 58), S. 41. — F. TH. FRERICHS (cit. S. 105), S. 373. — v. BASCH, Klinische und experimentelle Studien, I. Bd., Berlin 1891; vgl. ganz vorzüglich die Abhandlung: Ueber Lungenschwellung und Lungenstarrheit, *l. c.*, S. 171. —

Zeile 22. Was die Anastomosen der Venen anbetrifft, vgl. u. A. KORETZKY; Der Arzt, 1887, Nr. 5, S. 123 (russisch). — R. VIRCHOW, Oertliche Störungen des Kreislaufes; Handbuch der speciellen Pathologie und Therapie, red. v. R. VIRCHOW, Bd. I, Erlangen 1854; S. 122.

S. 107. ESMARCH; vgl. die Handbücher der operativen Chirurgie. — H. HALLOPEAU, Sur deux fait d'oblitération artérielle; Comptes rendus de la Soc. de biologie, 1869. — BROWN-SÉQUARD, Leçons sur le diagnostic et le traitement des principales formes de paralysies des membres inférieurs; trad. franç., Paris 1864; Philad. m. Exam., 1852. — M. RAYNAUD, De l'asphyxie locale et de la gangrène symétrique des extrémités; thèse de Paris, 1862. — Nouvelles recherches sur la nature et le traitement de l'asphyxie locale des extrémités; Arch. génér. de médicine, 1874, 6-ème série, t. XXIII, p. 1. — NOTHNAGEL, Zur Lehre von den vasomotorischen Neurosen; Deutsches Archiv f. klin. Medicin, 1866, Bd. II, S. 173.

S. 108. BOECK, Intoxicationen mit pflanzlichen Giften; ZIEMSSEN's Handbuch, Bd. XV; russische Uebers. von FRIEDBERG, Charkow 1880. — BROWN-SÉQUARD (cit. S. 107). S. 24. Vgl. auch A. VULPIAN (cit. S. 84), t. II, S. 49. — GULL, Guy's Hosp. Reports, 1862. — LEYDEN, Klinik der Rückenmarkskrankheiten, 1875, II, S. 222; — Ueber Reflexlähmungen; VOLKMANN's Sammlung klin. Vorträge, 1870, Nr. 2. — LAVERAN, v. RECKLINGHAUSEN; vgl. v. RECKLINGHAUSEN (cit. S. 79), S. 44. — LEWISSON, Ueber Hemmung der Thätigkeit der motorischen Nervencentra durch Reizung sensibler Nerven; Archiv f. Anatomie u. Physiologie, 1869, S. 255. — R. HEIDENHAIN u. N. BUBNOFF, Ueber Erregungs- und Hemmungsvorgänge innerhalb der motorischen Hirncentren; PFLÜGER's Archiv, Bd. XXVI, 1881, S. 137. — BROWN-SÉQUARD, Champ d'action de l'inhibition en physiologie, en pathogénie et en thérapeutique; Archives de physiologie norm. et pathol., 1889, No. 1—2, p. 1. — W. DÖRING, Ueber den localen Einfluss der Kälte und Wärme auf Haut und Schleimhäute; In.-Diss., Königsberg 1889. Vgl. übrigens A. CHORVATH, Zur Kälteanästhesie; Centralblatt f. d. med. Wissensch., 1873, Nr. 14, S. 209.

S. 109. S. STRICKER, Untersuchungen über die Contractilität der Capillaren; Med. Jahrbücher, Jahrgang 1878; Wien 1878; S. 1.

S. 110. JACCOUD, Handbuch der inneren Pathologie; russische Uebers. von M. M. MANASSEINA; Bd. I, St.-Petersburg 1878, S. 181. — M. SMITH, Die Wärme des erregten Säugethiermuskels; Archiv von DU BOIS-REYMOND, 1884, S. 261. — Vgl. ferner S. M. LUKJANOW (cit. S. 32). — H. NASSE, Zwei Abhandlungen über Lymphbildung; academ. Gelegenheitsschriften; Marburg 1872. — N. A. ROGOWICZ (cit. S. 96). — E. PFLÜGER, Beiträge zur Lehre von der Respiration; über die physiologische Verbrennung in den lebendigen Organismen; PFLÜGER's Archiv, Bd. X, 1875, S. 251. — H. AUBERT, Ueber den Einfluss der Temperatur auf die Kohlensäureausscheidung und die Lebensthätigkeit der Frösche in sauerstoffloser Luft; PFLÜGER's Archiv, Bd. XXVI, 1881, S. 293.

S. 111. O. ISRAEL, Die anämische Nekrose der Nierenepithelien; VIRCHOW's Archiv, Bd. CXXIII, 1891, S. 310. — R. ALTMANN, Die Elementarorganismen und ihre Beziehungen zu den Zellen; Leipzig 1890. — A. KUSSMAUL u. A. TENNER, Untersuchungen über Ursprung und Wesen der fallsuchtartigen Zuckungen bei der Verblutung; MOLESCHOTT's Untersuchungen zur Naturlehre, 1857, Bd. III, S. 1. — Vgl. auch SCHULTZ, St.-Petersburger med. Zeitschrift, 1870, I, H. 64, und NOTHNAGEL, Deutsches Archiv f. klin. Med., 1866, II, S. 173. — STENSON;

vgl. L. LANDOIS (cit. S. 10), S. 584. — WEIL, Der STENSON'sche Versuch; Diss., 1873, Strassburg. — C.-H.-H. SPRONCK, Contribution à l'étude expérim. des lésions de la moelle épinière déterminées par l'anémie passagère de cet organe; Archives de physiol. norm. et pathol., 1888, 4-ème série, t. I, p. 1. — W. PEKÖR, Ueber die pathologisch-anatomischen Veränderungen der Gehirnelemente in Abhängigkeit von künstlich erzeugter Blutarmuth; Diss., St.-Petersburg, 1887. — H. TAPPEINER, Ueber den Zustand des Blutstromes nach Unterbindung der Pfortader; Arbeiten aus der physiologischen Anstalt zu Leipzig; siebenter Jahrgang: 1872; Leipzig 1873; S. 11.

S. 112. H. KRONECKER [u. GAUTIER], Ueber den Tonus des Pfortadersystems; Tagebl. d. 62. Vers. deutscher Naturforscher u. Aerzte in Heidelberg, 1889, S. 311. — G. SAVIOTTI, Untersuchungen über die Veränderungen der Blutgefässe bei der Entzündung; VIRCHOW's Archiv, Bd. L, 1870, S. 592. — Zeile 19. Vgl. S. M. LUKJANOW, Zur Frage über die functionellen Störungen etc. (cit. S. 2), S. 172.

S. 113. J. COHNHEIM, Vorlesungen über allgemeine Pathologie; Berlin 1880; II. Bd., S. 351. — v. RECKLINGHAUSEN (cit. S. 79), S. 40. — Zeile 24. Vgl. A. MOSSO, L'irritazione del cervello per anaemia; Ricerche speriment. fatte nel labor. fisiol. di Firenze; — Sull' irritazione chimica dei nervi cardiali etc.; Ref. in den Jahresberichten von HOFMANN u. SCHWALBE, I. Bd , Literatur 1872; Leipzig 1873, S. 534.

S. 114. H. BAUM, Die Arterienanastomosen des Hundes und die Bedeutung der Collateralen für den thierischen Organismus; Deutsche Zeitschrift f. Thiermedicin, Bd. XIV, 1888—1889, S. 273. — PELECHIN, Studien über den Einfluss der entfernten Unterbindung von Hauptarterienstämmen auf die entsprechende Capillar- und Venencirculation; VIRCHOW's Archiv, Bd. XLV, 1869, S. 417. — A. PETRONE, Experimentaluntersuchungen über den directen Verschluss der Venen bei Unterbindung der gleichnamigen Arterie; Bolletino mensile della Academia Gioenia di Scienze naturali in Catania, anno 1890, fasc. XIV, p. 13; Ref. im Centralbl. f. allg. Pathologie und pathol. Anatomie, 1891, II. Bd., Nr. 10, S. 425. — Vgl. ferner v. RECKLINGHAUSEN (cit. S. 79), S. 47, S. 49. — BROCA, Des anévrysmes et de leur traitement; Paris 1856. — BROWN-SÉQUARD (cit. S. 107).

Achte Vorlesung.

S. 115. R. VIRCHOW, Oertliche Störungen etc. (cit. S. 106), S. 156. — Phlogose und Thrombose im Gefässystem; Gesammelte Abhandlungen, 2. Aufl., Berlin 1862, S. 458. — VOLCHER COITER, MARCUS AURELIUS SEVERINUS; vgl. R. VIRCHOW, Oertliche Störungen etc., *l. c.*, S. 157. — Die neueren Literaturangaben vgl. bei E. ZIEGLER, Lehrbuch der allgem. und spec. pathologischen Anatomie, 7. Aufl., Jena 1892, I. Bd., S. 80, 81, 85; — s. ferner TIEDEMANN, Verengung und Schliessung der Pulsadern in Krankheiten; 1843, Heidelberg u. Leipzig. — J. CRUVEILHIER, Recherches sur le siège immédiat de l'inflammation; Nouv. biblioth. méd., 1826, t. IV, p. 1. — Traité d'anatomie patholog. générale; Paris 1852, t. II.

S. 116. PIORRY; vgl. R. VIRCHOW, Oertliche Störungen etc. (cit. S. 106), S. 157—158. — R. VIRCHOW, *l. c.* — LAËNNEE, BOUCHUT; vgl. R. VIRCHOW, *l. c.*, S. 158. — Zeile 26. R. VIRCHOW, *l. c.*, S. 158. — UHLE u. WAGNER (cit. S. 4), S. 274. — S. SAMUEL (cit. S. 101), S. 122.

S. 117. QUINCKE (cit. S. 78), S. 152. — J. HUNTER, Observations on the inflammation of the internal coats of veins; Transactions of a Soc. f. the improvement of med. and chir. knowledge; London 1793, v. I, p. 18. — v. Recklinghausen (cit. S. 79), S. 126. — Magendie, Carswell, Cruveilhier; vgl. R. Virchow, Oertliche Störungen etc. (cit. S. 106), S. 165.

S. 118. Moore, Lancet, april 1864, I; Ref. in Schmidt's Jahrbüchern, 125, S. 260. — G. Baccelli, Sur une méthode opératoire applicable au traitement des anévrysmes de l'aorte; Bulletin de l'Acad. de Médecine, 1878, No. 2. — The British med. Journal, June 20 1885, p. 1256. — A. Köhler, Ueber Thrombose und Transfusion; Diss., Dorpat 1877. — B. Naunyn, Untersuchungen über Blutgerinnung im lebenden Thiere und ihre Folgen; Archiv f. experim. Pathol. und Pharmakologie, Bd. I, 1873, S. 1. — A. Högyes, Zur Wirkung des zersetzten Blutes auf den thierischen Organismus; Centralbl. f. d. med. Wissensch., 1873, Nr. 30, S. 469. — J. Davy, Gulliver; vgl. R. Virchow, Oertliche Störungen etc. (cit. S. 106), S. 163. — E. Ziegler (cit. S. 115), S. 75 u. ff.

S. 119. Perls-Neelsen, Lehrbuch der allgemeinen Pathologie; Stuttgart 1886; S. 49. — M. Löwit, Ueber die Präexistenz der Blutplättchen; Centralbl. f. allg. Pathol. u. pathol. Anatomie, 1891, Bd. II, Nr. 25, S. 1058. — L. Landois (cit. S. 10), S. 35.

S. 121. E. Brücke, Ueber die Ursache der Gerinnung des Blutes; Virchow's Archiv, Bd. XII, 1857, S. 81. — Von den neueren Arbeiten erscheint besonders interessant diejenige von L. Lilienfeld, Ueber den flüssigen Zustand des Blutes und die Blutgerinnung; Separ.-Abz. aus den Verhandl. der physiol. Gesellschaft zu Berlin, Sitzung am 22. Juli 1892. — R. Virchow (cit. S. 115). — P. Baumgarten, Die sog. Organisation des Thrombus; Leipzig 1878. — Senftleben, Ueber den Verschluss der Gefässe nach der Unterbindung; Virchow's Archiv, Bd. LXXVII, 1879, S. 421. — Al. Schmidt; vgl. die Handbücher der Physiologie und der physiologischen Chemie; — ferner Al. Schmidt, Zur Blutlehre; Leipzig 1892. — Einige Daten bezüglich der Blutgerinnung sind zusammengestellt bei S. M. Lukjanow, Grundzüge einer allgemeinen Pathologie der Zelle, Leipzig 1891, S. 111 u. ff.

S. 122. F. W. Zahn, Untersuchungen über Thrombose; Bildung der Thromben; Virchow's Archiv, Bd. LXII, 1875, S. 81; — De la formation des thrombus; Revue médic. de la Suisse romande; 1881, v. I, p. 15; vgl. ferner: Untersuchung über die Vernarbung von Querrissen der Arterienintima und -Media nach vorheriger Untersuchung; Virchow's Archiv, Bd. XCVI, 1884, S. 1.

S. 123. F. W. Zahn (cit. S. 122). — A. Pitres, Recherches expérimentales sur le mode de formation et sur la structure des caillots qui déterminent l'hémostase; Archives de physiol. norm. et pathol., 1876, 2-ème série, t. III, p. 230. — Donné, De l'origine des globules du sang, de leur mode de formation et de leur fin; Comptes rendus, 1842, t. XIV, p. 366. — G. Zimmermann, Die Elementarkörperchen des Blutes als Kunstproducte; Zeitschrift f. wissensch. Zologie, Bd. XI, 1861, S. 344. — Rust's Magazin f. d. ges. Heilkunde, Bd. LXVI, 2. Heft, S. 174. — Zur Dynamik des Aderlasses; Archiv f. physiol. Heilkunde, 1845, 4. Jahrgang; S. 65, S. 165. — L. S. Baele, Quarterly journal of microsc. science, 1864; Transactions of the microsc. society, 1864, XII; On the germinal matter of the blood, with remarks upon the formation of fibrin; S. 47. — J. Henle, Handbuch der system. Anatomie des Menschen. — A. Kölliker, Handbuch der Gewebelehre des Menschen; Leipzig 1863, S. 630; 1867, S. 629. — Max Schultze, Ein heizbarer Objecttisch; Archiv f. mikrosk. Anatomie, Bd. I,

1865, S. 38. — L. Riess, Zur pathologischen Anatiomie des Blutes; Archiv von Du Bois-Reymond, 1872, S. 237. — M. D. Laptschinsky, Histologische Untersuchungen des menschlichen Blutes in verschiedenen Krankheiten; Botkin's Archiv, Bd. V, Lief. II; St.-Petersburg 1879, S. 1 (russisch). — M. D. Lavdowsky, Zur Frage über den dritten Bestandtheil des Blutes beim Menschen und einigen Thieren; Der Arzt, 1883, S. 161 u. ff. (russisch). — M. Löwit, Beiträge zur Lehre von der Blutgerinnung; I. Mittheilung: Ueber das coagulative Vermögen der Blutplättchen; Sitzungsberichte der Wiener Akademie, Bd. LXXXIX, III. Abth., 1884, S. 270. — Beiträge zur Lehre von der Blutgerinnung; II. Mittheilung: Ueber die Bedeutung der Blutplättchen; *ibidem*, Bd. XC, III. Abth., 1884, S. 80. — Die Blutplättchen und die Blutgerinnung; Fortschritte der Medicin, 1885, Nr. 6, S. 173; vgl. ferner: Berichtigung, die Blutplättchen betreffend; *ibidem*, Nr. 9, S. 276. — Ueber den dritten Formbestandtheil des Blutes; Lotos, Jahrbuch für Naturwissenschaften, 1885, N. F., VI. Bd. — Die Beobachtung der Circulation beim Warmblüter; ein Beitrag zur Entstehung der weissen Thromben; Archiv f. experim. Pathologie und Pharmakologie, Bd. XXIII, 1887, S. 1. — M. Afanassiew, Ueber den dritten Formbestandtheil des Blutes im normalen und pathologischen Zustande und über die Beziehung desselben zur Regeneration des Blutes; Deutsches Archiv f. klin. Medicin, Bd. XXXV, 1884, S. 217. — G. Hayem, Sur les plaquettes du sang, de M. Bizzozero, et sur le troisième corpuscule du sang, ou corpuscule invisible, de M. Norris; Compt. rend., t. XCVII, 1883, p. 458. Vgl. ferner seine umfangreiche Monographie: Du sang et de ses altérations anatomiques, Paris 1889; dieselbe resumirt alle früheren Untersuchungen des Verfassers. — G. Bizzozero, Ueber einen neuen Formbestandtheil des Blutes und dessen Rolle bei der Thrombose und der Blutgerinnung; Virchow's Archiv, XC, 1882, S. 261. — Ueber einen neuen Formbestandtheil des Säugethierblutes, und die Bedeutung desselben für die Thrombosis und Blutgerinnung überhaupt; Centralblatt f. d. medic. Wissensch., 1882, Nr. 2, S. 17. — Die Blutplättchen der Säugethiere und die „invisible Corpuscles“ von Norris; *ibidem*, Nr. 10, S. 161. — Blutplättchen und Blutgerinnung; *ibidem*, Nr. 20, S. 353. — Blutplättchen und Thrombosis; *ibidem*, Nr. 32, S. 563. — Blutplättchen im peptonisirten Blute; Centralblatt f. d. medic. Wissensch., 1883, Nr. 30, S. 529.

S. 124. C. J. Eberth u. C. Schimmelbusch, Die Thrombose nach Versuchen und Leichenbefunden; Stuttgart 1888 (zahlreiche Literaturangaben!). — Vgl. ferner Lilienfeld, Ueber die chemische Beschaffenheit und die Abstammung der Plättchen; Verhandl. d. physiol. Gesellschaft zu Berlin, Sitzung am 23. October 1891. — J. Hayem, G. Bizzozero, M. D. Lavdowsky, Max Schultze (cit. S. 123). — P. Ehrlich; vgl. seine Farbenanalytische Untersuchungen zur Histologie und Klinik des Blutes, I. Theil; Berlin 1891. — G. Gabritschewsky, Umriss der normalen und der pathologischen Morphologie des Blutes; Moskau 1891 (russisch). — Klinische hämatologische Notizen; Archiv f. experim. Pathologie und Pharmakologie, Bd. XXVIII, 1890, S. 83. — Mikroskopische Untersuchungen über Glycogenreaction im Blute; *ibidem*, Bd. XXVIII, 1891, S. 272.

S. 125. C. J. Eberth und C. Schimmelbusch (cit. S. 124). — C. Laker, Studien über die Blutscheibchen und den angeblichen Zerfall der weissen Blutkörper bei der Blutgerinnung; Sitzungsberichte der Wiener Akademie, 1882, Bd. LXXXVI, III. Abth., S. 173. — Die ersten Gerinnungserscheinungen des

Säugethierblutes unter dem Mikroskope; *ibidem*, Bd. XC, 1884, III. Abth., S. 147. — M. Löwit (cit. S. 123). — G. Gabritschewsky (cit. S. 124).

S. 126. G. Hayem (cit. S. 123). — C. J. Eberth u. Schimmelbuch (cit. S. 124). — C. J. Eberth, Zur Kenntniss der Blutplättchen bei den niederen Wirbelthieren; Festschrift, Alb. v. Kölliker zur Feier seines siebenzigsten Geburtstages gewidmet von seinen Schülern; Leipzig 1887; S. 35. — G. Bizzozero (cit. S. 123). — C. J. Eberth u. C. Schimmelbusch, *l. c.* Vgl. ferner: Experimentelle Untersuchungen über Thrombose; Fortschritte der Medicin, 1885, Nr. 12, S. 379; *ibidem*, 1886, Nr. 4, S. 115; Nr. 13, S. 417; Nr. 15, S. 581; *ibidem*, 1887, Nr. 6, S. 161; Nr. 15, S. 467; Virchow's Archiv, Bd. CIII, 1886, S. 39; *ibidem*, Bd. CVIII, 1887, S. 359. — C. Schimmelbusch, Die Blutplättchen und die Blutgerinnung; Virchow's Archiv, Bd. CI, 1885, S. 201; Fortschritte der Medicin, 1885, Nr. 4, S. 97; Nr. 7, S. 202.

S. 127. Zeile 3. Vgl. A. Schklarewsky, Ueber das Blut und die Suspensionsflüssigkeiten; Pflüger's Archiv, Bd. I, 1868, S. 603; — Zur Extravasation der weissen Blutkörperchen; *ibidem*, S. 657; — D. J. Hamilton, On the circulation of the blood-corpuscles considered from a physical basis; Journal of physiology, vol. V, 1884, p. 66. — C. J. Eberth u. C. Schimmelbusch (cit. S. 124 u. 126).

S. 128. C. J. Eberth u. C. Schimmelbush (cit. S. 124 u. 126). — F. W. Zahn (cit. S. 122).

S. 129. C. J. Eberth u. C. Schimmelbusch (cit. 124 u. 126). — L. Landois (cit. S. 10), S. 59.

S. 130. L. Landois (cit. S. 129). — O. G. Nowicki, Morphologische Veränderungen des Blutes bei seiner Gerinnung innerhalb und ausserhalb des Körpers; Diss., St.-Petersburg 1892 (russisch). — Al. Schmidt (cit. S. 121).

S. 131. L. C. Wooldridge, Ueber intravasculäre Gerinnungen; Archiv von Du Bois-Reymond, 1886, S. 397. — Bloodplasma as protoplasma; London 1886. — Die Gerinnung des Blutes; nach dem Tode des Verfassers herausgegeben von M. v. Frey; Leipzig 1891. — Al. Schmidt (cit. S. 121). — C. J. Eberth u. C. Schimmelbusch (cit. S. 124 u. 126). — Zeile 26 u. ff. Vgl. Quincke (cit. S. 78), S. 149. — S. Samuel (cit. S. 101), S. 125.

S. 132. Perls-Neelsen (cit. S. 119), S. 46. — Zeile 7. Vgl. N. P. Iwanowsky, Lehrbuch der allgemeinen pathologischen Anatomie; St.-Petersburg 1885; S. 42 (russisch); — v. Recklinghausen (cit. S. 79), S. 139. — Zeile 33. Vgl. R. Virchow, Die Cellularpathologie; 1. Aufl., Berlin 1862; S. 186 u. ff. — Zeile 36. Vgl. Perls-Neelsen, *l. c.*, S. 48.

S. 133. G. Böttcher, Untersuchungen über die histologischen Vorgänge und das Verhalten des Blutes in doppelt unterbundenen Gefässen; Ziegler's u. Nauwerck's Beiträge, II. Bd., 2. Heft, Jena 1887; S. 199. — C. Apollonio, Mikroskopische Untersuchungen über die Organisation des Unterbindungs-Thrombus in den Arterien; Ziegler's u. Nauwerck's Beiträge, III. Bd., Jena 1888; S. 263. — R. Beneke, Die Ursachen der Thrombusorganisation; Ziegler's Beiträge, Bd. VII, 1890, S. 95. — Vgl. ferner: F. W. Zahn, Ueber die Rippenbildung an der freien Oberfläche der Thromben; Internationale Beiträge zur wissensch. Medicin; Festschrift, R. Virchow gewidmet zur Vollendung seines 70. Lebensjahres, Bd. II, Berlin 1891; S. 199; — E. Klebs, Beitrag zur Lehre von den thrombotischen Processen; Festschrift, R. Virchow zu seinem 71. Geburtstage gewidmet von den früheren und jetzigen Assistenten; Berlin 1891; —

L. Aschoff, Ueber den Aufbau der menschlichen Thromben und das Vorkommen von Plättchen in den blutbildenden Organen; Virchow's Archiv, 1892, Bd. 130, S. 93.

Neunte Vorlesung.

S. 134. Galenos, Harvey, Bonnet; vgl. B. Cohn, Klinik der embolichen Gefässkrankheiten mit besonderer Rücksicht auf die ärztliche Praxis; Berlin 1860; — A. Lagodowsky, Zur Lehre vom hämorrhagischen Infarct; Diss., Warschau 1883, S. 5. — Die neueren Literaturangaben s. bei E. Ziegler (cit. S. 115), Bd. I, S. 48—49. — R. Virchow, Oertliche Störungen etc. (cit. S. 106), S. 167, 156. — v. Swieten; s. bei B. Cohn u. A. Lagodowsky, *l. c.* — J. Cohnheim, Untersuchungen über die embolischen Processe; Berlin 1872. — Vgl. ferner J. Cohnheim u. M. Litten, Ueber die Folgen der Embolie der Lungenarterien; Virchow's Archiv, 1875, Bd. LXV, S. 99; — Ueber Circulationsstörungen in der Leber; Virchow's Archiv, 1876, LXVII, S. 153.

S. 135. J. Cohnheim (cit. S. 134). — Quincke (cit. S. 78). — Sperling, Ueber Embolien bei Endocarditis; In.-Diss., Berlin 1872. — E. Bertin, Etude critique de l'embolie dans les vaisseaux veineux et artériels; Paris 1869.

S. 136. R. Virchow, Gesammelte Abhandlungen, 2. Aufl., Berlin 1862, S. 53 u. 551. — Cellularpathologie, 3. Aufl., S. 204. — Die krankhaften Geschwülste, Bd. I, Berlin 1863; S. 43. — Paget, Med.-chirurg. Transactions, 1855, XXXVIII, 428. — O. Weber, Zur Geschichte des Enchondroms, namentlich in Bezug auf dessen hereditäres Vorkommen und secundäre Verbreitung in inneren Organen durch Embolie; Virchow's Archiv, Bd. XXXV, 1866, S. 501. — Langenbeck; vgl. v. Recklinghausen (cit. S. 79), Kap. VII, S. 164, 166. — L. Acker, Zur Pathogenese der Geschwulstmetastasen; Deutsches Archiv f. klin. Medicin, Bd. XI, 1872, S. 173. — W. Zahn, Ueber Geschwulstmetastase durch Capillarembolie; Virchow's Archiv, Bd. 117, 1889, S. 1. — Ueber einige Fälle seltener Geschwulstmetastasen; Virchow's Archiv Bd. 117, 1889, S. 209. — Buhl; vgl. Quincke (cit. S. 78), S. 167. — Huguenin, Ueber die Verbreitungsweise der Miliartuberculose im Körper; Correspondenzbl. f. Schweizer Aerzte, 1876, S. 362. — B. Cohn (cit. S. 134), S. 243. — Jürgens, Fettembolie und Metastase von Leberzellen bei Delirium tremens; Tagebl. der Naturforscherversammlung in Berlin, 1886. — v. Recklinghausen; vgl. E. Ziegler (cit. S. 115), Bd. I, S. 43. — F. A. v. Zenker, Ein Fall von Schussverletzung der Leber (des Herzens u. s. w.) mit embolischer Verschleppung von Lebergewebe; Deutsches Archiv f. klin. Medicin, Bd. 42, 1888, S. 505. — G. Schmorl, Zwei Fälle von Leberruptur mit embol. Verschleppung von Lebergewebe; Deutsches Archiv f. klin. Medicin, Bd. 42, 1888, S. 499. — Makroskopische und mikroskopische Organbefunde bei Eklampsie; Centralblatt f. allgem. Pathologie u. pathologische Anatomie, 1891, Bd. II, Nr. 19, S. 803. — E. Klebs, Multiple Leberzellenthrombose; ein Beitrag zur Entstehung schwerer Krankheitszustände in der Gravidität; Ziegler's Beiträge, III. Bd., Jena 1888, S. 1. — Griesinger, Die fieberhaften Krankheiten, Bd. I; russ. Uebers., St.-Petersburg 1866, S. 51. — Herz, Die Malaria-Infectionen; v. Ziemssen's Handbuch, Bd. II, Lief. V (Schluss); russ. Uebers. unter Red. von Laschkewitsch; Charkow 1876, S. 532. — Vgl. auch Tommasi-Crudeli, Di alcuni effeti delle embolie di pigmento nel corso della melanaemia e specialmente di una tuberculosi pulmonali prodotta da esse; Rivista clinica di Bologna, 1873 (Marzo), p. 90. — P. Baumgarten, Lehrbuch der pathologischen

Mykologie; Bd. I, Braunschweig 1890, S. 342. — J. B. Morgagni, De sedibus et causis morborum per anatomen indagatis libri quinque; Ebroduni in Helvetia 1779, t. I, Epist. anatomico-medica V, De Apoplexia etc., p. 77. — Zenker, Beiträge zur normalen und pathologischen Anatomie der Lunge, Dresden 1862. — E. Wagner, Die Capillarembolie mit flüssigem Fett, eine Ursache der Pyaemie; Archiv der Heilkunde, 1862, III. Jahrg. S. 241. — v. Recklinghausen (cit. S. 79), S. 167. — Vgl. ferner W. Th. Grube, Ueber die Fettembolie; Der Arzt, 1889, Nr. 3, S. 84 (russisch); — J. Déjérine, Recherches expérimentales et cliniques sur l'embolie graisseuse dans les altérations osseuses; Gazette médicale de Paris, 1879, Nr. 36, 37.

S. 137. Uhle u. Wagner (cit. S. 4), S. 280. — v. Recklinghausfn (cit. S. 79), S. 174 u. a. — R. Virchow, Oertliche Störungen etc. (cit. S. 106), S. 167. — v. Recklinghausen, Ueber die venöse Embolie und den retrograden Transport in den Venen und in den Lymphgefässen; Virchow's Archiv, Bd. C., 1885, S. 503.

S. 138. Magendie, Cruveilhier, Frerichs, Cohn; vgl. Uhle u. Wagner (cit. S. 4), S. 282. — A. Heller, Zur Lehre von den metastatischen Processen in der Leber; Deutsches Archiv f. klin. Medicin, 1870, Bd. VII, S. 127. — J. Stolnikow, Die Stelle vv. hepaticarum im Leber- und gesammten Kreislaufe; Pflüger's Archiv, Bd. XXVIII, 1882, S. 255. — Zeile 25. Vgl. Uhle u. Wagner (cit. S. 4) S. 283. — F. W. Zahn, Ueber paradoxe Embolie und ihre Bedeutung für die Geschwulstmetastase; Virchow's Archiv, Bd. CXV, 1889, S. 71. — Ueber einen Fall von primärem Sarcom der Samenblase, zugleich als Beitrag über eine eigenthümliche Art von Geschwulstmetastasen; Deutsche Zeitschrift f. Chirurgie, 1885, Bd. XXII, S. 22.

S. 139. H. A. Hare, The Therapeutic Gazette, d. 15. September 1889; Ref. in Dem Arzte, 1889, Nr. 42, S. 932 (russisch). — B. Dzierżawski, noch nicht publicirte Untersuchungen. — J. R. Ewald u. R. Kobert, Ueber das Verhalten des Säugethierherzens, wenn Luft in dasselbe geblasen wird; Pflüger's Archiv, Bd. XXXI, 1883, S. 187. — Ist die Lunge luftdicht? *ibidem*, S. 160.

S. 140. O. Weber, Die Gewebserkrankungen im Allgemeinen und ihre Rückwirkungen auf den Gesammtorganismus; Pitha u. Billroth, Handbuch der allgemeinen und speciellen Chirurgie, Bd. I, 1. Abth.; Erlangen 1865, S. 95. — Michel, Mém. de l'Ac. Imp. de Médecine, 1857, p. 241. — Hauer, Ueber die Erscheinungen im grossen und kleinen Kreislauf bei Luftembolie; Prager Zeitschrift f. Heilkunde, XI, 1890, S. 160. — Laborde et Muron, Effets de l'introduction de l'air dans le système circulatoire; Gaz. méd. de Paris, 1873, Nr. 11, 15, p. 144. — Nysten, Recherches de physiologie et chimie pathologique; Paris 1811. — Magendie, Sur l'entrée accidentelle de l'air dans les veines, sur la mort subite, qui en est l'effet; sur les moyens de prévenir cet accident et d'y remédier; Journal de physiol. expérim. 1821, t. I, p. 190. — L. Couty, Etude expérim. sur l'entrée de l'air dans les veines et sur les gaz intravasculaires; Paris 1875. — B. Dzierżawski (cit. S. 139). — Vgl. ferner M. Jaffé, Die physiologischen Wirkungen des salpetersauren Diazobenzols; Archiv f. experim. Pathologie u. Pharmakologie, Bd. II, S. 1; 1874. — Th. Jürgensen, Luft im Blute; Klinisches und Experimentelles; Deutsches Archiv für klin. Medicin, Bd. XXXI, 1882, S. 441; — P. Ssuntzow, Der Eintritt der Luft in die Venen; Diss., St.-Petersburg 1863 (russisch). — Zeile 37. Vgl. W. W. Paschutin (cit. S. 14), 2. Th., S. 584. — J. Scriba, Untersuchungen über die Fettembolie; Deutsche Zeitschrift f. Chirurgie, Bd. XII, 1879, S. 118. — Vgl. ferner A. HALM, Beiträge zur Lehre von der Fettembolie; München 1876; — QUINCKE (cit. S. 78), S. 190.

S. 141. J. RAUM, Zur Morphologie und Biologie der Sprosspilze; Zeitschrift f. Hygiene, Bd. X, 1891, S. 1. — A. CIĄGLIŃSKI, Zur Lehre von den Schimmelmycosen; Diss., Warschau 1889 (russisch).

S. 142. R. VIRCHOW, Gesammelte Abhandlungen, 2. Aufl., Berlin 1862; IV. Thrombose u. Embolie, S. 219 (passim). — Oertliche Störungen etc. (cit. S. 106), S. 177. — J. COHNHEIM, Untersuchungen über die embolischen Processe (cit. S. 134). — M. LITTEN, Ueber die Folgen des Verschlusses der Art. mesaraica super.; VIRCHOW's Archiv, Bd. 63, S. 289; 1875. — Untersuchungen über den hämorrhagischen Infarct und über die Einwirkungen arterieller Anaemie auf das lebende Gewebe; Zeitschrift f. klin. Medicin, Bd. I, 1879, S. 131. — Vgl. ferner die Arbeiten, cit. S. 134. — P. L. PANUM, Experimentelle Untersuchungen zur Physiologie und Pathologie der Embolie, Transfusion und Blutmenge; Berlin 1864. — B. COHN, De embolia ejusque sequelis experimenta nonnulla; Breslau 1856. — Klinik der embol. Gefässkrankheiten etc. (cit. S. 134). — J. MÖGLING, Zur Entstehung des hämorrhagischen Infarcts; ZIEGLER's u. NAUWERCK's Beiträge, I. Bd., Jena 1886, S. 133. — A. LAGODOWSKY (cit. S. 134). — R.-T.-H. LAËNNEC, Abhandlg. von den Krankheiten der Lungen und des Herzens etc.; übers. v. MEISSNER; Leipzig 1832, Bd. I (Traité de l'ausculation médiate et des maladies des poumons et du coeur; 2-e éd., Paris 1826). — R. VIRCHOW, J. COHNHEIM, M. LITTEN; s. oben.

S. 143. J. COHNHEIM; M. LITTEN (cit. S. 142).

S. 144. J. COHNHEIM (cit. S. 142). — KOSSUCHIN, Zur Lehre vom embolischen Infarct; Diss., Kiew 1876 (russisch); — VIRCHOW's Archiv, Bd. 67, 1876, S. 449. — ZIELONKO, Ueber Entstehung der Haemorrhagien nach Verschluss der Gefässe; VIRCHOW's Archiv, Bd. 57, S. 436, 1873.

S. 145. J. COHNHEIM (cit. S. 142).

S. 146. Zeile 3. Was die *a. mesenterica sup.* als „functionelle" Endarterie anbetrifft, so vgl. M. LITTEN (cit. S. 142). — P. GRAWITZ, Ueber die hämorrhagischen Infarcte der Lungen; Festschrift, R. VIRCHOW zu seinem 71. Geburtstage gewidmet von den früheren und jetzigen Assistenten; Berlin 1891. — J. COHNHEIM (cit. S. 142).

S. 147. J. COHNHEIM (cit. S. 142). — R. VIRCHOW (cit. S. 142); vgl. v. RECKLINHAUSEN (cit. S. 79), S. 158. — B. COHN (cit. S. 142). — M. LITTEN (cit. S. 136 u. 142). — Vgl. ferner BLESSIG, Ueber die Veränderungen der Niere nach Unterbindung der Nierenarterie; VIRCHOW's Archiv, Bd. XVI, 1859, S. 120. — v. RECKLINGHAUSEN, *l. c.*, S. 162.

S. 148. A. LAGODOWSKY (cit. S. 134). — COHNHEIM (cit. S. 142). — W. W. PASCHUTIN (cit. S. 14), 2. Theil, S. 696, 697.

S. 149. KOSSUCHIN (cit. S. 144). — W. W. PASCHUTIN (cit. S. 14), 2. Theil, S. 710. — BOCHEFONTAINE, Note sur quelques experiences relatives à l'influence que la ligature de l'artère splénique exerce sur la rate; Archives de physiologie norm. et pathol., 2-ème série, t. I, 1874, p. 698; — Contribution à l'étude de la physiologie de la rate; Archives de physiologie norm. et pathol., t. V, p. 558, p. 664; 1873.

S. 150. S. STRICKER, Vorlesungen über allgemeine und experimentelle Pathologie, II. Abth.; Wien 1878, S. 245. — H. WEBER, Experimente über die Stase an der Froschschwimmhaut; MÜLLER's Archiv, 1852, S. 361. — RYNECK,

Untersuchungen aus dem Institut f. Physiologie und Histologie in Graz; Leipzig 1870; S. 104. — Vgl. S. Stricker, *l. c.*, S. 234. — Sédillot, De l'infection purulente ou pyohémie; Paris et Londres 1849. — L. Perl, Ueber den Einfluss der Anaemie auf die Ernährung des Herzmuskels; Virchow's Archiv, Bd. LIX, 1873, S. 39. — Vgl. ferner: Obermüller, Hyaline Thrombusbildung und hämorrhagische Lungeninfarcte; In.-Diss., Strassburg 1886; — M. Goldenblum, Versuche über Collateralcirculation und hämorrhag. Infarct; Dorpat 1889.

Zehnte Vorlesung.

S. 151. C. Toldt, Lehrbuch der Gewebelehre; 3. Aufl., Stuttgart 1888; S. 406. — H. Hoyer, Ueber den Bau der Milz; Protocolle der biologischen Section der Warschauer Naturforschergesellschaft, Nr. 1, Sitzung am 26. März 1889; — Biologisches Centralblatt, Bd. IX, Nr. 17, 1889. — Vgl. ferner: N. Sokolow, Ueber die venöse Hyperämie der Milz; Virchow's Archiv, Bd. 112, 1888, S. 209; — Malinin, Die Milz in histologischer, physiologischer und pathologischer Beziehung, in letzterer vorzugsweise bei intermittirenden Fiebern und beim Typhus; Virchow's Archiv, Bd. CXV, 1889, S. 303. — R. Virchow, Oertliche Störungen etc. (cit. S. 106), S. 228.

S. 152. W. Heineke, Blutung, Blutstillung, Transfusion nebst Lufteintritt und Infusion; Deutsche Chirurgie, herausgegeben von Billroth u. Luecke, Lief. 18, Stuttgart 1885. — S. Thomas, The Lancet, 15. Dec. 1888; Ref. in Dem Arzte, 1888, Nr. 50, S. 1016. — François-Franck, Sur le changement de volume et les débits du coeur; Comptes rendus, t. LXXXIV, p. 1242; 1877. — Vgl. ferner S. M. Lukjanow, Zur Frage über die function. Störungen etc. (cit. S. 2), S. 299, These 5. — F. Goltz, Ueber den Tonus der Gefässe und seine Bedeutung für die Blutbewegung; Virchow's Archiv, Bd. XXIX, 1864, S. 394. — H. Kronecker, Bemerkung über lebensrettende Transfusion mit anorganischer Salzlösung bei Hunden; Berl. klin. Wochenschrift 1879, Nr. 52, S. 767; — Kritisches und Experimentelles über lebensrettende Infusionen von Kochsalzlösung bei Hunden; Correspondenz-Bl. für Schweizer Aerzte, 1886, Nr. 16, S. 447. — Schwarz, Ueber den Werth der Infusion alkalischer Kochsalzlösung in das Gefässsystem bei acuter Anämie; Habilitationsschrift; Halle a. S., 1881. — Ott, Ueber den Einfluss der Kochsalzinfusion auf den verbluteten Organismus im Vergleich mit anderen zur Transfusion verwendeten Flüssigkeiten; Virchow's Archiv, Bd. 93, 1883, S. 114. — A. Landerer, Einige Versuche über Gerinnung und über gelungene Transfusion nicht geschlagenen Blutes; Archiv f. experim. Pathologie und Pharmakologie, Bd. XV, 1882, S. 427; — Ueber Transfusion und Infusion; Virchow's Archiv, Bd. CV, 1886, S. 351. — J. Dogiel, Zur Geschichte der Blutgenesis; Bote der Naturkunde; 1891, Nr. 9, S. 344 (russisch). — H. Nasse, Blut; Wagner's Handwörterbuch der Physiologie, Bd. I, S. 104, 1842; vgl. A. Rollett (cit. S. 8), S. 105. — C. Holzmann, Ueber das Wesen der Blutgerinnung; Archiv von Du Bois-Reymond, 1885, S. 210; Comptes rendus de la Section de Physiologie du Congrès international périod. des sciences med., Copenhague 1884, S. 135. — Vgl. ferner: L. Landois (cit. S. 10), S. 54, 55; — Uhle u. Wagner (cit. S. 4), S. 710, 711.

S. 153. C. J. Eberth u. C. Schimmelbusch (cit. S. 124). — Vgl. ferner H. Hallopeau (cit. S. 92), S. 353. — Jürgensen (cit. S. 140). — O. Hammarsten, Lehrbuch der physiologischen Chemie; Wiesbaden 1891; S. 72. — Immermann, Fettsucht, Haemophilie, Scorbut, Morbus maculosus; Ziemssen's Handbuch,

Bd. XIII, Th. 2; russische Uebersetzung von Afanassiew u. Chawkin; Charkow 1878, S. 257. — M. Fischer, Zur Kenntniss der Haemophilie; In.-Diss., München 1889. — Vgl. ferner: Real-Encyclopädie, herausgegeben von A. Eulenburg, 1. Aufl., Bd. VI, S. 211; 2. Aufl., Bd. VIII, S. 615; Encyclopädische Jahrbücher, Bd. I, 1891, S. 289.

S. 154. S. P. Botkin, La fièvre; trad. par M. A. Georges; Paris 1872, p. 86; — Klinischer Cursus der inneren Krankheiten, Lief. 2 (russisch). — Zeile 39. Demetrius aus Apamea; vgl. R. Virchow, Oertliche Störungen etc. (cit. S. 106), S. 229. Demetrius (276 *a. Chr. n.*) waren bereits verschiedene Entstehungsarten der Blutungen bekannt.

S. 155. Zeile 26. Vgl. W. Koch, Die Bluterkrankheit in ihren Varianten; Deutsche Chirurgie, herausgegeben von Billroth u. Luecke, Lief. 12, Stuttgart 1889. — Koliński, Beiträge zur Lehre von der Wirkung des Naphthalins auf das Auge; Diss., Warschau 1889 (russisch); — Graefe's Archiv, Bd. XXXV, 2, p. 29. — F. Hueppe, Ueber die Wildseuche und ihre Bedeutung für Nationalökonomie und die Hygiene; Berl. klin. Wochenschrift, 1886, Nr. 44, S. 753 u. ff. — Vgl. C. Günther, Einführung in das Studium der Bacteriologie; Leipzig 1890, S. 182. — Riess; Encyclop. Jahrbücher, Bd. I, S. 107.

S. 156. Letzerich, Aetiologie der Purpura haemorrhagica; Leipzig 1889, — Vgl. ferner Tizzoni u. Giovannini, Bacteriologische und experimentelle Untersuchungen über die Entstehung der haemorrhagischen Infection; Ziegler's Beiträge, Bd. VI, 1889, S. 300; — Ricerche batteriologiche e sperimentali sulla genesi dell' infezione emorragica; Atti della R. Academia delle Scienze di Bologna, 1889. — Kriwuscha, Zur Frage über die pathologisch-anatomischen Veränderungen der blutbildenden Organe bei Scorbut; St.-Petersburg 1888 (russisch). — M. Schiff, Untersuchungen zur Physiologie des Nervensystems mit Berücksichtigung der Pathologie; Frankfurt a. M. 1855. — Brown-Séquard, Influence d'une partie de la moelle épinière sur les capsules surrénales; Compt. rend. de la Société de biologie, 1881, t. III, p. 146; nebstdem — 1861, 1871; — Arch. of scientific and pract. med., 1873. — Vgl. ferner: A. Vulpian (cit. S. 84), t. I, S. 93; — A. Ollivier, De la congestion et de l'apoplexie rénales dans leurs rapports avec l'hémorrhagie cérébrale; Archives générales de médecine, 1874, VI-ème série, t. 23, p. 129; — Jehn, Ueber ophthalmoskopische Befunde bei Geisteskranken; Allgemeine Zeitschrift f. Psychiatrie, Bd. XXX, 1874, S. 519; — M. Carré, De l'hémoptypsie nerveuse; Archives générales de médecine, VI-ème série, t. 29, 1877, p. 63. — Pomorski; Nowiny lekarskie; April, Mai, Juni, Juli u. August 1891; Ref. in Dem Arzte, 1891, Nr. 42, S. 949 (russisch). — J. Charcot, Die Krankheiten des Nervensystems; russische Uebers. von A. Maraskani; St.-Petersburg 1876; S. 111; — Sur la production d'ecchymoses qu'on observe fréquemment sous les tegument de la tête, dans l'épaisseur des plèvres, de l'endocarde, de la membrane muqueuse de l'estomac, etc., chez les apoplectiques; Comptes rendus de la Soc. de biologie, 1868, p. 213; *ibidem*, 1869, p. 106. — Parrot, De l'hématidrose.

S. 157. J. Arnold, Ueber Diapedesis; Virchow's Archiv, Bd. 58, 1873, S. 203; — Ueber die Beziehung der Blut- und Lymphgefässe zu den Saftcanälen; Virchow's Archiv, Bd. 62, 1875, S. 157; — Ueber Parenchymcanäle und deren Beziehung zu dem Blut- und Lymphgefässsystem; Centralblatt f. d. medic. Wissensch., 1874, Nr. 1, S. 1; — Ueber das Verhalten der Wandungen der Blutgefässe bei der Emigration weisser Blutkörper; Virchow's Archiv, Bd. 62, 1875, S. 487; — Ueber die Kittsubstanz der Endothelien; Virchow's Archiv,

Bd. 66, 1876, S. 77. — Vgl. ferner SOKOLOW und KOLLOSOW (cit. S. 105). — E. HERING, Zur Lehre vom Leben der Blutzellen; II. Die Beschaffenheit der Blutzellen in ihrer Bedeutung für die Extravasation derselben; Sitzungsberichte d. Wiener Akademie, Bd. LVII, 1868, 2. Abth., S. 170. — Zeile 35. Ueber die Veränderungen des extravasirten Blutes vgl. S. M. LUKJANOW, Grundzüge einer allgemeinen Pathologie der Zelle; Leipzig 1891; S. 180. — Vgl. ferner N. PROTASSOW, Ueber die Unterschiede zwischen den traumatischen intravitalen Sugillationen und den postmortalen, Diss., St.-Petersburg 1888 (russisch).

S. 159. L. PERL und H. LIPMANN, Experimenteller Beitrag zur Lehre von der Lungenblutung; VIRCHOW's Archiv, Bd. LI, 1870, S. 552. — W. TH. SIGRIST, Beiträge zur Frage über die Bedeutung der bronchialen Blutungen für die Aetiologie der Lungenkrankheiten; Diss., St.-Petersburg 1884. — Vgl. ferner C. SEYDEL, Ueber Blutgerinnung in den Körperhöhlen bei tödtlichen Verletzungen; Deutsche medic. Wochenschrift, 1892, Nr. 7, S. 146. — G. ZIMMERMANN, Ueber die quantitat. Veränderung im Blute etc.; HELLER's Archiv, Jahrgang IV, Heft 5. u. 6; — Drei Blutentziehungen etc.; *ibidem*; — Zur Dynamik des Aderlasses; Archiv f. physiol. Heilkunde, Bd. IV u. V, 1845 u. 1846. — WORM MÜLLER, Die Abhängigkeit des arteriellen Druckes von der Blutmenge; Arbeiten aus der physiol. Anstalt zu Leipzig, achter Jahrgang, 1873; Leipzig 1874, S. 159; — Tranfusion und Plethora; Christiania 1875. — L. LESSER, Ueber die Anpassung der Gefässe an grosse Blutmengen; Arbeiten aus der physiol. Anstalt zu Leipzig, neunter Jahrgang: 1874, Leipzig 1875; S. 50; — Ueber die Vertheilung der rothen Blutscheiben im Blutstrome; Archiv von DU BOIS-REYMOND, 1878, S. 41. — J. L. BUNTZEN, Our Esnaeringens og Blodtabets Indflydelse paa Blodet; Kjöbenhavn 1879. — S. J. TSCHIRJEW, Die physikalische Statik des Blutes; St.-Petersburg 1881, S. 164—165 (russisch).

S. 160. SOBAŃSKI, noch nicht publicirte Untersuchungen. — A. GROSGLICK, Contribution à l'étude de la pléthore hydrémique; Archives de physiologie norm. et pathol., 1890, S. 704. — A. SANOTZKY, Beiträge zur Frage über die Regelung der normalen Zusammensetzung des Blutes; Arbeiten der Russischen Medicin. Gesellschaft an der K. Universität Warschau, 1891, II, 2, S. 114 (russisch). — S. J. TSCHIRJEW (cit. S. 159). — WORM MÜLLER, Die Abhängigkeit des art. Druckes etc. (cit. S. 159).

S. 161. WORM MÜLLER (cit. S. 160). — A. ROLLETT (cit. S. 8), S. 245. — SCHERESCHEWSKY, noch nicht publicirte Untersuchuugen. — J. T. TSCHUDNOWSKY, Ueber den Einfluss der Blutentziehungen auf den thierischen Organismus; BOTKIN's Archiv, Bd. II., St.-Petersburg 1870, S. 1; vgl. S. 96 (russisch); — Beiträge zur Lehre über den Einfluss der arteriellen Blutentziehungen auf den thierischen Organismus; *ibidem*, Bd. I, St.-Petersburg 1869, S. 242 (russisch).

S. 162. W. POPIEL, Ueber den Einfluss der Blutentziehungen auf die Ausscheidung von Stickstoff und Phosphorsäure bei hungerndem Kaninchen; LUKJANOW's Archiv, I, 1893 (russisch). — C. A. WUNDERLICH, Das Verhalten der Eigenwärme in Krankheiten; 2. Aufl., Leipzig 1870, S. 120. — TH. JÜRGENSEN, Antiphlogistische Heilmethoden; Blutentziehungen; Transfusion; Handbuch der allgemeinen Therapie, herausgegeben von v. ZIEMSSEN; I. Bd., 2. Theil, Leipzig 1880; S. 214. — L. TRAUBE, Vom Einfluss der Blutentziehungen auf die Körpertemperatur in fieberhaften Krankheiten; Gesammelte Abhandlungen, Bd. II, Berlin 1872, S. 212.

S. 163. J. T. TSCHUDNOWSKY (cit. S. 161). — Vgl. ferner P. J. ARCHANGELSKY,

Ueber den Einfluss der Extravasate auf die Temperatursteigerung; Diss., St.-Petersburg 1892 (russisch).

S. 164. J. BAUER, Ueber die Zersetzungen im Thierkörper unter dem Einfluss von Blutentziehungen; Zeitschrift f. Biologie, Bd. VIII, 1872, S. 567. — Vgl. S. M. LUKJANOW, Grundzüge einer allgem. Pathologie der Zelle; Warschau 1891, S. 136. — W. POPIEL (cit. S. 162). — KJELDAHL-BORODIN; vgl. KNASTER, Zur Lehre von der KJEDAHL-BORODIN'schen Methode der Stickstoffbestimmung in den organischen Verbindungen; Der Arzt, 1890, Nr. 2, S. 28 (russisch). — TH. JÜRGENSEN (cit. S. 162); S. 196, 195. — Vgl. ferner: J. A. KAHAN; Der Arzt, 1889, Nr. 4, S. 113 (russisch). — L. FREDERICQ, De l'action physiologique des soustractions sanguines; Travaux du laboratoire de LÉON FREDERICQ, t. I, Gand 1886, S. 163.

S. 166. M. TH. KANDARATSKY, Der Gaswechsel bei acuter Anaemie; Diss., St.-Petersburg 1888 (russisch). — W. W. PASCHUTIN, Ueber die Bestimmung des Gaswechsels bei Thieren; Der Arzt, 1886, S. 313, 381 (russisch). — J. T. TSCHUDNOWSKY (cit. S. 161).

S. 167. J. T. TSCHUDNOWSKY; BOTKIN's Archiv, Bd. II, S. 27 (cit. S. 161). — BROUSSAIS; BOUILLAUD; RASORI; vgl. BAAS (cit. S. 52); S. 691, 696, 676. Vgl. ferner: MARSHALL-HALL, Ueber Blutentziehung; deutsch von BRESSLER; Berlin, 1837; — AUDIN-ROUVIÈRE, Plus de sangsues; Paris 1827. — G. A. SACHARJIN, Klinische Vorlesungen; 1. Lief.; Moskau 1889 (russisch). — Vgl. SILVA; L. LANDOIS (cit. S. 10), S. 166.

Elfte Vorlesung.

S. 168. A. ROLLETT (cit. S. 8). — S. J. TSCHIRJEW (cit. S. 159). — F. HOPPE-SEYLER, Physiologische Chemie, III. Theil; Berlin 1879. — O. HAMMARSTEN (cit. S. 153). — W. D. HALLIBURTON, Lehrbuch der chemischen Physiologie und Pathologie; deutsch bearb. von K. KAISER; II. Abth.; Heidelberg 1892. — TH. L. W. BISCHOFF, Bestimmung der Blutmenge bei einem Hingerichten; Zeitschrift f. wissensch. Zoologie, Bd. VII, 1855, S. 331; — Abermalige Bestimmung der Blutmenge bei einem Hingerichteten; *ibidem*, Bd. IX, 1857, S. 65. — H. WELCKER, Bestimmungen der Menge des Körperblutes und der Blutfärbekraft, sowie Bestimmungen von Zahl, Maass, Oberfläche und Volumen des einzelnen Blutkörperchens bei Thieren und bei Menschen; Zeitschrift f. rationelle Medicin, 3. Reihe, IV, 1858, S. 145. — S. J. TSCHIRJEW, *l. c.*, S. 167. — Bei den Knochenfischen scheint übrigens die Gesammtmenge des Blutes = 1,6 % des Körpergewichtes zu sein, beim Frosche etwa 5,9—6,5%. Vgl. ferner GÜRBER, Die Gesammtzahl der Blutkörperchen und ihre Variation; Archiv von DU BOIS-REYMOND, 1889, S. 83. — A. QUETELET, Anthropométrie, ou mesures des différentes facultés de l'homme; Bruxelles 1870, p. 357. — J. R. TARCHANOFF, Die Bestimmung der Blutmenge am lebenden Menschen; PFLÜGER's Archiv, Bd. XXIII, 1880, S. 548; *ibidem*, Bd. XXIV, 1881, S. 203, 525.

S. 169. C. SCHMIDT, LEHMANN, GAMGEE; vgl. A. GAMGEE, A texte book of the physiological chemistry of the animal body including and account of the chemical changes; London 1880. — H. VIERORDT, Daten und Tabellen etc. (cit. S. 3), S. 95. — C. SCHMIDT, Charakteristik der epidemischen Cholera; Leipzig und Mitau, 1850. — ROY-LANDOIS; vgl. L. LANDOIS (cit. S. 10), S. 18. — Vgl. ferner O. SIEGL, Ueber eine Verbesserung der ROY'schen Methode zur Blutdichtenbestimmung und damit angestellte Untersuchungen bei Kindern; Prager med. Wochenschrift, 1892, Nr. 20. — R. SCHMALTZ, Die Untersuchung des specifischen Gewichtes des menschlichen Blutes; Deutsches Archiv f. klin. Medicin, Bd. XLVII, 1890, S. 145. — Vgl. ferner A. HAMMERSCHLAG, Ueber eine neue Methode zur Bestimmung des specifischen Gewichtes des Blutes; Wiener klin. Wochenschrift, 1890, Nr. 52, S. 1018; — Eine neue Methode zur Bestimmung des specifischen Gewichtes des Blutes; Zeitschrift f. klin. Medicin, XX. Bd., 1892, S. 444. — QUINQUAUD, Sur un procédé de dosage de l'émoglobine dans le sang; Compt. rend., t. LXXVI, 1873, p. 1489. — BECQUEREL et RODIER; vgl. H. VIERORDT, *l. c.*, S. 101. — H. QUINCKE, Ueber den Hämoglobingehalt des Blutes in Krankheiten; VIRCHOW's Archiv, Bd. 54, 1872; S. 537. — Vgl. ferner: A. SCHNEIDER, Die Zusammensetzung des Blutes der Frauen verglichen mit derjenigen der Männer, nebst einer Analyse des Blutes dreier an Myxoedem erkrankten Frauen; In.-Diss., Dorpat 1891; — R. HOLZ, Ueber die Unterschiede in der Zusammensetzung des Blutes männlicher und weiblicher Katzen, Hunde und Rinder; In.-Diss., Dorpat 1891. — C. VIERORDT, Die Anwendung des Spectralapparates zur Messung und Vergleichung der Stärke farbigen Lichtes; Tübingen 1871; — Die Anwendung des Spectralapparates zur Photometrie der Absorptionsspectren etc.; Tübingen 1873; — Die quantitative Spectralanalyse; Tübingen 1876. — J. P. SCZELKOW, Die Spectrophotometrie und ihre Anwendung zur Bestimmung des Haemoglobingehaltes im Blute; Physiologische Beiträge, herausgeg. von A. u. W. DANILEWSKY; Bd. I, Charkow 1888, S. 269 (russisch). — E. v. FLEISCHL, Das Haemometer; Medicin. Jahrbücher, 1885, S. 425; — Bestimmung des Haemoglobins im Blute; DINGLER's polytechnisches Journal, CCLVIII, S. 503; — Regeln für den Gebrauch des Haemometers; Medicin. Jahrbücher 1886, S. 167. — DEHIO, Münchener med. Wochenschrift, 1892, Nr. 17, S. 298. — Vgl. ferner: N. J. BAXT, Colorimetrische Bestimmung des Haemoglobins; Beilage zur Monographie von S. J. TSCHIRJEW (cit. S. 159); — F. HOPPE-SEYLER, Verbesserte Methode der colorimetrischen Bestimmung des Blutfarbstoffgehaltes im Blut und in anderen Flüssigkeiten; Zeitschrift f. physiol. Chemie, XVI. Bd., 6. Heft, 1892, S. 505. — J. RAUM, Haemometrische Studien; Archiv f. experim. Pathologie und Pharmakologie, Bd. XXVIII, 1890, S. 61.

S. 170. C. SCHMIDT (cit. S. 169). — K. VIERORDT, Zählungen der Blutkörperchen des Menschen; Archiv f. physiol. Heilkunde, XI, 1852, S. 327; — Untersuchungen über die Fehlerquellen bei der Zählung der Blutkörperchen; *ibidem*, S. 854. — G. HAYEM, Recherches sur l'anatomie norm. et patholog. du sang; Paris 1878. — G. PATRIGEON, Recherches sur le nombre des globules rouges et blancs du sang à l'état physiologique et dans un certain nombre de maladies chroniques; thèse des Paris, 1877. — GRANCHER, Recherches sur le nombre des globules blancs du sang, à l'état physiologique; Gazette médicale de Paris, 1876, S. 321, Nr. 27. — P. EHRLICH (cit. S. 124). — G. GABRISCHEWSKY, Umriss etc. (cit. S. 124), S. 12. — E. S. OKINTSCHITZ, Ueber die Zahlenverhältnisse verschiedener Arten weisser Blutkörperchen bei vollständiger Inanition und bei nachträglicher Auffütterung (Versuche an Kaninchen); Archiv f. experim. Pathol. u. Pharmakologie, Bd. XXXI, 1893, S. 383; — LUKJANOW's Archiv, Bd. I, 1893 (russisch). — Vgl. ferner L. J. TUMAS, Ueber die Schwankungen der Blutkörperzahl und des Haemoglobingehaltes des Blutes im Verlaufe einiger Infectionskrankheiten; Deutsches Archiv f. klin. Medicin, Bd. 41, 1887, S. 323; — Wöchentliche klin. Zeitung, 1885, Nr. 22, S. 392 (russisch). — S. P. ALFEROW, Ueber die Methode der Blutkörperchenzählung; Charkow 1889 (russisch). —

E. Reinert, Die Zählung der Blutkörperchen und deren Bedeutung für Diagnose und Therapie; Leipzig 1891. — L. Malassez, De la numération des globules rouges du sang chez les mammifères, les oiseaux et les poissons; Compt. rend., t. LXXV, 1872, p. 1528; — Recherches sur l'anémie saturnine; Gazette méd. de Paris, 1874, p. 15; — Sur la richesse du sang en globules rouges chez les cancéreux; Progrès méd., 1874, Nr. 28; — Recherches sur la richesse du sang en globules rouges chez les tuberculeux; Progrès méd., 1874, Nr. 38; — Nouvelle méthode de numération des globules rouges et des globules blancs du sang; Archives de physiologie, deuxième série, t. I, 1874, p. 32; — Nouveaux procédés de micrométrie; *ibidem*, p. 27; — Sur les divers méthodes du dosage de l'hémoglobine et sur un nouveau colorimètre; Archives de physiol. norm. et pathol., 1877, p. 1; — Sur la richesse des globules rouges en hémoglobine; Compt. rend., 1877, t. LXXXV, p. 348; — Sur les perfectionnements les plus récents apportés aux méthodes et aux appareils de numération des globules sanguins, et sur un nouveau compte-globules; Archives de physiol., 1880, p. 377. — R. Thoma, Die Zählung der weissen Zellen des Blutes; Virchow's Archiv, Bd. 87, 1882, S. 201; — Untersuchungen über die Grösse und das Gewicht der anatomischen Bestandtheile des menschlichen Körpers im gesunden und im kranken Zustande; Leipzig 1882. — Lyon u. R. Thoma, Ueber die Methode der Blutkörperchenzählung; Virchow's Archiv, Bd. 84, 1881, S. 131. — Lyon, Blutkörperchenzählungen bei traumatischer Anaemie; *ibidem*, S. 207. — Vgl. ferner Abbe, Ueber Blutkörper-Zählung; Sitzungsberichte der Jenaischen Gesellschaft f. Medic. und Naturwiss., Jahrgang 1878, Sitzung vom 29. November. — Hedin, Der Hämatokrit, ein neuer Apparat zur Untersuchung des Blutes; Skandin. Archiv f. Physiologie, Bd. II, 1890, S. 134. — Niebergall, Der Hämatokrit, ein Apparat zur Bestimmung des Volumens der rothen und weissen Blutkörperchen im Blute des Menschen; Correspondenzblatt für Schweizer Aerzte, 1892, Beilage Nr. 4, S. 105. — Vgl. ferner M. u. L. Bleibtreu, Eine Methode zur Bestimmung des Volumens der körperlichen Elemente im Blute; Pflüger's Archiv, Bd. LI, 1892, S. 151. — H. Welcker, Blutkörperchenzählung und farbeprüfende Methode; Prager Vierteljahrschrift f. d. practische Heilkunde, XI. Jhrg. IV. Bd., 1854, S. 11. — W. R. Gowers, The numeration of blood corpuscles, and the effect of iron and phosphorus on the blood; The practitioner, vol. XX, 1878, Nr. 7, S. 1. — J. Moleschott, Ueber das Verhältniss der farblosen Blutzellen zu den farbigen in verschiedenen Zuständen des Menschen; Wiener med. Wochenschrift, Bd. IV, 1854, Nr. 8, S. 113. — R. Demme, Siebenzehnter medic. Bericht über die Thätigkeit des Jenner'schen Kinderspitals in Bern im Laufe des Jahres 1878; Bern 1880; S. 12, Anmerk. — E. Hirt, Ueber das numerische Verhältniss zwischen den weissen und rothen Blutzellen; Müller's Archiv, 1856, S. 174; — De copia relativa corpusculorum sanguinis alborum; Diss., Leipzig 1855.

S. 171. F. de Pury, Blutkörperchenzählungen bei einem Falle von Leukämie, im Wechselfieber und in verschiedenen anderen Krankheiten; Virchow's Archiv, Bd. VIII, 1855, S. 289. — L. Landois (cit. S. 10), S. 17. — Zeile 15. S. M. Lukjanow, Zeitschrift f. physiologische Chemie, Bd. XIII, 1889, S. 339; — Warschauer Universitätsnachrichten, 1888 (russisch). — A. S. Sanotzky (cit. S. 160).

S. 172. Uhle u. Wagner (cit. S. 4), S. 743.

S. 173. Worm Müller; Lesser (cit. S. 159). — Jakubowitsch, Schlussfolgerungen aus den Untersuchungen über die experimentelle Plethora bei neugeborenen Thieren; Der Arzt, 1889, Nr. 4, S. 114 (russisch).

S. 174. WORM MÜLLER (cit. S. 159). — S. W. LEWASCHEW, Notiz zur Methodik der haemodynamischen Experimente; PFLÜGER's Archiv, Bd. XXVIII, 1882, S. 273; — Wöchentliche klin. Zeitung, 1884, Nr. 9. — A. KÖHLER (cit. S. 118). — Vgl. ferner E. v. BERGMANN, Die Schicksale der Transfusion im letzten Decennium; Berlin 1883. — JÜRGENSEN (cit. S. 162), S. 256.

S. 175. WORM MÜLLER (cit. S. 159). Vgl. ferner S. J. TSCHIRJEW (cit. S. 159), S. 136 ff. — J. A. KAHAN, Ueber den Einfluss der künstlichen Plethora auf das Blut, die Gefässe und die Circulation; Der Arzt, 1887, Nr. 7, S. 174 (russisch). — J. FINKELSTEIN, Zur Frage über den Einfluss der Schwankungen der Blutmenge auf den Blutdruck in der *A. carotis* bei Hunden; Diss., St.-Petersburg 1883 (russisch). — A. VOGT; Der Arzt, 1887, Nr. 7, S. 174 (russisch).

S. 176. WORM MÜLLER; LESSER (cit. S. 159). — H. TAPPEINER, Ueber den Zustand des Blutstromes nach Unterbindung der Pfortader (cit. S. 111). — K. TH. SLAVJANSKY, Ueber die Abhängigkeit der mittleren Strömung des Blutes etc. (cit. S. 80). — E. N. v. REGÉCZY, Die Ursache der Stabilität des Blutdrucks; PFLÜGER's Archiv, Bd. XXXVII, 1885, S. 73.

S. 177. S. J. TSCHIRJEW (cit. S. 159), S. 144—45. Vgl. ferner: Der tägliche Umsatz der verfütterten und der transfundirten Eiweissstoffe; Arbeiten aus der physiol. Anstalt zu Leipzig, neunter Jahrgang: 1874, Leipzig 1875, S. 292. — P. L. PANUM, Experimentelle Untersuchungen über die Transfusion, Transplantation oder Substitution des Blutes in theoretischer und practischer Hinsicht; VIRCHOW's Archiv, Bd. XXVII, 1863, S. 240, 433; — Experimentelle Untersuchungen über die Veränderungen der Mengenverhältnisse des Blutes und seiner Bestandtheile durch die Inanition; VIRCHOW's Archiv, Bd. XXIX, 1864, S. 241; — Weitere Bemerkungen zur Orientirung in der Transfusionsfrage; VIRCHOW's Archiv, Bd. LXVI, 1876, S. 26. — LESSER (cit. S. 159). — Vgl. S. J. TSCHIRJEW, Die physikalische Statik des Blutes (cit. S. 159), S. 147. — E. N. v. REGECZY (cit. S. 176). — J. A. KAHAN; Der Arzt, 1887, Nr. 7, S. 174 (russisch).

S. 178. J. A. KAHAN (cit. S. 177). — WORM MÜLLER (cit. S. 159). — L. LANDOIS, Beiträge zur Transfusion des Blutes; Leipzig 1878; S. 38. — S. J. TSCHIRJEW, Der tägliche Umsatz etc. (cit. S. 177). — J. FORSTER, Beiträge zur Lehre von der Eiweisszersetzung im Thierkörper; Zeitschrift f. Biologie, Bd. XI, 1875, S. 496; — Sitzungsberichte d. k. bayer. Akademie d. Wissensch., 1875, II. Heft. — L. LANDOIS, *l. c.*, S. 46. — TH. JÜRGENSEN (cit. S. 162), S. 265.

S. 180. P. ALBERTONI, Die Transfusion des Blutes und der Stoffwechsel; MOLESCHOTT's Untersuchungen zur Naturlehre etc., 1882, Bd. XIII, S. 222, 228; — La transfusion du sang et l'échange nutritif de l'organisme; Archives ital. de biologie, t. II, p. 165, 1882; — Che cosa avvenga del sangue nella Transfusione; Milano 1876. — TH. JÜRGENSEN (cit. S. 162), S. 266. — P. LIEBRECHT, Fieber nach Transfusionen; Centralblatt f. d. medic. Wiss., 1874, Nr. 37, S. 580. — L. LANDOIS, Die Transfusion des Blutes; Versuch einer physiologischen Begründung nach eigenen Experimental-Untersuchungen mit Berücksichtigung der Geschichte, der Indicationen, der operativen Technik und der Statistik; Leipzig 1875; S. 145. — H. MILNE EDWARDS, Leçons sur la physiologie et l'anatomie comp. de l'homme et des animaux; I, p. 327; Paris 1857. — L. LANDOIS, Beiträge etc. (cit. S. 178), S. 20. — A. ROLLETT (cit. S. 8), S. 143. — PONFICK (mit J. Bamberg), Experimentelle Beiträge zur Lehre von der Transfusion; Virchow's Archiv, Bd. LXII, 1875, S. 273.

S. 181. L. Landois, Die Transfusion des Blutes etc. (cit. S. 180), S. 207. — Vgl. ferner W. Nikolsky, Zur Frage über die Transfusion des Blutes in die Peritonealhöhle; Diss., St.-Petersburg 1880. — Heineke (cit. S. 152), S. 137. — Bischoff, Brown-Séquard; vgl. A. Rollett (cit. S. 8), S. 144. — P. L. Panum (cit. S. 177). — L. Landois, Beiträge etc. (cit. S. 178), S. 52.

S. 182. William Harvey [1578—1658]; vgl. Baas (cit. S. 52), S. 422. — J. B. Denis, Journal des Savans, Mars 1667; cf. An extract of a Letter of M. Denis, touching the transfusion of Blood of April 2, 1667; Philosoph. Transact., Mai 6, 1667, Nr. 25, p. 453. — A Letter concerning a new way of Curing sundry deseases by transfusion of Blood etc. by J. Denis at Paris; June 25, 1667; Philosophic. Transact., 1667, Nr. 27, Monday July 22. — L. Landois, Die Transfusion des Blutes etc. (cit. S. 180), S. 14 u. ff. — Th. Jürgensen (cit. S. 162), S. 242. — Heineke (cit. S. 152), S. 132. — J. Blundell, Researches physiological and pathological on transfusion of blood; London 1824. — Gesellius, Die Transfusion des Blutes; eine historische, kritische und physiologische Studie; Leipzig u. St.-Petersburg 1873. — O. Hasse, Die Lammblut-Transfusion beim Menschen; St.-Petersburg 1874; — Ueber Transfusion; Virchow's Archiv, Bd. 64, 1875, S. 243. — v. Ziemssen, Ueber die subcutane Blutinjection und über eine neue einfache Methode der intravenösen Transfusion; Münchener medic. Wochenschrift, 1892, Nr. 19, S. 323. — Vgl. ferner L. Landois, Münchener medic. Wochenschrift, 1892, Nr. 17, S. 298.

S. 183. Zeile 22. Vgl. L. Landois, Die Transfusion des Blutes etc. (cit. S. 180), S. 46. — Ueber die Transfusion bei Vergiftungen vgl. Eulenburg u. Landois, Die Transfusion des Blutes; Berlin 1866.

S. 184. R. Thoma, Untersuchungen über die Grösse etc. (cit. S. 170). — v. Recklinghausen (cit. S. 79), S. 179. — F. W. Beneke, Constitution und constitutionelles Kranksein des Menschen; Marburg 1881; S. 47. — Vgl. W. Müller, Die Massenverhältnisse des menschlichen Herzens; Hamburg u. Leipzig, 1883. — G. Hayem, Du sang etc. (cit. S. 123), S. 421. — R. R. v. Limbeck, Grundriss einer klinischen Pathologie des Blutes; Jena 1892: S. 45.

S. 185. F. Hoppe-Seyler, Physiologische Chemie, III. Theil (cit. S. 168), S. 477.

Zwölfte Vorlesung.

S. 186. C. Bartels, Die allgemeine Symptomatologie der Nierenkrankheiten und die diffusen Erkrankungen der Nieren; Ziemssen's Handbuch, Bd. IX, Th. 1; russ. Uebers. von S. W. Schachowa, unter Red. von W. P. Kryloff; Charkow 1877; S. 104.

S. 187. F. A. Falck, Ein Beitrag zur Physiologie des Wassers; Zeitschrift f. Biologie, Bd. VIII, 1872, S. 388. — Forbes; vgl. S. Samuel (cit. S. 101), S. 243. — S. J. Tschirjew (cit. S. 159), S. 99.

S. 188. F. W. Beneke, Pathologie des Stoffwechsels; russ. Uebers. von P. Tatarinoff, Moskau 1876, S. 89—90. — F. A. Falck; Forbes (cit. S. 187). — J. E. Buntzen (cit. S. 159). — O. Leichtenstern, Untersuchungen über den Haemoglobingehalt des Blutes in gesunden und kranken Zuständen; Leipzig 1878. — S. J. Tschirjew (cit. S. 159), S. 98. — Vgl. ferner Nasse, Ueber den Einfluss der Nahrung auf das Blut; Marburg 1850.

S. 189. S. J. Tschirjew (cit S. 159), S. 100. — J. P. Pawloff,

Ueber die normalen Blutdruckschwankungen beim Hunde; PFLÜGER's Archiv, Bd. XX, 1879, S. 215. — R. HEIDENHAIN, Physiologie der Absonderungsvorgänge; HERMANN's Handbuch der Physiologie, Bd. V, Leipzig 1880, S. 332. — T. KIERULF, Versuche über die Harnsecretion; Zeitschrift f. ration. Medicin, N. F., III, 1853, S. 279. — M. HERMANN, Ueber den Einfluss der Blutverdünnung auf die Secretion des Harns; VIRCHOW's Archiv, Bd. XVII, 1859, S. 451.

S. 190. PONFICK (cit. S. 180). — J. COHNHEIM u. LICHTHEIM, Ueber Hydrämie und hydrämisches Oedem; VIRCHOW's Archiv, Bd. LXIX, 1877, S. 106.

S. 191. J. COHNHEIM u. L. LICHTHEIM (cit. S. 190). — ANDRAL et GAVARRET, Recherches sur les modifications de proportion et de quelques principes du sang dans les maladies; Annales de Chimie et de Physique, Novembre 1840, p. 318. Vgl. SCHMIDT's Jahrbücher, Bd. XXIX, Jahrgang 1841, S. 17. — A. S. SANOTZKY A. GROSGLICK (cit. S. 160).

S. 192. A. S. SANOTZKY; A. GROSGLICK (cit. S. 160).

S. 193. A. GROSGLICK (cit. S. 160). — Zeile 19. S. M. LUKJANOW, noch nicht publicirte Untersuchungen. — J. M. KOHAN, Zur Lehre von der Capacität der Gefässe; über den Einfluss der hydräm. Plethora auf das Blut und auf die Gefässe; Russische Medicin, 1886, Nr. 42 u. 43, S. 707, 727 (russisch). — J. COHNHEIM u. L. LICHTHEIM (cit. S. 190). — Zeile 29. Vgl. S. M. LEWASCHEW u. S. K. KLIKOWITSCH, Zur Frage über den Einfluss alkalischer Mittel auf die Zusammensetzung der Galle; Archiv f. experim. Pathologie und Pharmakologie, Bd. XVII, 1883, S. 53. — H. J. HAMBURGER, Ueber die Regelung der Blutbestandtheile bei experimenteller hydrämischer Plethora, Hydrämie und Anhydrämie; Zeitschrift f. Biologie, N. F., Bd. XXVII, 1890, S. 259; — Die Permeabilität der rothen Blutkörperchen im Zusammenhange mit den isotonischen Coefficienten Zeitschrift f. Biologie, Bd. XXVI, 1890, S. 414; — Ueber den Einfluss der Athmung auf die Permeabilität der Blutkörperchen; *ibidem*, Bd. XXVIII, 1892.

S. 194. H. DE VRIES, Eine Methode zur Analyse der Turgorkraft; PRINGSHEIM's Jahrbücher f. wissensch. Botanik, Bd. XIV, 1884, S. 427. — H. J. HAMBURGER (cit. S. 193). — J. COHNHEIM u. L. LICHTHEIM (cit. S. 190).

S. 195. J. COHNHEIM u. L. LICHTHEIM (cit. S. 190). — G. PISENTI, Beitrag zur Lehre von den Transsudaten; Centralblatt f. allgemeine Pathologie u. pathol. Anatomie, 1891, Nr. 17, S. 705.

S. 196. J. COHNHEIM u. L. LICHTHEIM (cit. S. 190). — H. J. HAMBURGER (cit. S. 193).

S. 197. J. COHNHEIM u. L. LICHTHEIM (cit. S. 190). — J. RAUM, Künstliche Vacuolisirung der Leberzellen beim Hunde; Archiv f. experim. Pathologie u. Pharmakologie, Bd. XXIX, 1891, S. 353.

S. 198. TH. v. DEMBOWSKI, Ueber die Abhängigkeit der Oedeme von Hydraemie und hydrämischer Plethora; In.-Diss., Dorpat 1885. — A. DASTRE et P. LOYE, Nouvelles recherches sur l'injection de l'eau salée dans les vaisseaux; Archives de physiologie norm. et pathol., 1889, p. 253; — Le lavage du sang; Archives de physiologie norm. et pathol., 1888, p. 93. — J. COHNHEIM u. L. LICHTHEIM (cit. S. 190). — WORM MÜLLER (cit. S. 159).

S. 199. Zeile 20. S. M. LUKJANOW, noch nicht publicirte Untersuchungen. — J. COHNHEIM u. L. LICHTHEIM (cit. S. 190).

S. 200. J. E. JOHANNSSON u. R. TIGERSTEDT, Ueber die gegenseitigen Beziehungen des Herzens und der Gefässe; 1. Abhandlung; Skandin. Archiv f. Physiologie, Bd. I, 1889, S. 331. — F. W. ELLIS, Description of a piston recorder for air connections; Journal of physiology, VII, p. 309, 1886; — The liquid piston recorder and the registration of its movements by photography; *ibidem*, p. 314.

S. 201. J. E. Johansson u. R. Tigerstedt (cit. S. 200). — J. Cohnheim u. L. Lichtheim (cit. S. 190). — Th. v. Dembowski (cit. S. 198). — Poiseuille; vgl. C. Ludwig (cit. S. 81), Bd. II, S. 57.

S. 202. F. W. Beneke (cit. S. 188), S. 106 u. ff. — Vgl. ferner D. Dubelir, Noch einige Versuche über den Einfluss des Wassers und des Kochsalzes auf die Stickstoffausgabe vom Thierkörper; Zeitschrift f. Biologie, Bd. XXVIII, 1892, S. 237. — A. Lichatschew, Zur Frage über den Einfluss der physiologischen Kochsalzlösung auf den hungernden Organismus des Hundes; Botkin's Hospitalzeitung, 1892, Nr. 50, S. 1262 (russisch). — Vgl. ferner Sciolla; Ref. in Botkin's Hospitalzeitung, 1892, Nr. 51, S. 1293 (russisch). — M. W. Janowsky; Wöchentliche klin. Zeitung, 1886, 1887 u. 1888 (russisch); — Ueber die Veränderungen der Resistenz des Blutes unter gewissen physiologischen und pathologischen Umständen etc.; Arbeiten der Gesellschaft Russischer Aerzte in St.-Petersburg, Jahrg. 56—57; St.-Petersburg 1892, S. 119 (russisch).

S. 203. Ott (cit. S. 152); vgl. ferner: Ueber den Einfluss der Kochsalzinfusion auf den verbluteten Organismus; Diss., St.-Petersburg 1884 (russisch); — Ueber die intravasale Infusion von Kochsalzlösung bei acuter durch *Placenta praevia* bedingter Anaemie; Der Arzt, 1884, Nr. 12, S. 202 (russisch); — Die intravenöse Injection von Kochsalzlösung bei der puerperalen Blutung; Der Arzt, 1885, Nr. 2, S. 20 (russisch). — O. Leichtenstern, Ueber intravenöse Kochsalzinfusion bei Verblutungen; Volkmann's Sammlung klin. Vorträge, Nr. 25, Leipzig 1891. — H. Sahli, Ueber Auswaschung des menschlichen Organismus und über die Bedeutung der Wasserzufuhr in Krankheiten; Volkmann's Sammlung klin. Vorträge, Nr. 11, Leipzig 1890. — J. J. Bischoff, Ein günstig verlaufener Fall von intraarterieller Infusion einer alkalischen Kochsalzlösung bei drohendem Verblutungstode; Centralblatt f. Gynäkologie, 1881, Nr. 23. — O. Küstner, Eine Infusion von alkalischer Kochsalzlösung am Menschen; Centralblatt f. Gynäkologie, 1882, Nr. 10. — Kümmell, Ueber die Wirksamkeit und die Gefahren der intraarteriellen Infusion alkalischer Kochsalzlösung bei acuter Anämie; Centralblatt f. Chirurgie, 1882, Nr. 19. — Schwarz (cit. S. 152). — Nach E. J. Maltschewsky, Zur Frage über den Einfluss der Kochsalzinfusion auf den verbluteten Organismus, Diss., St.-Petersburg 1892 (russisch), hat bereits R. Lewins, The medical Times, 1845, p. 480, über die Nothwendigkeit von Kochsalzinfusion bei Blutungen aus der Gebärmutter nach dem Geburtsacte gesprochen. — Dickinson; vgl. Leichtenstern, *l. c.*, S. 256. — A. Dastre u. P. Loye (cit. S. 198). — Roux u. Yersin; vgl. A. Dastre u. P. Loye, *l. c.* — A. Cantani, La cura del cholera; Giorn. internat. delle sc. med., VI, 1884; — Zur Behandlung des Cholera-Anfalles; aus dem Italien. von Fraenkel, 3. Aufl., Leipzig 1884.

S. 204. E. Biernacki, Ueber den Einfluss der subcutan eingeführten grossen Mengen von 0·7procentiger Kochsalzlösung auf das Blut und die Harnsecretion; Zeitschrift f. klin. Medicin, Bd. XIX, Suppl., S. 49, 1892; — Wöchentliche klin. Zeitung, 1888, Nr. 32, S. 680 (russisch). — Vgl. ferner G. Bizzozero u. C. Sanquirico, Du sort des globules rouges dans la transfusion du sang défibriné; Archives ital. de biologie, t. VII, 1886, p. 279.

Dreizehnte Vorlesung.

S. 205. J. Vogel, Störungen der Blutmischung; Handbuch der spec. Pathologie u. Therapie, redig. von R. Virchow, Bd. I, Erlangen 1854, S. 424. — Uhle u. Wagner (cit. S. 4), S. 711. — Immermann, Die allgemeinen Ernährungsstörungen; Ziemssen's Handbuch, Bd. XIII, Th. 1; russ. Uebers von N. S. Afanassiew, Charkow 1877—78; S. 336; 298.

S. 206. Tolmatschew, Notiz über den Einfluss wiederholter Aderlässe auf die Ernährung; Medic.-chem. Untersuchungen, herausgeg. von F. Hoppe-Seyler, 1868, 3. Heft, S. 396. — J. Bauer (cit. S. 164). — Vgl. ferner S. Samuel, Compendium der allgemeinen Pathologie; Stuttgart 1880, S. 107. — L. J. Tumas, Ueber den Einfluss des septischen Fiebers auf das Volum, das Gewicht und die Dichtigkeit des Blutes, auf die absolute Menge der rothen Blutkörperchen und den Haemoglobingehalt im Körper; Arbeiten der Gesellschaft Russischer Aerzte in St.-Petersburg, Jahrg. 52; St.-Petersburg 1886, S. 163 (russisch).

S. 207. W. Heineke (cit. S. 152), S. 31. — Zeile 40. Ueber die Bestimmung des Wassers im Blute vgl. Gréhant et Quinquaud, Détermination exacte de la quantité d'eau contenue dans la sang; Comptes rendu, t. CVIII, 1889, S. 1091.

S. 208. C. Neubauer u. J. Vogel, Anleitung zur qualitativen und quantitativen Analyse des Harns; 9. umgearb. und verm. Aufl. von H. Huppert u. L. Thomas; Wiesbaden 1890; II. Theil, S. 29—30. — Andral u. Gavarret; vgl. A. Gautier, Chimie appliquée à la physiologie, à la pathologie et à l'hygiène; t. II, Paris 1874; p. 333. — C. Bartels (cit. S. 186), S. 359.

S. 209. C. Schmidt (cit. S. 169); S. 141, 107, 143.

S. 210. C. Schmidt (cit. S. 169), S. 141, 107, 143.

S. 211. C. Schmidt (cit. S. 169). — F. Hoppe-Seyler, Physiologische Chemie (cit. S. 168), S. 480. — S. J. Tschirjew (cit. S. 159), S. 121.

S. 212. E. F. v. Gorup-Besanez, Lehrbuch der physiol. Chemie; IV. Aufl.; Braunschweig 1878; S. 364. — A. Gautier (cit. S. 208), S. 322, 325, 330. — O. Hammarsten (cit. S. 153), S. 93. — W. Koch (cit. S. 155), S. 58. — A. Gautier, *l. c.*, S. 337. — Andral u. Gavarret; vgl. A. Gautier, *l. c.*, S. 338. — E. F. v. Gorup-Besanez, *l. c.*, S. 364. — C. Schmidt (cit. S. 169).

S. 213. J. Cohnheim u. L. Lichtheim (cit. S. 190).

S. 214. Ott (cit. S. 152 u. 203). — G. Hünerfauth, Einige Versuche über traumatische Anämie; Virchow's Archiv, Bd. 76, 1879, S. 310. — Lyon (cit. S. 170). — M. Nemser, Ueber den Einfluss der experimentellen Hydrämie auf den Gaswechsel bei Kaninchen; Russische Medicin, 1888, Nr. 11, S. 167 (russisch). — E. J. Maltschewsky (cit. S. 203).

S. 215. Schroth; vgl. Schroth'sche Cur in Real-Encyklopädie der gesammten Heilkunde, herausgegeben von A. Eulenburg; 2. Aufl., III, S. 196; V, S. 295; IX, S. 263. — C. Ph. Falck u. Th. Scheffer, Untersuchungen über den Wassergehalt der Organe durstender und nicht durstender Hunde; Archiv f. physiol. Heilkunde, 13. Jahrg., 1854, S. 508. — O. Leichtenstern (cit. S. 188), S. 52. — S. Groll; vgl. L. Hermann, Untersuchungen über den Hämoglobingehalt des Blutes bei vollständiger Inanition; Pflüger's Archiv, Bd. XLIII, 1888, S. 239; — auch als Diss., Königsberg 1887. — O. Leichtenstern, *l. c.*, S. 56. — J. R. Tarschanoff (cit. S. 168). — H. J. Hamburger (cit. S. 193). —

Kohan, Ueber die Veränderung des Blutes bei Inanition und bei Entziehung von Wasser aus dem hungernden Körper durch Schwitzen und Speichelfluss unter Einwirkung hoher Temperatur; Der Arzt, 1883, Nr. 36, S. 571.

S. 216. A. Laveran, Die Lehre von den Militärkrankheiten; russische Uebersetzung von M. M. Manasseina; St.-Petersburg, 1877, S. 871. — R. Hermann, Ueber die Veränderungen, die die Secretionen des menschlichen Organismus durch die Cholera erleiden; Poggendorff's Annalen der Physik und Chemie, Bd. XXII, 1831, S. 161. — F. Widal, Maladies infectieuses; Traité de Médecine, publié sous la direction de MM. Charcot, Bouchard et Brissaud, t. I, Paris 1891, p. 917. — Lorain, Etude de médecine clinique et de physiologie pathologique: Le cholera observé à l'hôpital Saint-Antoine; Paris 1868. — C. Schmidt (cit. S. 169), S. 57, 141. Vgl. ferner S. J. Tschirjew (cit. S. 159), S. 101, 103.

S. 217. C. Schmidt (cit. S. 169), S. 53, 143.

S. 218. Zeile 11. Vgl. C. Schmidt (cit. S. 169), S. 54.

S. 219. C. Schmidt (cit. S. 169), S. 55, 56. — G. Bunge, Lehrbuch der physiologischen und pathologischen Chemie; 1. Aufl., Leipzig 1887, S. 218.

S. 220. C. Schmidt (cit. S. 169). — S. J. Tschirjew (cit. S. 159). — F. Hoppe-Seyler, Physiol. Chemie (cit. S. 168), S. 479 u. ff. — S. J. Tschirjew, *l. c.*, S. 106, 108. — Staedeler; vgl. Lebert, Rückfallstyphus, Typhus exanthemabicus und Cholera; Ziemssen's Handbuch, Bd. II, Th. 1; russ. Uebers. unter Red. von W. G. Laschkewitsch, Charkow 1875, S. 370. — Hayem; Winter; vgl. F. Widal (cit. S. 216), S. 918.

S. 221. Dieffenbach; vgl. Lebert (cit. S. 220), S. 358. — F. Hoppe-Seyler, Physiol. Chemie (cit. S. 168), S. 481. — Roux; Hayem; O'Shaugnessy; Pouchet; vgl. F. Widal (cit. S. 216), S. 918. — F. Hoppe-Seyler, *l. c.*; vgl. auch S. J. Tschirjew (cit. S. 159), S. 105. — Lebert (cit. S. 220), S. 340. — R. Koch; Bericht über die Thätigkeit der zur Erforschung der Cholera i. J. 1883 nach Egypten und Indien entsandten Commission; unter Mitwirkung von Dr. R. Koch bearbeitet von Dr. G. Gaffey; Berlin 1887. — Vgl. ferner: P. Baumgarten, Lehrbuch der pathologischen Mykologie, Bd. II, Braunschweig 1890, S. 775; — S. M. Lukjanow u. J. Raum, Einige Worte über die Choleraepidemie im Gouvernement Lublin; Berliner klin. Wochenschrift, 1892, Nr. 43. — Ch. Bouchard, Leçons sur les autointoxications (cit. S. 14), p. 279 u. ff. — Vgl. ferner: A.-V. Cornil et V. Babes, Les bactéries; troisième édit., Paris 1890, t. II, p. 182. — Mosler, Untersuchungen über den Einfluss des innerlichen Gebrauchs verschiedener Quantitäten von gewöhnlichem Trinkwasser; Archiv f. Förderung d. wissensch. Heilkunde, 1858, Bd. III, S. 398 u. ff. Vgl. Pavy, Die Lehre von der Nahrung in physiologischer und therapeutischer Hinsicht; russ. Uebers. mit Ergänzungen von M. M. Manasseïna; St.-Petersburg 1876, S. 252.

S. 222. Schroth (cit. S. 215). — S. Samuel, Blutanomalien; Realencyklopädie, herausgegeben von A. Eulenburg, 1. Aufl., II. Bd., Wien u. Leipzig 1880, S. 308, 318. — S. J. Tschirjew (cit. S. 159), S. 125—126.

Vierzehnte Vorlesung.

S. 223. W. D. Halliburton (cit. S. 168), S. 338. u. a.

S. 225. R. R. v. Limbeck (cit. S. 184), S. 77 u. ff. — D. J. Wierjuschsky, Die Krankheiten des Blutes und die Methoden klinischer Untersuchung desselben; St.-Petersburg 1890, S. 18 u. ff. (russisch). — E. Reinert (cit. S. 170), S. 98.

— Vgl. ferner S. D. KOSTJURIN, Ueber die Vertheilung rother Blutkörperchen in den Hautcapillaren; Der Arzt, 1880, Nr. 23, S. 375. — G. HAYEM, Du sang etc. (cit. S. 123), S. 331; vgl. R. R. v. LIMBECK, *l. c.*, S. 86. — SCHIFF, Zeitschrift f. Heilkunde, Bd. 11. — R. R. v. LIMBECK, *l. c.*, S. 86. — G. ANDRAL, Essai d'hématologie pathologique; Paris 1843. — P. A. PIORRY, Haemopathologie oder Lehre von den Blutkrankheiten; deutsche Uebers. von KRUPP; Leipzig 1839 (P. A. PIORRY et D. LHÉRITIER, Traité des altérations du sang; Paris 1840). — Vgl. R. R. v. LIMBECK, *l. c.*, S. 87.

S. 226. M. TH. KANDARATSKY (cit. S. 166). — CHR. BOHR, Ueber die Verbindungen des Haemoglobins mit Sauerstoff; — Ueber die Verbindungen des Haemoglobins mit Kohlensäure, sowie mit einer Mischung von Kohlensäure und Sauerstoff; — Ueber „die specifische Sauerstoffmenge" des Blutes und die Bedeutung derselben für den respiratorischen Stoffwechsel; Centralbl. f. Physiologie, Literatur 1890, Bd. IV, Nr. 9, S. 249. — CHR. BOHR u. S. TORUP, Der Sauerstoffgehalt der Oxyhaemoglobinkrystalle; Skandinav. Archiv f. Physiologie, III. Bd., 1891, S. 69; — Bulletin de l'Acad. R. Danoise des Sciences et des Lettres, 1890. — CHR. BOHR, Etudes sur les combinaisons du sang avec l'acide carbonique; Bulletin de l'Acad. R. Danoise des Sciences et des Lettres, 1890. — A. MOSSO, Periodische Athmung und Luxusathmung; Archiv von DU BOIS-REYMOND, 1886, Suppl., S. 37; — Archives ital. de biologie, t. VII, 1886, S. 48. — R. R. v. LIMBECK (cit. S. 184), S. 88 u. ff.

S. 227. C. WINOGRADOFF, Ueber eine neue Distomaart (*Distoma sibiricum*) in der Leber des Menschen; Arbeiten der Gesellschaft der Naturforscher und Aerzte zu Tomsk, Jahrg. III, S. 116; Nachrichten der k. Universität Tomsk, Buch 4, Tomsk 1892 (russisch); — Ein zweiter Fall von *Distoma sibiricum* in der Leber des Menschen; *ibidem*, S. 131 (russisch). — LICHTHEIM, Zur Kenntniss der perniciösen Anaemie; Verhandl. des VI. Congresses f. innere Medicin, Wiesbaden 1887, S. 84. — G. SCHAPIRO, Heilung der BIERMER'schen perniciösen Anaemie durch Abtreibung von Bothriocephalus latus; Zeitschrift f. klin. Medicin, Bd. XIII, 1888, S. 416. — L. J. MIZKUNER, Ein Fall von perniciöser Anaemie, bedingt durch Entozoen; Wöchentliche klin. Zeitung, 1886, Nr. 22, S. 451 (russisch). — Vgl. ferner: J. WINIAVSKI, Blutuntersuchungen bei anämischen und kachektischen Zuständen, insbesondere bei der Lepra; In.-Diss., Dorpat, 1892. — R. STIERLIN, Blutkörperchenzählungen und Haemoglobinbestimmungen bei Kindern; D. Archiv f. klin. Medicin, Bd. 45, 1889, S. 75. — H. SENATOR, Bericht über die Ergebnisse des an CETTI ausgeführten Hungerversuches; Berliner klin. Wochenschrift, 1887, Nr. 24, S. 425 (als Mitarbeiter sind zu nennen: ZUNTZ, LEHMANN, I. MUNK u. F. MÜLLER). — L. LUCIANI, Das Hungern; deutsche Uebers. von O. FRAENKEL; Hamburg u. Leipzig 1890. — H. v. HOESLIN, Ueber den Einfluss ungenügender Ernährung auf die Beschaffenheit des Blutes; Münchener medic. Wochenschrift, 1890, Nr. 38 u. 39. — E. G. CUTLER u. E. H. BRADFORD; Americ. Journal, N. S., CLCIX, S. 74, Jan. 1878; SCHMIDT's Jahrbücher, 1879, Bd. 181, S. 230. — DELPEUCH, De l'action d'arsenic sur le sang; thèse de Paris, 1880.

S. 228. H. NOTHNAGEL u. M. J. ROSSBACH (cit. S. 5), S. 209. — L. MALASSEZ, Gaz. méd. de Paris, 1874, p. 15; Archives de physiologie, 1874, S. 32 (cit. S. 170). — R. R. v. LIMBECK (cit. S. 184), S. 95—96. — E. STADELMANN, Ueber den Icterus bei der acuten Phosphorvergiftung; Archiv f. experim. Pathologie u. Pharmakologie, Bd. 24, S. 270; — Der Icterus und seine verschiedenen

Formen; Stuttgart 1891. — O. Taussig, Ueber Blutbefunde bei acuter Phosphorvergiftung; Archiv f. experim. Pathologie u. Pharmakologie, Bd. XXX, 1892, S. 161. — A. M. Korolko, Beiträge zur Frage über das Sumpffieber; Diss., St.-Petersburg 1892 (russisch). — Arnheim, Ueber den Haemoglobingehalt des Blutes in einigen, vorzugsweise acuten exanthematischen Krankheiten der Kinder; Jahrb. f. Kinderheilkunde, Bd. XIII, 1879, S. 293. — A. Böckmann, Ueber die quantitativen Veränderungen der Blutkörperchen im Fieber; D. Archiv f. klin. Medicin, Bd. XXIX, 1881, S. 481. — Th. Zaeslein, Blutkörperchenzählungen und Blutfarbstoffbestimmungen bei Typhus abdominalis; In.-Diss., Basel 1881. — Arth. Halla, Ueber den Haemoglobingehalt des Blutes und die quantitativen Verhältnisse der rothen und weissen Blutkörperchen bei acuten fieberhaften Krankheiten; Prager Zeitschrift f. Heilkunde, 1883, S. 198. — G. Hayem, Des caractères anatomiques du sang chez le nouveau-né pendant les premiers jours de la vie; Compt. rend., t. 84, 1877, p. 1166. — L. J. Tumas (cit. S. 170). — Pick, Klin. Beobachtungen über entzündliche Leukocytose; Prager medic. Wochenschrift, 1890, Nr. 24. — H. Pée, Untersuchungen über Leukocytose; In.-Diss., Berlin 1891. — R. R. v. Limbeck, Zeitschrift f. Heilkunde, Bd. 10. — Vgl. R. R. v. Limbeck (cit. S. 184), S. 93. — S. Samuel, Compendium der allgemeinen Pathologie; Stuttgart 1880; S. 119. — A. P. Ostapenko, Der Einfluss hoher Temperatur auf die Zahl der rothen Blutkörperchen; Der Arzt, 1882, Nr. 8, S. 116 (russisch).

S. 229. A. Kosiński, Zur Lehre von den Physaliphoren der Krebsgeschwülste; Warschauer Universitätsnachrichten, 1890, Nr. 7 (russisch). — J. Steinhaus, Ueber abnorme Einschlüsse in den Zellkernen menschlicher Gewebe; Centralblatt f. allgem. Pathologie u. pathologische Anatomie, Bd. II, 1891, S. 593; — Ueber Carcinomeinschlüsse; Virchow's Archiv, Bd. CXXVI, 1891, S. 533; — Weitere Beobachtungen über Carcinomeinschlüsse; Virchow's Archiv, Bd. CXXVII, 1892, S. 175. — W. W. Podwyssozki u. J. G. Sawtschenko, Ueber den Parasitismus in den Krebsgeschwülsten im Zusammenhange mit der Beschreibung einiger Sporozoenschmarotzer in den Krebszellen; Der Arzt, 1892, Nr. 7, S. 149 (russisch); — Centralblatt f. Bacteriologie u. Parasitenkunde, 1892. — J. G. Sawtschenko, Weitere Untersuchungen über die Sporozoenschmarotzer in den Krebsgeschwülsten; Der Arzt, 1892, Nr. 17, S. 422; Nr. 18, S. 452. — J. J. Sudakewitsch, Recherches sur le parasitisme intracellulaire et intranucléaire chez l'homme; Annales de l'Institut Pasteur, 1892, Mars, p. 145; — Ueber die Erscheinungen der Metachromasie in den Sporozoen, die in den Krebszellen schmarotzen; Der Arzt, 1892, Nr. 25, S. 622 (russisch). — Vgl. ferner: E. Metschnikoff, Carcinomes et coccidies; Revue générale des sciences pures et appliquées, 1892, Nr. 18, p. 629.

S. 230. Biermer, Tageblatt der 42. Versammlung deutscher Naturforscher u. Aerzte in Dresden, IX. Section, 1868, S. 173; — Ueber progressive, perniciöse Anaemie; Correspondenzblatt f. Schweizer Aerzte, II, 1872, Nr. 1. — Immermann (cit. S. 205), S. 564; — Ueber progressive perniciöse Anaemie; Deutsches Archiv f. klin. Medicin, Bd. XIII, 1874, S. 209. — W. Hunter, Is pernicious Anaemia a special disease? Practitioner, 1888, August. — S. Laache, Die Anaemie; Univ.-Programm; Christiania 1883. — Kahler; Prager med. Wochenschrift, 1888, Nr. 38. — H. Quincke, Weitere Beobachtungen über perniciöse Anaemie; Deutsches Archiv f. klin. Medicin, Bd. XX, 1877, S. 1; — Zur Pathologie des Blutes; *ibidem*, Bd. XXV, 1880, S. 567; — Ueber perniciöse Anaemie;

Volkmann's Sammlung klin. Vorträge, IV. Serie, Nr. 100, 1876. — Chr. Gram, Untersuchungen über die Grösse der rothen Blutkörperchen im Normalzustande und bei verschiedenen Krankheiten; Fortschritte der Medicin, Bd. II, 1884, Nr. 2, S. 33. — P. Ehrlich, Ueber Regeneration und Degeneration der rothen Blutscheiben bei Anaemien; Berl. klin. Wochenschrift, 1880, Nr. 28, S. 405; *ibidem*, 1881, S. 43. — G. Hayem, Du sang etc. (cit. S. 123), S. 792. — A. Gilbert, Pathologie du sang; Traité de Médecine, publié sous la direction de MM. Charcot, Bouchard et Brissaud; t. II, Paris 1892, pp. 457, 522. — Bernheim, Observations d'anémie pernicieuse progressive puerpérale; Soc. méd. de Nancy, Revue med. de l'Est, 1879, p. 487. — Frankenhäuser, Ueber die Aetiologie der perniciösen Anaemie; Centralblatt f. d. medic. Wissensch., 1883, Nr. 4, S. 49. — L. M. Petrone, Sulla natura infettiva del' anemia perniciosa di Biermer; Lo Sperimentale, 1884, t. LIII, p. 239. — Henrot, Contribution à l'étude de l'anémie pernicieuse progressive; Association Franç. pour l'avancement des Sciences; Nancy 1886, 2-ème partie, p. 755. — O. Silbermann, Zur Pathogenese der essentiellen Anaemien; Berl. klin. Wochenschrift, 1886, Nr. 29, S. 473. — A. J. Wiltschur, Ueber einen Fall von progressiver perniciöser Anaemie; Botkin's Hospitalzeitung, 1892, Nr. 26, S. 617. — R. R. v. Limbeck (cit. S. 184), S. 107.

S. 231. Zeile 1. Vgl. H. Vierordt, Daten und Tabellen etc. (cit. S. 3), S. 99. — G. Hayem, Leçons sur les modifications du sang; p. 315. Vgl. D. J. Wierjuschsky (cit. S. 225), p. 14. — N. Kowalewsky, Das Blut und dessen Bedeutung für den Organismus; Oeffentliche Vorlesungen und Vorträge, Kazan 1892, S. 95, 105—6 (russisch). — Chr. Gram (cit. S. 230). — G. Hayem, Du sang etc. (cit. S. 123), pp. 334, 63. — L. Malassez (cit. S. 228). — W. A. Manassein, Ueber die Dimensionen der rothen Blutkörperchen unter verschiedenen Einflüssen; Militär-ärztliches Journal, 1872, CXIV, S. 41, 175 (russisch); — Berlin 1872.

S. 232. G. Hayem, Du sang etc. (cit. S. 123), pp. 335, 63. — W. A. Manassein (cit. S. 231). — Kianitzin, Zur Frage über die Ursache des Todes bei ausgedehnten Verbrennungen der Haut; Der Arzt, 1892, Nr. 16, S. 396 (russisch). — Masius et Vanlair, De la mikrocythémie; Bruxelles 1871. — E. Rindfleisch, Ueber Knochenmark und Blutbildung; Archiv f. mikrosk. Anatomie, Bd. XVII, 1879, S. 1, 21. — G. Gabritschewsky, Umriss etc. (cit. S. 124), S. 27 u. ff.

S. 233. E. Graeber, Zur klinischen Diagnostik der Blutkrankheiten; Leipzig 1888. — Garliński; vgl. S. M. Lukjanow, Grundzüge einer allgemeinen Pathologie der Zelle; Leipzig 1891; S. 274. — L. Malassez, Sur l'origine et la formation des globules rouges dans la moelle des os; Archives de physiologie norm. et patholog., t. IX, 1881, Nr. 1, p. 1; — Sur la richesse du sang en globules rouges chez les cancéreux; Progrès méd., 1874, Nr. 28; — Sur la richesse du sang en globules rouges chez les tuberculeux; Progrès méd., 1874, Nr. 38 (cit. S. 170). — G. Hayem, Du sang etc. (cit. S. 123), p. 903. — A. Gilbert (cit. S. 230), S. 477. — G. Hayem, Du sang etc., *l. c.*, p. 336. — H. Quincke (cit. S. 230). — P. Ehrlich (cit. S. 230).

S. 234. Damon, Leukocythaemie; Boston 1864. — Friedreich; vgl. R. v. Jaksch, Klinische Diagnostik innerer Krankheiten etc.; 3. Aufl., Wien u. Leipzig 1892; S. 36. — Rommelaere, De la déformation des globules rouges du sang; Bruxelles 1874. — Bradbury; British med. Journal, 1876, S. 835. — Osler u. Gardner, Ueber die Beschaffenheit des Blutes und Knochenmarkes in der progressiven perniciösen Anaemie; Centralblatt f. d. med. Wissenschaften, 1877, Nr. 15, S. 258. — OSLER, Beschaffenheit des Blutes und Knochenmarkes bei perniciöser Anaemie; *ibidem*, Nr. 28, S. 498. — FINNY, British med. Journal, 1880, S. 43. — MITCHINSON, Idiopathic anaemia treated with arsenic and dialysed iron; The Lancet, 1881, Nr. 1, p. 14. — C. EISENLOHR, Blut und Knochenmark bei progressiver perniciöser Anaemie und bei Magencarcinom; Deutsches Archiv f. klin. Medicin, Bd. XX, 1877, S. 495. — EICHHORST, Die progressive perniciöse Anaemie; Leipzig 1878. — G. HEUCK, Zwei Fälle von Leukaemie mit eigenthümlichem Blut- resp. Knochenmarksbefund; VIRCHOW's Archiv, Bd. 78, 1879, S. 475. — S. LAACHE (cit. S. 230). — CHR. GRAM (cit. S. 230.) — E. GRAEBER (cit. S. 233). — J. KOLIŃSKI (cit. S. 155). — R. R. v. LIMBECK (cit. S. 184), S. 72—73. — R. v. JAKSCH, *l. c.*, S. 36. — D. J. WIERJUSCHSKY (cit. S. 225), S. 18. — R. v. JAKSCH *l. c.*; vgl. anch Prager med. Wochenschrift, 1890, Nr. 31. — BROWICZ, Demonstration von Bewegungsphänomenen an rothen Blutkörperchen in schweren anämischen Zuständen; Bericht über die Verhandlungen des IX. Congresses f. innere Medicin, 1890; Beilage zum Centralblatt f. klin. Medicin, 1890, Nr. 27, S. 78. — Weitere Beobachtungen über Bewegungsphänomene an rothen Blutkörperchen in pathologischen Zuständen; Centralblatt f. d. medic. Wissensch., 1890, Nr. 34, S. 625. — MARAGLIANO, Verhandl. des X. internat. med. Congresses zu Berlin, 1890; — Berlin. klin. Wochenschrift, 1887, Nr. 43. — Vgl. ferner: MARAGLIANO u. CASTELLINO, Ueber die langsame Necrobiosis der rothen Blutkörperchen sowohl in normalem wie auch in pathologischem Zustande, und ihren semiologischen und klinischen Werth; Zeitschrift f. klin. Medicin, XXI. Bd., 5. u. 6. Heft; — P. EHRLICH, Münchener medic. Wochenschrift, 1892, Nr. 19, S. 334. — L. LANDOIS, Realencyklopädie, herausgegeben von A. EULENBURG, 2. Aufl., Bd. III. — H. J. HAMBURGER, Ueber den Einfluss chemischer Verbindungen auf Blutkörperchen im Zusammenhange mit ihren Moleculargewichten; Archiv von DU BOIS-REYMOND, 1886, S. 476; — Ueber die durch Salz- und Rohrzucker-Lösungen bewirkten Veränderungen der Blutkörperchen; *ibidem*, 1887, S. 31; — Zeitschrift f. Biologie, Bd. 26, 1890, S. 414 (cit. S. 193). — LAKER, Wiener medic. Presse, 1890, Nr. 35. — R. R. v. LIMBECK (cit. S. 184), S. 38, 126.

S. 235. H. J. HAMBURGER; R. R. v. LIMBECK (cit. S. 234). — M. W. JANOWSKY (cit. S. 202). — Vgl. ferner TH. LACKSCHEWITZ, Ueber die Wasseraufnahmefähigkeit der rothen Blutkörperchen, nebst einigen Analysen pathol. Blutes; In.-Diss., Dorpat 1892. — MARAGLIANO (cit. S. 234). — O. SILBERMANN, Untersuchungen über die Krankheitserscheinungen und Ursachen des raschen Todes nach schweren Hautverbrennungen; VIRCHOW's Archiv, Bd. 119, 1890, S. 488. — R. R. v. LIMBECK (cit. S. 184), S. 172.

S. 236. G. BUNGE (cit. S. 219), S. 25, 85. — Zeile 14. Vgl. S. M. LUKJANOW, Arbeiten der Russischen Medicin. Gesellschaft an d. k. Univ. Warschau, Bd. I, 1, Th. 2, S. 8; 1889 (russisch). — A. SMIECHOWSKI, Ueber das erste Auftreten des Haemoglobins bei Hühnerembryonen; Diss., Dorpat 1892. — KRAFFT-EBING, Unser nervöses Jahrhundert; russ. Uebers.; St.-Petersburg 1885. — G. BUNGE, *l. c.*, S. 93.

S. 237. A. J. KUNKEL, Zur Frage der Eisenresorption; PFLÜGER's Archiv, Bd. L., S. 1, 1891. — J. KUMBERG, Ueber die Aufnahme und Ausscheidung des Eisens aus dem Organismus; Arbeiten des pharmakol. Institutes zu Dorpat, herausgegeben von R. KOBERT; 1891, Bd. VII, S. 69. — CHR. BUSCH, Ueber die Resorbirbarkeit einiger organischen Eisenverbindungen; *ibidem*, S. 85. — E. Stender, Mikroskopische Untersuchungen über die Vertheilung des in grossen Dosen eingespritzten Eisens im Organismus; *ibidem*, S. 100. — A. Schmul, Ueber das Schicksal des Eisens im thierischen Organismus; Dissert., Dorpat 1891. — R. Anselm, Ueber die Eisenausscheidung durch die Galle; Diss., Dorpat 1891. — Vgl. ferner L. J. Tumas, Zur Pharmakologie des Eisens (seine Bedeutung für die Blutbildung); Arbeiten der Russischen Medicinischen Gesellschaft an d. k. Univ. Warschau, Bd. I, 1, Th. 1, S. 1, 1889 (russisch). — K. Ochremowsky, Zur Blutlehre; Diss., St.-Petersburg 1879 (russisch). — S. J. Tschirjew (cit. S. 159), S. 82. — H. Welcker (cit. S. 170). — J. Dunkan, Beiträge zur Pathologie und Therapie der Chlorose; Sitzungsberichte der Wiener Akademie, 1867, Bd. 55, Abth. II, S. 516. — Soerensen, Undersogelser om Antallet af rode og hoide Blodlegemer under forskjellige physiologiske og pathologiske Tilstande; Kjobenhavn 1876. — L. Malassez, Sur la richesse des globules rouges en hémoglobine; Comptes rendus, t. 85 (cit. S. 170); — Sur la richesse en hémoglobine des globules rouges du sang; Arch. de Physiol., 1877, p. 1, 634. — Gram, Centralbl. f. klin. Medicin, 1882. — R. Moriez, La chlorose; thèse de concours, Paris 1880. — S. Laache (cit. S. 230). — Engelsen, Undersögelser over Blodlegmernes antal, Haemoglobinmaengde og Störrelse; In.-Diss., Kjobenhavn 1884. — G. Hayem, Du sang etc. (cit. S. 123), p. 619. — Maucher, In.-Diss., Bonn 1889. — E. Graeber (cit. S. 233). — C. N. Dowd, The condition of the blood in chlorosis; Amer. Journal of the medic. sciences, 1890, June; Centralblatt f. d. medic. Wissensch., 1890, Nr. 52, S. 954. — R. R. v. Limbeck (cit. S. 184), S. 119. — O. Barbacci, Bestimmungen des Haemoglobins in der Chlorose mit dem Fleischl'schen Haemometer; Centralblatt f. d. medic. Wissensch., 1887, Nr. 35, S. 641. — Dwukrajew, Zur Frage über die Behandlung der chlorotischen Kranken mit defibrinirtem Blute; Diss., St.-Petersburg 1888 (russisch). — E. Reinert (cit. S. 170), S. 140. — C. Sadler, Klinische Untersuchungen über die Zahl der corpusculären Elemente und den Haemoglobingehalt des Blutes; Fortschritte der Medic., Bd. X, 1892, Suppl.-Heft. — G. Hayem, Note sur l'action du fer dans l'anémie; Compt. rend., t. LXXXIII, 1876; p. 985; — Gaz. méd. de Paris, 1876, p. 599. — E. Reinert, *l. c.*, S. 158.

S. 238. G. Hayem, Du sang etc. (cit. S. 123), p. 623. — E. Graeber (cit. S. 233). — O. Leichtenstern, Untersuchungen über den Haemoglobingehalt etc. (cit. S. 188), S. 101. — M. Stifler, Die Wirkung reiner einfacher Stahlquellen bei Anaemie auf Grund von Blutkörperchenzählungen; Berl. klin. Wochenschrift, 1882, Nr. 16, S. 247. — Soerensen (cit. S. 237). — E. Reinert (cit. S. 170), S. 162. — R. R. v. Limbeck (cit. S. 184), S. 121. — R. Muir, Contributions to the physiology and pathology of the blood; part. III; Journal of Anat. and Physiol., XXV, 4, p. 475; 1891. — A. Gilbert (cit. S. 230), S. 491. — J. Varandal (Varandeus), De morb. et affection. mulierum; Montpel. 1620. — Morton, Trousseau; vgl. A. Gilbert, *l. c.*, S. 492. — S. P. Botkin, Ueber die Chlorose; Wöchentliche klin. Zeitung, 1884, Nr. 5, S. 65 (russisch); — Ueber die perniciöse Anaemie; *ibidem*, Nr. 6, S. 81 (russisch). — R. Virchow, Cellularpathologie (cit. S. 132), S. 210 u. ff. — Ueber die Chlorose und die damit zusammenhängenden Anomalien im Gefässapparate, insbesondere über Endocarditis puerperalis; Beiträge zur Geburtshülfe und Gynaekologie, Bd. I, S. 323, Berlin, 1870—72. — Hösslin, Münchener med. Wochenschrift, 1890. — Zeile 34. R. R. v. Limbeck, *l. c.*, S. 65. — Vgl. ferner N. Scherscheniewitsch, Ueber den Einfluss des Chlorals, des Chloroforms und des Saponins auf die rothen Blutkörperchen innerhalb und ausserhalb des Körpers; Diss., St.-Petersburg 1881 (russisch).

S. 239. Zeile 7. Die Bibliographie der Chlorose s. bei CH. LUZET, La chlorose, Paris 1892. — Zeile 10. Für die Abnahme der gesammten Blutmenge bei perniciöser Anaemie spricht sich H. QUINCKE aus; D. Archiv f. klin. Medicin, Bd. XX, S. 18. — D. J. WIERJUSCHSKY (cit. S. 225), S. 36. — C. SADLER (cit. S. 237), S. 8. — M. LITTEN, Zur Pathologie des Blutes; Berl. klin. Wochenschrift, 1883, Nr. 27, S. 405. — G. HAYEM, Du sang etc. (cit. S. 123), p. 193. — H. QUINCKE (cit. S. 230). — W. HUNTER, BIRCH-HIRSCHFELD; vgl. BIRCH-HIRSCHFELD, Schwere anämische Zustände; Bericht über die Verhandl. des XI. Congresses für innere Medicin in Leipzig vom 10.—23. April 1892; Centralblatt f. allg. Pathologie u. pathologische Anatomie, 1892, Nr. 9, S. 361, S. 364; vgl. ferner die Anmerkung bei S. 230. — EICHHORST (cit. S. 234), S. 205 u. ff. — v. JAKSCH, LUSSANA, BIRCH-HIRSCHFELD; vgl. BIRCH-HIRSCHFELD, *l. c.*, S. 362. — Vgl. ferner E. SALKOWSKI u. W. LEUBE, Die Lehre vom Harn; Berlin 1882; S. 522. — N. J. KETSCHER, Zur Frage über den Stickstoffwechsel bei Chlorose; Der Arzt, 1890, Nr. 46, S. 1040 (russisch). — D. J. WIERJUSCHSKY, *l. c.*, S. 36; — Die Methoden der klinischen Blutuntersuchung in Anwendung auf den Scorbut; Der Arzt, 1889, Nr. 5, S. 131 (russisch).

S. 240. N. G. MASJUTIN, Zur Frage über die Bestimmung der Haemoglobinmenge mittels FLEISCHL'schen Haemometer; Der Arzt, 1887, Nr. 32, S. 611 (russisch). — J. F. ZELENEW, Zur Frage über die Syphilis- und Quecksilber-Chloroanaemie; Der Arzt, 1892, Nr. 10, S. 227 (russisch). — P. GLAN, Ueber ein neues Photometer; Annalen der Physik und Chemie, N. F., Bd. I, 1877, S. 351. — W. W. TSCHIRKOW, Ueber die Bestimmung der Haemoglobinmenge im Blute nach der spectrophotometrischen Methode (GLAN's Vorrichtung); Medicin. Revue, 1890, Bd. XXXIV, S. 112 (russisch); — Quantitative Bestimmung des Haemoglobins bei Anaemie, Chlorose und anderen pathologischen Zuständen nach der spectro-photometrischen Methode; *ibidem*, 1890, Bd. XXXIV, S. 285 (russisch); — Ueber die Veränderungen des Haemoglobins bei Anaemie, Chlorose und Malaria; VIII. Versammlung russischer Naturforscher und Aerzte, St.-Petersburg, 1890, Sect. 10, S. 6 (russisch); — Ueber die Blutveränderungen bei der ADDISON'schen Krankheit; Zeitschrift für klin. Medicin, Bd. XIX, 1891, Supplementheft, S. 87. — E. H. KISCH, Ueber den Haemoglobingehalt des Blutes bei Lipomatosis universalis; Zeitschrift f. klin. Medicin, Bd. XII, 1887, S. 357. — H. MEY, Zur Kenntniss des Haemoglobingehaltes des Blutes bei Typhus exanthematicus, In.-Diss., Dorpat 1891. — J. J. RAUM, Haemometrische Studien (cit. S. 169). — E. v. FLEISCHL (cit. S. 169).

S. 241. G. GABRITSCHEWSKY, Umriss etc. (cit. S. 124), S. 37. — R. R. v. LIMBECK (cit. S. 184), S. 76—77. — P. EHRLICH, Bericht über die Verhandl. des XI. Congresses f. innere Medicin in Leipzig vom 10.—23. April 1892; Centralblatt f. allgem. Pathologie u. pathol. Anatomie, 1892, Nr. 9, S. 366.

S. 242. L. RANVIER (cit. S. 99), S. 184. — Zum Schlusse sei auf das zusammenfassende Referat von H. FR. MÜLLER, Die Methoden der Blutuntersuchung, Centralblatt f. allgem. Pathologie u. pathologische Anatomie, III. Bd., 1892, Nr. 19, S. 801, hingewiesen.

Fünfzehnte Vorlesung.

S. 242. L. RANVIER (cit. S. 99), S. 172. — HEWSON, Experimental inquiries into the properties of blood; 1774. Vgl. G. GABRITSCHEWSKY, Umriss etc.

(cit. S. 124), S. 2. — Marcello Malpighi; vgl. J. H. Baas (cit. S. 52), S. 425.

S. 243. E. Metschnikoff, Leçons sur la pathologie comparée de l'inflammation, Paris 1892, sixième leçon; vgl. auch seine Vorlesungen über die vergleichende Pathologie der Entzündung, St.-Petersburg, 1892 (russisch). — J. Cohnheim; vgl. seine Untersuchungen über den Entzündungsprocess in Gesammelten Abhandlungen, Berlin 1885. — N. O. Kowalewsky (cit. S. 231), S. 129. — E. Ziegler, Marchand, P. Grawitz; Ueber die Betheiligung der Leukocyten an der Gewebsneubildung; Verhandl. des X. internat. medic. Congresses, Bd. II, 3. Abth., S. 1; Berlin 1891; — vgl. ferner C. v. Kahlden, Bericht über die Verhandl. der pathologisch-anatom. Section auf dem X. internat. medic. Congress in Berlin vom 4.—9. August 1890; Centralblatt f. allgem. Pathologie u. patholog. Anatomie, 1890, Nr. 18/19, S. 575. — E. Metschnikoff, Leçons etc., *l. c.*, p. 156, 161. — Vgl. ferner L. Ranvier, Transformation in vitro des cellules lymphatiques en clasmatocytes; Comptes rendus, CXII, 1891, p. 688; — De l'origine des cellules du pus et du rôle de ces éléments dans les tissus enflammés; Comptes rendus, *ibidem*, p. 922. — P. Ehrlich, Farbenanalytische Untersuchungen (cit. S. 124). — A. Gundobin, Ueber die Morphologie und Pathologie des Blutes bei Kindern; St.-Petersburg 1892 (russisch); — Der Arzt, 1892, Nr. 13, S. 325 (russisch). — S. Ostrogorsky, Zur Frage über die Veränderung des morphologischen Blutbestandes während der Schwangerschaft, beim Geburtsacte und im Puerperium; Diss., St.-Petersburg 1891 (russisch).

S. 244. G. Gabritschewsky, Umriss etc. (cit. S. 124), S. 11. — M. G. Kurloff, Ueber die Veränderungen des Blutes bei entmilzten Meerschweinchen im Verlaufe des zweiten Jahres nach der Splenotomie; Der Arzt, 1892, Nr. 19, S. 469 (russisch). — N. W. Uskoff, Das Blut als Gewebe; St.-Petersburg 1890 (russisch). — R. Virchow, Cellularpathologie (cit. S. 136), VII., VIII. u. IX. Cap.; — Gesammelte Abhandlungen (cit. S. 136). — Wharton Jones, Philos. Transactions, 1846; — Lond., Edinb. and Dublin Mag., Nov. 1845. — Max Schultze (cit. S. 123). — P. Ehrlich (cit. S. 124). — D. J. Wierjuschsky (cit. S. 225), S. 60 u. ff. — G. Gabritschewsky, *l. c.*, S. 9 u. ff. — R. R. v. Limbeck (cit. S. 184), S. 132. — M. Heidenhain, Ueber Kern und Protoplasma; Festschrift zum 50jährigen Doctorjubiläum des H. G. Prof. Dr. A. v. Kölliker, Leipzig 1892; S. 111.

S. 245. P. Ehrlich (cit. S. 124). — M. Heidenhain (cit. S. 244). — W. Janowski, Beitrag zur Kenntniss der Granulationen der weissen Blutkörperchen; Centralblatt f. allgem. Pathologie u. patholog. Anatomie, 1892, Nr. 11, S. 449.

S. 246. E. S. Okintschitz (cit. S. 170). — P. Ehrlich (cit. S. 124). Vgl. D. J. Wierjuschsky (cit. S. 225), S. 62, 92. — M. Löwit, Ueber Neubildung und Beschaffenheit der weissen Blutkörperchen; Ziegler's Beiträge, Bd. X, 1891, S. 213.

S. 247. M. Heidenhain (cit. S. 244). — Ueber die Bedeutung der normalen Zellengranula für die Lehre von den Degenerationen vgl. S. M. Lukjanow, Grundzüge einer allgemeinen Pathologie der Zelle, Leipzig 1891. — W. Flemming, Ueber Theilung und Kernformen bei Leukocyten und über deren Attractionssphären; Archiv f. mikrosk. Anatomie, Bd. XXXVII, 1891, S. 249. — Wharton Jones (cit. S. 244). — Rösel von Rosenhof, Der monatlich herausgegebenen Insektenbelustigungen dritter Theil, S. 621—623, Taf. CI, Fig. A—W; Nürnberg 1755. — Th. W. Engelmann, Physiologie der Protoplasma- und Flimmerbewegung; Hermann's Handbuch der Physiologie, Bd. I, Leipzig 1870, S. 344. — Max Schultze (cit. S. 123). — E. Metschnikoff, Leçons etc. (cit.

S. 243) p. 136. — S. G. Polak, Zur Frage über die normale und entzündliche Emigration der Leukocyten durch das Epithel der Mandeln; Diss., St.-Petersburg 1891 (russisch). — Ph. Stöhr, eine Reihe von Arbeiten aus den Jahren 1880—1889; cit. bei S. G. Polak. — Gollasch, Fr. Fink, G. Gabritschewsky; vgl. G. Gabritschewsky, Umriss etc. (cit. S. 124), S. 58. — Mandybur, Die oxyphilen und die basophilen Leukocyten im Sputum und ihre diagnostische Bedeutung; Ref. in Botkin's Hospital-Zeitung, 1892, Nr. 10, S. 237 (russisch).

S. 248. R. Thoma (cit. S. 170). — G. Hayem, Du sang etc. (cit. S. 123), p. 380. — Zeile 27. Vgl. H. Rieder, Beiträge zur Kenntniss der Leukocytose und verwandter Zustände des Blutes; Leipzig 1892; S. 43 u. ff. — G. Hayem, *l. c.*, S. 380. — Reyne, De la crise hématique dans les maladies aiguës à défervescence brusque; thèse de Paris, 1881. — G. Hayem, *l. c.*, S. 380. — L. J. Tumas, Ueber die Schwankungen etc. (cit. S. 170).

S. 249. C. Sadler (cit. S. 237), S. 24, 23. — H. Rieder, Ueber das numerische Verhalten der weissen Blutzellen bei Influenza, croupöser und katarrhalischer (Influenza-) Pneumonie; Münchener medic. Wochenschrift, 1892, Nr. 29, S. 511. — M. F. Mochnatschewa, Das Verhalten der trächtigen Gebärmutter zu den Leukocyten des in ihr circulirenden Blutes; Wöchentliche klinische Zeitung, 1889, Nr. 1, S. 19 (russisch). — S. Ostrogorsky (cit. S. 243). — R. Virchow, Cellularpathologie (cit. S. 136). — A. Boeckmann (cit. S. 228). — A. Halla, Zeitschrift f. Heilkunde, Bd. IV, S. 198 u. 331 (cit. S. 228). — L. J. Tumas (cit. S. 170). — R. v. Jaksch, Festschrift zu E. Henoch's 70. Geburtstag, 1890. — R. R. v. Limbeck (cit. S. 184), S. 140. — Pick; Pée (cit. S. 228). — Pick, Untersuchungen über das quantitative Verhalten der Blutkörperchen bei Variola und ihren Complicationen; Prager medic. Wochenschrift, 1892, Nr. 40. — Vgl. R. R. v. Limbeck (cit. S. 184), S. 140. — L. Malassez, G. Hayem, Grancher, Vulpian, Troisier, Bouchut, Dubrisay, Gilbert; vgl. A. Gilbert (cit. S. 230), S. 485. — N. W. Uskoff (cit. S. 244). — C. Sadler (cit. S. 237), S. 45.

S. 250. J. S. Lussunoff, Ueber die Leukocytose bei einigen Infectionskrankheiten; Diss., Warschau 1892 (russisch); — Der Arzt, 1892, Nr. 23 (russisch). — N. W. Uskoff (cit. S. 244). — T. S. Kikodse, Die pathologische Anatomie des Blutes bei croupöser Pneumonie; Diss., St.-Petersburg 1890 (russisch). — R. R. v. Limbeck (cit. S. 184), S. 148—149. — N. Joas, Ueber entzündliche Leukocytose; Ziegler's Beiträge, Bd. X, 1891, S. 298. — Fr. Roemer, Die chemische Reizbarkeit thierischer Zellen; Virchow's Archiv, Bd. 128, 1892, S. 98; — Ueber den formativen Reiz der Proteïne Buchner's auf Leukocyten; Berl. klin. Wochenschrift, 1891, Nr. 36. — Vgl. ferner Rovighi; Ref. in Botkin's Hospital-Zeitung, 1892, Nr. 51, S. 1292 (russisch).

S. 251. J. Horbaczewski, Beiträge zur Kenntniss der Bildung der Harnsäure und der Xanthinbasen, sowie der Entstehung der Leukocytose im Säugethierorganismus; Sitzungsberichte d. Wiener Akademie, Bd. C, Abth. III, S. 79. — J. Pohl, Ueber Resorption und Assimilation der Nährstoffe; IV. Mittheilung: Die Vermehrung der farblosen Zellen im Blute nach Nahrungsaufnahme; Archiv f. experim. Pathologie u. Pharmakologie, Bd. XXV, 1888, S. 31; — Ueber den Einfluss von Arzneistoffen auf die Zahl der kreisenden weissen Blutkörperchen; *ibidem*, Bd. XXV, 1888, S. 51. — G. Gabritschewsky, Umriss etc. (cit. S. 124), S. 42. — Andral et Gavarret, Traité de hématoclinice; Paris 1843. — Luecke, Das Carcinom; Erlangen 1867. — Ph. C. Sappey, Les éléments figurés du sang dans la série animale; Paris 1881. — G. Nepveu, Contreindication à l'ablation de canere mélanique; Mémoires de chir., Paris 1880. — Vgl. R. R. v. Limbeck (cit. S. 184), S. 152. — G. Hayem, Du sang etc. (cit. S. 123), p. 944. — Alexandre, De la leucocytose dans les cancers; thèse de Paris, 1887. — G. Hayem, Du sang etc., *l. c.*, p. 948. — R. R. v. Limbeck, *l. c.*, S. 154. — R. Virchow; J. Bennett; vgl. A. Gilbert (cit. S. 230), S. 526; — W. Becher, R. Virchow, eine biographische Studie, Berlin 1891, S. 42 u. ff.

S. 252. R. Virchow, Froriep's Notizen, 1845, Nr. 780; — Weisses Blut und Milztumoren; Med. Zeit. des Vereins f. Heilkunde in Preussen, 1846, August-Sept., Nr. 34—36; 1847, Januar, Nr. 3—4; — Weisses Blut; Virchow's Archiv, Bd. I, 1847, S. 563; — Gesammelte Abhandlungen, 2. Aufl., 1862, S. 147; — Zur pathologischen Physiologie des Blutes; Virchow's Archiv, Bd. V, 1853, S. 43. — David Craigie, Edinburgh med. and surg. Journal, October 1845. — J. H. Bennett, Edinburgh med. and surg. Journal, October 1845; ferner noch einige Mittheilungen. — Vgl. die Literaturangaben bei Jaccoud (cit. S. 110), Bd. IV, 1879, S. 651. — Bichat, Velpeau, Oppolzer, Liebmann, Rokitansky; vgl. W. Becher (cit. S. 251), S. 45. — G. Hayem, Du sang etc. (cit. S. 123), p. 855, 863. —

S. 253. R. Fleischer u. Fr. Penzoldt, Klinische, pathologisch-anatomische und chemische Beiträge zur Lehre von der lienal-myelogenen, sowie der lymphatischen Form der Leukämie; Deutsches Archiv f. klin. Medicin, 1880, Bd. 26, S. 368. — Mosler, Welcker, Schreiber, Isambert, Robin; vgl. A. Gilbert (cit. S. 230), S. 532. — R. v. Jaksch, Ueber Leukämie und Leukocytose im Kindesalter; Wiener klin. Wochenschrift, 1889, S. 435, 456. — Prus, Medycyna, 1886, Nr. 39 u. 40; Ref. in Centralblatt f. klin. Medicin, Bd. VIII, 1887, S. 469. — R. Virchow, Cellularpathologie (cit. S. 136), S. 161. — M. Löwit; vgl. R. R. v. Limbeck (cit. S. 184), S. 160. — E. Spilling, Ueber Blutuntersuchungen bei Leukämie; In.-Diss., Berlin 1880. — G. Schwarze, Ueber eosinophile Zellen; In.-Diss., Berlin 1880. — E. Westphal, Ueber Mastzellen; In.-Diss., Berlin 1880. — P. Ehrlich, Methodologische Beiträge zur Physiologie u. Pathologie der verschiedenen Formen der Leukocyten; Zeitschrift f. klin. Medicin, Bd. I, 1880, S. 553. — Vgl. P. Ehrlich, Farbenanalytische Untersuchungen (cit. S. 124).

S. 254. G. Gabritschewsky, Umriss etc. (cit. S. 124), S. 43. — Biesiadecki, Leukämische Tumoren der Haut und des Darmes mit einigen Bemerkungen über den leukämischen Process selbst; Medicin. Jahrbücher, Wien 1876, S. 233. — G. Hayem, Du sang etc. (cit. S. 123), p. 857. — W. Erb, Zur Entwickelungsgeschichte der rothen Blutkörperchen; Virchow's Archiv, Bd. XXXIV, 1865, S. 138. — A. Böttcher, Untersuchungen über die rothen Blutkörperchen der Wirbelthiere; Virchow's Archiv, Bd. 36, 1866, S. 342. — Klebs, Ueber die Kerne und Scheinkerne der rothen Blutkörperchen der Säugethiere; Virchow's Archiv, Bd. 38, 1867, S. 190. — E. Neumann, Ueber myelogene Leukämie; Berlin. klin. Wochenschrift, 1878, Nr. 6, S. 69. — Vgl. R. R. v. Limbeck (cit. S. 184), S. 161. — Troje; Bericht über die Verhandl. des XI. Congresses f. innere Medicin in Leipzig vom 10.—23. April 1892; Centralbl. f. allg. Pathologie u. pathol. Anatomie, 1892, Nr. 9, S. 367. — Spronck, Weekbl. v. h. Nederl. Tijdschr., 1889, Nr. 20; vgl. Riess, Leukämie; Encyklop. Jahrbücher, I. Bd., 1891, S. 436. — E. Wertheim, Zur Frage der Blutbildung bei Leukämie; Zeitschrift f. Heilkunde, Prag 1891, Bd. XII, S. 281. — Roux, Lyon médic., 1890, Nr. 26; vgl. Riess, *l. c.* — R. R. v. Limbeck, *l. c.*, S. 157. — F. Weber, Ueber Leukämia oder Leukocythaemia; St.-Petersburger medic. Wochenschrift, 1892,

Nr. 5, S. 47. — Leber, Ebstein, Obrastzow, Klebs, Gillavry, Osterwald, Mayet, A. D. Pawlowsky; vgl. A. D. Pawlowsky, Zur Lehre von der Aetiologie der Leukämie; Der Arzt, 1892, Nr. 15, S. 383 (russisch). Vgl. ferner: A. Gilbert (cit. S. 230), S. 529, u. W. Ebstein, Ueber die acute Leukämie u. Pseudoleukämie; Deutsches Archiv f. klin. Medicin, Bd. 44, 1889, S. 343. — C. Flügge, Die Mikroorganismen; Leipzig 1886, S. 153. — Vgl. ferner K. Touton, Ein durch Arsen geheilter Fall von sog. allgemeiner Hautsarkomatose auf leukämischer oder pseudoleukämischer Grundlage; protozoënähnliche Gebilde in den Hauttumoren; Münchener medic. Wochenschrift, 1893, Nr. 2, S. 21.

S. 255. W. Ebstein (cit. S. 254). — H. Senator, Ein Fall von Leukämia acutissima und centripetalem Venenpuls; Berl. klin. Wochenschrift, 1890, Nr. 4, S. 69. — A. Westphal, Ueber einen Fall von acuter Leukämie; Münchener medic. Wochenschrift, 1890, Nr. 1. — H. Müller, Beitrag zur Lehre von der acuten Leukämie; In.-Diss., Göttingen 1889. — H. Leyden, Beitrag zur Lehre von der acuten Leukämie; In.-Diss., Berlin 1890. — Vgl. ferner: A. Hinterberger, Ein Fall von acuter Leukämie; Deutsches Archiv f. klin. Medicin, 1891, Bd. 48, S. 324; — H. Eichhorst, Ueber acute Leukämie; Virchow's Archiv, Bd. 130, 1892, S. 365; — P. Guttmann, Ueber einen Fall von Leukämia acutissima; Centralbl. f. d. Aerzte Oesterreich-Ungarns, 1891, S. 199. — A. Gilbert (cit. S. 230), S. 527. — R. Virchow (cit. S. 251 u. 252). — E. Neumann, Ein Fall von Leukämie mit Erkrankung des Knochenmarks; Virchow's u. Hirsch's Jahresbericht, 1869, II. Bd., S. 254; — Kernhaltige Blutzellen bei Leukämie und bei Neugebornen; Archiv d. Heilkunde, XII. Jahrgang, 1871, S. 187; — Ein neuer Fall von Leukämie mit Erkrankung des Knochenmarkes; *ibidem*, XIII. Jahrgang, 1872, S. 502. — M. Löwit, Ueber Neubildung und Zerfall weisser Blutkörperchen; ein Beitrag zur Lehre von der Leukämie; Sitzungsberichte d. Wiener Akademie, Bd. 92, Jahrgang 1885, Wien 1886, S. 22; — Die Umwandlung der Erythroblasten in rothe Blutkörperchen; *ibidem*, Bd. 95, III. Abth., März 1887. — Roux, Province méd., 1890.

S. 256. D. J. Wierjuschsky (cit. S. 225), S. 108. — J. Cohnheim, Ein Fall von Pseudoleukämie; Virchow's Archiv, 1865, Bd. XXXIII, S. 451. — Hodgkin, On some morbid appearences of the absorbent glands and spleen; Med.-chirurg. Transactions, XVII, 1832, p. 168. — Vgl. die Literaturangaben bei Jaccoud (cit. S. 110), Bd. IV, 1879, S. 663. — Bonfils, Réflexions sur un cas d'hypertrophie ganglionnaire généralisée; Soc. méd. d'observat., Paris 1856. — Trousseau, Clinique méd. de l'Hôtel-Dieu de Paris, 5-ème éd., t. III, 1877, p. 609. — Müller, Berl. klin. Wochenschrift, 1861. — Ad. Strümpell, Ein Fall von Anaemia splenica; Archiv d. Heilkunde, Bd. XVII, 1876, S. 547; — Zur Kenntniss der Anaemia splenica; *ibidem*, Bd. XVIII, 1877, S. 437. — R. v. Jaksch, Ueber Leukämie und Leukocytose im Kindesalter; Wiener klin. Wochenschrift, 1889, Nr. 22; — Ueber die Diagnose und Therapie der Erkrankungen des Blutes; Prager medic. Wochenschrift, 1890. — Luzet, Etude sur les anémies de la première enfance et sur l'anémie infantile pseudoleucémique; thèse de Paris, 1891. — Pepper, Progressive pernicious anaemia or anaematosis; Americ. Journal of the med. sciences, LXX, p. 313, oct. 1875. — Rindfleisch, Mykosis fungoïdes; Deutsche medic. Wochenschrift, 1885, Nr. 15. — H. Auspitz, Ein Fall von Granuloma fungoïdes (Mykosis fungoïdes Alibert); Vierteljahrschrift f. Dermatologie und Syphilis, 1885, XII. Jahrgang, S. 123. — Vgl. R. R. v. Limbeck (cit. S. 184), S. 164; — A. Gilbert (cit. S. 230), S. 529. — A. Brentano u. F. Tangl,

Beitrag z. Aetiologie der Pseudoleukämie; Deutsche medic. Wochenschrift, 1891, Nr. 17. — Fr. Mosler, Ueber Pseudoleukämie als Vorstadium sehr rasch verlaufener Leukämie (*Leukaemia acutissima*); Virchow's Archiv, Bd. 114, 1888, p. 461. — O. Westphal, Ueber einen in acute Leukämie übergehenden Fall von Pseudoleukämie; In.-Diss., Greifswald 1887. — Rothe, In.-Diss., Greifswald 1880. — Vgl. R. R. v. Limbeck, *l. c.*, S. 165.

S. 257. Mosler, Bollinger, A. Gilbert, Cadiot, Roger; vgl. A. Gilbert (cit. S. 230), S. 531. — F. Friedberger et E. Fröhner, Lehrbuch der speciellen Pathologie und Therapie der Hausthiere; Bd. II, Stuttgart 1889, S. 317. — M. v. Pettenkofer u. C. Voit, Ueber den Stoffverbrauch bei einem leukämischen Manne; Zeitschrift f. Biologie, Bd. V, 1869, S. 319. — E. Salkowski u. W. Leube (cit. S. 239), S. 525—526. — Bartels, Untersuchungen über die Ursachen einer gesteigerten Harnsäure-Ausscheidung in Krankheiten; Deutsches Archiv f. klin. Medicin, Bd. I, 1865, S. 13. — O. Schultzen; vgl. Steinberg, Ueber Leukämie; In.-Diss., Berlin 1868. — K. Ranke, Beobachtungen und Versuche über die Ausscheidung der Harnsäure; München 1858. — R. Fleischer u. Fr. Penzoldt (cit. S. 253). — G. Bunge (cit. S. 219), S. 299—300. — Mosler; s. bei A. Gilbert (cit. S. 230), S. 555; vgl. übrigens E. Salkowski u. W. Leube (cit. S. 239), S. 526. — A. Köttnitz, Peptonurie bei einem Falle von lienaler Leukämie; Berliner klin. Wochenschrift, 1890, Nr. 35, S. 794.

S. 258. D. J. Wierjuschsky (cit. S. 225), S. 81. — G. Gabritschewsy, Umriss etc. (cit. S. 124), S. 44; — Klinische haematol. Notizen; Archiv f. experim. Pathologie u. Pharmakologie, Bd. XXVIII, 1890, S. 83. — Fr. Fink, Beiträge zur Kenntniss des Eiters und des Sputums; Elberfeld 1890. — G. Aldehoff, Beitrag zur Kenntniss der eosinophilen Zellen; Prager medic. Wochenschrift, 1891, Nr. 8, S. 92. — Bischoff, In.-Diss., Berlin 1891. — D. J. Wierjuschsky, *l. c.*, S. 83. — N. W. Uskoff (cit. S. 244), S. 75, 84, 81. — Vgl. auch G. Gabritschewsky, Umriss etc., *l. c.*, S. 42, 43, 44. — E. Neusser, Klinisch-haematologische Mittheilungen; Wiener med. Presse, 1892, Nr. 3, S. 9. — Zappert, Eine Methode zur Zählung der eosinophilen Zellen im frischen Blute; Centralblatt f. klin. Medicin, 1892, Nr. 19, S. 386. — Vgl. ferner A. L. Chetagurow, Die morphologischen Veränderungen des Blutes bei Cholerakranken; Botkin's Hospital-Zeitung, 1892, Nr. 42, S. 1008 (russisch). — E. S. Okintschitz (cit. S. 170).

S. 259. W. D. Halliburton (cit. S. 168), S. 271 u. ff. — G. Gabritschewsky, Umriss etc. (cit. S. 124), S. 49. — E. Metschnikoff (cit. S. 243). — Vgl. S. M. Lukjanow, Grundzüge einer allgemeinen Pathologie der Zelle; Leipzig 1891, S. 214, 254. — Zahlreihe interessante Daten bezüglich der Bewegungserscheinungen bei Protisten finden wir bei M. Verworn, Die Bewegung der lebendigen Substanz; Jena 1892.

S. 260. N. Knipowitsch, Der gegenwärtige Stand der Frage über die Rolle der Phagocyten bei Infectionskrankheiten; Naturwissensch. Bote, 1892, Nr. 1—2, S. 4; Nr. 3—4, S. 65 (russisch). — Tschistowitsch, Etude sur la pneumonie fibrineuse, I et II mém.; Annales de l'Institut Pasteur, 1890, Nr. 5; 1891, Nr. 7. — Trapeznikoff, Du sort des spores de microbes dans l'organisme animal; Annales de l'Institut Pasteur, 1891, Nr. 6. — E. S. Okintschitz, Zur Lehre vom Chemotropismus; Protocolle der biolog. Section der Warschauer Naturforschergesellschaft, 1892, Nr. 3 (russisch). — G. Hayem, Du sang etc. (cit. S. 123), p. 374 u. ff. — M. Afanassiew, Deutsches Archiv f. klin. Medicin,

Bd. XXXV (cit. S. 123); — Der Arzt, 1884, Nr. 16, S. 270 (russisch). — FUSARI, Centralblatt f. klin. Medicin, 1887, S. 45. — PRUS (cit. S. 253). — G. GABRITSCHEWSKY, Umriss etc. (cit. S. 124), S. 51.

S. 261. G. HAYEM (cit. S. 260). — G. BIZZOZERO, Ueber die Blutplättchen; Internationale Beiträge zur wissensch. Medicin, R. VIRCHOW gewidmet; Bd. I, Berlin 1891, S. 457. — R. MUIR, Contributions to the physiology and pathology of the blood, part. III (cit. S. 238). — G. HAYEM, Du sang etc. (cit. S. 123), p. 375. — CL. BERNARD, La science expérimentale; Paris 1878; p. 439.

Sechzehnte Vorlesung.

S. 262. A. BORDIER, Pathologie comparée de l'homme et des êtres organisés; Paris 1889; p. 10. — H. BUCHNER, Die keimtödtende, die globulicide und die antitoxische Wirkung des Blutserums; Münchener medic. Wochenschrift, 1892, Nr. 8, S. 119. — W. W. PASCHUTIN (cit. S. 14), 2. Th., S. 423 u. ff.

S. 263. L. LILIENFELD, Haematologische Untersuchungen; Archiv von DU BOIS-REYMOND, 1892, S. 115; — Ueber Leukocyten und Blutgerinnung; *ibidem*, Verhandl. d. physiol. Gesellschaft zu Berlin, S. 167. — Zeile 6. Vgl. J. VOGEL, Störungen der Blutmischung (cit. S. 205), S. 401. — W. D. HALLIBURTON (cit. S. 168), S. 321 u. ff. — G. HAYEM, Du sang etc. (cit. S. 123), p. 391 u. ff. — E. F. v. GORUP-BESANEZ (cit. S. 212), S. 332. — Vgl. ferner DASTRE, Observations sur la fixité de la fibrine du sang; Archives des physiol. norm. et pathol., 1892, Nr. 3, p. 588. — J. VOGEL, *l. c.*, S. 400.

S. 264. J. VOGEL (cit. S. 205), S. 400. — SIMON; vgl. J. VOGEL, *l. c.*, S. 396, 398. — E. F. v. GORUP-BESANEZ (cit. S. 212), S. 364. — O. HAMMARSTEN (cit. S. 153), S. 93—94. — L. C. WOOLDRIDGE (cit. S. 131). — FANO, Das Verhalten des Peptons und Tryptons gegen Blut und Lymphe; Archiv von DU BOIS-REYMOND, 1881, S. 277. — J. FANO, De la substance qui empêche la coagulation du sang et de la lymphe lorsqu'ils contiennent de la peptone; Arch. italiennes de biologie, t. II, 1882, p. 146. — A. SCHMIDT-MÜLHEIM, Beiträge zur Kenntniss des Peptons und seiner physiologischen Bedeutung; Archiv von DU BOIS-REYMOND, 1880, S. 33. — J. P. PAWLOW, Ueber den Einfluss des Vagus auf die Arbeit der linken Herzkammer (cit. S. 19). — CHR. BOHR, Ueber die Respiration nach Injection von Pepton und Blutegelinfus und über die Bedeutung einzelner Organe für die Gerinnbarkeit des Blutes; Centralblatt f. Physiologie, Bd. II, Literatur 1888, Nr. 11, S. 261. — H. VIERORDT, Daten u. Tabellen (cit. S. 3), S. 99. — AL. SCHMIDT, Ueber den flüssigen Zustand des Blutes im Organismus; Centralblatt f. Physiologie, Bd. IV, Literatur 1890, Nr. 9, S. 257. — W. DEMME, Ueber einen neuen Eiweiss liefernden Bestandtheil des Protoplasma; In.-Diss., Dorpat 1890.

S. 265. E. v. RENNENKAMPFF, Ueber die in Folge intravasculärer Injection von Cytoglobin eintretenden Blutveränderungen; In.-Diss., Dorpat 1891. — Vgl. ferner S. KRÖGER, Ein Beitrag zur Physiologie des Blutes; In.-Diss., Dorpat 1892. — P. ALBERTONI, Azione della pankreatina sul sangue; Rendiconti delle ric. sperim. eseg. uel gabin. di fisiol. della Univ. di Siena; 1878, 5; — Ueber die Wirkung des Pepsins auf das lebende Blut; Centralblatt f. d. medic. Wissensch., 1878, Nr. 36, S. 641. — G. SALVIOLI, Ueber die Wirkung der diastatischen Fermente auf die Blutgerinnung; Centralblatt f. d. medic. Wissenschaft, 1885, Nr. 51, S. 913. — G. BONNE, Ueber das Fibrinferment und seine Beziehungen zum Organismus; ein Beitrag zur Lehre von der Blutgerinnung mit besonderer Berücksichtigung der Therapie; Würzburg 1889. — J. HAYCRAFT, Ueber den Einfluss eines von dem medicinischen Blutegel herrührenden Secretes auf die Gerinnung des Blutes; Comptes rendus des travaux de la section de Physiologie du Congrès internat. périod. d. Sciences médic.; Copenhague 1884; p. 98. — W. L. DICKINSON, Note on „leech-extract" and its action on blood; Journal of Physiology, vol. XI, 1890, p. 566. — LANDOIS; Münchener medic. Wochenschr., 1891; Ref. in Dem Arzte, 1892, Nr. 3, S. 62 (russisch). — WALL; Mosso; vgl. L. LANDOIS (cit. S. 10), S. 54. — Vgl. ferner: A. J. WALL, On the difference in the physiological effects produced by the poisons of certain species of Indian venomous snakes; Proced. of the R. Soc., vol. XXXII, 1881, p. 333; — A. Mosso, Un venin dans le sang des Murénides; Archives ital. de biologie, X, p. 141, 1888; — Die giftige Wirkung des Serums der Mureniden; Archiv f. experim. Pathologie u. Pharmakologie, Bd. XXV, 1888, S. 111; — U. Mosso, Recherches sur la nature du venin qui se trouve dans le sang de l'anguille; Arch. ital. de biologie, XII, 1889, p. 229. — E. A. SCHÄFER, A simple Method of Demonstrating the Alkaline Reaction of the Blood; Journal of Physiology, III, 1880—82, p. 292. — HOFMEISTER-KRAUS; vgl. FR. KRAUS, Ueber die Alkalescenz des Blutes und ihre Aenderung durch Zerfall der rothen Blutkörperchen; Archiv f. experim. Pathologie u. Pharmakologie, Bd. XXVI, 1889, S. 186. — O. HAMMARSTEN (cit. S. 153), S. 51. — E. DRECHSEL, Blut; Handwörterbuch der Chemie, herausgegeben von LADENBURG; Breslau 1884, II. Bd., S. 307, 322. — R. R. v. LIMBECK (cit. S. 184), S. 54. — Vgl. ferner W. COHNSTEIN, Ueber die Aenderung der Blutalkalescenz durch Muskelarbeit; VIRCHOW's Archiv, 1892, Bd. 130, S. 332. — J. ŠWIĄTECKI, Ueber die Alkalescenz des durch Wirkung grosser Natrium sulfuricum-Gaben verdichteten Blutes; Zeitschrift f. physiol. Chemie, XV, 1891, S. 49. — R. v. JAKSCH, Ueber die Alkalescenz des Blutes bei Krankheiten; Zeitschrift f. klin. Medicin, Bd. XIII, 1888, S. 350. — O. MINKOWSKI, Ueber das Vorkommen von Oxybuttersäure im Harn bei Diabetes mellitus; Archiv f. experim. Pathologie u. Pharmakologie, Bd. XVIII, 1884, S. 35; — Mittheilungen aus der medic. Klinik zu Königsberg, 1888, S. 174. — FR. KRAUS, Ueber die Alkalescenz des Blutes in Krankheiten; Prager Zeitschrift f. Heilkunde, X, 1889, S. 1. — ALBERTONI; Allgem. Medicinische Central-Zeitung, d. 23. December 1891; Ref. in Dem Arzte, 1892, Nr. 2, S. 37 (russisch). — E. PEIPER, Alkalimetrische Untersuchungen des Blutes unter normalen u. pathologischen Zuständen; VIRCHOW's Archiv, Bd. 116, 1889, S. 337. — EISENHART, Beiträge zur Aetiologie der puerperalen Osteomalacie; Deutsches Archiv f. klin. Medicin, 1892, Bd. 49, S. 156.

S. 266. R. v. JAKSCH, Klinische Diagnostik (cit. S. 234), S. 4. — FR. KRAUS (cit. S. 265). — G. KLEMPERER, Verhandlungen des Congresses f. innere Medicin, IX, S. 39, 1890; — Der Kohlensäuregehalt des Blutes bei Krebskranken; Charité-Annalen, XV, S. 151, 1890. — R. R. v. LIMBECK (cit. S. 184), S. 55. — H. RUMPF, Alkalimetrische Untersuchungen des Blutes bei Krankheiten; Centralblatt f. klin. Medicin, 1891, S. 441. — Vgl. ferner G. KLEMPERER, Fieberbehandlung u. Blutalkalescenz; Arbeiten aus der I. medic. Klinik zu Berlin, herausgegeben von E. LEYDEN; II. Bd., Berlin 1891, S. 191. — H. SENATOR, Untersuchungen über den fieberhaften Process; Berlin 1873; S. 74 u. ff. — J. GEPPERT, Die Gase des arteriellen Blutes im Fieber; Zeitschrift f. klin. Medicin, Bd. II, 1881, S. 355. — O. MINKOWSKI, Ueber den Kohlensäuregehalt des arteriellen Blutes beim Fieber; Archiv f. experim. Pathologie u. Pharmakologie, Bd. XIX, 1885, S. 209. — Vgl. R. R. v. Limbeck (cit. S. 184), S. 54. — Fr. Walter, Untersuchungen über die Wirkung der Säuren auf den thierischen Organismus; Archiv f. experim. Pathologie u. Pharmakologie, Bd. VII, 1877, S. 148. — A. Hammerschlag, Eine neue Methode zur Bestimmung des specif. Gewichts des Blutes (cit. S. 169). — Vgl. ferner: A. Hock u. H. Schlesinger, Haematologische Studien; Beiträge zur Kinderheilkunde, herausgegeben von M. Kassowitz; Leipzig u. Wien 1892, N. F., II; — E. Lloyd Jones, Further observations on the specific gravity of the blood in health and disease; Journal of Physiology, XII, 4, p. 299; 1891; — M. Glogner, Ueber das specifische Gewicht des Blutes des in den Tropen lebenden Europäers; Virchow's Archiv, Bd. 126, 1891, S. 109; — H. Stein, Haematometrische Untersuchungen zur Kenntniss des Fiebers; Centralbl. f. klin. Medicin, 1892, Nr. 23, S. 465; — H. Schlesinger, Ueber die Beeinflussung der Blut- und Serumdichte durch Veränderungen der Haut und durch externe Medicationen; Virchow's Archiv, Bd. 130, 1892, S. 145; — C. S. Scherrington u. S. Monckton Copeman, Variations experimentally produced in the specific gravity of the blood; Journal of physiology, v. XIV, Nr. 1, 1893, p. 52. — J. Vogel, Störungen der Blutmischung (cit. S. 205), S. 401 u. ff. — Semmola; vgl. Jaccoud (cit. S. 110), Bd. III, 1878, S. 465, u. G. Hayem, Du sang etc. (cit. S. 123), p. 521.

S. 267. G. Hayem, Du sang etc. (cit. S. 123), p. 531 u. ff. — E. Tiegel, Notizen über Schlangenblut; Pflüger's Archiv, Bd. 23, 1880, S. 278. — A. E. Burckhardt, Beiträge zur Chemie u. Physiologie des Blutserums; Archiv f. experim. Pathologie u. Pharmakologie, Bd. XVI, 1883, S. 322. — A. Danilewsky, Ueber die Abhängigkeit der Contractionsart der Muskeln von den Mengenverhältnissen einiger ihrer Bestandtheile; Zeitschrift f. physiol. Chemie, Bd. VII, 1883, S. 124. Vgl. ferner seine Mittheilungen in Beiträgen zur Physiologie, herausgegeben von A. u. W. Danilewsky, Bd. I u. II; Charkow 1888; St.-Petersburg 1891 (russisch). — W. D. Halliburton (cit. S. 168), S. 264. — F. Hoppe-Seyler, Ueber Seifen als Bestandtheile des Blutplasma und des Chylus; Zeitschrift f. physiol. Chemie, Bd. VIII, 1884, S. 503. — Speck; E. F. v. Gorup-Besanez; vgl. E. F. v. Gorup-Besanez (cit. S. 212), S. 366. — Zeile 29. Vgl. T. J. Bogomoloff, Zur Pathologie der Fettsucht; Wöchentliche klin. Zeitung, 1881, Nr. 12, S. 227. — R. v. Jaksch, Klinische Diagnostik (cit. S. 234), S. 81; — Ueber diabetische Lipacidurie und Lipacidaemie; Zeitschrift f. klin. Medicin, Bd. XI, 1886, S. 307. — M. Abeles, Der physiologische Zuckergehalt des Blutes; Medic. Jahrbücher, Wien 1875, S. 269. — J. G. Otto, Ueber den Gehalt des Blutes an Zucker und reducirender Substanz unter verschiedenen Umständen; Pflüger's Archiv, Bd. XXXV, 1885, S. 467. — F. Hoppe-Seyler (cit. S. 168), S. 428.

S. 268. v. Mering, Ueber die Abzugswege des Zuckers aus der Darmhöhle; Archiv von Du Bois-Reymond, 1887, S. 379. — J. Seegen, Ueber den Zuckergehalt des Blutes von Diabetikern; Wiener medic. Wochenschrift, 1886, Nr. 47, S. 1566. — F. Hoppe-Seyler (cit. S. 168), S. 430. — A. Cantani, Ueber den diabetischen Blut-Zucker; Untersuchungen zur Naturlehre, herausgegeben von Moleschott, Bd. XI, 1876, S. 443. — Vgl. R. R. v. Limbeck (cit. S. 184), S. 179. — N. Trinkler, Ueber die diagnostische Verwerthung des Gehaltes an Zucker und reducirender Substanz im Blute vom Menschen bei verschiedenen Krankheiten; Centralblatt f. d. medic. Wissensch., 1890, Nr. 27, S. 498. — Samuel (cit. S. 101), S. 327. — L. Butte, Action sur l'organisme de la glycose en injection veineuse; Comptes rendus de la Soc. de biologie, le 28 Avril, 1888, p. 410.

S. 269. Quinquaud, Le glycogène et la glycémie; Comptes rendus de la Soc. de biologie, le 13 Avril, 1889, p. 285. — F. Weyert, Der Uebergang des Blutzuckers in die verschiedenen Körpersäfte; Archiv von Du Bois-Reymond, 1891, S. 187. — W. D. Halliburton (cit. S. 168), S. 268. — F. Hoppe-Seyler, Physiol. Chemie (cit. S. 168), S. 451. — E. Drechsel (cit. S. 265), S. 321. — K. Landsteiner, Ueber den Einfluss der Nahrung auf die Zusammensetzung der Blutasche; Zeitschrift f. physiol. Chemie, XVI, S. 13, 1891 (2). — A. Gautier (cit. S. 207), S. 316. — E. F. v. Gorup-Besanez (cit. S. 212), S. 366.

S. 270. Poggiale, Recherches chimiques sur le sang; Comptes rendus, 1847, t. 25, p. 110. — C. v. Voit, Physiologie des allgemeinen Stoffwechsels; Hermann's Handbuch der Physiologie, VI. Bd., Leipzig 1881, S. 365. — S. Samuel, Blutanomalien (cit. S. 222), S. 323. — H. Nothnagel u. M. J. Rossbach (cit. S. 5), S. 47. — C. Voit, Untersuchungen über den Einfluss des Kochsalzes, des Kaffees und der Muskelbewegungen auf den Stoffwechsel; ein Beitrag zur Festsetzung des Princips der Erhaltung der Kraft in den Organismen; München 1860. — L. Feder, Ueber die Ausscheidung des Salmiaks im Harn; Zeitschrift f. Biologie, 1877, Bd. XIII, S. 256; — Ueber die Ausscheidung des Salmiaks im Harn des Hundes; Zeitschrift f. Biologie, Bd. XIV, 1878, S. 161. — H. Weiske, Versuche über den Einfluss des Kochsalzes und des Wassers auf Lebendgewicht und Stickstoffumsatz im Thierkörper, sowie auf die Verdaulichkeit des Futters; Journal f. Landwirthschaft, 1874, S. 370. — D. Dubelir, Noch einige Versuche etc. (cit. S. 202). — M. M. Manasseïna; vgl. Pavy (cit. S. 221), S. 261 u. ff. — Heller, Chemische Untersuchungen des Harns am Krankenbette; Heller's Archiv f. physiol. u. patholog. Chemie, 1847, Bd. IV, S. 523; vgl. M. M. Manasseïna, *l. c.*, S. 280. — Schenk, Anatom.-physiol. Untersuchungen, Wien 1872. Vgl. F. Hoppe-Seyler (cit. S. 168), S. 436. — Becquerel et Rodier; vgl. A. Gautier (cit. S. 207), S. 316. — Podkopajew, Vergleichende Untersuchungen über die Wirkung des Chlornatriums und des Chlorkaliums auf den thierischen Organismus; Diss., St.-Petersburg 1865 (russisch). — L. Landois, Transfusion; Real-Encyklopädie, herausgegeben von Eulenburg, 1. Aufl., XIII. Bd., Wien u. Leipzig, 1883, S. 598, 609. — F. W. Beneke (cit. S. 188), S. 339. — F. Krüger, Ueber die Vertheilung des Kalium und Natrium im Hundeblute nach Einführung von Kal. phosphoric.; St.-Petersburger medic. Wochenschrift, 1889, Nr. 42, S. 367. — Löw, Ueber die physiologischen Functionen der Phosphorsäure; Münchener medic. Wochenschrift, 1892, Nr. 5, S. 79.

S. 271. F. W. Beneke (cit. S. 188), S. 332; S. 353. — A. Gautier (cit. S. 207), S. 316. — M. v. Frey, Ueber Gallenstauung ohne Icterus; Bericht über die Verhandl. des XI. Congresses f. innere Medicin in Leipzig vom 10.—23. April 1892; Centralblatt f. allgem. Pathologie u. pathol. Anatomie, 1892, Nr. 9, S. 383. — O. Hammarsten (cit. S. 153), S. 94. — Flint; vgl. A. Gautier, *l. c.*, S. 328. — D. Rywosch, Vergleichende Versuche über die giftige Wirkung der Gallensäuren; Arbeiten d. pharmakol. Institutes zu Dorpat, herausgegeben von R. Kobert, Bd. II, Stuttgart 1888, S. 102; — Einige Notizen, die Giftigkeit der Gallenfarbstoffe betreffend; Arbeiten des pharmakol. Institutes zu Dorpat, herausgegeben von R. Kobert, Bd. VII, Stuttgart 1891, S. 157. — Babington, Guy's Hospitel Reports, 1836, p. 360. — Picard, De la présence de l'urée dans le sang etc.; thèse de Strasbourg, 1856. — Wurtz, Chalvet, Gübler; vgl. A. Gautier, *l. c.*, S. 332. — F. Hoppe-Seyler, Physiol. Chemie (cit. S. 168), S. 431.

S. 272. Bartels (cit. S. 186), S. 87 u. ff. — R. v. Jaksch, Klin. Diagnostik (cit. S. 234), S. 85. — G. Meissner, Bericht über Versuche, die Urämie betreffend; Zeitschrift f. rat. Medicin, 1866, 3. Reihe, Bd. XXVI, S. 225. — E. Schottin, Beiträge zur Charakteristik der Urämie, Archiv f. physiol. Heilkunde, XII. Jahrgang, 1853, S. 170. — S. Oppler, Beiträge zur Lehre von der Urämie; Virchow's Archiv, Bd. XXI, 1861, S. 260. — V. Feltz et E. Ritter, De l'urémie expérimentale; Paris 1881. — Astaschewsky, Zur Frage von der Urämie; St.-Petersburger medic. Wochenschrift, 1881, Nr. 27. — Snyers, Bulletin de l'Acad. R. de Méd. de Belgique, 3-ème série, t. 16, Nr. 11. — J. Horbaczewski, Beiträge zur Lehre von der Urämie; Medic. Jahrbücher, 1883, S. 389. — R. v. Jaksch; E. Peiper (cit. S. 265). — H. Rumpf (cit. S. 266). — R. R. v. Limbeck (cit. S. 184), S. 175. — J. P. Pawlow, M. Nencki, N. W. Uskoff; Botkin's Hospital-Zeitung, 1892, Nr. 13 u. Nr. 17. Vgl. ferner: M. Hahn, W. N. Massen, M. Nencki u. J. P. Pawlow, Die Eck'sche Fistel zwischen der *V. cava inferior* und der *V. portae* und ihre Folgen für den Organismus; Archiv der biologischen Wissenschaften, Bd. I, Lief. 4, 1892 (russisch u. französisch). — E. Drechsel, Ueber die Oxydation von Glycocoll, Leucin und Tyrosin, sowie über das Vorkommen der Carbaminsäure im Blute; Berichte d. k. sächs. Gesellschaft d. Wissensch., 1875, S. 177. — Zeile 26. S. M. Lukjanow, Ueber die Gallenabsonderung nach Unterbindung der Ureteren; Warschauer Universitäts-Nachrichten, 1891, Nr. 7 u. Nr. 8. — M. Abeles, Ueber Harnsäure im Blute und einigen Organen und Geweben; Medic. Jahrbücher, 1887, S. 479. — Scherer, Strecker, Meissner; vgl. F. Hoppe-Seyler, Physiol. Chemie (cit. S. 168), S. 432. — Garrod, Med. chirurg. Transactions, t. XXXI, 1848; — Medical Times and Gaz., 1858, 1859; — The nature and treatment of gout; London 1859. — A. Gautier (cit. S. 207), S. 325. — R. v. Jaksch, Klin. Diagnostik (cit. S. 234), S. 78. — N. Zalesski, Untersuchungen über den uraemischen Process und die Function der Nieren; Tübingen 1865.

S. 273. W. v. Schroeder, Ueber die Bildungsstätte der Harnsäure im Organismus; Archiv von Du Bois-Reymond, 1880, Supplem., S. 113. — Ueber den Harnsäuregehalt des Blutes und der Leber der Vögel; Beiträge zur Physiologie, C. Ludwig gewidmet; Leipzig 1887, S. 89. — O. Minkowski, Ueber den Einfluss der Leberexstirpation auf den Stoffwechsel; Archiv f. experim. Pathologie u. Pharmakologie, Bd. XXI, 1886, S. 41. — Vgl. ferner W. E. Meister, Ueber die Regeneration der Leber nach Entfernung ganzer Lappen derselben und über die Betheiligung der Leber an der Harnstoffbildung; Der Arzt, 1891, S. 918 (russisch). — Ranke, Kühne; vgl. O. Hammarsten (cit. S. 153), S. 295; vgl. ferner die Anmerkung bei S. 257. — Ebstein, Berliner klin. Wochenschrift, 1889, Nr. 17—19. — Die Natur und Behandlung der Gicht; Wiesbaden 1882. — Beiträge zur Lehre von der harnsauren Diathese; Wiesbaden 1892. — Haig, Barthol. Hosp. Reports, 1888, XXIV, p. 217. — Moore, Barthol. Hosp. Reports, XXIII, p. 289. — Vgl. Riess, Gicht; Encyklop. Jahrbücher, Bd. I, 1891, S. 284. — Zeile 27. Vgl. Uhle u. Wagner (cit. S. 4), S. 783. — Selmi, Gautier, Brieger; vgl. die zahlreichen Literaturangaben bei A. K. Jagodzinski, Die Ptomaïne und die Leukomaïne, St.-Petersburg 1888 (russisch).

S. 274. A. K. Jagodzinski (cit. S. 273), S. VI. — W. D. Halliburton, Lehrbuch der chemischen Physiologie u. Pathologie; deutsch bearbeitet von K. Kaiser; 1. Abth.; Heidelberg 1892; S. 179. — L. Brieger u. C. Fraenkel, Untersuchungen über Bacteriengifte; Berliner klin. Wochenschrift, 1890, Nr. 11. —

A. K. Jagodzinski, *l. c.*, S. 141 u. ff. — Ch. Bouchard, Sur les poisons qui existent normalement dans l'organisme et en particulier sur la toxicité urinaire; Comptes rendus, t. 102, 1886, p. 669. — Sur les variations de la toxicité urinaire pendant la veille et pendant le sommeil; *ibidem*, p. 727. — Influence de l'abstinence, du travail musculaire et de l'air comprimée sur les variations de la toxicité urinaire; *ibidem*, p. 1127. — Leçons sur les autointoxications (cit. S. 14). — Gautier, Sur les alcaloïdes dérivés de la destruction bactérienne ou physiologique des tissus animaux; Paris 1886. — Vgl. auch J. R. Tarchanoff, Ueber die Gifte im thierischen und menschlichen Organismus und über den Kampf mit denselben; St.-Petersburg 1888 (russisch). — P. Foà et P. Pellacani, Sur le ferment fibrinogène et sur les actions toxiques exercées par quelques organes frais; Archives italiennes de biologie, t. IV, 1883, p. 56. — J. E. Abelous et P. Langlois, Note sur l'action toxique du sang des mammifères après la destruction des capsules surrénales; Comptes rendus de la Soc. de biologie, 1892, p. 165. — La mort des grenouilles après la destruction des deux capsules surrénales; *ibidem*, 1891, p. 855.

S. 275. Ch. Bouchard, Leçons sur les autointoxications (cit. S. 14), p. 80. Vgl. ferner A. K. Jagodzinski (cit. S. 273), S. 171. — G. H. Roger, Action du foie sur la strychnine; Archives de physiologie norm. et pathol., (5,) IV, 1, p. 24; 1892. Vgl. Ch. Bouchard, *l. c.*, S. 19. — R. Wurtz, Les leucomaïnes du sang normal; Paris 1889.

S. 276. Springfeld, Ueber die giftige Wirkung des Blutserums des g. Flussaales (Anguilla vulgaris L.); In.-Diss., Greifswald 1887. — M. Peter, Bulletin de l'Acad. de médecine, 2-ème série, t. XV, Nr. 5, p. 175; 1886; vgl. A. K. Jagodzinski (cit. S. 273), S. 185 u. ff. — R. R. v. Limbeck (cit. S. 184), S. 39. — Zeile 34. In Betreff der Blutparasiten vgl. W. D. Halliburton (cit. S. 168), S. 324; — R. v. Jaksch, Klinische Diagnostik (cit. S. 234), S. 39. — O. Obermeier, Vorkommen feinster, eine Eigenbewegung zeigender Fäden im Blute von Recurrenskranken; Centralblatt f. d. medic. Wissenschaften, XI, 1873, Nr. 10, S. 145.

S. 277. B. Danilewsky, Développement des parasites malariques dans les leucocytes des oiseaux (Leucocytozoaires); Annales de l'Institut Pasteur, 1890, Nr. 7, p. 427. — W. Kruse, Ueber Blutparasiten; 1. Mittheilung; Virchow's Archiv, Bd. CXX, 1890, S. 541; — 2. Mittheilung; *ibidem*, Bd. CXXI, 1890, S. 359. — Vulpian; vgl. A. Bordier (cit. S. 262), S. 286. — M. J. Rossbach, Ueber die Vermehrung der Bakterien im Blute lebender Thiere nach Einverleibung eines chemischen organismenfreien Ferments; Centralblatt f. d. med. Wissensch., 1882, Nr. 5, S. 81. — A. Bordier, *l. c.*, S. 286. — J. Eisenberg, Bacteriologische Diagnostik; 3. Aufl., Hamburg u. Leipzig 1891. — Heydenreich; Tizzoni; Giovannini; Pollender; Davaine; R. Koch; Eberth; Gaffky; Obermeier; Kitt; Hueppe; Babes; Emmerich; vgl. J. Eisenberg, *l. c.*, P. Baumgarten, Lehrbuch der pathologischen Mykologie (cit. S. 136) und andere bacteriologische Werke.

S. 278. J. Steinhaus, Die Aetiologie der acuten Eiterungen; Leipzig 1889. — P. Baumgarten (cit. S. 136), Bd. I, 3. Vorles. — Ch. Bouchard, Théorie de l'infection; Verhandlungen des X. intern. medic. Congresses, Berlin, 4.—9. August 1890; Bd. I, Berlin 1891; S. 49. — H. Buchner (cit. S. 262); — Physiologie des Blutserums und der Blutzellen; Centralblatt f. Physiologie, Bd. VI, Literatur 1892, Nr. 4, S. 97. — Emmerich, Ueber die Natur der schützenden und heilenden Substanzen im Gewebssaft immunisirter Thiere; Münch. med. Wochenschrift, 1892, Nr. 18, S. 313. — Pane; Ref. in Botkin's Hospital-Zeitung, 1892, Nr. 51, S. 1293 (russisch). — Vgl. ferner H. Bitter, Ueber die bacterienfeindlichen Stoffe thierischer Organe; Zeitschrift f. Hygiene u. Infectionskrankheiten, XII. Bd., 1892, S. 328. — G. Daremberg, Sur le pouvoir destructeur du sérum sanguin pour les globules rouges; Comptes rendus de la Soc. de biologie, 1891, p. 719.

S. 279. Behring, Die Blutserumtherapie bei Diphtherie und Tetanus; Zeitschrift f. Hygiene u. Infectionskrankheiten, Bd. XII, 1892, S. 1. — Behring u. Wernicke, Ueber Immunisirung und Heilung von Versuchsthieren bei der Diphtherie; *ibidem*, S. 10. — Behring, Ueber Immunisirung und Heilung von Versuchsthieren beim Tetanus; *ibidem*, S. 45. — Behring u. Kitasato, Ueber das Zustandekommen der Diphtherie-Immunität und der Tetanus-Immunität bei Thieren; Deutsche med. Wochenschrift, 1890, Nr. 49. — Vgl. ferner L. Brieger, L. Kitasato u. A. Wassermann, Ueber Immunität und Giftfestigung; Zeitschrift f. Hygiene und Infectionskrankheiten, Bd. XII, 1892, S. 137. — R. Emmerich u. A. Fawitzki, Die künstliche Erzeugung von Immunität gegen croupöse Pneumonie und die Heilung dieser Krankheit; Münchener med. Wochenschrift, 1891, Nr. 32, S. 554. — Foà; Carbone; G. u. F. Klemperer; vgl. Buchner (cit. S. 262), S. 123. — F. Klemperer, Experimentelle Untersuchungen über die Heilung von Infectionskrankheiten durch nachträgliches Immunisiren; — G. Klemperer, Klinischer Bericht über 20 Fälle specifisch behandelter Pneumonie; Bericht über die Verhandl. des XI. Congresses f. innere Medicin in Leipzig vom 10.—23. April 1892; Centralbl. f. allgem. Pathologie u. patholog. Anatomie, 1892, Nr. 9, S. 373—375. — G. u. F. Klemperer, Versuche über Immunisirung und Heilung bei der Pneumokokkeninfection; Berl. klin. Wochenschrift, 1891, Nr. 34, S. 833 u. ff. — Tizzoni u. Schwarz; Der Arzt, 1892, Nr. 22, S. 559; Referat (russisch). — H. Buchner (cit. S. 262), S. 122. — Vgl. Emmerich u. Mastbaum, Die Ursache der Immunität, die Heilung von Infectionskrankheiten, speciell des Rothlaufs der Schweine, und ein neues Schutzimpfungsverfahren gegen diese Krankheit; Archiv f. Hygiene, Bd. XII, 3, S. 275; 1892. — E. H. Hankin; vgl. H. Buchner, *l. c.*, S. 120; — Report on the conflict between the organism and the microbe; British med. Journal, July 12-th, 1890. — F. Faggioli, De l'action délétère du sang sur les protistes; Archives italiennes de biologie, XVI, p. 276; 1892. — Vgl. G. Tizzoni u. G. Cattani, Ueber die Wichtigkeit der Milz bei der experimentellen Immunisirung des Kaninchens gegen den Tetanus; Centralblatt f. Bacteriologie u. Parasitenkunde, XI. Bd., 1892, Nr. 11, S. 325.

S. 280. G. Klemperer (cit. S. 279). — Behring, Die praktischen Ziele der Blutserumtherapie und die Immunisirungsmethoden zum Zweck der Gewinnung von Heilserum; Leipzig 1892. — Behring, Rotter u. Casper, Das Tetanusheilserum und seine Anwendung auf tetanuskranke Menschen; Leipzig 1892.

Siebzehnte Vorlesung.

S. 280. M. Wolters, Zur Kenntniss der Grundsubstanz und der Saftbahnen des Knorpels; Archiv f. mikroskop. Anatomie, Bd. XXXVII, S. 492, 1891. — Jos. Vejnar, Ein methodischer Beitrag zum Studium der Bewegungsvorgänge in den Knorpelzellen; Allgem. Wiener med. Zeitung, XXXVII. Jahrgang, 1892.

S. 281. E. Brücke, Lehrbuch der Physiologie; russische Uebersetzung von N. O. Kowalewsky, Ph. W. Owsjannikow, J. M. Setschenow, Th. P. Scheremetewsky u. J. P. Sczelkow; Bd. I, St.-Petersburg, 1876, S. 204.

S. 282. A. Heller, Ueber selbstständige rhythmische Contractionen der Lymphgefässe bei Säugethieren; Centralblatt f. d. medic. Wissenschaft, 1869, Nr. 35, S. 545. — Vgl. ferner O. Funke u. A. Grünhagen (cit. S. 92), I. Bd., Leipzig 1876, S. 254. — W. N. Wieliky, Ueber die Multiplicität der lymphatischen Herzen bei Proteus anguineus und Rana temporaria; Arbeiten der St.-Petersburger Naturforscher-Gesellschaft, zoologische und physiologische Section Bd. XX, Lief. 1, Sitzungsprotokolle pro 1888, S. 3; St.-Petersburg 1889 (russisch). — W. Weiss, Experimentelle Untersuchungen über den Lymphstrom; In.-Diss., Dorpat 1860; — Virchow's Archiv, Bd. XXII, 1861, S. 526. — Fr. Goltz, Ueber den Einfluss der Nervencentren auf die Aufsaugung; Pflüger's Archiv, Bd. V, 1872, S. 53.

S. 283. B. F. Lautenbach, Absorption without circulation; Journal of physiology, II, p. 110, 1879. — J. Archarow, Ueber die Aufsaugung aus den subcutanen Lymphsäcken bei Fröschen; Arbeiten der Kazaner Naturforscher-Gesellschaft, Bd. XVIII, Lief. 2, 1887 (russisch). — P. Bert et Laffont, Influence du système nerveux sur les vaisseaux lymphatiques; Comptes rendus, t. XCIV, p. 739; 1882. — Cl. Bernard; vgl. A. Bordier (cit. S. 262), S. 3. — E. Brandt, Grundriss der vergleichenden Anatomie; St.-Petersburg 1874, S. 242 (russisch).

S. 284. E. Metschnikoff, Leçons sur la pathologie comp. de l'inflammation etc. (cit. S. 243), p. 135. — R. Heidenhain, Versuche und Fragen zur Lehre von der Lymphbildung; Pflüger's Archiv, Bd. XLIX, S. 209, 1891; — Einiges über Lymphbildung; Verhandlungen des X. internat. med. Congresses, Berlin, 4.—9. August 1890; Bd. II, 2. Abth., Berlin 1891; S. 56. — Halliburton, On the proteïds of cerebro-spinal fluid; Proc. of the Physiol. Soc., 1887, p. XIV; s. Journal of physiology, vol. VIII. — Report on cerebro-spinal fluid; The British med. Journal, 1889, p. 182. Vgl. Journal of physiology, vol X, 1889, p. 232. — Vgl. ferner J. Toison et E. Lenoble, Note sur la structure et la composition du liquide céphalo-rachidien chez l'homme; Comptes rendus de la Soc. de biologie, 1891, p. 373.

S. 285. Halliburton (cit. S. 284). — R. Heidenhain (cit. S. 284). — F. Hoppe-Seyler, Physiologische Chemie (cit. S. 168), S. 607. — v. Recklinghausen (cit. S. 79), S. 112. — H. Luschka, Zur Lehre von der Secretionszelle; Archiv f. physiol. Heilkunde, herausgegeben von K. Vierordt, XIII. Jahrgang, 1854, S. 1. — W. Nicati, La glandule de l'humeur aqueuse, glande des procès ciliaires ou glande uvée; Archives d'ophthalm., X, 6, p. 481. — C. Dähnhardt, Zur Chemie der Lymphe; Virchow's Archiv, Bd. 37, 1866, S. 55. — V. Hensen, Bemerkungen über die Lymphe; *ibidem*, S. 68.

S. 286. F. Hoppe-Seyler, Physiologische Chemie (cit. S. 168), S. 591. — W. D. Halliburton (cit. S. 168), S. 350. — Vgl. ferner H. Vierordt, Daten u. Tabellen (cit. S. 3), S. 153. — H. Nasse (cit. S. 110). — O. Hammarsten, Ueber die Gase der Hundelymphe; Berichte der k. sächs. Gesellschaft d. Wissensch., Bd. XXIII, mathem.-phys. Cl., S. 617; 1871.

S. 287. I. Munk u. A. Rosenstein, Zur Lehre von der Resorption im Darm, nach Untersuchungen an einer Lymph-(Chylus-)Fistel beim Menschen; Virchow's Archiv, Bd. CXXIII, 1891, S. 230, 484. — O. Hammarsten (cit. S. 153), S. 97. — H. Nasse (cit. S. 110). — L. E. Shore, On the effect of peptone on the clotting of blood and lymph; Journal of physiology, XI, Suppl., 1890, p. 561; — On the fate of peptone in the lymphatic system; *ibidem*, p. 528. — FANO (cit. S. 264). — WURTZ; vgl. O. HAMMARSTEN, *l. c.* — RITTER; Gaz. médic. de Paris, 1856, p. 215. — W. D. HALLIBURTON (cit. S. 168), S. 349. — H. VIERORDT, Daten u. Tabellen (cit. S. 3), S. 153. — BIDDER u. SCHMIDT; vgl. H. VIERORDT, *l. c.*

S. 288. Zeile 28. Ueber den *Hydrops universalis* vgl. UHLE u. WAGNER (cit. S. 4), S. 313.

S. 289. J. RAUM, Künstliche Vacuolisirung etc. (cit. S. 197). — A. LANDERER (cit. S. 85). — UHLE u. WAGNER (cit. S. 4), S. 314. — E. ZIEGLER (cit. S. 115), Bd. I, S. 87.

S. 290. F. HOPPE-SEYLER, Anleitung zur physiologisch- und pathologisch-chemischen Analyse; russische Uebersetzung von A. J. STSCHERBAKOFF, St.-Petersburg 1876 (vgl. die neueren deutschen Ausgaben). — C. SCHMIDT, Charakteristik der epidem. Cholera (cit. S. 169), S. 116 u. ff. — F. HOPPE-SEYLER, Ueber seröse Transsudate; VIRCHOW's Archiv, Bd. IX, 1856, S. 245.

S. 291. F. HOPPE-SEYLER (cit. S. 290); — Analysen von Peritonealtranssudation bei granulirter Leber; Deutsche Klinik, 1853, Nr. 37, S. 404; — Physiologische Chemie (cit. S. 168), S. 603. — E. F. v. GORUP-BESANEZ (cit. S. 212), S. 401. — FRIEND; vgl. W. D. HALLIBURTON (cit. S. 168), S. 363.

S. 292. O. HAMMARSTEN (cit. S. 153), S. 104. — W. MÜLLER; vgl. F. HOPPE-SEYLER, Physiologische Chemie (cit. S. 168), S. 606. — W. D. HALLIBURTON (cit. S. 168), S. 360. — C. FR. W. C. KRUKENBERG, Zur Kenntnis der Serumfarbstoffe; Jenaer Sitzungsberichte d. Naturf. Gesellschaft, XIX, Suppl.-Heft, S. 53; vgl. Centralbl. f. d. med. Wissensch., 1885, Nr. 47, S. 846. — W. D. HALLIBURTON, Note on the colouring matter of the serum of certain birds; Journal of physiology, VII, 1886, p. 324. — UHLE u. WAGNER (cit. S. 4), S. 316. — A. REUSS, Beiträge zur klinischen Beurtheilung von Exsudaten und Transsudaten; Deutsches Archiv f. klin. Med., Bd. XXIV, 1879, S. 583. — Das Verhältniss des specifischen Gewichts zum Eiweissgehalt in serösen Flüssigkeiten; Deutsches Archiv f. klin. Medicin, Bd. XXVIII, 1881, S. 317.

S. 293. CITRON, Zur klinischen Würdigung des Eiweissgehaltes und des specif. Gewichtes pathologischer Flüssigkeiten; Deutsches Archiv f. klin. Medicin, 1890, Bd. 46, S. 129. — H. VIERORDT, Daten u. Tabellen (cit. S. 3), S. 292. — J. W. RUNEBERG, Klinische Studien über Transsudationsprocesse im Organismus; Deutsches Archiv f. klin. Medicin, Bd. XXXV, 1884, S. 266; — *ibidem*, Bd. XXXIV, 1883, S. 1. — Vgl. ferner LUNIN, Zur Diagnostik der pathologischen Trans- und Exsudate mit Hilfe der Bestimmung des specifischen Gewichts; In.-Diss., Dorpat 1892; — NEUENKIRCHEN, Ueber die Verwendbarkeit des specifischen Gewichtes und des Eiweissgehaltes u. s. w.; In.-Diss., Dorpat 1888; — A. BERNHEIM, Beiträge zur Chemie der Exsudate u. Transsudate; VIRCHOW's Archiv, Bd. CXXXI, 1893, S. 274. — K. SCHMIDT; C. RANKE; vgl. H. VIERORDT, *l. c.*, S. 292. Vgl. ferner die Anmerkungen bei S. 297. — H. SENATOR, Ueber Transsudation und über den Einfluss des Blutdrucks auf die Beschaffenheit der Transsudate; VIRCHOW's Archiv, Bd. CXI, 1888, S. 219. — F. A. HOFFMANN, Der Eiweissgehalt der Oedemflüssigkeiten; Deutsches Archiv f. klin. Medicin, Bd. XLIV, 1889, S. 313.

S. 294. F. A. HOFFMANN, Globulinbestimmungen in Ascitesflüssigkeiten; Archiv f. experim. Pathologie u. Pharmakologie, Bd. XVI, 1882, S. 133. — Ueber den Eiweissgehalt der Ascitesflüssigkeiten; VIRCHOW's Archiv, Bd. LXXVIII,

1879, S. 250. — G. SALVIOLI, Die gerinnbaren Eiweissstoffe im Blutserum und in der Lymphe des Hundes; Archiv von DU BOIS-REYMOND, 1881, S. 269. — PIGEAUD, Over eiwitstoffen in sereuse obveistoffen; Diss., Leiden 1886; vgl. W. D. HALLIBURTON (cit. S. 168), S. 358. — H. SENATOR, A. SCHMIDT, GOTTWALD; vgl. W. D. HALLIBURTON, *l. c.*, S. 357. — O. HAMMARSTEN, Analyser of hydrocelevätskor; Upsala läkareförenings förhandl., 14, 33; vgl. HERMANN's u. SCHWALBE's Jahresberichte, VII. Bd., Literatur 1878, II. Theil, S. 368. — E. F. v. GORUP-BESANEZ (cit. S. 212), S. 395. — UHLE u. WAGNER (cit. S. 4), S. 317. — F. HOPPE-SEYLER (cit. S. 290 u. S. 291); vgl. ferner — Ueber die chemische Zusammensetzung der Cerebrospinalflüssigkeit; VIRCHOW's Archiv, Bd. XVI, 1859, S. 391. — C. SCHMIDT, Charakteristik d. epid. Cholera (cit. S. 169); vgl. ferner die Anmerkungen bei S. 308.

S. 295. A. REUSS (cit. S. 292). — v. RECKLINGHAUSEN (cit. S. 79), S. 114. — A. SCHMIDT (cit. S. 121). — F. HOPPE-SEYLER, Physiologische Chemie (cit. S. 168), S. 608. — NAUNYN, Dorp. med. Zeitschrift, 1870, I, S. 174. — F. HOPPE-SEYLER, *l. c.*, S. 609. — H. QUINCKE, Ueber fetthaltige Transsudate; Hydrops chylosus und Hydrops adiposus; Deutsches Archiv f. klin. Med., XVI, 1875, S. 121.

S. 296. W. ZAWADZKI, Zur Pathologie der chylösen Exsudate; Klinische Beiträge, herausgegeben von L. POPOFF; 2. Lief., Warschau, 1890; S. 133 (russisch). — L. POPOFF, Nachtrag zur (vorstehenden) Mittheilung von Dr. ZAWADZKI; *ibidem*, S. 154. — K. CHELCHOWSKI, Zwei Fälle von Ansammlung milchähnlicher Flüssigkeit in der Pleurahöhle; *ibidem*, S. 461. — Vgl. ferner RENVERS, Ueber Ascites chylosus; Berl. klin. Wochenschrift, 1890, Nr. 14, S. 320; — B. JANPOLSKY, Zwei Fälle von chylösem Ascites; BOTKIN's Hospital-Zeitung, 1892, Nr. 37, p. 888 (russisch). — M. HAY; GUINOCHET; vgl. W. D. HALLIBURTON (cit. S. 168), S. 361. — F. HOPPE-SEYLER, Physiologische Chemie (cit. S. 168), S. 609. — O. HAMMARSTEN (cit. S. 153), S. 101.

S. 297. MOSCATELLI; vgl. O. HAMMARSTEN (cit. S. 153), S. 101. — F. HOPPE-SEYLER, Physiologische Chemie (cit. S. 168), S. 609. — C. SCHMIDT, Charakteristik der epid. Cholera (cit. S. 169). — J. W. RUNEBERG (cit. S. 293). — C. MÉHU, Nouvelles recherches sur les liquides pathologiques de la cavité pleurale; Arch. génér. de médecine, 1875, VIme série, t. 25, p. 176; — Des liquides de l'hydrocèle de la tunique vaginale et de l'hydrocèle enkystée de l'épididyme; *ibidem*, p. 527; — Archives génér. de médecine, 1872 et 1877. — C. RANKE, Ueber Punctionsflüssigkeiten; In.-Diss., Würzburg 1886. — H. SENATOR (cit. S. 293), S. 226. — A. STSCHERBAKOFF, Zur Analyse der pathologischen Flüssigkeiten; Deutsches Archiv f. klin. Medicin, Bd. VII, 1870, S. 218. — S. TSCHIRJEW (cit. S. 159), S. 124. — F. HOPPE-SEYLER, *l. c.*, S. 601 u. ff.

S. 298. C. SCHMIDT, Charakteristik der epid. Cholera (cit. S. 169). — C. A. EWALD, Untersuchungen zur Gasometrie der Transsudate des Menschen; 1. Abhandlung; Archiv f. Anat. u. Physiologie, 1873, S. 663; — 2. Abhandlung; *ibidem*, 1876, S. 422. — UHLE u. WAGNER (cit. S. 4), S. 319. — H. SENATOR (cit. S. 293), S. 227. — G. LEUCH, Ueber die Ausscheidung von Jod- und Salicylpräparaten in Exsudate u. Transsudate; Centralbl. f. klin. Medicin, 1890, Nr. 46, S. 833. — H. SENATOR, *l. c.*, S. 221.

Achzehnte Vorlesung.

S. 300. J. H. BAAS (cit. S. 52), S. 26, 35, 79. — R. VIRCHOW, Oertliche Störungen etc. (cit. S. 106), S. 183. — R. LOWER, Tractatus de corde, item de motu, colore et transfusione sanguinis et de chyli in eum transitu; London, 1680, p. 81. — W. Harvey (cit. S. 182).

S. 301. — R. Lower (cit. S. 300). — J. J. Georgiewsky, Zur Frage über die Heilbarkeit der Lebercirrhose; Der Arzt, 1892, Nr. 36, S. 907 (russisch); — Zur Frage über die Behandlung des Ascites bei Lebercirrhose mit Copaiva-Harz und -Balsam; Diss., Kiew 1892 (russisch). — Dujardin-Beaumetz, L'Union médicale, 1892; vgl. Die contemporäre Klinik, 1893, Nr. 2, S. 88 (russisch). — J. Bouillaud, Journal de physiologie, 1823, III, 89; — De l'oblitération des veines et de son influence sur la formation des hydropisies partielles; considérations sur les hydropisies passives en général; Archives génér. de médecine, 1823, II, p. 188; — Dictionnaire de médecine et de chirurgie pratique; art. „Hydropisie"; — Traité de Nosographie médic.; t. IV, Paris 1846, p. 139 et suiv. — A. v. Haller, Elementa physiologiae corporis humani; Lausannae 1757; tom. I, p. 154. — J. C. Sabatier, Considérations et observations sur l'hydropisie symptomatique d'une lésion spéciale des reins; Archives génér. de médecine, 1834, 2-éme série, V, p. 333. — Willis, Peyer, Ruysch, Fr. Hoffmann, Monro; vgl. v. Recklinghausen (cit. S. 79), S. 99.

S. 302. Zeile 12. Die Einzelheiten in Betreff der Filtration und der Osmose s. bei S. Tschirjew (cit. S. 159), S. 2 u. ff.; vgl. ferner: S. Tschirjew, Physiologie des Menschen, Lief. 1, Kiew 1889, S. 31 u. ff., 42 u. ff. (russisch); — W. Ostwald, Lehrbuch der allgemeinen Chemie, Leipzig 1885—1887; — J. Kablukow, Die gegenwärtigen Theorien der Lösungen etc.; Moskau 1891 (russisch); — W. Gernett, Die Analogie zwischen den Gasen und den gelösten Stoffen; Bote der experimentellen Physik und der elementaren Mathematik; 1892, Nr. 137—138, S. 102 (russisch). — R. Lower (cit. S. 300). — Fr. Hoffmann, Medicinae ration. systematicae tom. IV, pars 4; Hal. 1739; vgl. R. Virchow, Oertliche Störungen etc. (cit. S. 106), S. 189. — W. Tomsa, Beiträge zur Lymphbildung; Sitzungsberichte der Wiener Akademie, XLVI. Bd., 2. Abth., Jahrgang 1862, S. 185. — C. Ludwig u. W. Tomsa, Die Lymphwege des Hodens und ihr Verhältniss zu den Blut- und Samengefässen; *ibidem*, S. 221. — W. Tomsa, Beiträge zur Anatomie des Lymphgefäss-Ursprunges; *ibidem*, S. 324. — C. Ludwig, Ueber den Ursprung der Lymphe; Wiener medic. Jahrbücher, 1863, Heft 4, S. 35. — L. Ranvier, Recherches expérimentales sur la production de l'oedème; Comptes rendus, t. LXIX, 1869, Nr. 25; — Des lésions du tissu conjonctif lâche (tissu cellulaire) dans l'oedème; *ibidem*, t. LXXIII, 1871, Nr. 2.

S. 303. A. Hehn, Ueber die Entstehung mechanischer Oedeme; Centralbl. für die medic. Wissensch., 1873, Nr. 40, S. 625. — A. Vulpian, Leçons sur l'appareil vasomoteur (cit. S. 84), t. II, vingt-sixième leçon, p. 591, 595. — R. Lower (cit. S. 300). — J. E. Berggrün; J. Müller; vgl. J. E. Berggrün, Bemerkungen über den localisirten Hydrops; Arbeiten aus dem Institute f. allgem. u. experm. Pathologie der Wiener Universität, Wien 1890, S. 41.

S. 304. J. Cohnheim, Allgemeine Pathologie, russ. Uebers. (cit. S. 89), Bd. I, S. 114, 223.

S. 305. J. Cohnheim (cit. S. 304), S. 419. — L. Ranvier (cit. S. 302). — N. A. Rogowitsch (cit. S. 96).

S. 306. Durdufi (cit. S. 78). — A. Landerer (cit. S. 85). — Astley Cooper, Andral, Gendrin; vgl. v. Recklinghausen (cit. S. 79), S. 98. — Monro, Dupuytren; vgl. *ibidem*, S. 98, 99.

S. 307. R. Heidenhain (cit. S. 284). Vgl. auch S. Samuel, Lymphabsonderung und ihre Anomalien; Encyklopädische Jahrbücher, Bd. II, 1892, S. 464, 466. — A. D. Pawlowsky, Zur Lehre von der Aetiologie, der Entstehungsweise und den Formen der acuten Peritonitis; Russische Medicin, 1889, Nr. 5, S. 70 (russisch). — Notkin, Zur Frage über die Entstehungsweise des Ascites; Kiew 1890 (russisch). — S. Tschirjew (cit. S. 302). — R. Virchow, Oertliche Störungen etc. (cit. S. 106), S. 191.

S. 308. C. Schmidt, Ueber die Transsudation im Thierkörper; Annalen der Chemie und Pharmacie, 1848, Bd. 66, S. 342. — H. Senator (cit. S. 293), S. 250.

S. 309. R. Bright, Report on medical cases; London 1827—1831; London med. Gaz., 1833; Guy's Hosp. Reports, 1836; *ibidem*, 1839, 1840. Vgl. die Literaturangaben bei Jaccoud (cit. S. 110), Bd. III, S. 459. — van Helmont; vgl. R. Virchow, Oertliche Störungen etc. (cit. S. 106), S. 196. — Uhle und Wagner (cit. S. 4), S. 325. — Aran, R. Virchow; vgl. Uhle u. Wagner, *l. c.*, S. 324. — M. Kapustin, Die Aufgaben der Hygiene bei Hungersnoth; Tageblatt der Gesellschaft der Aerzte an der k. Universität Kazan, 1892, 1. Lief.

S. 310. R. Bright (cit. S. 309). — Cotugno; vgl. R. Virchow, Oertliche Störungen etc. (cit. S. 106), S. 196.

S. 311. C. W. Runeberg, Ueber die Filtration von Eiweisslösungen durch thierische Membranen; Archiv der Heilkunde, Bd. XVIII, 1877, S. 1. Vgl. J. Cohnheim, Allgem. Pathologie, russ. Uebers. (cit. S. 89), Bd. I, S. 423; — F. Hoppe-Seyler, Ueber seröse Transsudate (cit. S. 290), S. 261; — Physiologische Chemie, russ. Uebers. von A. Bulyginsky; Moskau 1878; 1. Theil, S. 176. — v. Wittich, Ueber Eiweiss-Diffusion; Müller's Archiv, 1856, S. 286. — H. Nasse, Ueber Einfluss des Zusatzes von Wasser und von Kochsalz auf den Durchtritt des Blutwassers durch thierische Häute; Sitzungsberichte d. Gesellsch. z. Beförderung d. ges. Naturwiss., Marburg 1866, Nr. 5 u. 7. — Vgl. ferner D. Newman, On some physical experiments relating to the function of the kidney; Proc. R. Soc. Edinburgh, 9, 648; 1878. — S. auch H. Senator, Die Albuminurie im gesunden und kranken Zustande; Berlin 1882, S. 90. — W. Schmidt, Versuche über Filtrationsgeschwindigkeit verschiedener Flüssigkeiten durch thierische Membranen; Poggendorff's Annalen, Bd. IC, 1856, S. 337. — F. Hoppe-Seyler, *l. c.*; — Physiologische Chemie, I. Theil, S. 151. — J. Cohnheim u. L. Lichtheim (cit. S. 190). — Becquerel u. Rodier, Untersuchungen über die Zusammensetzung des Blutes etc.; übers. von Eisenmann; Erlangen 1845. — K. Ochremowsky (cit. S. 237), S. 64, 70. — Benczúr u. Csatáry, Ueber das Verhältniss der Oedeme zum Haemoglobingehalt des Blutes; Deutsches Archiv f. klin. Medicin, Bd. XLVI, 1890, S. 478.

S. 312. J. Cohnheim u. L. Lichtheim (cit. S. 190).

S. 313. N. Sokoloff, Ueber den Einfluss der künstlich behinderten Hautperspiration auf den thierischen Organismus; Botkin's Archiv, Bd. V, Lief. 1, St.-Petersburg 1874; S. 1 (russisch). — Gull a. Sutton, On the pathology of the morbid state commonly called chronic Bright's disease with contracted kidney (arteriocapillary fibrosis); Med.-chirurg. Transactions, 1872, LV, p. 273. — X. Francotte, De l'oedème hydrémique; Bull. de l'acad. r. de Belgique, II, p. 458, 1888. — Th. v. Dembowski (cit. S. 198).

S. 314. A. Landerer (cit. S. 85), S. 50. — R. Heidenhain (cit. S. 284).

S. 315. Uhle u. Wagner (cit. S. 4), S. 326. — M. H. Romberg, Lehrbuch der Nervenkrankheiten, Bd. I, 3. Aufl., Berlin 1857. — Th. Laycock, On the influence of certain nerve-centres upon the production and prevention of dropsy and dropsical effusion; The Lancet, 1865; 13 May. — G. Sée; vgl. v. Recklinghausen (cit. S. 79), S. 105 u. ff. — Mainet; vgl. W. W. Podwyssotzky, Grundzüge der allgemeinen Pathologie, St.-Petersburg 1891; Bd. I, S. 187 (russisch). — H. Kriege, Ueber vasomotorische Störungen der Haut bei der traumatischen Neurose; Archiv f. Psychiatrie, XXII, 1890, S. 241.

S. 316. Max Joseph, Ueber acutes umschriebenes Hautoedem; Berl. klin. Wochenschrift, 1890, Nr. 4, S. 77. — B. Küssner, Ueber hydropische Anschwellungen unklaren Ursprungs; Berl. klin. Wochenschr., 1889, Nr. 16. — H. Bauke Zur Aetiologie des acuten, angioneurotischen oder umschriebenen Hautoedems; Berl. klin. Wochenschr., 1892, Nr. 6, S. 114. — E. Wagner; vgl. Uhle u. Wagner (cit. S. 4), S. 326. — B. Werchowsky, Zur Frage über die Wirkung von Digitalis; Oedem, bedingt durch Digitalis; Botkin's Hospital-Zeitung, 1891, Nr. 46, S. 1173 (russisch). — v. Recklinghausen (cit. S. 79), S. 104—105.

S. 317. S. Samuel, Compendium etc. (cit. S. 206), S. 52. — A. Dochmann, Beiträge zur Lehre von der Galle; über die Aufsaugung in der Gallenblase Arbeiten der Naturforschergesellschaft an d. k. Univ. Kazan, Bd. XX, Kazan, 1889, S. 215 (russisch).

S. 318. R. Virchow, Oertliche Störungen etc. (cit. S. 106), S. 226. — Es sei noch die Arbeit von N. Cupillard, De l'oedéme en pathologie générale, Paris 1891, thèse, notirt. — Die vor Kurzem erschienene Monographie von M. Löwit, Studien zur Physiologie und Pathologie des Blutes und der Lymphe, Jena 1892, konnte nicht berücksichtigt werden.

Neunzehnte Vorlesung.

S. 319. O. Weber, Chirurgie von Pitha und Billroth, Bd. II, 2. — J. Lister, On the Coagulation of the blood; Proceed. of the R. Soc. of London, vol. XII, London 1863, p. 580. — Fr. Penzoldt, Ueber das Verhalten von Blutergüssen in serösen Höhlen; Deutsches Archiv f. klin. Medicin, Bd. XVIII, 1876, S. 542; — Tageblatt der Naturforscherversammlung in Graz, 1875, S. 155. — F. Glénard, Contribution à l'étude des causes de coagulation du sang à son issue de l'organisme; Paris 1875; — Lyon médical, 1875, p. 22. — J. Cohnheim, Allgem. Pathologie, russ. Uebers. (cit. S. 89), Bd. I, S. 411. — O. Lassar, Ueber Oedem und Lymphstrom bei der Entzündung; Virchow's Archiv, Bd. LXIX, 1877, S. 516. — W. R. Labutz (cit. S. 95).

S. 320. A. Duplay, De la suppuration des vaisseaux lymphatiques de l'utérus à la suite de l'accouchement; Arch. génér. de médecine, 1835, IIe série, t. 7, p. 293. — R. Virchow, Ueber puerperale diffuse Metritis und Parametritis; Virchow's Archiv, Bd. XXIII, 1862, S. 415. — Quincke (cit. S. 78), S. 251. Vgl. ferner Uhle und Wagner (cit. S. 4), S. 275. — In Betreff der *Phlegmasia alba dol.* s. auch Richardière, Arch. de tocologie, 1892; Ref. in Dem Arzte, 1892, Nr. 51, S. 1303 (russisch). — Andral (fils), Recherches pour servir à l'histoire des maladies du système lymphatique; Archives générales de médecine, 1824, t. VI, p. 502. — Oppolzer, Fall von Insufficienz der Mitral- und Tricuspidalklappe, mit granulirter Leber, Hydrops und Venenthrombose; Allgem. Wiener medic. Zeitung, 1861, Nr. 19. — A. Schmidt-Mülheim, Gelangt das verdaute Eiweiss durch den Brustgang ins Blut? Archiv von Du Bois-Reymond, 1877, S. 549. — A. Uspensky, Ueber den Einfluss der Unterbindung des Ductus thoracicus auf die chemische und morphologische Zusammensetzung des Blutes; Diss., St.-Petersburg 1888 (russisch).

S. 321. A. J. Zujew, Ueber den Einfluss der Unterbindung von *Ductus thoracicus* auf den Stickstoffumsatz bei Hunden; Diss., St.-Petersburg 1889 (russisch). — Kjeldahl (cit. S. 164). — Kjeldahl-Wilfarth; vgl. P. Argutinsky, Ueber die Kjeldahl-Wilfarth'sche Methode der Stickstoffbestimmung unter Berücksichtigung ihrer Anwendung zu Stoffwechselversuchen; Pflüger's Archiv, Bd. XLVI, 1890, S. 581. — Zeile 14. Die Schlussfolgerungen von Zujew werden übrigens von Truschennikow (s. u.) in Frage gestellt (S. 72). Nach der Ansicht des letztgenannten soll der Stickstoffumsatz bei Unterbindung des *Ductus thoracicus* ansteigen. — N. W. Truschennikow, Ueber den Einfluss der Unterbindung des *Ductus thoracicus* auf den Gaswechsel bei Thieren; Diss., St.-Petersburg 1891 (russisch).

S. 322. Zawilski, Dauer und Umfang des Fettstromes durch den Brustgang nach Fettgenuss; Arbeiten aus der physiologischen Anstalt zu Leipzig, XI. Jahrgang, 1876, S. 147. — I. Munk, Zur Kenntniss der Bedeutung des Fettes und seiner Componenten für den Stoffwechsel; Virchow's Archiv, Bd. 80, S. 10. Vgl. ferner I. Munk und A. Rosenstein, Zur Lehre von der Resorption im Darm etc. (cit. S. 287). — Bruch, Beiträge zur Anatomie und Physiologie der Dünndarmschleimhaut; Zeitschr. f. wissensch. Zoologie, Bd. IV, 1853, S. 282. — A. N. Lebedew, Ueber die Aufsaugung fremdartiger Fette im Darmkanal; Diss., St.-Petersburg 1885 (russisch). — N. Chlopin, Ueber den Einfluss der Unterbindung des *Ductus thoracicus* auf die Assimilation der Fette bei Hunden; Diss., St.-Petersburg 1892 (russisch). — Latschinow-Tschernow; vgl. W. E. Tschernow, Ueber die Aufsaugung der Fette bei Erwachsenen und Kindern im Verlaufe von fieberhaften Erkrankungen und ausserhalb derselben; Diss., St.-Petersburg 1883 (russisch). — A. Röhrig, Ueber die Zusammensetzung und das Schicksal der in das Blut eingetretenen Nährfette; Arbeiten aus der physiol. Anstalt zu Leipzig, IX. Jahrgang: 1874, Leipzig 1875, S. 1. — A. Uspensky (cit. S. 320).

S. 323. A. J. Zujew (cit. S. 321). — N. Chlopin (cit. S. 322). — Astley Cooper, Three Instance of Obstruction of the Thoracic duct, with some experiments shewing the effects of tying that vessel. — Medical Records and Researches; London 1798. — Quincke (cit. S. 78), p. 261.

S. 324. Zeile 1. Ueber den *Steptococcus erysipelatis* vgl. C. Günther, Einführung in das Studium der Bacteriologie; Leipzig 1890; S. 193 u. ff. — Zeile 25. Ueber die *Filaria Bankrofti*, resp. *Filaria sanguinis*, vgl. E. Ziegler (cit. S. 115), Bd. I, S. 99. Vgl. auch R. v. Jaksch, Klinische Diagnostik (cit. S. 234), S. 62. — B. Scheube, Die Filaria-Krankheit; Samml. klin. Vorträge, Nr. 232, Leipzig 1883; — Ueber parasitäre Haematochylurie; Beiträge zur patholog. Anatomie und zur klin. Medicin, Festschrift für E. L. Wagner; Leipzig 1887, S. 242. — F. Grimm, Ueber einen Fall von Chylurie; Virchow's Archiv, Bd. 111, 1888, S. 341.

S. 325. K. A. Lesser, Eine Methode, um grosse Lymphmengen vom lebenden Hunde zu gewinnen; Arbeiten aus der physiol. Anstalt zu Leipzig, VI. Jahrgang: 1871, Leipzig 1872; S. 94. — Bonet, Sepulchretum, IV, s. VII, obs. XXIV, S. 360. — Hoffmann, Opera, suppl. II, pars II, p. 460, 1704. —

H. Quincke (cit. S. 295). — A. v. Thaden, Erguss von Blut und Chylus in die rechte Pleurahöhle; Deutsches Archiv für klin. Medicin, 1877, Bd. XIX, S. 313. — Vgl. Quincke (cit. S. 78), S. 265. — E. Boegehold, Ueber die Verletzungen des Ductus thoracicus; Archiv für klin. Chirurgie, Bd. XXIX, 1883, S. 443. — Spinola (Rudolphi), Casper's Wochenschrift, 1835. — Vgl. N. Chlopin (cit. S. 322), S. 6. — H. Buchner, Die Kohlensäure in der Lymphe des athmenden und des erstickten Thieres; Arbeiten aus der physiol. Anstalt zu Leipzig, Jahrgang XI, 1876, S. 108.

S. 326. F. Hoppe-Seyler, Physiol. Chemie (cit. S. 168), S. 600—601. — E. Ziegler (cit. S. 115), Bd. II, S. 12—13. — Robin; vgl. A. Gautier (cit. S. 208), S. 339, 340. — E. Ziegler (cit. S. 115), Bd. II, S. 13. — E. Metschnikoff, Ueber die Beziehung der Phagocyten zu Milzbrandbacillen; Virchow's Archiv. Bd. 97, 1884, S. 502. — Sur la lutte des cellules de l'organisme contre l'invasion des microbes; Annales de l'Inst. Pasteur, 1887, Nr. 7. — Ueber das Verhalten der Milzbrandbacterien im Organismus; Beitrag zur Phagocytenlehre; Virchow's Archiv, Bd. 114, 1888, S. 465. — P. Gibier, De l'aptitude communiquée aux animaux à sang froid à contracter le charbon par l'élévation de leur temperature; Comptes rendus, t. 94, 1882, p. 1605. — J. Petruschky, Untersuchungen über die Immunität des Frosches gegen Milzbrand; Ziegler's und Nauwerck's Beiträge, Bd. III, 1888, S. 357. — G. Nuttall, Experimente über die bacterienfeindlichen Einflüsse des thierischen Körpers; Zeitschrift für Hygiene, Bd. IV, 1888, S. 353.

S. 327. J. Hyrtl, Handbuch der Anatomie des menschlichen Körpers; russ. Uebers. von J. Balloda und A. Famintzin, St.-Petersburg 1874, S. 563. — J. Orth, Lehrbuch der speciellen pathologischen Anatomie; Berlin 1887; Bd. I, S. 50. — Goodsir, On the structure of the lymphatic glands; anatom. and patholog. observations; Edinburgh 1845. Vgl. H. Frey, Untersuchungen über die Lymphdrüsen des Menschen und der Säugethiere; Leipzig 1861. — W. Flemming, Studien über Regeneration der Gewebe; I. Die Zellvermehrung in den Lymphdrüsen und verwandten Organen und ihr Einfluss auf deren Bau; Archiv für mikrosk. Anatomie, Bd. XXIV, 1884, S. 50; — Schlussbemerkungen über die Zellvermehrung in den lymphoiden Drüsen; *ibidem*, S. 355. Vgl. ferner *ibidem* die Arbeiten von R. Drews, O. Möbius und E. Paulsen. — J. Zacharow, Zur Frage über die Veränderungen der Lymphdrüsen im Greisenalter; Diss., St.-Petersburg 1891 (russisch).

S. 328. P. Baumgarten (cit. S. 136), Bd. II, p. 583, p. 592 *et passim.* — Zeile 31. Vgl. E. Ziegler (cit. S. 115), Bd. II, p. 111.

S. 329. E. Ziegler (cit. S. 115), Bd. II, S. 97 u. ff. — H. Koeppe, Die Bedeutung des Lymphstromes für Zellenentwickelung in den Lymphdrüsen; Archiv von Du Bois-Reymond, 1890, Suppl., S. 174. — J. Arnold; vgl. S. M. Lukjanow, Grundzüge einer allgemeinen Pathologie der Zelle, Leipzig 1891, S. 225.

S. 330. H. Koeppe (cit. S. 329). — C. Bayer, Ueber Regeneration und Neubildung der Lymphdrüsen; Prager Zeitschrift für Heilkunde, Bd. VI, 2 u. 3, S. 105; 1885. — M. G. Kurlow, Ueber die Veränderungen des Blutes bei entmilzten Thieren im Laufe des ersten Jahres nach der Splenotomie; Der Arzt, 1889, Nr. 23, S. 515 (russisch). Vgl. ferner die Anmerk. bei S. 244. — K. Winogradoff, Zur Frage über die Bedeutung der Milz im Organismus; Der Arzt, 1883, Nr. 6, S. 86 (russisch). — G. Tizzoni, Expériences et recherches sur la fonction hématopoëtique et sur la reproduction totale de la rate; Arch. ital. de biologie, 1882, I, p. 22. — J. ORTH (cit. S. 327), Bd. I, S. 50.

S. 331. H. HOYER jun., Ueber den feineren Bau der Milz; In.-Diss., Strassburg 1892. — H. VIERORDT, Daten und Tabellen (cit. S. 3), S. 13. — H. OIDTMANN, Die anorganischen Bestandtheile der Leber und der Milz, und der meisten anderen thierischen Drüsen; Würzburger Preisschrift, Linnich 1858. — Zeile 18. S. M. LUKJANOW (cit. S. 171). — PILLIET, Gaz. hebdomadaire de médecine et de chirurgie, 1892, 7 mai; Ref. in Dem Arzte, 1892, Nr. 38, S. 963 (russisch). — Zeile 32. Die normalen Daten in Betreff der Entwickelung der Milz vgl. bei C. KUPFFER, Ueber die Entwickelung von Milz und Pankreas; Münch. medicin. Wochenschrift, 1892, Nr. 28, S. 487. — J. ORTH (cit. S. 327), Bd. I, S. 93.

S. 332. G. ADELMANN, Die Wandlungen der Splenectomie seit dreissig Jahren; Archiv f. klin. Chirurgie, Bd. XXXVI, 1887, p. 442. — G. A. WRIGHT, The medical chronicle, 1888, december; Ref. in Dem Arzte, 1889, Nr. 6, p. 175 (russisch). — NIK. SOKOLOFF, Ueber die Splenotomie; Wöchentliche klin. Zeitung, 1889, Nr. 13, p. 237 (russisch). — J. ORTH (cit. S. 327), Bd. I, p. 111. — E. ZIEGLER (cit. S. 115), Bd. II, S. 90. — H. v. BURCKHARDT, Ueber Milzexstirpation bei Leukämie und Pseudoleukämie; Archiv f. klin. Chirurgie, Bd. XLIII, 1892, S. 439. — PLINIUS; vgl. C. LUDWIG (cit. S. 26), Bd. II, S. 306. — F. FÜHRER u. H. LUDWIG, Ueber den physiologischen Ersatz der Milz und die Quellen des Harnstoffs; Archiv f. physiol. Heilkunde, 1855, S. 215. — STINSTRA, Comm. phys. de funct. lienis; Diss., Groningen 1854. — VULPIAN, Revue médic. franç., 1855, p. 296. — EBERHARD, Beiträge zur Morphologie und Funct. der Milz; Diss., Erlangen 1855. — MOSLER, Ueber die Function der Milz; Centralblatt f. d. medic. Wissensch., 1871, Nr. 19, S. 290. — Vgl. O. FUNKE—A. GRÜNHAGEN (cit. S. 92), Bd. I, p. 264. — G. TIZZONI (cit. S. 330). — D. G. ZESAS, Ueber Exstirpation der Milz am Menschen und Thieren; Archiv f. klin. Chirurgie, Bd. XXVIII, 1883, S. 157. — Beitrag zur Kenntniss der Blutveränderungen bei entmilzten Menschen und Thieren; *ibidem*, S. 815. — J. LOCKHART GIBSON, The blood-forming organs and blood-formation; Journal of anat. and physiology, vol. XX, 1885, P. I, p. 100; 1886, P. II, p. 324; 1886, P. III, p. 456. — A. S. TAUBER, Ueber den physiologischen Zusammenhang zwischen der Schilddrüse und der Milz; Der Arzt, 1883, Nr. 35, S. 557 (russisch); — Zur Frage nach der physiologischen Beziehung der Schilddrüse zur Milz; VIRCHOW's Archiv, 1884, Bd. XCVI, S. 29; vgl. auch Den medicinischen Boten, 1883, Nr. 39, S. 629 (russisch); — Ueber die Topographie der Schilddrüse bei den Hausthieren; Der Arzt, 1888, Nr. 8, S. 141 (russisch). — K. WINOGRADOFF (cit. S. 330); — Ueber die Veränderungen des Blutes, der Lymphdrüsen und des Knochenmarkes nach der Milzexstirpation; Centralblatt f. d. med. Wissensch., 1882, Nr. 50, S. 900. — M. G. KURLOW (cit. S. 330). — S. D. KOSTJURIN; Der Arzt, 1889, Nr. 2, S. 52 (russisch). — M. GRÜNBERG, Experimentelle Untersuchungen über die Regeneration der Blutkörperchen in den Lymphknoten; In.-Diss., Dorpat 1891. — M. DUVAL, Cours de physiologie, Paris 1887, sixième éd., p. 286. — SCHIFF; vgl. L. LANDOIS (cit. S. 10), S. 200. — O. HAMMARSTEN (cit. S. 153), S. 109.

S. 333. G. TIZZONI (cit. S. 330). — S. D. KOSTJURIN (cit. S. 332). — PHILIPEAUX; vgl. S. SAMUEL (cit. S. 101), S. 597. — MOSLER (cit. S. 332). — K. WINOGRADOFF (cit. S. 330). — G. FREIBERG, Experimentelle Untersuchungen über die Regeneration der Blutkörperchen im Knochenmark; In.-Diss., Dorpat

1892. — B. Credé, Ueber die Exstirpation der kranken Milz am Menschen; Archiv f. klin. Chirurgie, Bd. XXVIII, 1883, S. 401. — D. G. Zesas (cit. S. 332). — R. v. Braunschweig, Experimentelle Untersuchungen über das Verhalten der Thymus bei der Regeneration der Blutkörperchen; In.-Diss., Dorpat 1891. — Eberhard; M. Grünberg (cit. S. 332). — M. G. Kurlow (cit. S. 244).

S. 334. S. P. Botkin, Ueber die Contractilität der Milz und über die Beziehung der Infectionskrankheiten zur Milz, zur Leber, zu den Nieren und zum Herzen; Cursus der Klinik der inneren Krankheiten, Lief. III, St.-Petersburg 1875, S. 1, 20, 21, 24 (russisch).

S. 335. S. P. Botkin (cit. S. 334), S. 9. — R. Wagner, 1849; vgl. L. Landois (cit. S. 10), S. 199. — J. Bulgak, Ueber die Betheiligung der Milz an der Bildung von Formelementen des Blutes; Diss., Moskau 1872 (russisch). — Mosler, Die Pathologie und Therapie der Leukaemie, 1872. — W. Drosdow u. Botschetschkarow, Die Contraction der Milz und ihre Beziehung zur Leber bei Reizung der Milznerven; Botkin's Archiv, Bd. V, Lief. 2, St.-Petersburg 1879, S. 417 (russisch). — Ch. S. Roy (cit. S. 86). — J. R. Tarchanow, Ueber die Innervation der Milz und deren Beziehungen zur Leukocythaemie; Pflüger's Archiv, Bd. VIII, 1873, S. 97. — J. M. Setschenow; S. Sabinsky; vgl. S. Sabinsky, Die forensische Bedeutung der Tardieu'schen Flecken bei Suffucation und diejenige der Milzanämie beim asphyctischen Tode; Archiv f. d. gerichtliche Medicin, 1865, 1. Buch, S. 56 (russisch); vgl. ferner J. M. Setschenow, Physiologie des Nervensystems, St.-Petersburg 1866, S. 343—344 (russisch).

S. 336. E. Ponfick, Studien über die Schicksale körniger Farbstoffe im Organismus; Virchow's Archiv, Bd. XLVIII, 1869, S. 1. — J. Soyka, Ueber die Wanderung corpusculärer Elemente im Organismus; ein Beitrag zur Theorie der Infection; Prager medic. Wochenschrift, 1878, Nr. 25. — J. Orth (cit. S. 327), Bd. I, S. 168. — W. Wyssokowitsch, Ueber die Schicksale der in's Blut injicirten Mikroorganismen im Körper der Warmblüter; Zeitschrift f. Hygiene, Bd. I, 1886, S. 3. — E. Metschnikoff (cit. S. 243); — Ueber den Phagocytenkampf beim Rückfallstyphus; Virchow's Archiv, Bd. CIX, 1887, S. 176. — M. G. Kurlow, Zur Frage über die Rolle der Milz im Kampfe mit den bereits ins Blut des Thieres gelangten Mikroorganismen; Der Arzt, 1888, Nr. 45, S. 890 (russisch). — Bardach, Recherches sur le role de la rate dans les maladies infectieuses; Annales de l'Institut Pasteur, 1889, No. 11, p. 577. — Tizzoni u. Cattani, Ueber die Wichtigkeit der Milz bei der experimentellen Immunisirung des Kaninchens gegen den Tetanus; Centralblatt f. Bacteriologie und Parasitenkunde, S. 325, d. 12. März 1892.

S. 337. J. Orth (cit. S. 327), Bd. I, S. 119. — Zeile 23. Vgl. u. A. J. J. Lebedinsky, Die Hypertrophie der Thymus und deren klinische Bedeutung für die Neugeborenen und die Säuglinge; Der Arzt, 1892, Nr. 41, S. 1027 (russisch). — V. Horsley, Die Function der Schilddrüse; Internat. Beiträge z. wissensch. Medicin, R. Virchow gewidmet, Bd. I, S. 367; Berlin 1891. — J. J. Sudakiewitsch, Zur pathologischen Anatomie des Struma; Der Arzt, 1892, Nr. 19, S. 474 (russisch).

S. 338. J. Meuli, Zur Function der Schilddrüse; Pflüger's Archiv, Bd. XXXIII, 1884, S. 378. — Zeile 8. Vgl. ferner Hofmeister, Fortschritte d. Medicin, 1892, d. 1. u. 15. Februar; Ref. in Dem Arzte, 1892, Nr. 40, S. 1010 (russisch). — Zeile 10. Vgl. S. M. Lukjanow, Grundzüge einer allgemeinen Pathologie der Zelle, Leipzig 1891, S. 187. — F. Marchand, Beiträge zur

Kenntniss der normalen und pathologischen Anatomie der Glandula carotica und der Nebennieren; Internat. Beiträge zur wissensch. Medicin, R. Virchow gewidmet; Berlin 1891; Bd. I, S. 535. — C. Alexander, Untersuchungen über die Nebennieren und ihre Beziehungen zum Nervensystem; Ziegler's Beiträge, Bd. XI, 1891, S. 145. — Vgl. ferner: J. Kopp, Veränderungen im Nervensystem, besonders in den peripherischen Nerven des Hundes nach Exstirpation der Schilddrüse; Virchow's Archiv, Bd. CXXVIII, Heft 2, 1892; — Eiselsberg, Tetanie nach Exstirpation der transplantirten Schilddrüse bei Katzen; Centralblatt f. allgem. Pathologie und pathologische Anatomie, III. Bd., 1892, Nr. 6, S. 271; — E. Gley, Nouvelles recherches sur les effets de la thyroidectomie chez le lapin; Archives de physiologie norm. et pathol., 1892, Nr. 4, p. 664.

Zwanzigste Vorlesung.

S. 339. D. Barfurth, Zur Regeneration der Gewebe; Archiv f. mikrosk. Anatomie, 1891, Bd. XXXVII, S. 406. — A. Oppel, Unsere Kenntniss von der Entstehung der rothen und weissen Blutkörperchen; Centralblatt f. allgem. Pathologie u. patholog. Anatomie, Bd. III, 1892, Nr. 5, S. 193; Nr. 6, S. 241, 203. — O. Hertwig, Lehrbuch der Entwickelungsgeschichte, 2. Aufl., Jena 1888, S. 130.

S. 340. E. Ziegler (cit. S. 115), Bd. I, S. 221. — Quincke; vgl. Landois (cit. S. 10), S. 30. — M. B. Schmidt, Ueber Blutzellenbildung in Leber und Milz unter normalen und pathologischen Verhältnissen; Ziegler's Beiträge, Bd. XI, 1892, S. 199.

S. 341. L. Lesser, Ueber die Anpassung der Gefässe etc. (cit. S. 159). — Ott (cit. S. 152).

S. 342. Wharton Jones, On the blood-corpuscle considered in its diff. phases of development; Philosoph. Transactions, 1846, p. 63. — A. Kölliker (cit. S. 123). — W. Erb, Zur Entwickelungsgeschichte der rothen Blutkörperchen; Virchow's Archiv, Bd. 34, 1865, S. 138. — E. Neumann, Ueber die Bedeutung des Knochenmarkes für die Blutbildung; Centralblatt f. d. med. Wissenschaft, 1868, Nr. 44, S. 689; — Ueber die Bedeutung des Knochenmarkes für die Blutbildung; ein Beitrag zur Entwickelungsgeschichte der Blutkörperchen; Archiv d. Heilkunde, Bd. X, 1869, S. 68; — Blutkörperhaltige Zellen im Knochenmarke; *ibidem*, S. 220; — Du rôle de la moëlle des os dans la formation du sang; Comptes rendus, t. LXVIII, 1869, p. 1112. — G. Bizzozero, Sulla funzione emato-poëtica del midollo delle ossa; Gaz. med. Ital.-Lomb., 1868, Nr. 46. — M. Löwit (cit. S. 255). — J. Denys, Sur la structure de la moelle des os et la génèse du sang chez les Oiseaux; La Cellule, t. IV, 1 fasc. (mémoire déposé le 1-er décembre 1887), p. 199. — Vgl. ferner O. Vanderstricht, Nouvelles recherches sur la génèse des globules rouges et des globules blancs du sang; Arch. de biologie, XII, Ann. de la Soc. de médecine de Gand, 1892. — P. Foà, Neue Untersuchungen über die Bildung der Elemente des Blutes; Intern. Beiträge zur wissensch. Medicin, R. Virchow gewidmet; Berlin 1891; Bd. I, S. 457. — Nicolaides, Ueber intracelluläre Genese von rothen Blutkörperchen im Mesenterium des Meerschweinchens; Archiv von Du Bois-Reymond, 1891, S. 373. — Vgl. übrigens A. Spuler, Ueber die intracelluläre Entstehung rother Blutkörperchen; Archiv f. mikrosk. Anatomie, Bd. 40, 1892, S. 530. — G. Pouchet, Note sur l'évolution des éléments du sang des ovipares; Gaz. méd.

de Paris, 1878, Nr. 26, p. 316; — La formation du sang; Revue scientifique, 1879, 9-ème année, Nr. 12, p. 278. — Vgl. ferner auch andere Arbeiten, die von A. OPPEL (cit. S. 339) zusammengestellt worden sind, S. 254. — H. FR. MÜLLER, Zur Frage der Blutbildung; Sitzungsberichte der Wiener Akademie, Bd. II C, Abth. III, 1879, S. 219. — E. WERTHEIM, Zur Frage der Blutbildung bei Leukämie; Zeitschrift f. Heilkunde, Bd. XII, 1891, S. 281. — G. BIZZOZERO u. G. SALVIOLI, Die Milz als Bildungsstätte rother Blutkörperchen; Centralblatt f. d. medic. Wissenschaft, 1879, Nr. 16, S. 273.

S. 343. A. OPPEL (cit. S. 339), S. 243 u. ff. — G. HAYEM, Du sang (cit. S. 123). — M. LÖWIT, Ueber die Bildung rother und weisser Blutkörperchen; Prager medic. Wochenschrift, 1883, VIII, 35. — Ueber Blutzellenbildung unter normalen und pathologischen Verhältnissen; Prager medic. Wochenschrift, 1887, Nr. 21, S. 169. — Vgl. ferner seine Arbeiten, citirt S. 255. — Vgl. auch A. OPPEL, *l. c.*, S. 255. — W. FLEMMING (cit. S. 327). — J. DENYS (cit. S. 342). — G. FREIBERG (cit. S. 333). — DEKHUYZEN, Ueber Mitosen in frei im Bindegewebe gelegenen Leukocyten; Anat. Anzeigen, VI. Jahrgang, 1891, S. 220. — J. DENYS, *l. c.*; — Cytodiérèse des cellules géantes et des petites cellules incolores de la moelle; La Cellule, t. II, 2-ème fasc., p. 241. — G. BIZZOZERO, H. F. MÜLLER; vgl. H. F. MÜLLER, Ueber Mitose an eosinophilen Zellen; Beitrag zur Kenntniss der Theilung der Leukocyten; Archiv f. experim. Pathologie und Pharmakologie, 1891, Bd. XXIX, S. 221.

S. 344. M. v. DAVIDOFF, Untersuchungen über die Beziehungen des Darmepithels zum lymphoiden Gewebe; Archiv f. mikroskop. Anatomie, 1887, Bd. 29, S. 495. — A. MOSSO, Die Umwandlung der rothen Blutkörperchen in Leukocyten und die Necrobiose der rothen Blutkörperchen bei der Coagulation und Eiterung; VIRCHOW's Archiv, 1887, Bd. CIX, S. 205; — Arch. ital. de biologie, t. VIII, 3, p. 252. — H. E. ZIEGLER, Die Entstehung des Blutes der Wirbelthiere; Berichte der Naturforsch.-Gesellschaft zu Freiburg, Bd. IV, Heft 5, 1889, S. 171; — Humboldt, Monatsschrift f. d. ges. Naturwiss., IX. Jahrg., 1890, S. 153. — G. HAYEM, Du sang (cit. S. 123). — W. H. HOWELL, The Life History of the Formed Elements of the blood, especially the red bloodcorpuscles; Journal of Morph., vol. IV, 1890, Nr. 1, p. 57. — M. LÖWIT, Die Anordnung und Neubildung von Leukoblasten und Erythroblasten in den Blutzellen bildenden Organen; Archiv f. mikrosk. Anatomie, 1891, Bd. 38, S. 524. — Vgl. A. OPPEL (cit. S. 339), S. 258. — C. MONDINO, La génèse et le développement des éléments du sang chez les vertébrés; Arch. ital. de biologie, t. XII, 1889, fasc. 3, p. 299. — C. MONDINO et L. SALA, Etude sur le sang; la production des plaquettes dans le sang des vertébrés ovipares; Arch. ital. de biologie, t. XII, 1889, fasc. 3, p. 297. — M. M. ZELENSKI, Zur Lehre über den Einfluss einiger Ernährungsbedingungen auf die Zusammensetzung des Blutes; Physiologische Beiträge, herausgegeben von A. u. W. DANILEWSKY, Bd. II, St.-Petersburg 1891, S. 383 (russisch). — M. SCHIPEROWITSCH, Das Blut und die acute Anaemie unter dem Einflusse von mässigen periodischen Blutentziehungen; Diss., St.-Petersburg 1892 (russisch).

S. 345. M. M. ZELENSKI (cit. S. 344). — J. ARNOLD, Experimentelle Untersuchungen über die Entwickelung der Blutcapillaren; VIRCHOW's Archiv, Bd. 53, 1871, S. 70; vgl. auch VIRCHOW's Archiv, Bd. 54, 1871—1872, S. 1, 408.

S. 346. E. ZIEGLER (cit. S. 115), Bd. I, S. 210 u. ff. — TH. BILLROTH, Untersuchungen über die Entwickelung der Blutgefässe, nebst Bemerkungen aus d. k. chirurg. Universitätsklinik zu Berlin; Berlin 1856. — Vgl. ferner E. Krafft, Zur Histogenese des periostalen Callus; Ziegler's und Nauwerck's Beiträge zur pathol. Anatomie u. Physiologie, Bd. I, 1886, S. 85. — Uhle u. Wagner (cit. S. 4), S. 518. — C. Bayer (cit. S. 330). — Ribbert, Ueber Regeneration und Entzündung der Lymphdrüsen; Ziegler's Beiträge, Bd. VI, 3. Heft, 1889, S. 185. — Ph. Stöhr, Die Entwickelung des adenoiden Gewebes; Anat. Anzeiger, VI, 1891, Nr. 19, S. 545. — Zehnder, Ueber regenerative Neubildung der Lymphdrüsen; Virchow's Archiv, Bd. 120, 1890, S. 294. — Vgl. E. Ziegler cit. S. 115), Bd. I, S. 217 u. ff.

S. 347. H. Helmholtz, Das Denken in der Medicin; 2. Aufl., Berlin 1878; S. 3—4.

Braune, Dr. Wilhelm, Professor der topographischen Anatomie zu Leipzig, **Die Lage des Uterus und Foetus am Ende der Schwangerschaft.** Nach Durchschnitten an gefrorenen Cadavern illustrirt. Nach der Natur gezeichnet u. lithogr. von C. Schmiedel. Supplement zu des Verfassers topograph.-anatom. Atlas. 10 farbige Tafeln mit erläuterndem Text. Imp.-Fol. 1872. in Mappe. ℳ 45. —

——— **Das Venensystem des menschlichen Körpers.** Atlas in Imperial-Quer-Folio-Format, Text in gr. 8.

Erste Lieferung: **Die Venen der vorderen Rumpfwand des Menschen.** Vier Tafeln in Buntdruck mit erläuterndem Text (mit 13 Holzschn.). 1884. ℳ 45. —

Zweite Lieferung: **Die Venen des Fusses und Unterschenkels.** Vier Tafeln in Buntdruck mit erläuterndem Text. 1889. ℳ 30. —

Braune, W., und **W. His, Leitfaden für die Präparanten** der anatomischen Anstalt zu Leipzig. gr. 8. 1883. (Fehlt.)

Braune, W., und **P. Zweifel, Gefrierdurchschnitte, in systematischer Anordnung durch den Körper einer Hochschwangeren geführt.** Zwölf Tafeln in natürlicher Grösse mit erläuterndem Text. Imp.-Folio. 1890. in Mappe. ℳ 40. —

Cornet, Dr. Georg, Über Tuberculose. Die Verbreitung der Tuberkelbacillen ausserhalb des Körpers. Die Sterblichkeitsverhältnisse in den Krankenpflegeorden. Mit einem Anhange: Die von Behörden, Kurorten u. s. w. erlassenen Verordnungen in Bezug auf die Prophylaxis der Tuberculose. Mit vier Figuren im Text. gr. 8. 1890. geh. ℳ 4. —

Criegern-Thumitz, Friedr. v., Lehrbuch der freiwilligen Kriegs-Krankenpflege beim Heere des Deutschen Reiches. Mit einer Karte. Bearbeitet und herausgegeben im Auftrage des Centralkomitees der Deutschen Vereine vom roten Kreuz. Zweite, verbesserte und vermehrte Auflage. gr. 8. 1891. geh. ℳ 6. —; geb. in Ganzl. ℳ 7. —

Dornblüth, Dr. Otto (Freiburg i. Schl.), **Kompendium der inneren Medicin für Studierende und Ärzte.** Mit zahlreichen Abbildungen im Text. 8. 1892. geb. in Ganzleinen ℳ 7. —

Das treffliche Buch behandelt in knapper und klarer Form das gesammte Gebiet der inneren Medicin einschliesslich der **Nervenkrankheiten, Hautkrankheiten** und **Frauenkrankheiten.** Der *beschäftigte Praktiker*, der sich über irgend eine Frage schnell orientiren will, wird *nicht vergebens* Dornblüth's Kompendium um Rath fragen; er wird dabei finden, dass das Typische und Charakteristische jeder einzelnen Erkrankung darin eingehend gewürdigt ist. Auch der *Studierende* wird das Buch als eine ganz vorzügliche *Diagnostik* bei dem Besuch der Kliniken mit grossem Nutzen gebrauchen.

——— **Wörterbuch der klinischen Kunstausdrücke.** 8. 1894. geb. in Ganzleinen. ℳ 3.50.

du Bois-Reymond, Dr. Emil, Geh. Ober-Medicinalrath u. Professor der Physiologie zu Berlin, **Gesammelte Abhandlungen zur allgemeinen Muskel- und Nervenphysik.** Zwei Bände. Mit 50 in den Text gedruckten Holzschnitten, 2 Tabellenbogen und 7 Tafeln. Lex.-8. 1875—1877. geh. ℳ 40. —

du Bois-Reymond, Dr. Emil, Geh. Ober-Medicinalrath u. Professor der Physiologie zu Berlin, **Dr. Carl Sachs' Untersuchungen am Zitteraal** (Gymnotus electricus). Nach seinem Tode bearbeitet. Mit 2 Abhandlungen von Gust. Fritsch. Mit 49 Abbild. im Text und 8 Tafeln. Lex.-8. 1881. geh. ℳ 26. —

——— **Culturgeschichte und Naturwissenschaft.** Vortrag, gehalten am 24. März 1877 im Verein für wissenschaftliche Vorlesungen zu Köln. Erster u. zweiter unveränderter Abdruck. gr. 8. 1878. geh. ℳ 1. 60

——— **Über die Grenzen des Naturerkennens. Die sieben Welträthsel.** Zwei Vorträge. Des ersten Vortrags *siebente,* des zweiten Vortrags *dritte* Auflage. gr. 8. 1891. geh. ℳ 2. —

——— **Reden.** Erste Folge: Litteratur, Philosophie, Zeitgeschichte. gr. 8. 1886. geh. ℳ 8.—; eleg. geb. ℳ 10.—
Zweite Folge: Biographie, Wissenschaft, Ansprachen. gr. 8. 1887. geh. ℳ 9. —; eleg. geb. ℳ 11. —

Inhalt der ersten Folge: Voltaire als Naturforscher. — Leibnizische Gedanken in der neueren Naturwissenschaft. — Aus den Tagen des norddeutschen Bundes. — Der deutsche Krieg. — Das Kaiserreich und der Friede. — Über die Grenzen des Naturerkennens. — Über eine kaiserliche Akademie der deutschen Sprache. — La Mettrie. — Darwin versus Galiani. — Culturgeschichte und Naturwissenschaft. — Über das Nationalgefühl. — Friedrich II. und Rousseau. — Die sieben Welträtsel. — Friedrich II. in englischen Urteilen. — Die Humboldtdenkmäler vor der Berliner Universität. — Diderot.

Inhalt der zweiten Folge: Uber die Lebenskraft. — Über thierische Bewegung. — Gedächtnissrede auf Erman. — Eduard Hallmann's Leben. — Über lebend nach Berlin gebrachte Zitterwelse aus Westafrika. — Gedächtnissrede auf Johannes Müller — Über Universitätseinrichtungen. — Über Geschichte der Wissenschaft. — Der physiologische Unterricht sonst und jetzt. — 'Aus den Llanos'. — Über die Übung. — Über die wissenschaftlichen Zustände der Gegenwart. — Die Britische Naturforscherversammlung zu Southampton im Jahre 1882. — Darwin und Kopernicus. — Die Berliner Französische Colonie in der Akademie der Wissenschaften. — Akademische Ansprachen.

Die Reden von Emil du Bois-Reymond eignen sich auch in hervorragender Weise zu Fest- und Gelegenheitsgeschenken.

Eichhorst, Dr. Hermann, Professor der Medicin zu Zürich, **Die progressive perniciöse Anämie.** Eine klinische und kritische Untersuchung. Mit 3 lithograph. Tafeln und mehreren Holzschnitten. gr. 8. 1878. geh. ℳ 10. —

Erhard, Dr. Julius, Vorträge über die Krankheiten des Ohres. Gehalten an der Friedrich-Wilhelms-Universität zu Berlin. Mit in den Text gedruckten Holzschn. gr. 8. 1875. geh. ℳ 4. 80

---

d'Espine, A., u. **C. Picot, Grundriss der Kinderkrankheiten für praktische Aerzte u. Studirende.** Deutsche, v. d. Verfassern durchgesehene Ausgabe von Dr. S. Ehrenhaus. gr. 8. 1878. geh. ℳ 9. —

Falckenberg, Dr. R., o. ö. Professor zu Erlangen, **Geschichte der neueren Philosophie** von Nikolaus von Kues bis zur Gegenwart. Im Grundriß dargestellt. Zweite, verbesserte und vermehrte Auflage. gr. 8. 1892. geh. ℳ 7. —; geb. ℳ 8. —

Dieser Grundriß bietet ein vorzügliches Orientierungsmittel über die neuere Philosophie des In- und Auslandes und wird durch seine knappe Form und geschmackvolle Darstellung nicht nur Studierenden willkommen sein, sondern auch allen denen, die sich die für jeden Gebildeten unentbehrliche Kenntnis der verschiedenen philosophischen Systeme aneignen wollen.

Falk, Dr. Friedr., Galen's Lehre vom gesunden und kranken Nervensysteme. gr. 8. 1871. geh. ℳ 1. 20

——— **Die sanitätspolizeiliche Ueberwachung höherer u. niederer Schulen u. ihre Aufgaben.** Zweite, vermehrte Ausg. gr. 8. 1871. geh. ℳ 2. 40

Fischer, Dr. R., Ueber die Embolie der Arteria centralis retinae. gr. 8. 1891. geh. ℳ 6. 40

Flechsig, Prof. Dr. Paul, Die körperlichen Grundlagen der Geistesstörungen. Vortrag, gehalten beim Antritt des Lehramtes an der Universität Leipzig am 4. März 1882. gr. 8. 1882. geh. ℳ 1. 20

——— **Plan des menschlichen Gehirns.** Auf Grund eigener Untersuchungen entworfen. Zweite, gänzl. umgearb. Aufl. 3 Tafeln. Mit erläuterndem Texte. (Erscheint demnächst.)

——— **Die Irrenklinik der Universität Leipzig** und ihre Wirksamkeit in den Jahren 1882—1886. Mit 2 Plänen. gr. 8. 1888. geh. ℳ 2. 40

Flügge, Prof. Dr. C., Director des hygienischen Instituts der Universität Breslau, **Beiträge zur Hygiene.** Inhalt: I. Das Wohnungsklima zur Zeit des Hochsommers. II. Die Porosität des Bodens. III. Die Verunreinigung des städtischen Bodens. IV. Zur Kenntniss der Kost in öffentlichen Anstalten. Mit 2 Holzschnitten im Text und 5 Tafeln. gr. 8. 1879. geh. ℳ 5. —

——— **Grundriss der Hygiene.** Für Studirende und praktische Ärzte, Medicinal- und Verwaltungsbeamte. Dritte, verbesserte und vermehrte Auflage. Mit zahlreichen Abbildungen im Text. gr. 8. 1891. geh. ℳ 12.—; geb. in Ganzl. ℳ 13.—

„Zur Herausgabe des vorliegenden Buches haben mich die wiederholten und dringenden Bitten mehrerer Kollegen veranlaßt, denen gleich mir der Unterricht und die Prüfung in der Hygiene dadurch erschwert wurde, daß bisher kein für Studierende brauchbares kurzes Lehrbuch der Hygiene existirte." (Aus der Vorrede.)

——— **Lehrbuch der hygienischen Untersuchungsmethoden.** Eine Anleitung zur Anstellung hygienischer Untersuchungen und Begutachtung hygienischer Fragen. Für Aerzte und Chemiker, Sanitäts- und Verwaltungsbeamte, sowie Studirende. Mit 88 Abbild. im Text, 17 Tabellen u. 4 lithogr. Tafeln. gr. 8. 1881. geh. ℳ 16. —

——— **Die Verbreitungsweise und Abwehr der Cholera.** gr. 8. 1893. geh. ℳ 1. 80.

Francotte, Dr. X., Die Diphtherie. Ihre Ursachen, ihre Natur und Behandlung. *Gekrönte Preisschrift.* Mit 10 Abbildungen im Text u. 3 Tafeln. Deutsch von Dr. M. Spengler. gr. 8. 1886. geh. ℳ 6.—

Franke, Ad., Die Reptilien und Amphibien Deutschlands. Nach eigenen Beobachtungen geschildert. Mit einem Vorwort von Geh. Hofrath Dr. Rud. Leuckart. 8. 1881. geh. ℳ 2.—

Fritsch, Dr. Gustav, Professor a. d. Univers. Berlin, **Die elektrischen Fische.** Zwei Abtheilungen. I. Malopterurus electricus. II. Die Torpedineen. Mit zahlreichen Holzstichen im Text und 32 lithogr. Tafeln. gr. Folio. 1887—1890. kart. ℳ 60. —

Fuchs, Prof. Dr. Chr. J., Pathologische Anatomie der Haussäugethiere. gr. 8. 1859. geh. ℳ 7. 20

——— **Die schädlichen Einflüsse der Bleibergwerke auf die Gesundheit der Hausthiere,** insbesondere des Rindviehes. gr. 8. 1842. geh. ℳ 1. —

——— **Handbuch der allgemeinen Pathologie der Haussäugethiere.** gr. 8. 1843. geh. ℳ 8. 25.

——— **Der Kampf mit der Lungenseuche des Rindviehes.** Ein Wort zur Beachtung für die Regierungen u. s. w. gr. 8. 1861. geh. ℳ —. 60

——— **Allgemeine Lehre der Seuchen und ansteckenden Krankheiten der Haussäugethiere.** Vorlesungen mit ergänzenden und rechtfertigenden Beilagen. gr. 8. 1862. geh. ℳ 4. 50

——— **Das Pferdefleischessen.** Eine historische, diätetische, volkswirthschaftliche und ethische Untersuchung in einer Vorlesung. gr. 8. 1859. geh. ℳ —. 80

——— **Wegweiser in die Thierheilkunde.** Vorlesungen. gr. 8. 1850. geh. ℳ 1. —

Fürst, Dozent Dr. L., Die Maass- und Neigungs-Verhältnisse des Beckens. Nach Profil-Durchschnitten gefrorener Leichen. Mit 7 lithograph. Tafeln. 4. 1875. cart. ℳ 10. —

Gaule, Prof. Dr. Justus, Die Stellung des Forschers gegenüber dem Problem des Lebens. Rede zum Antritt des Lehramts der Physiologie an der Hochschule zu Zürich. 8. 1887. geh. ℳ —. 60

Hagen, Prof. Dr. Richard, Anleitung zur klinischen Untersuchung und Diagnose. Ein Leitfaden für angehende Kliniker. Sechste, verbesserte und vermehrte Auflage. Mit 25 Abbildungen im Text und 1 Tafel. 8. 1891. geb. in Ganzleinw. ℳ 3. 50

Der Zweck dieses Büchleins ist, den angehenden Mediziner bei dem Besuch der inneren Klinik in knapper Form über das Verhalten am Krankenbett und die technischen Manipulationen, welche daselbst von ihm verlangt werden, zu unterrichten und ihn auf die hauptsächlichsten Erscheinungen, auf welche es bei Konstatierung einer Krankheit ankommt, aufmerksam zu machen. Auch praktischen Aerzten wird das Büchlein willkommen sein.

——— **Praktische Beiträge zur Ohrenheilkunde.** Sechs Hefte. gr. 8. 1866—1869. geh. ℳ 6. —

Hartmann, Dr. Arthur, Experimentelle Studien über die Funktion der Eustachischen Röhre. gr. 8. 1879. geh. ℳ 2. —

Hartmann, Prof. Dr. Rob., Der Gorilla. Zoologisch-zootomische Untersuchungen. Mit 13 in den Text gedruckten Holzschnitten und 21 Tafeln. gr. 4. 1880. geh. ℳ 30. —

Heinze, Dr. Osc., Die Kehlkopfschwindsucht. Nach Untersuchungen im pathologischen Institute der Universität Leipzig. Mit 4 Tafeln, nach den mikroskopischen Präparaten gezeichn. von Dr. Sänger. gr. 8. 1879. geh. ℳ 8. —

Heubner, Prof. Dr. med. O., Die experimentelle Diphtherie. Mit einer Tafel in Farbendruck. Gekrönte Preisschrift. gr. 8. 1883. geh. ℳ 2. 40

Hirschberg, Dr. J., Professor der Augenheilkunde zu Berlin, **Beiträge zur praktischen Augenheilkunde.** Zweites u. drittes Heft. Mit Holzschnitten. gr. 8. 1877—1878. geh. *M* 4. 40

——— **Die mathematischen Grundlagen der medicinischen Statistik** elementar dargestellt. gr. 8. 1874. geh. *M* 2. 40

——— **Der Electromagnet in der Augenheilkunde.** Eine Monographie. Mit 17 Abbildungen im Text. gr. 8. 1885. geh. *M* 4. —

——— **Von New York nach San Francisco.** Tagebuchblätter. gr. 8. 1888. geh. *M* 4. —

——— **Eine Woche in Tunis.** Tagebuchblätter. gr. 8. 1885. geh. *M* 2. —

——— **Wörterbuch der Augenheilkunde.** gr. 8. 1887. geh. *M* 5. —

Huenefeld, Prof. Dr. F. L., Die Blutproben vor Gericht und das Kohlenoxyd-Blut in Bezug auf die Asphyxie durch Kohlendunst. gr. 8. 1875. geh. *M* 1. 20

——— **Diaetetik.** gr. 8. 1875. geh. *M* 4. —

Jürgensen, Dr. Th. von, Professor der Medizin an der Universität Tübingen, **Lehrbuch der speziellen Pathologie und Therapie mit besonderer Berücksichtigung der Therapie.** Für Studierende und praktische Ärzte. Dritte, neubearbeitete und vermehrte Auflage. Mit zahlreichen Abbildungen im Text. gr. 8. 1894. geh. *M* 16. —; geb. *M* 18. —

— — — „Ich schließe, indem ich meiner Überzeugung Ausdruck gebe, daß wir um ein vorzügliches Lehrbuch reicher geworden sind, jeder Arzt wird es gern in die Hand nehmen, die jungen Mediziner aber sind von Jürgensen zu ganz besonderem Dank verpflichtet."
Prof. *F. A. Hoffmann* (C. f. k. M.).

— — — „Aber der Schüler und der Arzt, welche über irgend einen Gegenstand der inneren Medizin sich belehren wollen, finden in diesem Buche die präzis formulierte Meinung eines unsrer hervorragendsten Kliniker und Forscher, und das ist hundertmal mehr wert, als die weitläufige, sterile Objektivität so mancher dickleibiger Kompilationen. Bei aller Knappheit und Kürze, die sich der Autor auferlegte, hat er die Grenzen seines Buches sehr weit gesteckt. Wir finden außer allem Dem, was man unbestritten dem Gebiet der inneren Medizin zurechnet, noch die Syphilis und die Hautkrankheiten abgehandelt." — — — —
H. Curschmann (Ziemssen's Archiv).

Kalisch, Dr. M., Medicinisch-gerichtliche Gutachten der königlichen Preussischen wissenschaftlichen Deputation für das Medicinalwesen aus d. Jahren 1840—1850. gr. 8. 1859. geh. *M* 9. —

——— **Die Kunstfehler der Aerzte.** gr. 8. 1860. geh. *M* 6. —

Köhler, Prof. Dr. Hermann, Grundriss der Materia medica für prakt. Aerzte u. Studirende. Mit besonderer Rücksichtnahme auf die Pharmacopoea Germanica bearbeitet. gr. 8. 1878. geh. *M* 10. —

Kollmann, Dr. J., Professor der Anatomie zu Basel, **Plastische Anatomie des menschlichen Körpers.** Ein Handbuch für Künstler und Kunstfreunde. Mit zahlreichen Abbildungen im Text. Roy. 8. 1886. geh. *M* 14. —; eleg. geb. *M* 17. —

Der Verfasser hatte während seiner langjährigen Lehrthätigkeit an der Königl. Akademie der bildenden Künste zu München Gelegenheit, die Bedürfnisse der Künstler kennen zu lernen, und bietet in der plastischen Anatomie ein Werk, wie es lange gewünscht, aber bis jetzt noch nicht in unserer Litteratur vorhanden war.

Kries, Dr. Johannes v., Professor der Physiologie zu Freiburg, **Die Gesichtsempfindungen und ihre Analyse.** Mit 22 Abbildungen im Text. gr. 8. 1882. geh. ℳ 5. —

Kühne, Prof. Dr. Willie, Myologische Untersuchungen. Mit in den Text gedruckt. Holzschn. u. 1 Kupfertaf. gr. 8. 1860. geh. ℳ 4. —

Kunze, Dr. C. F., Grundriss der praktischen Medicin. Dritte, gänzlich umgearbeitete u. vermehrte Aufl. gr. 8. 1886. geb. ℳ 6. —

——— **Der Kindermord.** Historisch und kritisch dargestellt. gr. 8. 1860. geh. ℳ 5. —

——— **Lehrbuch der praktischen Medicin** mit besonderer Rücksicht auf pathologische Anatomie u. Histologie. Dritte, mehrfach veränderte u. vermehrte Auflage. Zwei Bände. gr. 8. 1878. geh. ℳ 25. —

Landerer, Prof. Dr. A., Richtungen und Ziele der neueren Chirurgie. Antrittsvorlesung. gr. 8. 1891. ℳ —. 80

Langendorff, Prof. Dr. Osc., Studien über Rhythmik und Automatie des Froschherzens. Mit 22 Abbildungen im Text und 2 Tafeln. gr. 8. 1884. geh. ℳ 5. 60

Laube, Dr. Gust. C., Prof. d. Geologie zu Prag, **Geologische Excursionen im Thermalgebiet des nordwestlichen Böhmens,** Teplitz, Carlsbad, Eger-Franzensbad, Marienbad. Mit 2 Taf. in Farbendruck, geolog. Profile darstellend. gr. 8. 1884. geh. ℳ 3. 60; geb. ℳ 4. 20

Die berühmten Thermen des nordwestlichen Böhmens sind in Bezug auf ihre Verbreitung und Lage durch den geologischen Aufbau dieses Landstriches bestimmt. Das Laubesche Büchlein schildert die allgemeinen geologischen Verhältnisse Nordwestböhmens mit besonderer Rücksicht auf seine Heilquellen und hat dadurch auch für die Ärzte großes Interesse.

Lebert, Prof. Dr. Hermann, Abhandlungen aus dem Gebiete der praktischen Chirurgie und der pathologischen Physiologie nach eigenen Untersuchungen u. Erfahrungen u. mit besond. Rücksicht auf die Dieffenbach'sche Klinik in Berlin. gr. 8. 1848. geh. ℳ 10. —

Lender, Dr. Constantin, Die points douloureux Valleix's und ihre Ursachen. gr. 8. 1869. geh. ℳ 1. 60

Der Lister'sche Verband. Mit Bewilligung des Verfassers aus dem Englischen übertragen von Dr. O. Thamhayn. gr. 8. 1875. geh. ℳ 4. 80

Lorent, Dr. E., Die Aufgabe der Gesundheitspflege in Bezug auf die atmosphärische Luft. gr. 8. 1873. geh. ℳ 1. 20

Ludwig, Dr. Carl, Professor der Physiologie zu Leipzig, **Rede zum Gedächtniss an Ernst Heinrich Weber.** Gehalten im Namen der medicinischen Facultät am 24. Februar 1878 in der akademischen Aula zu Leipzig. gr. 8. 1878. geh. ℳ 1. —

Lukjanow, Dr. S., Prof. der allgem. Pathologie a. d. Univ. Warschau, **Grundzüge einer allgemeinen Pathologie der Zelle.** Vorlesungen, gehalten an der Univ. Warschau. gr. 8. 1891. geh. ℳ 7. 50

——— **Grundzüge einer allgemeinen Pathologie des Gefäss-Systems.** gr. 8. 1894. geh. ℳ 10.—

Magnus, Prof. Dr. Hugo, Die Anatomie des Auges bei den Griechen und Römern. gr. 8. 1878. geh. ℳ 2. 40

——— **Die geschichtliche Entwickelung des Farbensinnes.** gr. 8. 1877. geh. ℳ 1. 40

——— **Geschichte des grauen Staares.** Mit 1 lithographirten Tafel. gr. 8. 1876. geh. ℳ 8. —

Marme, Prof. Dr. Wilh., Lehrbuch der Pharmacognosie des Pflanzen- und Thierreichs. Für Studierende der Pharmacie, Apotheker und Medicinalbeamte. gr. 8. 1886. geh. ℳ 14. —

Meyer, Dr. E. v., Professor a. d. Techn. Hochschule Dresden, **Geschichte der Chemie von den ältesten Zeiten bis zur Gegenwart.** *Zugleich Einführung in das Studium der Chemie.* gr. 8. 1889. geh. ℳ 9. —

Moser, Prof. Dr. Ludwig, Die Gesetze der Lebensdauer. Nebst Untersuchungen über Dauer, Fruchtbarkeit der Ehen u. s. w. Mit einem Anhang, enthaltend die Berechnung der Leibrenten, Lebensversicherungen, Wittwenpensionen und Tontinen. Ein Lehrbuch. gr. 8. 1839. geh. ℳ 7. —. Herabges. Preis ℳ 4. —

Mosso, Dr. A., Professor der Physiologie zu Turin, **Die Diagnostik des Pulses in Bezug auf die localen Veränderungen desselben.** Mit 15 Holzschn. im Text u. 8 Tafeln. gr. 8. 1879. geh. ℳ 6. —

——— **Ueber den Kreislauf des Blutes im menschlichen Gehirn.** Untersuchungen. Mit 87 Abbildungen im Text und 9 Tafeln. gr. 8. 1881. geh. ℳ 10. —

Müller, Dr. G. Elias, Professor an der Univ. Göttingen, **Theorie der Muskelconstraktion.** In zwei Theilen. = Erster = Theil. gr. 8. 1891. geh. ℳ 9. —

Müller, Dr. Friedr. Wilh., Grundriss der Pathologie und Therapie der venerischen Krankheiten für praktische Aerzte und Studirende. Mit 3 lith. Tafeln. gr. 8. 1884. geh. ℳ 4. 60

Munk, Prof. Dr. Hermann, Die elektrischen und Bewegungs-Erscheinungen am Blatte der Dionaea muscipula. Mit der anatomischen Untersuchung des Dionaea-Blattes von F. Kurtz. Mit 3 Tafeln. gr. 8. 1876. geh. ℳ 6. —

Naundorff, Dr. A. J., Unter dem rothen Kreuz. Fremde und eigene Erfahrungen auf Böhmischer Erde und den Schlachtfeldern der Neuzeit gesammelt. gr. 8. 1867. geh. ℳ 4. 50

Otis, Walter J., Anatomische Untersuchungen am menschlichen Rectum und eine neue Methode der Mastdarminspection. Erster Theil. Die Sacculi des Rectum. Mit einem Holzschnitt im Text und 8 Tafeln. Imp.-4. 1887. geh. ℳ 10. —

Pfeiffer, Dr. R., Zur Behandlung der Kehlkopf- und Lungentuberculose mittelst parenchymatöser Injectionen. Nebst einer neuen Hypothese über die tuberculöse Lungenspitzenerkrankung. gr. 8. 1890. geh. ℳ 1. 80

Ploss, Dr. H. H., Ueber die Lage und Stellung der Frau während der Geburt bei verschiedenen Völkern. Eine anthropologische Studie. Mit 6 Holzschnitten. gr. 8. 1872. geh. ℳ 1. 50

Puschmann, Dr. Th., Professor a. d. Universität Wien, **Geschichte des medizinischen Unterrichts** von den ältesten Zeiten bis zur Gegenwart. gr. 8. 1889. geh. ℳ 11. —

Ravoth, Dr. F. W. Th., Grundriss der Akiurgie. Zweite, vermehrte Auflage. Mit 82 Holzschn. Zugleich 5. Auflage von Schlemm's Operations-Uebungen am Cadaver. gr. 8. 1868. geh. ℳ 8. —

——— **Darstellung der wichtigsten chirurgischen Instrumente.** 16 Taf. Abbildungen mit erläuternd. Texte. Zugleich als Anhang zu Ravoth, Grundriss der Akiurgie, zweite Auflage. gr. 8. 1869. cart. ℳ 3. 60

——— **Prolegomena** zur rationellen medicin. Diagnostik u. Semiotik für Kliniker u. Klinicisten. 8. 1851. geh. ℳ 1. 60

Ribot, Th., Die Erblichkeit. Eine psychologische Untersuchung ihrer Erscheinungen, Gesetze, Ursachen und Folgen. Deutsch von Dr. med. Otto Hotzen. gr. 8. 1876. geh. ℳ 7. —

Eine umfassende Darstellung und Verarbeitung der wichtigsten über die Vererbung bekannten Thatsachen. Die körperliche Vererbung wird, als Grundlage des ganzen Gebietes, in der Einleitung behandelt, das Werk selbst ist dagegen hauptsächlich den hierher gehörigen psychologischen Erscheinungen gewidmet. Der erste Abschnitt enthält eine Zusammenstellung des Thatsächlichen, der zweite die Gesetze der Vererbung, der dritte deren Ursachen und der vierte deren Folgen.

Roser, Prof. Dr. W., Chirurgisch-anatomisches Vademecum für Studierende und Aerzte. Achte, gänzlich umgearbeitete Auflage. Mit 139 Holzschnitten. 8. 1890. geb. in Ganzleinwand. ℳ 6. —

Das Vademecum hat den Zweck, zu chirurgisch-anatomischen Übungen am Kadaver anzuleiten. Die Methode, nach welcher der Verfasser in die topographische Anatomie einführt, ist die der Fensterschnitte, welche fast sämtlichen Abbildungen des Büchleins zu Grunde gelegt ist.

Samson-Himmelstiern, Dr. G. von, Beobachtungen über den Scorbut vorzüglich in pathologisch-anatomischer Beziehung. gr. 8. 1843. geh. ℳ 3. —

Sänger, Prof. Dr. Max, Über die allgemeinen Ursachen der Frauenkrankheiten. Ein Versuch zu einer einheitlichen ätiologischen Betrachtung der Erkrankungen des Sexualorgans. Antrittsvorlesung. gr. 8. 1892. geh. ℳ 1. 20

Schildbach, Dr. C. H., Orthopädische Klinik. Mittheilungen aus der gymnast.-orthopäd. Heilanstalt zu Leipzig. gr. 8. 1877. geh. ℳ 2. —

——— **Die Skoliose.** Anleitung zur Beurtheilung und Behandlung der Rückgratsverkrümmungen für praktische Aerzte. Mit 8 Holzschnitten. gr. 8. 1872. geh. ℳ 3. —

——— **Kinderstuben-Gymnastik.** Eine Anleitung zur körperlichen Ausbildung der Kinder in den ersten Lebensjahren. Für Aeltern, Lehrer u. Kindergärtnerinnen. Mit 48 Abbild. 12. 1880. geh. ℳ 1. 60

Schlemm, Prof. Dr. Friedrich, Arteriarum capitis superficialium icon nova. Accedunt tabulae duae. gr. Fol. 1830. geh. ℳ 4. 50

Schmidt, Dr. E., Professor a. d. Univ. Leipzig, **Anthropologische Methoden.** Anleitung zum Beobachten und Sammeln für Laboratorium und Reise. Mit zahlr. Abbildungen im Text. 8. 1888. geh. ℳ 6. —

Schmidt-Mülheim, Dr. Ad., Grundriss der speciellen Physiologie der Haussäugethiere. Für Thierärzte u. Landwirthe. Mit 52 Abbild. im Text. gr. 8. 1879. geh. ℳ 9. —

Spalteholz, Dr. W., Professor a. d. Univ. Leipzig, **Die Vertheilung der Blutgefässe in der Haut.** Mit 3 Abb. im Text und 6 Tafeln. gr. 8. 1893. geh. ℳ 10. —

Stannius, Prof. Dr. Herm., **Handbuch der Anatomie der Wirbelthiere.** Zweite Auflage. gr. 8. geh. ℳ 12. —

Einzeln:

Erstes Heft: Zootomie der Fische. 1854. geh. ℳ 6. —

Zweites Heft: Zootomie der Amphibien. 1856. geh. ℳ 6. —

Steiner, Prof. Dr. J., **Grundriss der Physiologie des Menschen** für Studirende und Aerzte. Sechste, verbesserte Auflage. Mit zahlreichen in den Text eingedruckten Holzschnitten. gr 8. 1892. geh. ℳ 9. — geb. ℳ 10. —

Steiner's Grundriß der Physiologie hat sich durch klare und präzise Darstellungsweise in knapper Form, ohne dabei schematisch zu werden, bald zahlreiche Freunde erworben, wie die rasch aufeinander folgenden Auflagen beweisen.

——— **Das amerikanische Pfeilgift Curare.** Mit 3 Holzschnitten. gr. 8. 1877. geh. ℳ 1. 60

Steinhaus, Julius (Warschau), **Die Aetiologie der acuten Eiterungen.** Litterarisch-kritische, experimentelle und klinische Studien. *Gekrönte Preisschrift.* gr. 8. 1889. geh. ℳ 6. —

——— **Menstruation und Ovulation** in ihren gegenseitigen Beziehungen. *Gekrönte Preisschrift.* gr. 8. 1890. geh. ℳ 3. 50

Streubel, Prof. Dr. C. W., **Ueber die Scheinreductionen bei Hernien u. insbesondere bei eingeklemmten Hernien.** gr. 8. 1864. geh. ℳ 4. —

Tigerstedt, Dr. Rob., Professor der Physiologie zu Stockholm, **Lehrbuch der Physiologie des Kreislaufes.** 18 Vorlesungen für Studirende u. Ärzte. Mit 129 Abbild. im Text. gr. 8. 1893. geh. ℳ 16.—

Tillmanns, Dr. Herm., Professor an der Univ. Leipzig, **Lehrbuch der allgemeinen u. speciellen Chirurgie** einschliesslich der modernen Operations- u. Verbandlehre. Zwei Bände. (3 Theile.) Roy.-8. geh. ℳ 45.—

Erster Band. **Lehrbuch der allgemeinen Chirurgie.** Allgemeine Operations- und Verband-Technik. Allgemeine Pathologie und Therapie. Mit 441 Abb. im Text. Dritte, verb. u. vermehrte Aufl. 1893. geh. ℳ 15. —; geb. in Halbfr. ℳ 17. —

Zweiter Band. **Lehrbuch der speciellen Chirurgie.** 2 Theile. Mit 858 Abbildungen im Text. Zweite, verbesserte und vermehrte Auflage. 1892. geh. ℳ 30. —; geb. in Halbfr. ℳ 34. —

Das „Lehrbuch der allgemeinen und speciellen Chirurgie“ von *H. Tillmanns* ist infolge seiner allgemein anerkannten Vorzüge, der klaren Darstellungsweise und der reichen Anzahl erläuternder Abbildungen, bei Ärzten und Studierenden zur Zeit das geschätzteste Werk der modernen Chirurgie.

Verhandlungen der medicinischen Gesellschaft zu Leipzig. Erster Band. 1863—1864. Lex.-8. 1864. geh. ℳ 8. —

Vierteljahrschrift für Klimatologie mit besonderer Rücksicht auf klimatische Kurorte. In Verbindung mit Prof. Dr. Carl von Sigmund in Wien herausgegeben von Dr. Hermann Reimer. Erster Jahrg. Mit 1 Tafel u. 6 meteorol. Tab. gr. 8. 1876. geh. ℳ 12. —

Voigt, Dr. Wold., o. ö. Professor der Physik an der Univ. Göttingen, **Elementare Mechanik als Einleitung in das Studium der theoretischen Physik.** gr. 8. 1889. geh. ℳ 12. —

Das Werk ist zunächst dazu bestimmt, die Studierenden der Mathematik und Physik in die Grundlehren und Methoden der allgemeinen Mechanik einzuführen. Aber auch dem *Mediziner*, den *Physiologen* u. s. w. wird ein Buch willkommen sein, welches die analytische Mechanik nicht nach ihren mathematischen, sondern nach ihren physikalischen Beziehungen behandelt und nur geringe mathematische Kenntnisse voraussetzt.

Wagner, Prof. Dr. E. L., Die Fettmetamorphose des Herzfleisches in Beziehung zu deren ursächlichen Krankheiten. Lex.-8. 1864. geh. ℳ 3.—

Winckel, Dr. F., Geh. Medicinalrat u. o. ö. Professor an der Universität München, **Lehrbuch der Geburtshülfe einschliesslich der Pathologie und Therapie des Wochenbettes.** Für praktische Ärzte und Studirende. Zweite, verbesserte Auflage. Mit 206 Holzschnitten im Text. gr. 8. 1893. geh. ℳ 22. —; geb. in Halbfr. ℳ 24. —

Wenn schon seither die Winckel'sche Geburtshülfe, wie dies nicht anders zu erwarten war, von Ärzten und Studierenden bei der Wahl unter den zahlreichen Werken gleicher Tendenz *bevorzugt* wurde, so wird dies bei der verbesserten zweiten Auflage *noch viel mehr der Fall sein.* Es ist ein seltener Fall, dass ein ausgezeichneter Kliniker und Lehrer noch Musse findet, in einem Lehrbuch den reichen Schatz seiner Erfahrungen niederzulegen. Daneben giebt der Verfasser auch die Meinungen anderer Forscher und gestaltet durch vollständige Litteraturangaben und Excurse über die geschichtliche Entwickelung der Geburtshülfe sein Werk zu einem *erschöpfenden Lehr-* und *Nachschlagebuch.*

Wooldridge, C. L., Die Gerinnung des Blutes. Nach dem Tode des Verfassers herausgegeben von Dr. M. von Frey. gr. 8. 1891. geh. ℳ 2. —

Zopf, Prof. Dr. W., Zur Morphologie der Spaltpflanzen (Spaltpilze und Spaltalgen). Mit 7 lithogr. Tafeln. gr. 4. 1882. geh. ℳ 10. —

——— **Zur Morphologie und Biologie der niederen Pilzthiere** (Monadinen), zugleich ein Beitrag zur Phytopathologie. Mit 5 lithogr. Tafeln in Farbendruck. gr. 4. 1885. geh. ℳ 9. —

Zweifel, Dr. Paul, Professor a. d. Univ. Leipzig, **Zwei neue Gefrierdurchschnitte Gebärender.** I. Ein Kind, welches nach der Geburt des Kopfes im Geburtskanale stecken blieb. II. Ein Kind nach der Wendung auf den Fuss in der Leiche der Mutter. Mit drei Figuren, zehn lithographischen Tafeln und fünf Stereoskopbildern. Imp.-Folio. 1893. cart. ℳ 28.—

Zeitschriften.

Centralblatt für praktische Augenheilkunde.

Herausgegeben von **Prof. Dr. J. Hirschberg** in **Berlin.**

Preis des Jahrganges (12 Hefte) 12 ℳ; bei Zusendung unter Streifband direkt von der Verlagsbuchhandlung 12 ℳ 80.

Das „*Centralblatt für praktische Augenheilkunde*" vertritt auf das nachdrücklichste alle Interessen des Augenarztes in Wissenschaft, Lehre und Praxis, vermittelt den Zusammenhang mit der allgemeinen Medizin und deren Hilfswissenschaften und giebt jedem praktischen Arzte Gelegenheit, stets auf der Höhe der rüstig fortschreitenden Disziplin sich zu erhalten.

Druck von Metzger & Wittig in Leipzig.

FSC
www.fsc.org
MIX
Papier | Fördert gute Waldnutzung
FSC® C083411

Zeitfracht Medien GmbH
Ferdinand-Jühlke-Straße 7
99095 Erfurt, Deutschland
produktsicherheit@kolibri360.de